本书主要根据刘渡舟教授给北京中医学院1978级研究生讲授《伤寒论》的录音整理而成，取金人成无己的《注解伤寒论》为蓝本，除对《辨脉法》《平脉法》《辨不可发汗病脉证并治法》等内容作了删节外，其余主要部分均予保留，并按原文排列顺序，逐条进行解释。全书共10篇，414条，113方（佚1方）。本书在保持作者的学术观点及临床体会的同时，适当介绍历代注家观点，尤其着重于理法药的分析、病机的探讨，以及病证的鉴别比较等。本书文字通俗易懂，在阐发理论的同时密切联系临床病例，对于学习和研究《伤寒论》有较高的参考价值。

提示：本书以金代成无己《注解伤寒论》为蓝本，条文序码遵循《注解伤寒论》。

刘渡舟医书七种

王庆国　刘燕华　闫军堂　主　编

伤寒论诠解

第 2 版

刘渡舟　傅士垣　主　编

编　者　郝万山　彭桂冬　尉敏廷
　　　　徐　苓　张启文　聂惠民
　　　　毛雨泽　孙志洁

人民卫生出版社
·北　京·

图书在版编目（CIP）数据

伤寒论诠解 / 刘渡舟，傅士垣主编. — 2版. — 北京：人民卫生出版社，2025.9

ISBN 978-7-117-36006-7

Ⅰ.①伤… Ⅱ.①刘… ②傅… Ⅲ.①《伤寒论》—研究 Ⅳ.①R222.29

中国国家版本馆 CIP 数据核字（2024）第 057959 号

刘渡舟医书七种

伤寒论诠解

Liu Duzhou Yishu Qizhong

Shanghanlun Quanjie

第 2 版

丛书主编：王庆国　刘燕华　闫军堂
主　　编：刘渡舟　傅士垣
出版发行：人民卫生出版社（中继线 010-59780011）
地　　址：北京市朝阳区潘家园南里 19 号
邮　　编：100021
E - mail：pmph @ pmph.com
购书热线：010-59787592　010-59787584　010-65264830
印　　刷：北京盛通印刷股份有限公司
经　　销：新华书店
开　　本：710 × 1000　1/16　　印张：25
字　　数：397 千字
版　　次：2013 年 9 月第 1 版　　2025 年 9 月第 2 版
印　　次：2025 年 10 月第 1 次印刷
标准书号：ISBN 978-7-117-36006-7
定　　价：82.00 元
打击盗版举报电话：010-59787491　E-mail：WQ @ pmph.com
质量问题联系电话：010-59787234　E-mail：zhiliang @ pmph.com
数字融合服务电话：4001118166　E-mail：zengzhi @ pmph.com

《刘渡舟医书七种》再版
编写委员会

主　编　王庆国　刘燕华　闫军堂

副主编　黄英华　刘晓倩　马小娜　李长香

编　委（按姓氏笔画排序）

马小娜　马春雷　王东华　王庆国
王雪茜　白茹云　刘　敏　刘丹彤
刘晓倩　刘燕华　闫小翠　闫军堂
孙晓东　孙晓光　李　欣　李　浩
李长香　邱　浩　邹慧琴　张　欢
张　娜　张秀平　邵　奇　林连美
郑丰杰　郑宇屹　赵宇明　郝素梅
倪胜楼　徐鹏飞　黄英华　睢丛璐

《刘渡舟医书七种》再版
整理说明

刘渡舟（1917—2001），北京中医药大学已故终身教授、“伤寒论”专业首批博士研究生导师，当代著名的中医学家、中医教育家。刘老行医、执教60余年，上溯岐黄之道，下逮诸家之说，力倡仲景之学，博采众长，学验宏富，形成了鲜明的学术思想和医疗风格，被誉为“伤寒泰斗”“经方大家”；其学术成就为中医同仁所公认，在中医学界享有盛誉。刘老以振兴中医、培育桃李为己任，在繁忙的医、教、研之余，坚持著书立说，笔耕不辍，培养后学。刘老一生著述颇丰，曾出版学术著作20余部，发表论文100余篇，为传承发扬中医药事业作出了杰出贡献。

为了系统总结刘渡舟教授的学术思想和临证经验，我们精选了最能反映刘老“治伤寒、用经方、妙用药、精临证”的学术著作，经撰次整理，辑而成帙，名为《刘渡舟医书七种》，以飨读者。这7种代表性医书分别是《伤寒论十四讲》《伤寒论通俗讲话》《新编伤寒论类方》《经方临证指南》《肝病证治概要》《伤寒论诠解》《金匮要略诠解》。这些著作集中反映了刘老行医60余年的学术经验和心血结晶，贯彻了理论和实践相结合的方针。通过阅读刘老文稿，读者可窥其学术思想和临床经验之一斑，并有助于系统地掌握刘老的临证特色和诊治经验。编撰者也希望通过这些文字全面展示刘渡舟教授的成长经历和学术成就，将一代名家的人格品质、宝贵经验以及为中医药事业不屈不挠的奋斗精神传给后世，为中国医学史树起一座不朽的丰碑。

《刘渡舟医书七种》于2013年首次出版后，由于学术质量上乘，密切联系临床，集中体现刘老学术精华，因而深受广大读者欢迎，反响良好，好评如潮。**本次修订再版主要做了以下几方面工作：①核对了原书中引用的古代医著和现代文献，并对引用有误和疏漏之处进行了更正；②对于原著中出现的文字、标点错误予以改正；③在尽量保持书稿原貌的前提下，对于文句不通顺、读之拗口之处，在不影响文字原意的前提下进行了润**

色；④原书中出现的古今字、异体字、繁体字等统一修改为现在通行的简化汉字，但是对于以往的病名、药名、计量单位等则未予改动，保持原貌。

总之，将刘老积累多年的著作、文章、讲稿等整理出版是名医工作室的重要工作之一，《刘渡舟医书七种》即是在燕京刘氏伤寒流派传承工作室（国家中医药管理局第一批全国中医学术流派传承工作室建设项目）、国医大师王庆国传承工作室，以及刘渡舟名家研究室（北京市中医管理局首批中医药“薪火传承3+3工程”室站建设项目）骨干成员的共同努力之下完成的。在此，谨向参与此次修订工作的各位同仁致以谢意。

第四届国医大师
燕京刘氏伤寒流派传承工作室负责人
刘渡舟名家研究室主任
北京中医药大学终身教授、博士研究生导师

王庆国

2023年10月

前 言

《伤寒论诠解》一书，主要根据刘渡舟教授给北京中医学院1978级中医基础理论专业研究生讲授《伤寒论》的录音整理编辑而成。为了尽量保持《伤寒论》的本来面貌和辨证论治体系的联贯性与完整性，**本书选取金人成无己的《注解伤寒论》为蓝本，除对《辨脉法》《平脉法》《辨不可发汗病脉证并治法》等内容作了删节外，其他主要部分均予保留，并按原文排列顺序，逐条加以解释。**

为了使理法方药各项内容的解释分析相互联贯，以适合教与学的需要，本书在编写体例上简化了层次，只设"解析"一项，将内容提要、词解、病机分析以及病案举例等有关内容，尽揉其中。在解析条文时，力求保持作者的学术观点和心得体会，也适当介绍历代注家的意见，并着重在理法方药的分析、病机的探讨、病证的比较鉴别、上下前后条文之间的联系等方面，作了较深入细致的阐述并有所发挥。在阐发理论的同时，尽量联系一些临床病例，力求从理论与实践的结合上说明问题。本书在编写时尽量做到内容详尽，文字通俗易懂，以便达到既可供初学者阅读，又可供深造者参考的目的。

由于编写时间仓促，水平有限，书中难免有错漏之处，敬请广大读者批评指正。

编　者

1982年1月

凡 例

一、本书原文部分，谨遵金人成无己《注解伤寒论》（以人民卫生出版社 1963 年横排版为准，以下简称原书）一书，从卷二《辨太阳病脉证并治法上第五》至卷七《辨阴阳易差后劳复病脉证并治法第十四》，凡 10 篇，414 条，113 方（佚 1 方）。本书删去原书卷号和篇序，除“辨太阳病脉证并治法”分上、中、下三篇外，其他均依原书单独成篇。原书卷十所载二十五方，分别附入上述诸篇有关原文项下，本书不在方中另行说明。原书未录桂枝附子去桂加白术汤方，本书则依赵开美复刻本补入。

二、原书中习用的异体字、通假字、古体字，如藏与脏、府与腑、蚘与蛔、讝与谵、称与秤、杏人与杏仁、麻子人与麻子仁等，本书均予以改正，不在书中另加说明。

三、为了便于读者了解《伤寒论》全书的概况和各篇的重点内容，本书前面有“绪论”，各篇之首有“概说”，篇末附“小结”。

四、本书的解析部分，包括提要、词解以及必要的校勘（少数校勘附在原文中）、病机分析、临床意义、方解、方药临床应用、注家见解、上下条文的联系、前后方证的鉴别比较和医案举例等内容，一文相贯，均不另标题目。

五、本书在书末附有《伤寒论》原文的校勘，以便读者在研究时检索。

目 录

伤寒卒病论集

论曰：余每览越人入虢之诊，望齐侯之色，未尝不慨然叹其才秀也。怪当今居世之士，曾不留神医药，精究方术，上以疗君亲之疾，下以救贫贱之厄，中以保身长全，以养其生。但竞逐荣势，企踵权豪，孜孜汲汲，惟名利是务，崇饰其末，忽弃其本，华其外而悴其内。皮之不存，毛将安附焉？卒然遭邪风之气，婴非常之疾，患及祸至，而方震栗；降志屈节，钦望巫祝，告穷归天，束手受败。赍百年之寿命，持至贵之重器，委付凡医，恣其所措。咄嗟呜呼！厥身已毙，神明消灭，变为异物，幽潜重泉，徒为啼泣。痛夫！举世昏迷，莫能觉悟，不惜其命，若是轻生，彼何荣势之云哉？而进不能爱人知人，退不能爱身知己，遇灾值祸，身居厄地，蒙蒙昧昧，蠢若游魂。哀乎！趋世之士，驰竞浮华，不固根本，忘躯徇物，危若冰谷，至于是也！

余宗族素多，向余二百。建安纪年以来，犹未十稔，其死亡者，三分有二，伤寒十居其七。感往昔之沦丧，伤横夭之莫救，乃勤求古训，博采众方，撰用《素问》《九卷》《八十一难》《阴阳大论》《胎胪药录》，并《平脉辨证》，为《伤寒杂病论》合十六卷，虽未能尽愈诸病，庶可以见病知源，若能寻余所集，思过半矣。

夫天布五行，以运万类，人禀五常，以有五脏，经络府俞，阴阳会通，玄冥幽微，变化难极，自非才高识妙，岂能探其理致哉?！上古有神农、黄帝、岐伯、伯高、雷公、少俞、少师、仲文，中世有长桑、扁鹊，汉有公乘阳庆及仓公，下此以往，未之闻也。观今之医，不念思求经旨，以演其所知，各承家技，终始顺旧。省疾问病，务在口给，相对斯须，便处汤药，按寸不及尺，握手不及足，人迎趺阳，三部不参，动数发息，不满五十，短期未知决诊，九候曾无仿佛，明堂阙庭，尽不见察，所谓窥管而已。夫欲视死别生，实为难矣！

孔子云：生而知之者上，学则亚之。多闻博识，知之次也。余宿尚方术，请事斯语。

绪论

一、《伤寒论》的产生与演变

《伤寒论》原书名为《伤寒杂病论》，或《伤寒卒病论》，为后汉张机所著。

张机，字仲景，南郡涅阳（今河南南阳邓县）人，生卒年代约为公元150—219年。他曾跟随同郡名医张伯祖学医，经过多年的刻苦钻研，无论是医学理论，还是临床实践经验都胜过了他的老师，可谓是"青出于蓝而胜于蓝"。

张仲景生活于东汉末年，当时由于封建统治阶级的残酷剥削与压迫，特别是战争连年不断，以致民不聊生，疾疫广泛流行。张仲景的家庭本是一个大家族，拥有两百多人，但从建安元年以后，在不到十年的时间里，就死掉了三分之二，其中病死于伤寒的竟占十分之七。在严重的疫情，特别是伤寒病对人民生命健康造成的严重危害面前，张仲景深深感到自己作为一个医生所肩负的责任之重大，因此决心认真总结前人的医疗经验，著书立说以济世救民。自秦汉以来，在总结大量临床实践经验的基础上，祖国医学理论体系已逐步形成，并不断完善，在应用单味药的经验不断丰富的基础上，已逐步过渡到复方的广泛应用，并开始产生复方配伍的理论，医学上的这些成就为张氏著书创造了很好的条件。

《伤寒杂病论》问世不久，由于兵火战乱的洗劫，原书已散失不全。后经西晋太医令王叔和的搜集整理，才使此书又得以保存下来，但书中内容已有所调整与增减。宋朝国家"校正医书局"高保衡、孙奇、林亿等人奉命校订医书时，考虑到"百病之急，无急于伤寒"，因此先校订《伤寒论》十卷，于宋治平二年（公元1065年）颁行于世。其后又校订了《金匮玉函要略方论》（现简称《金匮要略》）。从此，《伤寒杂病论》一书就分为了《伤寒论》与《金匮要略》两部书。

现在通行的《伤寒论》版本主要有两种：一部是宋治平年间经高保衡等人校过的刻本；另一部是南宋绍兴十四年（公元1144年，即金皇统四年）成无己的注本《注解伤寒论》。除了以上两种版本外，还有一个《伤寒论》的别本：《金匮玉函经》，共八卷，亦是由高保衡、孙奇、林亿等人校刻的，与《伤寒论》同体而别名。现在宋朝校订的原刻本已不可得，而仅存的是明朝赵开美的复刻本，由于它还逼真于宋治平本的原貌，故常被后来的医家所采用。成注本以明朝嘉靖年间汪济川的校刊本为佳。本书的原文部分即采用汪校本，句读多遵人民卫生出版社 1963 年横排本。

二、《伤寒论》是一部什么书

对《伤寒论》的认识，历代注家有不同的见解，归纳起来不外两种：一种认为，《伤寒论》是辨治外感热病的专书，具体地说，是辨治伤于风寒邪气所引起的外感疾病的专书；另一种则认为，《伤寒论》是一部辨证论治的书，它把一些杂病也揉在外感伤寒之中，以六经分证来统摄诸病，是论病以辨明伤寒，非只论伤寒一病。它在六经分证的基础上，察寒热，定表里，分虚实，进一步判明病变的性质、部位、邪正盛衰以及疾病发生发展的规律，从而起到了提纲挈领，执简驭繁的作用。从这个意义上讲，《伤寒论》可以说是主论外感伤寒，兼论内伤杂病，其所见者大，所包者广，它的实用价值不能低估。

为了说明本书所论述的内容，先介绍一下什么是“伤寒”。伤寒有广义和狭义之分。《素问 · 热论》说：“今夫热病者，皆伤寒之类也”，是指广义的伤寒，即一切外感热病的统称；而狭义的伤寒，则专指感受风寒邪气所引起的外感病证。按《难经 · 五十八难》所说：“伤寒有五，有中风，有伤寒，有湿温，有热病，有温病。”《伤寒论》既然以伤寒命名，而且又分别论述了伤寒、中风、温病等多种外感病证，因此，可以说本书所论的伤寒是属于广义的伤寒。但从《伤寒论》中所涉及的主要内容来看，其重点仍在于论述狭义伤寒，因为有关温病的论述只是作为类证提出，以与伤寒作简明的鉴别和比较，并未作系统、全面的论述。

还需要指出，《伤寒论》所说的伤寒病也不同于西医所说的“伤寒”。从病变过程及临床表现来看，西医所说的斑疹伤寒或伤寒、副伤寒，多属于外感温热或湿热病一类，与中医所说的伤寒病有别，不能混为一谈。

什么是杂病？汉代以前，凡属于伤寒之外的疾病可概称为“杂病”。当时所说的杂病，实际上相当于今之内科、妇科等疾病。后来，虽然《伤寒杂病论》分为《伤寒论》与《金匮要略》两部书，但在辨证论治的具体内容上，仍是互相联系，互相渗透，难以截然分开的。况且，《伤寒论》的六经分证原为众病而设，并不是专为伤寒一病所用，它的辨证论治体系在临床上具有普遍的指导意义。所以，张仲景在《伤寒卒病论集》序言中说："虽未能尽愈诸病，庶可以见病知源，若能寻余所集，思过半矣。"

三、什么是六经

《伤寒论》是以六经作为辨证论治的纲领。六经就是太阳、阳明、少阳、太阴、少阴、厥阴的统称。《伤寒论》的六经分证，继承了《素问·热论》的六经分证方法，并在此基础上吸收了汉以前有关平脉辨证与治疗的实践经验，使之更加系统与完善，更具有科学性与实践性。《素问·热论》的六经只是作为分证的纲领，没有提出具体的辨证论治方法，从内容上看，也仅仅是论述了六经的热证和实证，未能论及六经的寒证和虚证。《伤寒论》的六经，能有机地将它所联系的脏腑经络的病变与证候加以概括，并着重用分析的方法指导辨证与治疗。具体地说，也就是根据人体抗病力的强弱，病势的进退、缓急等各方面的因素，对疾病发生、发展过程中的各种证候，进行分析、归纳、综合，借以判断病变部位、寒热性质、正邪盛衰以及治疗的顺逆宜忌等，作为诊病治疗的依据。如风寒初客于表，表现为恶寒、发热、头项强痛、脉浮等太阳经表受邪，营卫失和的证候，便是太阳病；若邪气化热入里，表现为热而不寒、口渴、汗出，甚或腹满疼痛拒按、大便燥结不下等胃肠燥热实证，便是阳明病；若邪气虽已离表，但又未入于里，与正气交争在半表半里的胁下胆经部位，表现为往来寒热、胸胁苦满、神情默默而不欲饮食、心烦喜呕、口苦、咽干、目眩等证候，便是少阳病。以上三阳经病，表示外邪侵犯人体，邪气虽盛，但正气不衰，与邪气斗争有力，表现为机能亢奋；其病变部位在表、在外、在腑；其病变性质以热证、实证为主。若病入三阴，说明机体的机能衰减，抗邪无力，寒邪入里而病于脏，表现为阳虚阴盛的虚寒证。其中，表现为脾阳虚，寒湿内困，见到吐利、腹满疼痛、喜温、喜按等证的，是为太阴病；表现为心肾阳虚，阴寒内盛，见手足厥冷、下利清谷、精神萎靡、昏沉欲睡、脉微细等证的，则属少阴病；厥阴病是六经病的终末阶段，其病证则以阴寒盛极、阳衰转复的寒热错杂证为主，表现为消渴、气上撞心、心中疼热、饥而不欲食、食则呕吐或吐蛔、下利等证。

从以上所列举的六经病证可以看出，它既是对疾病所表现的六类证候的系统概括，又表示病变过程中的既不相同而又相互联系的六个阶段。同时也体现了六经分阴阳，阴阳又统摄表里、寒热、虚实的六经与八纲的内在联系。

下面再简单介绍一下六经与脏腑经络的关系以及六经与六气的关系：

（一）六经与脏腑经络的关系

六经是人体手足十二经的统称。由于经脉分别络属于相关的脏腑，经脉与脏腑在生理病理上是相互联系、相互影响的。所以，六经病证就是脏腑经络病变的具体表现。张介宾说："经脉者，脏腑之枝叶；脏腑者，经脉之根本。知十二经脉之道，则阴阳明，表里悉，气血分，虚实见……凡人之生，病之成，人之所以治，病之所以起，莫不由之。"就切实地指明了经络与脏腑的密切关系，以及通晓脏腑经络学说，对于掌握疾病的发生发展规律，判断病证的阴阳、表里、寒热、虚实，从而对其进行有效的辨证论治有着极其重要的意义。

六经病证是脏腑经络病变的反映，如三阳经病反映了六腑的病变；三阴经病反映了五脏的病变，在经之邪不解，可随经入里，发为腑病或脏病，如太阳经证不解，可随经入里发为太阳腑证，等等；都是对六经病证与脏腑经络关系的很好的说明。又由于经脉的沟通联系，各个经脉、脏腑之间都具有相应的表里关系，而这些具有表里关系的脏腑经脉在发生病变时的相互联系、相互影响关系，也在六经病证中有所体现。如太阳为病，阳气抗邪于表，则出现太阳经表证；若太阳抗邪无力，而在里的少阴阳气又虚，则太阳之邪也可以内传少阴；当少阴阳气得到了恢复，有力量抗邪于外时，则病变又可由阴转阳而外传太阳。像这种具有表里关系的经脉、脏腑病证的相互联系与影响，不仅表现在太阳与少阴之间，而且也同样存在于其他六经病证之中。因此，可以从阴阳、表里、寒热、虚实等各种矛盾的运动中，去认识脏腑经络的病理变化，这就是《伤寒论》认识疾病的基本方法。从这个意义上说，六经辨证也是脏腑辨证的一个重要组成部分。

（二）六经与六气的关系

六经、六气之说源于《内经》，用于注解《伤寒论》则以清代张隐庵为代表。他用六经六气特点，即太阳之气为寒，阳明之气为燥，少阳之气为火，太阴之气为湿，少阴之气为热，厥阴之气为风叫做本，而以六经的三阴三阳则叫做标，在标、本之间所维系的表里关系则叫做中气（如太阳以少阴为中气，少阴以太阳为中气等）。标、本、中气在每经中的从属和变化各有不同，用这种方法来反映六经为病的特点，则叫做“气化学说”。因此，为了能深刻地理解《伤寒论》六经六气性质及其发病特点，也有必要对“气化学说”进行研究和探讨。

四、六经病的传变

伤寒六经为病不是静止不动的，而是经常处于传变的运动之中。一般地说，凡邪气内传，则病证由表传里，由阳入阴；而正气能以拒邪外出，则病证由里出表，由阴转阳。无论病证由表传里、由阳入阴，还是由里出表、由阴转阳，都可以说是传变。所不同的是：前者属邪胜病进，后者为邪衰病退，病势有轻重进退的不同。

六经病证是否传变，主要决定于人体正气的盛衰及正邪斗争的状况。正气充盛，抗邪有力，则邪气不能内传；而正气虚衰，抗邪无力，则常导致邪气内传；若邪气虽已内传，但正气在与邪气斗争中逐渐得到恢复，具备了驱邪外出的能力，则又可使病情由阴转阳；当正胜邪却时，还可以“战汗”的形式外解。正邪力量的对比也是相对的。六经传变不仅与正气盛衰有关，而且与邪气的盛衰也有密切关系。若感邪势盛，所向披靡，长驱直入，也必然向内传变；而邪气不甚，或在与正气斗争中变衰，则无内传之力，或虽已内传，亦可转为外出之机。由此可见，六经病证的传变是有条件的，主要取决于正邪盛衰状况。判断六经是否传变，不应以病日数计，而应凭借脉证的变化为依据，《伤寒论》中提出：“伤寒一日，太阳受之，脉若静者，为不传；颇欲吐，若躁烦，脉数急者，为传也。”“伤寒二三日，阳明少阳证不见者，为不传也。”都是很好的证明。

六经病证的发生发展，不仅有传经而来，而且也有直中。“直中”是指病邪不经太阳初期阶段或三阳阶段，直接进入阴经的一种病变形式。如伤寒直中太阴，起病即见吐利、腹满而痛的太阴证候。直中以直中太阴、少阴为多见，直中厥阴的较少见。病邪所以能越过阳经而直中阴经为病，主要原因是正气内虚，抗邪无力。因此，凡属直中者，多较一般传经之邪为病严重。

六经可以单独为病，也就是一个经、一个经的单独发病或传变，也可以两经或者三经合并为病。其中，两经或者三经同时发病，称为“合病”，如太阳、阳明合病，太阳、少阳合病，阳明、少阳合病以及三阳合病等；若是一经病未愈，而另一经病又起，有先后次第之分的称为“并病”，如太阳与少阳并病，太阳与阳明并病，少阳与阳明并病等。从病情来看，合病多属原发，其势急骤；并病多属续发，其势较缓。

五、六经病的主证、兼证、变证与夹杂证

六经病证复杂多变。学习《伤寒论》不仅要牢牢掌握六经主证，同时还要注意六经的兼夹证和变证，这样才能有效地指导辨证治疗。以太阳病的中风证为例，发热、汗出、恶风、脉浮缓是主证，当用桂枝汤治疗；若更见项背强几几，则属太阳中风的兼证，应治以桂枝加葛根汤；若“服桂枝汤，大汗出后，大烦渴不解，脉洪大者”，则是太阳中风的变证，此时不宜再用桂枝汤，应该用白虎加人参汤治疗。至于所见的各种夹杂证，多与病人脏腑的寒热虚实有关。如有伤寒二三日，由于患者中气不足，兼见心悸而烦，用小建中汤治疗的夹虚证；也有“大下后，六七日不大便，烦不解，腹满痛”，宿食不尽，用大承气汤治疗的夹实证。

从整个六经病证来讲，其主证可以看做是辨病之常，其兼证、变证及各种夹杂证均可看做为辨病之变。知常方可达变，熟悉各经主证的证候和治疗，对于指导各种变证、兼夹证的辨证论治有重要意义。同时，也应该看到：《伤寒论》中提出的多种误治后的变证，以及患者素质与宿疾不同所反映出来的各种夹杂证，又大大地丰富并充实了六经辨证的内容，突出并加强了《伤寒论》辨证论治的思想，从而不难看出，《伤寒论》确实具有伤寒与杂病合论的这一特点。

六、《伤寒论》的治法与方剂

《伤寒论》的六经病证是复杂多变的，而与之相适应的治疗方法也是多种多样的，诸如麻桂的汗法、瓜蒂的吐法、硝黄的下法、芩连的清法、姜附的温法、参草的补法、柴芩的和法、虻蛭的消法，等等，可以说是集汗、吐、下、温、清、补、和、消八法之大成。《伤寒论》中载方 113 首，用药 91 味，组方严谨，用药少而精，方以法立，法以方传，字字有规矩准绳，用之得心应手。

有关方剂的记载，在现存的古医籍中最早见于《黄帝内经》，它仅载

13 方，远不能满足临床治疗的需要。到了汉代，由于药物的不断丰富与发展，特别是复方的广泛应用，使方剂学在配伍理论、临床实践方面，均有较大的进展。近几年出土的汉代医药木简为我们提供了这方面的可靠的文物根据，从 1972 年 12 月在甘肃武威出土的一批东汉早期的医药简牍来看，内有医方 30 多个，而且几乎全是复方，用药约 100 种，可见当时的方药已有相当水平。虽然《伤寒论》中所载的方和药并不全是张仲景所独创，但是张仲景对于继承并发扬汉代以前的医药学遗产，将理、法、方、药一脉贯通，开创辨证论治的治疗原则方面，作出了重大贡献。《伤寒论》中的许多方剂，如桂枝汤、柴胡汤、白虎汤、承气汤、理中汤、四逆汤、乌梅丸、泻心汤等，经过了 1700 余年的实践考验，证明确实用之有效。

七、《伤寒论》的辨证论治精神

《伤寒论》在古典医籍中以辨证论治著称，辨证论治精神贯穿于全书的始终。

辨证的方法并不是从《伤寒杂病论》开始，张仲景在《伤寒杂病论》序文中提到："撰用《素问》《九卷》《八十一难》《阴阳大论》《胎胪》《药录》，并《平脉辨证》，为《伤寒杂病论》合十六卷"，这里的《平脉辨证》是一部医书，已失传。日本山田正珍说："《平脉辨证》诸书，今皆不传。"这说明汉代以前就有了辨证的学说，并为伤寒六经辨证奠定了基础。其实，作为中医学术基本特点的辨证论治精神，早在《黄帝内经》就有所体现。特别是我国古代的阴阳学说，因其具有辩证法的思想，引进医学领域之后开阔了医家辨认疾病的眼界，并以此奠定了辨证的思想基础。《素问·阴阳应象大论》强调"善诊者，察色按脉，先别阴阳"，后世所谓的八纲辨证，以阴阳为辨证的总纲，其原因也就在此。看病时能运用阴阳的辩证思想，就能像古人说的"知丑知善，知病知不病，知高知下，知坐知起，知行知止，用之有纪，诊道乃具"，否则就"知左不知右，知右不知左，知上不知下，知先不知后，故治不久。"阴阳学说渗透到了祖国医学学术领域的各个方面，它不仅用以说明人体的生理功能、病理变化，而且也用以指导临床的诊断和治疗。

张仲景继承了阴阳学说，并结合临床实践，使之又有了新的发展。《伤寒论》的六经辨证就是以阴阳为纲，即用三阳、三阴的阴阳两纲总统于六经。进行六经辨证，应首先解决病发于阴，还是病发于阳，辨明阴阳则是治病求于本。然后，进一步探求病位之所在、病情之所属、病势之进退，而判明表里、寒热、虚实，体现了八纲辨证贯穿于六经辨证之中。

六经辨证，通过八纲认识到疾病的阴阳、表里、寒热、虚实八个主要方面，可以说是辨证中不可缺少的先决条件。但是，如果只辨到八纲为止，那还是不够的，因为它还没有具体地把人体的脏腑经络的病理变化结合起来，就好像找人只找到了街道，还没有找到住户一样，仍然不能确切而深刻地阐明各种复杂的病理变化，并指导临床治疗。而六经辨证就恰好解决了这个问题，它把八纲落实到脏腑经络上，使八纲辨证与脏腑辨证有机地结合起来，从而弥补了八纲辨证的不足。

由于六经辨证贯穿着八纲而联系于脏腑经络，尤其是以脏腑经络生理、病理变化作为物质基础，从而使辨证言之有物，而不是空中楼阁。前人在研究《伤寒论》六经时曾指出："经者，径也"，据经则知邪的来去之路；"经者，界也"，据经则知病有范围，彼此不相混淆。有了范围，有了界限，就能使我们在辨证时一目了然。例如，见头项强痛，可知是太阳经脉受邪；见缘缘面赤、额痛、鼻干，可知是阳明经脉受邪；见耳聋、胸胁苦满，可知是少阳经脉受邪；见腹满时痛，可知是太阴经脉受邪；见咽痛，可知是少阴经脉受邪；见巅顶痛、干呕吐涎沫，可知是厥阴经脉受邪。若离开经络学说，上述各个证候的发生与机理就无法解释。又由于经络系统的联络交会，使人体的五脏六腑、表里上下、四肢九窍、皮肉筋脉等各个组织器官联结成为一个有机的统一整体，因此六经辨证也特别注意脏腑经络病变的相互影响。如发热、恶寒而脉浮者，是属太阳经表受邪；若脉不浮而反见沉象，则知太阳表邪而又内累少阴。太阳与少阴为表里，当少阴阳气不足而外感风寒时，可以两经同时受邪，形成太阳与少阴的"两感"证。脾与胃互为表里，在发生病变时亦相互影响，故有"实则阳明，虚则太阴"的说法。这种病变的相互影响，表现在具有表里关系的经络脏腑之间，所以，辨证不能离开经络。宋·朱肱认为："治伤寒先须识经络，不识经络，触途冥行，不知邪气之所在。"

辨证掌握了六经，就有了规矩准绳，它是《伤寒论》的核心。在这个基础上，张仲景又举出多种变证的辨证，用以羽翼六经辨证的不及。变证，是指误治后证情发生了变化，甚至是治坏了的病证，它可以不受六经病的局限和传经的约束，具有很大的灵活性和机动性。《伤寒论》中大约有近三分之一的篇幅论述误治的变证，这些变证所涉及的内容也是极为广泛的，如书中提到由于汗不得法引起的变证，就有"发汗后恶寒者，虚故也；不恶寒但热者，实也"，还有"发汗后，腹胀满者"，"发汗后……汗出而喘，无大热者"，"发汗后，其人脐下悸者"，"发汗过多，其人叉手自冒心，心下悸欲得按者"等等，可以说寒热虚实各个方面无所不包，面面俱到，显示了辨证的多样性和复杂性。正是由于有内容丰富多彩的变证穿插在六经辨证之中，因而大大地扩展了《伤寒论》的辨证范围。

《伤寒论》的辨证论治精神，还突出地表现在把许多相互关联又互相矛盾的证候及治法并列在一起，反复比较、鉴别，从中得出正确的结论，把人们的辨证思维引向深化。如《伤寒论》中提到的"伤寒，汗出而渴者，五苓散主之；不渴者，茯苓甘草汤主之"；"太阳病，身黄，脉沉结，少腹硬，小便不利者，为无血也；小便自利，其人如狂者，血证谛也"；"自利不渴者，属太阴"；"自利而渴者，属少阴也"，都是通过一两个主要证候的鉴别、比较，使辨证分明。又如太阳病有麻桂的可汗法，但对"尺中迟者""尺中脉微"以及"咽喉干燥者""淋家""疮家""衄家""亡血家""病人有寒"等不同情况，又提出"不可发汗"的禁忌。阳明病证虽以下法为主，但在强调攻下的同时，复列举了禁下之证；在可下与不可下之间反复分析，反复推敲，以详辨其什么情况可攻，什么情况不可攻；什么时候是"屎未硬"，什么时候又为"屎定硬"；什么时候先用小承气汤，什么时候又必用大承气汤；什么情况下不可下而可导，什么情况下又不可攻而可润等等，真是辨证分析淋漓尽致，提出的治法多种多样，使人眼界大开，思路广阔。

综上所述可以看出：《伤寒论》的辨证论治是继承了《黄帝内经》的学术思想，把具有辩证思想的阴阳学说作为分经认证的纲，以指导对疾病的诊断和治疗；创立了六经辨证的体系，从而使其辨证内容更加丰富。辨证在于深入细致的分析、鉴别与比较，既看正面又看反面，用一分为二的方法看问题，这是六经辨证的基本方法，也是作出正确诊断和治疗的必要前提。

学习《伤寒论》，主要是学习它的辨证论治的思想和方法，要做到这一点，就必须对祖国医学的基本理论，特别是有关阴阳学说，脏腑经络的生理、病理学说要融会贯通，从其病理变化的客观反映进行分析、综合、归纳，划分所属的六经范围，制定相应的治则与治法。同时要反复阅读原文，领会书中精神，记住辨证中的证候特点，以及方剂的宜忌、剂量大小和煎服方法。理论来自实践，同时也要接受实践的检验。学习六经辨证理论要结合临床实践，陈修园的看病与读书结合起来的主张是很有道理的，这样学习《伤寒论》收获就大。

各论

辨太阳病脉证并治法上

【概说】

太阳，主要指足太阳膀胱经、腑及其生理功能而言。太阳病则主要指外邪侵犯足太阳膀胱经、腑所发生的病证。

足太阳膀胱经脉起于目内眦，上额交巅，入络脑，还出别下项，挟脊抵腰中，入循膂，络肾属膀胱……因其从头至足，故是人体最大最长的经脉。太阳经行于背，背为阳之府，太阳经行于阳道；督脉又为阳经之总督，而太阳经上连于督脉的风府与督脉并行，故太阳为诸阳主气，为阳经之长。

太阳之腑为膀胱。《素问·灵兰秘典论》说："膀胱者，州都之官，津液藏焉，气化则能出矣。"说明膀胱有主藏津液和气化的功能。然而膀胱的气化必须借助于肾气的支持，而肾主水的功能又与膀胱水腑的气化开阖作用息息相关，由于太阳与少阴阴阳会通，脏腑经脉相连，故相为表里，而互相为用。

肾与膀胱的关系，主要体现在对水液的气化功能方面。何谓气化？张介宾说："津液入为水，水之化者为气，有化而入，而后又出，是谓气化则能出矣。"说明气化是由气以化水，气以行水，也就是说，水的变化在于阳气的作用。

太阳之腑在于里，它有藏津液的作用；太阳之经居于外，它有主表的作用。太阳主表的功能也与气化的功能有关。因太阳之气依赖于肾中元阳之气的资助，而肾阳资始之气通过太阳行于体表叫做卫气。卫气之行：古人认为一日一夜五十周于身，昼行于阳二十五周，夜行于阴二十五周。平旦阴气尽，阳气出于目，目张则气上行于头，循项而下太阳。因此起到主表的作用。太阳，巨阳之义，其阳不巨，则不足以密腠理而抵御外邪。故太阳为六经之首，总统营卫，肥腠理，温肌肉而司开合。《灵枢·营卫生会》说："太阳主外"，又说："卫出于下焦"，足以说明太阳主表而与少阴的关系是分不开的。

所谓"卫气"，也可以说是阳气和津液的相互作用而生成。人体津液的输布，无不由于阳气的蒸化与流布。《灵枢·五癃津液别》说："故三焦出气，以温肌肉，充皮肤为其津；其流而不行者为液。”可见气行则津布，津布则皮毛肌肉才能得到温养，故《灵枢·本藏》说：“肾合三焦膀胱，三焦膀胱者，腠理毫毛其应。”这就具体反映了卫气卫外固表的作用是和少阴水脏、太阳水腑、三焦水道的气化功能的协同作用分不开。

卫气虽然来源于肾，起于下焦，但又必须借赖中焦水谷之气的不断补充，使其生化不息。《灵枢·营卫生会》所说：“人受气于谷，谷入于胃，以传与肺，五脏六腑皆以受气，其清者为营，浊者为卫”，正揭示了卫气虽发源于下焦，但资助补充则在于中焦，而开发宣布则在于上焦，所以《灵枢·决气》说：“上焦开发，宣五谷味，熏肤充身泽毛，若雾露之溉，是谓气。”这就不难看出，上焦肺气的呼吸开发也是太阳主表，发挥卫外为固作用的一个必不可少的条件。

太阳的病变特点：

太阳病可分为经证与腑证两类。但由于经与腑相连，故在病理变化上，又常互相影响而发病。若外邪初犯体表，正邪斗争在体表的部位，使太阳经气不利，阳气被郁，气机失宣而出现营卫不和等证，则称之为太阳表证，或叫太阳经证；若表邪不解，随经入腑，热与血结，或气不化水，又可形成太阳腑证。

太阳经脉行于头项，太阳受邪，经脉不利，则见“头项强痛”；阳气受伤，温煦失职，则见恶寒；邪在表，气血抗邪于外，则其脉必浮。太阳表病，由于感受风邪或寒邪的不同，而又分为“中风”与“伤寒”两类不同证候。

《素问·五藏生成》说：“肺之合皮也，其荣毛也。”凡表受邪侵，则皮毛不利，玄府失调，以致肺失宣降，则可发生咳嗽、气喘等证。人体表里相通，故邪客于表，使里气不和而上逆，可兼见胃失和降的呕吐等证。

太阳与少阴经脉相连，互为表里。若其人少阴阳气先拔，则太阳感寒以后极易内陷少阴之脏，而出现脉微细，但欲寐，厥逆和下利清谷等证；若太阳之邪不解，而少阴里证已见，如太阳头痛发热反见少阴沉脉，则叫太阳、少阴“两感”之证。因此证已内涉少阴，故带有险情，实不可轻视。凡太阳病而内累及少阴的，多与少阴阳虚有关。许叔微曾说：“伤寒不拘阴证阳证，阴毒阳毒，要之真气强壮者易治，真气不守，受邪才重，便有必死之道。”（《伤寒九十论·肾虚阳脱证第八》）俗语说：“伤寒多死下虚人”，就足以说明少阴阳虚伤寒的严重性。

膀胱者，州都之官，主藏津液，为水之腑，有气化之权。若太阳在经之邪不解而随经内犯入腑，或由于膀胱自身的气寒水凝，气不行水，水不化气，则可发生膀胱蓄水之证。

太阳经邪循经入腑，若不与水结而与血结，其部位不在膀胱而在小肠者，则叫太阳蓄血证。太阳蓄水与太阳蓄血统称为“太阳腑证”。

太阳病为外感病的初期阶段，若邪向里传，则首先侵犯胸部，因为胸位邻近体表，即所谓“表邪入里必先胸”的意思。表邪化热蕴郁胸膈，若未与有形之邪相结，则为“虚烦”证；若与胸膈乃至脘腹痰水相结者，则为“结胸”证。若表证误治，损伤脾胃之气，使中焦升降功能失调，加之痰、水、食滞等邪气的干扰，发生以胃脘痞塞为主的证候，则为“心下痞”。

“太阳病篇”还收入了其他因于误治而后发生的脏腑虚实寒热的种种“变证”，对这些“变证”的辨证论治则有辨杂病的意义，它补充了六经辨证的不足，因此具有广泛的意义。

在治疗方面，太阳病以经表之证为主，“太阳篇”则重点讲了汗法。根据表证的不同类型，可分别选用桂枝汤、麻黄汤、大青龙汤、小青龙汤、葛根汤等不同的发汗方剂；或桂枝麻黄各半汤、桂枝二麻黄一汤、桂枝二越婢一汤等小汗方剂。太阳腑证，蓄水的则以五苓散通阳利水；蓄血的则可分别选用桃核承气汤、抵当汤、抵当丸等以泄热破结，逐血化瘀。太少两感或少阴伤寒，则用麻黄附子细辛汤、麻黄附子甘草汤温经发汗，或服药不瘥，则用四逆汤急温少阴之里。“虚烦”证，宜用栀子豉汤清热除烦；“结胸”证，则宜以大陷胸汤、丸泄热逐水，或以小陷胸汤清热涤痰。“心下痞”证可根据不同类型，分别使用半夏泻心汤等一类方剂辛开苦降，和中消痞。至于对诸“变证”的治疗，则应按照“观其脉证，知犯何逆，随证治之”的原则进行处理。

本书依原书篇章，将《辨太阳病脉证并治法》仍分为上、中、下三篇。上篇部分主要论述了太阳病的脉证总纲、太阳表证分类的脉证提纲等，可谓“太阳病篇”的总论部分，还论述了太阳表证的类型之一太阳病中风的证治，以及有关桂枝汤的加减禁忌证。其中，辨病发阴阳与真假寒热，则对全书的辨证具有指导意义。

太阳之为病，脉浮，头项强痛而恶寒。（1）

【解析】本条为太阳病脉证总纲。

太阳为六经之首，主表而统营卫，为一身之外藩。故外邪伤人，太阳首当其冲，正邪交争于体表，而出现表病的脉证。本条之所以为太阳病的总纲，正是因为它指出了表病脉证的共性。“脉浮”为表病主脉，放在诸证之前，可见其对诊断表证所具有的重要性。邪犯体表，营卫气血必抗邪于表而充盈于外，脉为气血之先，故脉外应而浮。李濒湖说：“浮脉为阳表病居”，因此，“有一分浮脉就有一分表证”。临诊不论何病，也不论病程之长短，凡见浮脉，即当首先考虑表证之存在。“头项强痛”为太阳病主证。头为诸阳之会，是三阳经之通位，但诸阳经依其循行部位之不同，又各有所主，而头项部则为太阳经脉所过，故项为太阳之专位。太阳经脉受邪，气血涩滞，经脉拘急，于是就出现头项疼痛，活动不能自如的“项强”证候。恶寒，是表证的重要表现。在“恶寒”之前用一个“而”字，有“而且一定”之意，以示强调“恶寒”对辨证的重要性。邪伤太阳之气，卫气失掉正常的卫外功能，所以病人感到怕冷。表证恶寒，是因太阳之气受伤，临床多见背恶寒较甚，且以下午恶寒较重为特点。因邪客于表卫阳先伤，午后而阴寒得逞，所以会有这一现象。

太阳被外邪所伤，见证莫确于脉浮、头项强痛与恶寒三证，凡见此脉证，即可诊断为太阳病。但外邪束表，阳气闭郁，还会出现发热。本条不提发热一证，可能因其较恶寒出现为晚。论中有“或已发热，或未发热，必恶寒”之句，则提示发热一证有迟早，但恶寒则是必然要出现的。本条若是作为太阳表证的提纲，应把发热一证补充进去。此后，凡论中提及“太阳病”时，则意味着“脉浮，头项强痛，而恶寒”，以及发热等脉证已在其内。

本条讲的是太阳表病的共同脉证。由于感邪有不同，体质有差异，临床表现又有不同的类型，故太阳表病可概括为中风与伤寒两类。下面就分别讨论各个不同类型的脉证特点。

太阳病，发热，汗出，恶风，脉缓者，名为中风。（2）

【解析】本条是太阳中风证的脉证提纲。

“中风”，即感受风邪而发生的病证，与今之属脑病范围的猝然昏倒、不省人事、口眼㖞斜的“中风”，名同而病异，不可混淆。在太阳病脉证的基础上，凡兼见发热、汗出、恶风、脉缓的，就叫太阳中风证。中风为风邪所伤，风为阳邪，伤人较浅，病位在卫在表。风阳之邪伤了卫阳之气，卫阳与之相争，两阳相并，“发热”一证常先见而且突出，故本条把发热列在诸证之首。“汗出”证是因卫阳被风邪所伤，卫不固营，又因风性开泄，使营阴不能内守，于是营阴外泄而为汗，汗出则营阴越伤。由于发热与汗出并见，故扪之肌肤多是热而潮润，而非干热灼手。“恶风”即指恶风寒而言，有风则怕冷明显，无风则怕冷减轻。恶风是因风伤卫阳，汗出肌疏之故。“脉缓”，指脉搏柔弱弛缓，与紧脉相对而言，在“太阳病”前提下见缓脉，即指浮缓之脉。脉浮为邪在表，脉缓为汗出营弱的反映。除上述证候外，还应包括太阳病总纲中的“头项强痛”一证。

从临床观察所见，太阳中风患者每每先觉翕翕而热，随之则汗出，由于汗出肌疏，继而又有洒淅恶风之感。可见本条所列发热、汗出、恶风三证的先后顺序是符合临床实际情况的。

太阳中风证，也称太阳病表虚证，所以称其为表虚，是因汗出伤营，营阴内弱，与太阳伤寒表闭营郁之表实证相对而言，切勿与内伤“表气虚”之黄芪证相提并论。

太阳病，或已发热，或未发热，必恶寒，体痛，呕逆，脉阴阳俱紧者，名曰伤寒。（3）

【**解析**】本条为太阳伤寒证的脉证提纲。

在太阳病提纲脉证的基础上，若恶寒之证突出而或已发热、抑或尚未发热，此时身体疼痛、呕逆、脉来阴阳皆浮而紧的，则为太阳病伤寒证。

“必恶寒”，强调了恶寒的必然先见。寒邪客表，寒为阴邪，其性凛冽，比风邪伤人为重而且深，也最易伤人阳气。卫阳被伤，肌表失其温煦，故恶寒必见，而且虽身居密室，复被向火，也不能减轻。寒性凝敛，表闭无汗，卫阳必郁，待阳气闭郁到一定程度，方表现为发热，故伤寒之发热就不如中风之迅速。但也有素体阳盛，感寒发病立即出现发热的，所以用“或已发热，或未发热”这种未定之词，以示发热有早有晚。伤寒发热缘于表闭阳郁，故以干热灼手而无汗为特点，这与中风证发热肌肤潮润而有汗迥然不同。“体痛”即周身疼痛，是太阳伤寒主证之一。寒性凝涩，伤人可外闭卫阳而内郁营血，使营卫气血涩滞不利，故周身疼痛特别明显，《内经》谓“寒主痛”正是此证之机。“呕逆”，是寒邪束表，里气上争，胃气上逆的反映；若寒邪影响肺气不利时，还可兼见喘咳等证。“脉阴阳俱紧”是指寸关尺三部之脉都见浮紧，“脉阴阳”是指尺、寸之脉。脉浮主邪在表，脉紧主寒、主痛、主邪气实。伤寒表实无汗，卫闭营郁，所以表现为脉浮而紧张有力，与太阳中风汗出营弱的浮缓脉不同。太阳病伤寒证，若寸关紧而尺脉迟，或寸关紧而尺脉弱的，则为伤寒夹虚之证，治当另作别论，不可发汗。

太阳中风与太阳伤寒是两种不同类型的表证。中风为风阳伤卫阳，卫外失司，营阴外泄，故以发热、汗出、恶风、脉浮缓为主证，属太阳病表虚证。伤寒为寒邪直透营卫，卫闭营郁而见恶寒、发热、无汗、体痛、呕逆或喘、脉浮紧等证，属太阳病表实证。其中有汗与无汗则是两证鉴别的要点。

伤寒一日，太阳受之，脉若静者为不传；颇欲吐，若燥烦，脉数急者，为传也。（4）

伤寒二三日，阳明少阳证不见者，为不传也。（5）

【**解析**】这两条通过对脉证的分析来辨别疾病的传变与否，使医者懂得如何了解病情发展的趋势，掌握防治疾病的主动权。

“伤寒”在此泛指太阳病，包括中风与伤寒在内。“伤寒一日，太阳受之”，是指外邪初犯体表，太阳首先受邪，欲知其病情是否传变，则应以脉证作为判断依据。其人“脉若静”，即指脉不数不急，原浮脉不变，反映太阳之邪仍在表，没有传变的迹象。亦可体会为“脉静”是正复邪却，邪气不能干扰正气，表邪将解，有自愈机转的倾向。二者均说明正气抗邪有力，邪气尚未传里，所以说“为不传”。“脉数急”与“脉静”相对而言，脉由平静变为数急，反映邪气有化热入里之势。“颇欲吐”，指病人有恶心很想吐的证候。由于少阳病有心烦喜呕的特点，故“颇欲吐”一证在此多代表邪传少阳的征象。“燥烦”，赵本作“躁烦”，是阳热内盛之证，在此则代表阳明之里已有邪热。“欲吐”与“躁烦”均非太阳本证，乃是太阳之邪向里传变，或传少阳或传阳明的表现，而反映在脉上又有“数急”的变化，所以说太阳病有了传经的趋向。

“伤寒二三日”与“伤寒一日”，乃相对而言，指非太阳发病之初始。尽管太阳病已有二三天，但在临床表现上既无“燥烦”等阳明证可见，也无“颇欲吐”等少阳证出现，所以说“为不传”。

由此看来，伤寒一日有传者，伤寒二三日也有不传者，欲知其是否传变，主要应以脉证的变化为准，不可拘泥于发病的日数。伤寒外感热病因其传变迅速、变化多端，故古人有“走马看伤寒”之说。医者应随时密切观察脉证，紧紧抓住传变的脉证反映，才可防患于未然，掌握治疗疾病的主动权。

太阳病，发热而渴，不恶寒者，为温病。（6）

【**解析**】本条是太阳温病的脉证提纲。太阳表病，无论中风、伤寒，均不应见口渴和不恶寒之证，若见口渴而不恶寒，则标志着邪气已内传阳明。今既见此证，却又称太阳病，则知非为风寒，而属“温病”。温病为温热邪气伤人，温为阳邪，化热疾速而最易伤阴耗液，因此在发病的开始阶段（即卫分阶段），在发热的同时便出现了津液损伤的“口渴”，这是与伤寒有别的证候之一，由于温热伤人重在耗阴故多不恶寒。但在临床上，温热初犯肺卫之时，也有短暂而轻微的恶寒，此时切不可认为是风寒伤表而误用辛温发汗，以致助热伤阴，贻患无穷。

温病属广义伤寒的范围，本条举出其脉证特点，是作为与狭义伤寒进行鉴别而设的，因为温病属于伤寒类证之一，故临证当注意鉴别。

若发汗已，身灼热者，名曰风温。风温为病，脉阴阳俱浮，自汗出，身重，多眠睡，鼻息必鼾，语言难出。若被下者，小便不利，直视，失溲；若被火者，微发黄色，剧则如惊痫，时瘛疭；若火熏之，一逆尚引日，再逆促命期。（7）

【**解析**】本条提出风温脉证，治疗禁忌及误治后的变证，以资与风寒外感证相鉴别。

风温是风阳与温热邪气合并侵犯人体而造成发热的病证，它与风寒束表，阳郁发热的伤寒证完全不同。伤寒用辛温发汗，则汗出邪退热减；风温若用辛温发汗，则风邪虽可去，但温热却反增，致使发热灼手较前更甚，因此风温应禁忌使用汗法。“脉阴阳俱浮”是寸关尺三部脉都见浮象，不言紧，说明与伤寒之脉不同。风与温热都是阳邪，阳邪袭表，气血外应，故脉浮。风性疏泄，热迫营阴外越，故自汗出。温热邪气壅遏，使阳气被郁则见身重，它与伤寒的身疼痛有寒热之不同。热扰心神，精神昏愦，则见多眠睡。心主言，心神被扰，则见语言难出。温热上壅，肺窍不利，则鼻息必鼾。上述一派温热耗气伤阴之证，治当辛凉解热、甘寒滋阴，切忌用辛温发汗、苦寒泻下，以及火疗劫汗等法，否则将变证丛生。若误下重伤阴液，则小便短少而不利；肝肾阴伤，阴精不能上荣于目则直视不眴；关门不固，则二便失禁。若误用温针、熏熨等火攻劫汗，火热之邪加于温热，熏灼肝胆，轻则身发黄色，重则火邪内攻，心神失守，发如惊痫之状，或引动肝风而见时时抽搐。若误火之后，又以火熏法取汗，更是一误再误。一误尚有图治之机，再误则促人以速死，切不可不慎。

本条列举风温脉证，以便与风寒之证鉴别。其中误火之各种变逆，实际上也可以看成是温病不同阶段的临床表现，以示温热之邪伤阴与风寒之邪伤阳的证候迥然不同。

病有发热恶寒者，发于阳也；无热恶寒者，发于阴也。发于阳者七日愈，发于阴者六日愈。以阳数七，阴数六故也。（8）

【解析】本条以寒热的不同证情辨病发于阴或发于阳，有以阴阳两纲来统摄六经辨证的重要意义。

“阳”指阳证，阳经的病证；“阴”指阴证，阴经的病证。正被邪伤则恶寒，阳与邪争则发热，既有发热，则知正气不衰，阳气尚旺，抗邪有力，故多属阳经之证，即阳证。三阳经病，阳气皆盛，故均以发热为主。太阳有发热恶寒，少阳有往来寒热，阳明有蒸蒸发热、日晡潮热。故凡以发热为主者多属阳证，即“发于阳也”。无热恶寒，则是阳虚阴盛，正气虚衰的表现，因此多属三阴经病，即阴证。如三阴病，常见恶寒、厥逆而不发热，正是“发于阴”的征象。

治病当察色按脉，先别阴阳，而本条以最明显的寒热二证来辨阴阳，实有提纲挈领之妙。六经辨证虽一言难尽，但只此一句，便高度概括了三阴三阳为病的证候特点。因此，后世医家认为此条应“冠于六经之首”，是很有道理的。《外台秘要》载：“发于阳者，可攻其外；发于阴者，宜温其内。发表以桂枝，温里宜四逆”，指出了本条证候的治法，可作参考。有的注家认为，太阳病中风叫病发于阳，伤寒则叫病发于阴，未免有些局限。

至于文中后半段“六日愈”“七日愈”之说，仅是对疾病预后的推测。

阳数七，阴数六是根据伏羲的河图“水火成数”“阴阳奇偶”等推算而来。河图记载“天一生水，地六成之”，“地二生火，天七成之”，因此，阴、水成数为六（偶数），阳、火成数为七（奇数）。水的成数是六，水属阴，故阴数六；火的成数是七，火属阳，故阳数七。病为阳证，当在阳数之期愈，故云“七日愈”；病为阴证，当在阴数之期愈，故云“六日愈”，其说的科学意义还有待进一步研究。

太阳病，头痛至七日已上自愈者，以行其经尽故也。若欲作再经者，针足阳明，使经不传则愈。（9）

【**解析**】本条论太阳病自愈的道理以及预防传经的方法。

头项强痛是太阳病的主证之一，其轻重有无，可作为判断太阳病进退的一个标志。“太阳病，头痛至七日已上自愈者，以行其经尽故也”，意思是说：太阳病有不药而自愈的机转，并指出其原因是，经过七日以后，太阳本经的邪气已经衰退，无力以传。“行其经尽”，即指邪在太阳经的势力已尽，并始终未传他经。古人有七日正气来复的理论，可能是“七日已上自愈”的原因之一。

若七日以上没有自愈，说明太阳之邪不衰，病情将要向里发展而发生传经之变，这叫“欲作再经”。其预防与治疗传经的方法是：“针足阳明”，迎而夺之，以泄太阳传来之邪，消减邪气内传之势。同时，“针足阳明”还可振奋阳明胃气，而有补气血、扶正气的作用。古人说：“正气存内，邪不可干”，这样则可达到“使经不传则愈”的目的。据一些医家意见及临床报道，所谓“针足阳明”，即可取该经的足三里穴。从日本报道的灸足三里以使老年人却病延年的例子亦可以看出：“针足阳明”对健身防病确有其临床价值。

太阳病，欲解时，从巳至未上。（10）

【**解析**】本条运用人与自然的协调统一、相互感应的关系，以推测太阳病欲解的有利时间。

本条的大意是：太阳病如果邪气解除而欲愈的话，其时间当在白天的巳时至未时可能性最大。为什么这样说呢？因人与自然密切相关，人体内环境昼夜、四时的变化，无不受自然界昼夜、四时变化的影响。巳至未时指上午九点至下午三点前的一段时间，这是一天中自然界阳气旺盛的时候，《内经》称之为“阳中之太阳”，“太阳乘王”之时。人体由于受自然界阴阳盛衰变化的影响，所以太阳经的阳气此时也最旺盛，从而为正复邪退创造了最有利的条件，故太阳病欲愈在此时间内的可能性最大。六经病证各有相应的欲解时，但其临床实际价值及意义尚有待进一步研究探讨。

风家，表解而不了了者，十二日愈。（11）

【解析】此条指出，在太阳病表邪已解而正气未复的情况下，应待其自愈。

“风家”，在此泛指易患太阳表病的人，这些人大多体质较弱。“不了了”，即精神与身体还不爽快，病好的不彻底。患太阳表病的人，表证已解，大邪已去，但正气未复，因此尚有一些不爽快、不舒适之感，如身体酸楚，或欠或嚏等。此时不必再用攻邪之药，应嘱病人将息调养，十多天左右即可自愈。所谓“十二日愈”只是约数，不必深究。

病人身大热，反欲得近衣者，热在皮肤，寒在骨髓也；身大寒，反不欲近衣者，寒在皮肤，热在骨髓也。（12）

【解析】本条通过病人的喜恶，来辨病证寒热的真伪。

第 8 条以寒热辨病发阴阳是辨证的总纲，在一般情况下是适宜的，但在表象与本质不一致的情况下，则应透过寒热的现象去探求疾病的本质。“皮肤”指人体表浅部位，在此引申为疾病的表象。“骨髓”指人体内里部位，在此引申为疾病的本质。病人虽周身大热，但反而想加衣覆被以御寒，说明“大热”是表面现象或者说是假象，而寒邪在内才是疾病的本质。这种病证多见于阴寒盛于里，虚阳格于外的“阴盛格阳证”，是为真寒假热，即“热在皮肤，寒在骨髓”的病机。

病人周身虽冷，但又不愿加衣被而就温，说明“大寒”也是表面现象、是假象，而热邪在内才是疾病的本质。这见于阳热深伏，郁闭于里，阻阴于外的“热深厥深”之证，是为真热假寒证，即“寒在皮肤，热在骨髓”的病机。

阴阳互根，二者之间互相维系，互相制约，才能发挥正常的生理功能。若一方盛极，则可能将另一方排斥于外，或逼迫于上。若阴盛排阳于外者，则为“格阳”；逼于上者，则为“戴阳”。“格阳”与“戴阳”都是阴阳相离之危证，故临证时一定要注意透过现象看其本质，方不致犯实实、虚虚之诫。然辨本质的关键，此条指出在于察病人的“欲”与“不欲”。“欲”与“不欲”是病人的主观愿望，常常也是疾病本质的反映，辨证时必须重视。但临床还应综合全面情况，即四诊合参，才能切实做到去伪存真。如真寒假热的面赤如妆、咽干不欲饮、小便清长、舌淡嫩、脉浮大虚数无根，真热假寒的口渴喜冷饮、小便短赤、舌红、脉数等脉证，均有重要的辨证意义。

太阳中风，阳浮而阴弱。阳浮者，热自发；阴弱者，汗自出。啬啬恶寒，淅淅恶风，翕翕发热，鼻鸣干呕者，桂枝汤主之。（13）

桂枝汤方：

桂枝三两，去皮　芍药三两　甘草二两，炙　生姜三两，切　大枣十二枚，擘

上五味，㕮咀。赵本有“三味”二字以水七升，微火煮取三升，去滓，适寒温，服一升。服已须臾，啜热稀粥一升余，以助药力，温复令一时许，遍身漐漐，微似有汗者益佳，不可令如水流漓，病必不除。若一服汗出病差，停后服，不必尽剂；若不汗，更服，依前法；又不汗，后服小促役其间，半日许，令三服尽；若病重者，一日一夜服，周时观之。服一剂尽，病证犹在者，更作服；若汗不出者，乃服至二三剂。禁生冷、粘滑、肉面、五辛、酒酪、臭恶等物。

【**解析**】本条补充了太阳中风证的脉证并提出治法。

“阳浮而阴弱”，既指脉象，也言病机。从脉象来讲，阳指浮取，阴指沉取。风伤卫，表有邪，故其脉轻取见浮；自汗出为营阴伤，故其脉沉取弛缓而见弱，这正是中风证典型的浮缓脉象。从病机来讲，风阳之邪伤于表，卫阳之气抗邪而盛于外，则发热在所难免，故曰“阳浮者热自发”；卫不固营，风性疏泄，使营阴外泄而为汗出，汗出则营阴更弱，故曰“阴弱者汗自出”。“啬啬恶寒”，形容恶风寒怯弱畏缩之貌；“淅淅恶风”，形容恶风寒如凛风冷雨骤然吹淋其身之状，此皆为风邪伤卫，卫外功能失调的表现。“翕翕发热”，形容热在浅表有如着衣覆被之热，故为表热的特征，与里热

内出之蒸蒸发热不同。肺主气，外合皮毛，开窍于鼻，风邪外束而上壅，使肺气不利，则鼻道塞而时通，故作鼻鸣，并常伴流清涕、不辨香臭等证。若表气不和，影响及胃，里气上争，胃气上逆，则又可见“干呕”之证。鼻鸣、干呕只是太阳中风的或见证，而本条所列举之发热、自汗、畏恶风寒、脉浮缓，才是太阳中风的主要脉证。

太阳中风当治以桂枝汤。所谓“主之”即此证对此方，信任施用，不须顾虑，有非此方不可之意。

桂枝汤由五味药组成。桂枝与芍药应等量，若桂枝量大于芍药，则名桂枝加桂汤；若芍药量大于桂枝，则名桂枝加芍药汤。三方主治各不相同，故用药剂量当审慎，不可违其用药之宗旨。

方中桂枝辛甘发散，解肌祛风，温通卫阳，以解卫分之邪。芍药酸苦微寒，滋阴和营，以固护营阴。二药相伍，于发汗之中有敛汗之旨，于和营之中又有调卫之功。生姜辛温，佐桂枝发散风寒以解肌。大枣甘平，据《神农本草经》载，有“安中养脾”“补少气、少津，身中不足”的功能，在方中能佐芍药补津液而养营阴。甘草甘平，调阴阳，和中州，安内以攘外，配桂姜辛甘合化为阳以助卫气；配芍枣甘酸合化为阴以滋荣阴。五药配合，则具解肌祛风，调和营卫，发汗止汗，发汗而不伤正，止汗而不留邪的功效。

方中桂、姜、枣、草均为食品中之调料，有开胃口，增食欲，健胃气的作用。因此，桂枝汤确有调和脾胃之功，而且通过调和脾胃以达到滋化源、调气血、和阴阳、调荣卫的作用。可见本方在外可解肌祛风、调和营卫，在内可调和脾胃、气血、阴阳，所以无论外感、内伤均可应用。如其可治外感所致之营卫不和，亦可疗内伤所致之营卫失调；加芍药、饴糖可温中补虚，和里缓急，治虚劳腹痛；加龙骨、牡蛎，可交通心肾、交通阴阳，治男子失精，女子梦交；又如加葛根、加厚朴杏子、加人参、加附子、加芍药、加桂枝、加大黄，以及去桂枝、去芍药等等，略予加减，则不仅可以治疗太阳中风的许多兼证，而且又可主治他经的一些病变，可以说是左右逢源，使用范围极广。

凡病不外阴阳失调，其治疗原则，总是察阴阳所在而调之，以平为期。本方滋阴和阳，调和营卫气血，合法度、守原则，无愧仲景将其列于众方之首，柯韵伯称之为“群方之魁”，这既体现了作者治病从调和阴阳着手的学术思想，也体现了作者伤寒与杂病同论而不可截然分开的学术观点。

方后所注之煎服法及禁忌甚详，也至为重要。本着详于前略于后的原则，对以后诸方的煎服法均有一定的参考价值。

“吹”，是用牙咬碎；“咀”，是品尝滋味。“吹咀”在此指将药破碎，以便于煎出有效成分。煎药当用微火，以水七升，煎取三升，去药渣，每次温服一升。服药后要大口喝热稀粥一碗，一则可借谷气充汗源，一则可借热力鼓舞卫阳驱邪从汗解，此即所谓“助药力”之法，然后覆被静候待汗。发汗的要求是：以“遍身漐漐，微似有汗者益佳，不可令如水流漓”。“漐漐”，汗出貌。“似”，嗣字之假借，续也。就是说发汗要发小汗，汗出要周遍和持续，这样才能达到祛邪的目的。若发大汗，使病人汗出如水流漓，则邪不出而正气伤，故谓“病必不除”。若一服汗出病解则不需再服药。若不汗出，依上法服第二次药。仍不汗，缩短间隔时间再服第三次，在半天内服完三次药。病重者，还可日夜连续用药，随时观察。一剂服完，病证未去，还可再服，直至服二三剂也没有什么不可。所忌食物，则多属生冷、油腻、不易消化或对胃有刺激的食品，因其伤害胃气，有损清阳之气故列为禁忌，这也反映了张仲景在临床治疗的各个环节均重视“保胃气”的学术见解。

太阳病，头痛发热，汗出恶风者，桂枝汤主之。（14）

【**解析**】本条进一步扩大了桂枝汤的治疗范围。

文中冠以“太阳病”是泛指一切表病，无论中风、伤寒、已治、未治，甚或其他表证，只要见到头痛发热，汗出恶风，便是桂枝汤的适应证，即可使用桂枝汤。这样就使桂枝汤的使用范围不仅仅局限于太阳中风一证，而且可以更加广泛地应用，但必须坚持辨证论治的基本原则，有是证，才能用是方。

如曾治一老年人久患荨麻疹，周身苦痒，影响睡眠。曾服凉血、清热、疏风、燥湿、解毒之药多剂，未见功效。诊其脉浮而缓，问其证，除身痒之外，还有怕风，发热，出汗等证。遂用桂枝汤原方，嘱药后啜热粥，温覆取汗。果然药后汗出疹退，脱落皮屑甚多，从此而愈。

柯韵伯说：“此条是桂枝本证，辨症为主，合此症即用此汤，不必问其为伤寒、中风、杂病也。”是深得仲景旨意之谈。他常以此汤治自汗、盗汗、虚疟、虚痢等病而见上述证候者，则每每“随手而愈”。

太阳病，项背强几几，反汗出恶风者，桂枝加葛根汤主之。（15）

桂枝加葛根汤方：

葛根四两　芍药二两　甘草二两　生姜三两，切　大枣十二枚，擘　桂枝二两，去皮　麻黄三两，去节

上七味，以水一斗，先煮麻黄、葛根减二升，去上沫，内诸药，煮取三升，去滓，温服一升，复取微似汗，不须啜粥，余如桂枝法。

【解析】本条论述太阳中风，经输不利的证治。

“几几”，本为短羽之鸟伸颈欲飞而不能起的样子，在此形容病人项背拘急，俯仰不能自如。或指病人项背拘急，似水凫游水，其颈直伸不动的一种姿态。项背强几几，较太阳病头项强痛证的病位范围为大，从头项延及项背。此证多因寒邪侵犯太阳经脉，寒主凝滞收引，使气血为之不畅，筋脉肌肉拘急而致，但必有无汗、恶寒等证并见。而今反见汗出、恶风，知在经之邪非寒而为风，风邪在经，经输不利，津液不能上濡，所以项背拘急，俯仰不能自如，治以桂枝加葛根汤。本方用桂枝汤解肌祛风，滋阴和阳，加葛根作用有三：一则升阳发表，解肌祛风，助桂枝汤以解表；二则舒筋通络，解经脉气血之凝滞；三则凡经脉拘急，多有津液不滋的因素，葛根甘寒生津，起阴气，鼓舞阳明津液布达，滋津润燥，以缓解经脉之拘挛。现市售愈风宁心片即为葛根制剂，对高血压患者兼有项背强硬酸楚不适感的，效果很好，可能就是这个道理。

曾治一女病人，患颞颌关节炎，口不能开，饮食困难。他证尚有口渴、心烦、脉来弦长等。考虑病位为阳明胃经所过（足阳明经脉环口而至承浆），遂用石膏30克、葛根18克，并略加他药。服用三剂后，其口即可张开，连服六剂则痊愈。正是取葛根通经络、升津液之意。

本方原书中有麻黄，宋林亿校正此书时认为：加麻黄为误，当去之。

太阳病，下之后，其气上冲者，可与桂枝汤。方用前法。若不上冲者，不可与之。（16）

【解析】本条论述太阳病误下后，应根据正气抗邪的能力及表证存在

与否而决定治法。

太阳病，当用汗法，若误下，则表邪不解徒伤里气，往往有使邪气乘虚内陷，造成坏病的危险。如后文指出的“太阳病，脉浮而动数……表未解也，医反下之……阳气内陷，心下因鞕，则为结胸。”即是误下后邪气内陷之变。也有虽经误下，但正气不衰，太阳之气仍可向上向外抵御邪气，使疾病维持在表证阶段的情况。这与“内陷”相对比，便叫“其气上冲”。“其气”，指的是太阳之气。“上冲”，指的是阳气没有内陷。

太阳病，无论中风、伤寒，经误下后，虽“其气上冲”，邪未内陷，表证仍在，但毕竟正气受挫，故不可用麻黄汤发汗而应以桂枝汤治疗。“可与桂枝汤”与“桂枝汤主之”用词不同，意义也不同。“主之”是信任施用。“可与”则有斟酌考虑之意。因误下后证情变化较多，故不能在治法与方药上说得太肯定。但如仍需服用桂枝汤，其服法则仍应如前。

若不上冲，说明太阳之气已不能抗邪于表，表证不复存在，自然也不应再与桂枝汤了，故曰“不可与之”。

太阳病三日，已发汗，若吐，若下，若温针，仍不解者，此为坏病。桂枝不中与也。观其脉证，知犯何逆，随证治之。（17）

【解析】本条指出了表证误治后发生“坏病”的治疗原则。

“太阳病三日，已发汗”，是说太阳病当汗，但发汗不得法，故虽经发汗但病不除。“若吐，若下，若温针”是说太阳病不当用吐、下、温针等治法，而反用了这些治法。“温针”是古代较为盛行的一种治疗方法，即针刺后在针柄以艾火加温，使温热从穴位透入，以达到治疗目的，多用于治疗痹证及内寒疼痛等证。本条由于治不得法或治疗上的错误，以致病“仍不解”。从“桂枝不中与也”提法上看，可知这个“仍不解者”非为太阳表证不解，而是病情发生了新的变化，或者说是被治坏了的病，故张仲景称之为“坏病”。所提出的“观其脉证，知犯何逆，随证治之”的救治法则，即要求医生对“坏病”应仔细、谨慎地审查其现有的脉证，了解分析各种误治原因及所造成的后果，然后顺随客观病情，恰如其分地进行辨证治疗。这一观点不仅对治疗坏病有指导意义，而且对治疗其他各种疾病都有普遍的指导意义。因为这一法则的基本精神就是辨证论治。

桂枝本为解肌，若其人脉浮紧，发热汗不出者，不可与也。常须识此，勿令误也。（18）

【解析】本条指出，太阳伤寒表实证忌用桂枝汤。

“桂枝本为解肌”，提示桂枝汤之解肌发汗和麻黄汤之发汗解表不同。桂枝汤仅仅是解肌而已，发汗力弱，又有芍药、大枣之酸敛甘补，于发汗之中有止汗之意。而“脉浮紧，发热汗不出者”，为寒邪闭表之太阳伤寒表实证，应用麻黄汤发汗解表，开泄腠理，发散寒邪。桂枝汤无开表闭之力，反有敛荣止汗之弊，所以说“不可与也”。如误用之，可使表闭阳郁更甚而使病情加重，以致转成不汗出而烦躁的大青龙汤证或者发生斑、黄、狂乱等种种变证。正因为误用桂枝汤所造成的后果是严重的，故张仲景反复叮咛：“常须识此，勿令误也。”“识”，读“志”，牢记之意。即一定要常常牢记此言，不要误用桂枝汤去治疗伤寒表实证，这样才不至于发生错误。

太阳伤寒表实证忌用桂枝汤，这是应该注意的一个方面。反之，中风表虚证也要忌用麻黄汤，误用则可造成大汗不止而发生伤阳耗阴之变，“一隅三反”，这一点也千万不能忽视。

若酒客病，不可与桂枝汤，得汤则呕，以酒客不喜甘故也。（19）

【解析】本条通过酒客病忌用桂枝汤，提示凡内有湿热者，用桂枝汤都应审慎。

“酒客”，为平素嗜酒之人，多是酒湿内留，郁久化热，以致湿热稽留中焦，见舌质胖而紫暗，舌苔黄腻，鼻头红赤等证。“酒客病”有两种解释：一为酒客患太阳中风，由于外有风邪，内有湿热，故虽可用桂枝汤解肌祛风，但当去甘草、大枣之甘温补腻，加葛花、枳椇子等清解酒湿之品。若单用桂枝汤，则因其为甘温之药，助湿增热，使中焦湿热益甚，以致胃气上逆而呕吐。一谓“酒客病”乃中风之类证，非酒客患中风。过嗜酒醴，湿热内蕴，导致气血失调，营卫不和，而见头痛、身热、汗出、恶心、呕吐等。证类外感，实非外感。治当清热化湿，理脾和中。若误诊为中风而用桂枝汤，则因甘可助湿，温可增热，正如火上加油，必然加重病情而出现胃气上逆之呕吐。以上两种情况均不适于用桂枝汤，责其原因只有一个，即“酒客不喜甘故也”。

从酒客病不可与桂枝汤引申推广，可以说凡素体湿热内盛者，使用桂枝汤时都应谨慎。

喘家作桂枝汤，加厚朴杏子佳。（20）

桂枝加厚朴杏子汤方：

于桂枝汤方内，加厚朴二两，杏仁五十个，去皮尖，余依前法。

【**解析**】本条论述太阳中风兼喘的证治。

“喘家”为素有喘病之人。“作桂枝汤”，意指病人新感太阳中风，应使用桂枝汤。素有喘病，复有新感，风邪外袭上壅，影响肺气不利，故使喘病发作加重。此时当以治疗新感为主，用桂枝汤解肌祛风，同时加厚朴、杏仁降气利肺兼以治喘。这样加味治疗比单纯使用桂枝汤效果好，故曰“加厚朴杏子佳”。用药之后，新感可解，宿疾则不可能根治，故不说“主之”而曰“佳”。

在临床上，因风邪致喘者并非少见。此证本应使用桂枝加厚朴杏子汤治疗，但误用麻杏石甘汤者却屡见不鲜。麻杏石甘汤用于肺热作喘甚效，桂枝加厚朴杏子汤则用于风寒束肺者甚佳，一治肺热，一治风寒，应注意鉴别使用。

凡服桂枝汤吐者，其后必吐脓血也。（21）

【**解析**】本条论述热毒蕴结而致内有痈脓的患者，不能用桂枝汤。

从“其后必吐脓血”可知此患者必原有内痈之疾，或为肺痈，或为胃痈，总之素体热毒较盛。因热毒内蕴，正邪斗争，影响气血营卫不和，在外可表现为恶风寒、发热、汗出等类似太阳中风的证候。如审证不确，错认作太阳中风，而误投桂枝汤甘温之剂，则更助其内热，而使病情恶化，出现呕吐等证。继之则热毒腐血成脓，内痈溃破而吐出脓血等物。

综合第19条和本条所述，凡内有湿热或热毒者，无论病在何经何脏，均不可误投桂枝汤，以其甘温助热之故。推而广之，凡温病、风温、湿温等证也均当忌用桂枝汤，临床不可大意。

太阳病，发汗，遂漏不止，其人恶风，小便难，四支微急，难以屈伸者，桂枝加附子汤主之。（22）

桂枝加附子汤方：

于桂枝汤方内，加附子一枚，炮，去皮，破八片，余依前法。

【解析】本条论述过汗伤阳而表未解的证治。

太阳病，发汗本是正治之法，今发汗后见漏汗不止，是卫阳不固，汗孔不合之故。造成这种情况的原因，注家认为多见于太阳中风误服麻黄汤，“虚其虚”，以致阳不摄阴，卫不固表；也可见于用桂枝汤汗不得法，温覆太过，以致发汗过多。桂枝汤方后注云“不可令如水流漓，病必不除”，可见漏汗不止，反使在表之邪并不能解除。“汗为阴液”，“阳加于阴谓之汗”，汗是阳气蒸化津液而成。漏汗不止，必伤阳损液而见诸种变证。“其人恶风”，指出恶风寒的程度较原来的中风证之恶风寒更重，是过汗伤阳，卫阳不固之故；“小便难”，指排尿不利。《素问·灵兰秘典论》谓：“膀胱者，州都之官，津液藏焉，气化则能出矣”。今过汗伤阳损阴，膀胱津少气冷，化源不足，气化无力，故小便点滴不畅；“四支微急，难以屈伸”，是指四肢轻度拘急，活动不能自如。四肢为诸阳之本，阳气者，精则养神，柔则养筋。今阳虚液伤，四肢失却阳气之温煦，阴液之滋养，故觉拘急而活动不能自如。综上所述，可知其病原因在于发汗太过；主证是漏汗不止；主要病机是卫阳大伤而阳不摄阴。故其治疗当固阳止汗，调和荣卫，用桂枝加附子汤。为什么大汗后阴阳两伤的治疗却只用补阳药，而不用滋阴药？这是因为，阴伤乃由阳虚表不固，以致阴液丢失太多所引起。主要矛盾在于阳虚表不固，扶阳即可以摄阴。且阳生则阴长，阳气恢复，气化功能正常，阴液就可自行恢复，所以不必加滋阴之品。

附子辛甘大热，能温肾助阳，回阳救逆。少阴肾阳得复，则卫阳充实，卫外为固，漏汗自止。气化正常，阴液渐复，则小便自然得以通利。

此证属表阳虚漏汗不止，已接近于亡阳，急当用附子扶阳固表，绝非黄芪、浮小麦、龙骨、牡蛎之类所可止。至于表气虚，肺气不固之自汗，则可使用李东垣补中益气汤、保元汤之类，重用黄芪常可取效，也非本方所宜。后世注家或云本条在表之风邪未去，或云在表之风邪已去。但无论有无表邪，均可使用本方。因桂枝汤既可解肌祛风，也可调和营卫而治表虚。

曾治一女子汗漏不止，先用黄芪、浮小麦、龙骨、牡蛎等无效，因其无热象，遂用桂枝加附子汤，药后漏汗得止。有不少医生不敢用附子，实际上此药用之得当，常获奇效，只要认证准确，即可放胆使用，不必过于疑虑。

太阳病，下之后，脉促胸满者，桂枝去芍药汤主之。若微恶寒者，去芍药方中，加附子汤主之。（23）

桂枝去芍药汤方：

于桂枝汤方内，去芍药，余依前法。

桂枝去芍药加附子汤方：

于桂枝汤方内，去芍药，加附子一枚，炮，去皮，破八片，余依前法。

【解析】本条论述误下后胸阳受挫的证治。

太阳误下，是表邪入里的条件。表邪入里，证情变化多端，不可尽数。而本条所要讨论的是误下之后，引发胸满的证治。胸为上气海，乃宗气之所聚。正如陈修园所说："胸为阳位似天空"，其间宽阔而清净，为心肺的宫城。营为心之气，卫为肺之气，上焦开发宣五谷味，营卫的开发皆自上焦，因此胸部离表最近，邪气由表入里第一站就是胸部。胸满之"满"，应读作"闷"，这样读与病情较贴切。腹部可用"胀满"一词，因自觉胀而确可见到"满"，胸部只能自觉"闷"而不能见到"满"，故"满"字在此应读作"闷"，胸满是表邪误下，挫伤胸阳之气而致，因未及血分，故只满而不痛。"脉促"，促者，速也，迫也。在此并非指数时一止复来的促脉。脉搏的急速，一方面反映邪气由表入胸，人体阳气尚能抗邪，与邪相争；另一方面也反映，胸阳之气抗邪的能力已有所衰减，力不从心，故脉促而按之无力。

此证为表邪误下，胸部虽接近表位，但终非表证。治疗则不能仍守桂枝汤原方，而用桂枝去芍药汤治之。桂枝、生姜、甘草、大枣辛甘发散为阳，既可解表邪，又可补心阳，振胸阳，使陷落的表邪由胸透表而解。去芍药的意义有二：一则芍药酸敛，为阴分之药，用之有碍于胸中阳气的振奋宣畅，不利于胸满的解除。二则芍药酸收，对桂枝辛甘发散，振奋胸阳的作用，大有掣肘之弊。故去之不用，此即避阴就阳之法。

"若微恶寒者"，指病人有轻度的恶寒，非指脉微而恶寒。这是胸阳不振又兼阳气不足，为阳虚恶寒之证，故在桂枝去芍药汤温振胸阳的基础上，加炮附子振奋心胸，以补阳气。

在临床上，对胸闷、心悸、咳逆等证，凡属阴寒邪盛，胸阳不振者，用桂枝去芍药汤或再加附子颇有疗效。如冠心病患者，心绞痛夜发较重，多属阳虚阴盛。用本方助阳祛阴，每可取效。但桂枝汤去芍药均为辛甘之品，如非阳虚阴盛之证，误用则易劫夺津液，故不可不慎。

太阳病，得之八九日，如疟状，发热恶寒，热多寒少，其人不呕，清便欲自可，一日二三度发，脉微缓者，为欲愈也。脉微而恶寒者，此阴阳俱虚，不可更发汗、更下、更吐也。面色反有热色者，未欲解也，以其不能得小汗出，身必痒，宜桂枝麻黄各半汤。（24）

桂枝麻黄各半汤方：

桂枝一两十六铢，去皮　芍药　生姜切　甘草炙　麻黄各一两，去节　大枣四枚，擘　杏仁二十四个，汤浸，去皮尖及两仁者

上七味，以水五升，先煮麻黄一二沸，去上沫，内诸药，煮取一升八合，去滓，温服六合。

【解析】本条指出了太阳病日久不愈的三种归转：即自愈；表里阳虚，小邪稽表；以及小汗解表的治法。

伤寒病的病程常以七日为一来复期，今太阳病已八九日，尚未传经，可谓留连日久，因而可能发生以下三种转归：

一是病人有发热恶寒，热多寒少，一日发作两三次，像发疟疾一样的表现。这反映表邪不重，太阳抗邪之力占优势。“其人不呕”说明胃气和，饮食佳，邪气未入少阳；“清便欲自可”，指大小便较正常。“欲”，亦可作“续”字解，即大小便连续正常，反映了里气和，邪未入阳明；“脉微缓”是脉见微微和缓之象，远非邪盛脉紧之比。以上脉证，反映了邪气渐退，太阳之气已复，表里气和，故为欲愈之兆。

另一种转归是：见“脉微而恶寒”。脉微是少阴阳虚之脉，恶寒为太阳阳气虚衰，有邪传少阴之势。太、少阳气俱虚，表、里阳气皆衰，故云“阴阳俱虚”。表里阳虚，表邪尚在，治当温阳固本为急，可选用芍药甘草附子汤、四逆汤之类，切不可再用汗、吐、下以伐正气而虚其虚。文中用三个“更”字，说明在此变证出现之前，曾用过汗、吐、下等不适当的治法。

还有一种情况是：见“面色反有热色”“身痒”等证。面有热色即发热面红之貌，为太阳小邪不解，阳气郁遏不伸所致。阳气郁遏不得宣泄，小邪稽留于皮肤不解，故见身痒症状。这一症状的出现，是因为未能及时发一点小汗的缘故。“不得小汗出”，非指太阳病发病之初所应使用的常规汗法，而是指太阳病留连日久，小邪不去，当用小汗之法，宜桂枝麻黄各半汤。

本证无汗，也未经发汗，小邪怫郁不解，则非桂枝汤所能解。身痒，但不痛，也无恶风寒之证，则又非麻黄汤之所宜。只有二方合用，且制小其服，方切合病情。桂枝麻黄各半汤方，剂量是各取原桂枝汤、麻黄汤剂量的三分之一，合而同煎。柯韵伯主张一剂桂枝汤，一剂麻黄汤，分而煎之，各取每次服量的一半，合而饮之。本方对于邪少势微，且又有欲出外解之机，以面有热色、身痒为主症者最为适宜。麻黄汤治表实无汗，桂枝汤治表虚有汗，二方合用，又制小其剂，则刚柔相济，从容不迫，既能发小汗以祛邪，又无过汗伤正之弊端。

太阳病，初服桂枝汤，反烦不解者，先刺风池、风府，却与桂枝汤则愈。(25)

【解析】本条论述病重药轻时，针药并用之治法。

太阳中风，本当用桂枝汤。服第一次药，啜粥，温覆取汗。若不汗出，风邪不解，当依前法服第二次药。今服第一次药后，不仅未见汗出病减，反而出现了烦热更重的症状。烦者，热也。“反烦不解”，即反而热势更重。既属太阳中风，桂枝汤本为正治之方，为什么用药后病势反重了呢?这是因为在经之风邪壅盛，而桂枝汤的药力较轻，用药后不仅没有发出汗，反而增加了风邪的势力。这种情况就不能再照原法给药，而应在服药之前，先针刺风池穴与风府穴。此二穴对疏通经脉，发散风邪而有卓效，刺之可开太阳经气之闭塞，泄太阳经中之风邪，以削弱在经邪气的势力。然后再服桂枝汤，啜粥、温覆取汗。本条提出的针药并用之法，可谓法中之法，这对后世治疗疾病采用多种疗法联合使用开辟了途径。

本条论药后不汗出，而下条接述药后大汗出，对比启迪，耐人寻味。

服桂枝汤，大汗出，脉洪大者，与桂枝汤如前法；若形如疟，日再发者，汗出必解，宜桂枝二麻黄一汤。(26)

桂枝二麻黄一汤方：

桂枝一两十七铢，去皮　芍药一两六铢　麻黄十六铢，去节　生姜一两六铢，切　杏仁十六个，去皮尖　甘草一两二铢，炙　大枣五枚，擘

上七味，以水五升，先煮麻黄一二沸，去上沫，内诸药，煮取二升，去

滓，温服一升，日再。

【解析】本条论述服桂枝汤大汗出后，出现两种不同情况的证治。

服桂枝汤，发汗应遍身漐漐微似有汗者益佳，不可令如水流漓。而今汗不得法，造成大汗出，病不仅不除，且常可使病情发生变化。“脉洪大者”，指脉由浮缓变洪大。脉虽变但证未变，提示太阳中风证仍在。如脉变洪大，证见烦渴，则属大汗后阳明津伤，表热入里无疑。今证不变而脉变，说明此洪大脉乃是药后大汗，阳气仍盛于外，即所谓“其气上冲”的表现。故仍可用桂枝汤，如前法。太阳中风，大汗出，脉洪大，极易使人误用白虎汤。其误就误在只见脉而不见证，失之于片面。而当太阳中风证候未变之时，过早使用白虎剂，常可遏郁太阳风邪而发生坏证。故临证一定要脉证合参，全面掌握病情，才能克服片面性。

还有一种情况是，病人服桂枝汤大汗出后，出现有如发疟疾一样发冷发热，一天发作两次的症状，即所谓“一日再发”。这说明营卫之间尚有小邪未解，但较桂枝麻黄各半汤证的一日二三度发的情况又稍稍轻些，且已经过大汗出之后，故用桂枝二麻黄一汤，调和营卫兼祛小邪，最为适宜。

从本方的组成可以看出，它与桂枝麻黄各半汤的药味相同，只是剂量更轻，取桂枝汤原剂量的十二分之五，麻黄汤原剂量的九分之二。本方调和营卫力大而发汗力更小，对大汗出后微邪不解，用之甚宜。桂枝二麻黄一汤与桂枝麻黄各半汤在临床均可治表有小邪而见烦热、身痒的病证。一般地说，凡有表邪见无汗而身疼痛者，当用麻黄汤发大汗；身不痛而痒者，则不可大汗，而宜用此两方之小汗法。这两个方证寒热交作，其形似疟，但终非疟疾，然而后世用桂枝治疟的思想却由此发展而来。

下条则讨论服桂枝汤大汗出后的第三种情况。

服桂枝汤，大汗出后，大烦，渴不解，脉洪大者，白虎加人参汤主之。（27）

白虎加人参汤方：

于白虎汤方内，加人参三两，余依白虎汤法。

【解析】本条论述服桂枝汤，大汗出后，伤津耗气，邪热内传阳明的证治。

太阳中风，服桂枝汤为正治之法，但服汤后，因汗不得法而致大汗出。

前条大汗出虽脉变洪大，但证不变，故其治法亦不变，仍用桂枝汤如前法。本条脉变洪大而证见“大烦，渴不解”，则知表证已无，而是大汗后，伤津耗气，胃中干燥，阳邪内陷阳明气分所致。胃热扰心故大烦。气津两伤，气不化津，故口渴至甚而饮水亦不解。里热蒸腾，“阳明脉大”，所以脉见洪大，如兼热盛而气阴两伤，则津气不足，故洪大之脉按之则见芤象。治疗则用白虎汤清阳明气分之热，加人参益气生津以治烦渴。

本条是服桂枝汤助热伤津，以致大汗出而大烦渴，转为阳明里热气阴两伤的白虎加人参汤证。而桂枝加附子汤证则是因误服麻黄汤大汗出后，以致漏汗不止而阳虚不固。一般说来，用桂枝汤发大汗后多易伤阴；用麻黄汤发大汗后多见亡阳。临床虽不绝对如此，但也应加以注意。

如果我们把初服桂枝汤，不汗出，反烦不解；服桂枝汤，大汗出，脉洪大；以及服桂枝汤，大汗出后，大烦渴不解等三条联系起来对比分析，则可以从其所列举的服桂枝汤后出现的多种病情变化，和所提出的辨证关键及不同的处理方法中，体会出张仲景随机应变的辨证论治精神，这是值得我们很好地学习和研究的。

太阳病，发热恶寒，热多寒少，脉微弱者，此无阳也，不可更汗，宜桂枝二越婢一汤方。(28)

桂枝二越婢一汤方：

桂枝去皮　芍药　甘草各十八铢　生姜一两三铢，切　大枣四枚，擘　麻黄十八铢，去节　石膏二十四铢，碎，绵裹

上七味，㕮咀。以水五升，煮麻黄一二沸，去上沫，内诸药，煮取二升，去滓，温服一升。本方当裁为越婢汤、桂枝汤，合饮一升，今合为一方，桂枝二越婢一。

【解析】本条论述表郁生热轻证的治法。

太阳表证，见发热多而恶寒少，表示寒邪束表日久已有部分化热之势。若全部化热，则必见但热不寒，而反恶热的阳明里热证。今尚有恶寒，故未尽化热。脉微弱是与脉浮紧相比较而言。因寒邪已部分化热，故脉由原来的浮紧也随之变为缓弱之象，或者说不那么紧张有力了。“此无阳也”，成无已在对第161条“无阳则阴独”一句作注时说：“表证罢为无阳”。可见“无阳”在此指已无伤寒表实证而言，故不可再用麻黄汤发汗。

后世不少注家把本条作了语句上的调整，改为“太阳病，发热恶寒，热多寒少，宜桂枝二越婢一汤。脉微弱者，此无阳也，不可更汗。”并把脉微弱当做极微的阳衰之脉，把“无阳”解作亡阳。亡阳者，阳气灭也，阳气失也。本条讨论表郁里热证治，与亡阳并无关系，故这种解释与作者原意不符，仍以成注之言为是，断为表郁而生热之轻证，治用桂枝二越婢一汤。

桂枝二越婢一汤，即桂枝汤与越婢汤的合方，也可以说是桂枝汤加麻黄、石膏，并制小其剂而成。用桂枝汤加麻黄解表开郁，用石膏清阳郁之热。因用量较轻，发汗解热之力较弱，故仍属小汗方之范畴。当表寒部分化热，证见热多寒少，麻黄汤、桂枝汤、大青龙汤都不宜用时，只能选此方辛以透表，凉以解热。因此，其带有一定的辛凉解表之意。方名“越婢”，有两种解释：一是，“越”有发越之意，“婢”同卑，指地位低下，力量弱小。越婢指发越之力如婢，不如大青龙汤发汗清里作用为大。二是，《外台秘要》把越婢汤称为“起脾汤”，言本方有发越脾气，通行津液的作用。

桂枝麻黄各半汤、桂枝二麻黄一汤、桂枝二越婢一汤，都是发小汗的方剂，用于营卫之小邪不解者。营卫小邪不解，都有一点寒热交作如疟的情况，或一日二三度发，或一日再发，或热多寒少，或身必痒，总与一般的太阳表证之发热恶寒不同。临床遇到这些情况，要注意是否是三个小汗方的适应证。此三方既是小汗方，在用量上一定要注意小而轻，不可失张仲景的原意。

服桂枝汤，或下之，仍头项强痛，翕翕发热，无汗，心下满，微痛，小便不利者，桂枝汤去桂，加茯苓白术汤主之。（29）

桂枝去桂加茯苓白术汤方：

于桂枝汤方内去桂枝，加茯苓、白术各三两，余依前法，煎服。小便利，则愈。

【**解析**】本条论述汗下后水邪内停的证治。

对于本条证治，注家历来争论较多，争论的焦点是有无表证及去桂枝还是去芍药的问题。《医宗金鉴》认为“去桂当是去芍药”。成无己则模棱两可，不言去桂枝还是去芍药，却提出用桂枝汤加茯苓白术为宜。而柯韵伯、陈修园则维持原意，主张去桂枝加茯苓、白术。

本条开首即言“服桂枝汤，或下之”，可知前医认为“头项强痛，翕翕发热”为桂枝汤可汗证，而或以“心下满，微痛”为可下证。然汗下后，前述诸证仍在，并未取效，其故为何？乃因他们不知“小便不利”是辨证的关键所在。小便不利为气化不利，水邪内停的反映。太阳之气的气化作用与水液代谢的关系很密切，水邪内留，必然影响太阳腑气不利，气化失司，而使小便不利。若水邪郁遏太阳经中之阳气，可见经脉不利的头项强痛和翕翕发热之证，似表证而实非表证。若水邪凝结，影响里气不和，可见心下满、微痛之证，似里实而实非里实，故汗下两法均非所宜。用桂枝汤去桂枝加茯苓、白术，健脾利尿以祛水邪，使太阳经腑之气不郁，则本证可愈。

桂枝去桂加茯苓白术汤方后注云：“小便利，则愈”，说明本方作用不是发汗而是通利小便，无需桂枝走表以解肌，故当去之。有人说，既然不发汗而专利小便，何不用五苓散呢？五苓散方后注云：“多饮暖水，汗出愈。”其见小便不利，微热消渴，脉浮之证，治取发汗以利水的方法，乃外窍得通，则里窍自利，为表里两解之法。而本方则仅仅利水而已，里窍通，水邪去，则经脉自和，是利水以和外之法。唐容川说：“五苓散是太阳之气不外达，故用桂枝以宣太阳之气，气外达则水自下行，而小便利矣。此方是太阳之水不下行，故去桂枝，重加苓术以行太阳之水，水下行，则气自外达，而头痛发热等证自然解散。无汗者，必微汗而愈矣。然则五苓散重在桂枝以发汗，发汗即所以利水也；此方重在苓术以利水，利水即所以发汗也。实知水能化气，气能行水之故，所以左宜右有。”唐氏的论述可谓是深得此方治疗之旨。

陈慎吾先生曾治一数年低热患者，而有翕翕发热，小便不利等证。陈用本方原方，仅两三剂，便热退病愈。足见经方用之得当，其效甚佳。陈修园用本方治吏部谢芝田令亲的验案也很著名，此不赘述。总之，从理论的分析到临床的验证，都以去桂为是。去桂枝后，芍药可助疏泄以治心下满，且配茯苓走里以利尿，苓术相伍健脾利水，姜枣健脾和中、调和营卫，共奏健脾气，利水邪之功效。

伤寒脉浮，自汗出，小便数，心烦，微恶寒，脚挛急，反与桂枝汤，欲攻其表，此误也。得之便厥，咽中干，烦躁吐逆者，作甘草干姜汤与之，以复其阳。若厥愈、足温者，更作芍药甘草汤与之，其脚即伸。若胃气不和，谵语者，少与调胃承气汤。若重发汗，复加烧针者，四逆汤主之。（30）

甘草干姜汤方：

甘草四两，炙　干姜二两，炮

上㕮咀，以水三升，煮取一升五合，去滓，分温再服。

芍药甘草汤方：

白芍药四两　甘草四两，炙

上二味㕮咀，以水三升，煮取一升半，去滓，分温再服之。

调胃承气汤方：

大黄四两，去皮、清酒浸　甘草二两，炙　芒硝半斤

上三味㕮咀，以水三升，煮取一升，去滓，内芒硝更上火微煮，令沸，少少温服。

四逆汤方：

甘草二两，炙　干姜一两半　附子一枚，生用，去皮，破八片

上三味㕮咀，以水三升，煮取一升二合，去滓，分温再服，强人可大附子一枚，干姜三两。

【**解析**】本条以举例示范的形式，论述伤寒夹虚误汗的变证及随证救治的方法。

阴阳气血俱虚之人复感外寒，因其阳不摄阴而证见自汗出，小便数；阴血不足，心神失养而见心烦；表有寒邪而见脉浮，微恶寒；阴血虚少，筋脉失滋而见脚拘挛、抽掣、疼痛即“脚挛急”之证。本证治疗可考虑使用桂枝加附子汤解表兼以固阳摄阴。但医师误认为是“卫强营弱”的太阳中风证，而反投以桂枝汤发汗，从而犯虚虚之戒，导致阴阳更虚，出现了阳虚之手足厥冷；阴伤之咽中干燥；虚阳扰动之烦；阴液亏耗之躁；以及里气不和之吐逆，遂使病情复杂化。此时则应随证施治。在阴阳俱虚，阳不摄阴之时，主要矛盾常在阳虚一面。阳固则阴存，阳生则阴长。何况有形之阴不能速生，而无形之阳则有顷刻而亡的危险，故先以甘草干姜汤以复其阳。待阳回厥愈足温之后，唯脚挛急尚未缓解，再用芍药甘草汤滋阴和血，缓解痉挛，其脚即可伸展。本有阴液不足之证，若用甘草干姜汤扶阳之后，由于阳复太过，使阴液更伤，而胃中燥热，以致胃中不和谵语者，可少少给点调胃承气汤，意在和胃燥而调胃气，并不在于泻下。本以阳气不足，若在治疗中误用了发汗力强的麻黄汤，或者反复多次发汗，甚至又用烧针劫汗，即“重发汗，复加烧针”的误治，则可导致伤阳的重证而见厥逆吐利等证，救治之法，当急用四逆汤回阳救逆。对这种阳虚重证，甘草干

姜汤已不能胜回阳之重任了。

本条误治后变证多端，虚实寒热互见，阴阳转化无常。其治或扶阳，或滋阴，或和胃，或回阳，治从证变，仲景在此对“观其脉证，知犯何逆，随证治之”的法则作了典型示范，对人启发很大。

甘草干姜汤共两见：一见于《伤寒论》，一见于《金匮要略》，《金匮要略》则用此方治疗虚寒肺痿。本方甘草之用量要大于干姜，用以扶脾胃之阳，但此证除阳虚外，还有脚挛急、咽中干等阴虚之证，因此在扶阳时要特别注意不可耗伤弱阴，这也就是用干姜而不用附子的原因。由于扶阳之药多刚燥，故不仅要避免用燥烈之附子，而且还要倍用甘草监干姜之峻，以护其阴，且用经过炮炙的干姜缓其性，亦可防劫阴之弊，可见仲景用药精心之处。《类编朱氏集验医方》用此方治脾胃阳虚，气不摄血的吐血不止、脉迟身凉等证，方名二神汤，足见此方既可扶阳又能摄阴。

芍药甘草汤所用芍药与甘草的剂量相同，均为四两。二药相合，酸甘合化为阴，可以养血平肝，缓解筋脉拘挛，善治血脉拘急疼痛。对于因血虚而引起的两足痉挛性疼痛或腓肠肌痉挛性疼痛不可伸者，多有良效，故有“去杖汤”之美称。

曾治一曹姓患者，年五十三。腓肠肌痉挛多于夜间发作，脉弦而舌红，用本方四剂而愈。

又治一周姓女孩，年十二。左臀外伤后肿痛，左下肢拘紧不能伸，且有发热。T 37.8℃，脉弦细数，西医诊断为化脓性髋关节炎。从脉象分析，弦为肝脉，细为血虚，数为有热，此肝血不足，筋脉不利且有郁热之证。

先用芍药甘草汤三剂，其左腿已可伸动。又进两剂，竟可伸直，随之髋部胀痛亦减。因局部仍有红肿及热感，遂换用仙方活命饮连服数剂，而逐渐痊愈。

调胃承气汤由芒硝、大黄、甘草三药组成，它是以咸寒、苦寒，又佐以甘温而成。本方中硝黄可泄胃肠之燥热，妙在一味甘草，能缓硝黄之力，使之作用在于胃，有润燥和调胃气的功能，所以它既能调和胃气，又能通肠下便，一方而具两法，陈修园称其为“法中之法”。由于本证主要用其调胃，因此在服法上要求“少少温服”，使胃中不燥，胃气调和，则谵语自止。后世使用调胃承气汤清泻胃热，调和胃燥很是多见，如《张氏医通》治心胃火盛，病人常觉面部有如火烤之热的“燎面症”，即用调胃承气汤加黄连、犀角。也有的医家用于治疗过服补药而造成的胃热生斑之证，每获佳效。

四逆汤以附子为主，重在温少阴以回阳救逆。且附子生用又佐以干姜、甘草，是取其效速而力大持久，常用于阳脱、亡阳之急救。其主治及适应证，可与“少阴病篇”合参。

问曰：证象阳旦，按法治之而增剧，厥逆，咽中干，两胫拘急而谵语。师曰：言夜半手足当温，两脚当伸，后如师言。何以知此？答曰：寸口脉浮而大，浮则为风，大则为虚，风则生微热，虚则两胫挛。病证象桂枝，因加附子参其间，增桂令汗出，附子温经，亡阳故也。厥逆咽中干，烦躁，阳明内结，谵语，烦乱，更饮甘草干姜汤。夜半阳气还，两足当热，胫尚微拘急，重与芍药甘草汤，尔乃胫伸，以承气汤微溏，则止其谵语，故知病可愈。（31）

【**解析**】本条为进一步解释上条而设。解析从略。

【**小结**】

本篇共31条，从第1条至第12条是全书的纲领，也是太阳病的纲领，它有指导全书与统领辨证的深远意义。这12条的内容，除论述了太阳病的提纲证以外，还有辨病发阴阳，辨真假寒热，辨中风、伤寒，辨传经与否，辨类证的异同，辨欲解的时间，虽有论而无方，但却是辨证的总纲，所以它是太阳病的总论。从第13条起，则有论、有证、有方，它属于太阳病的各论，主要论述了太阳病中风证的桂枝汤证，以及桂枝汤的加减证和桂枝汤的禁忌证。最后又为“随证治之”的精神作了具体的说明。

辨太阳病脉证并治法中

【**概说**】

本篇继上篇太阳表病的类型之一——太阳中风证治之后，主要论述了太阳表病的另一大类型——太阳伤寒证治以及一些有关方证。并进而论述了太阳腑证的两大类型——太阳蓄水与太阳蓄血的证治，从而完善了太阳病辨证论治体系。本篇又列举了许多变证的救治方法，实寓有治疗杂病的意义在内，并通过论述邪传少阳后出现的少阳病证治，以说明太阳之邪入里或传阳明，或传少阳，并无固定规律，关键取决于人体的素体因素。

太阳病，项背强几几，无汗，恶风，葛根汤主之。(32)

葛根汤方：

葛根四两　麻黄三两，去节　桂枝二两，去皮　芍药二两，切　甘草二两，炙　生姜三两，切　大枣十二枚，擘

上七味㕮咀，以水一斗，先煮麻黄葛根，减二升，去沫，内诸药，煮取三升，去滓，温服一升，覆取微似汗，不须啜粥，余如桂枝法将息及禁忌。

【**解析**】本条论述太阳伤寒，经输不利的证治。

经脉为气血通路，太阳表邪不解，经脉受邪，气血运行不畅，经输为之不利，因而出现项背强几几的证候。若此筋脉拘急反见汗出恶风等证，则为太阳病中风无疑，用桂枝加葛根汤治疗已如前述。若项背强几几，无汗而恶风寒的，则为伤寒表实证，是寒邪外闭，玄府不通，经脉气血不利所致。“恶风”乃恶寒之互词。治当发汗散寒，疏通经脉，用葛根汤主之。

从用药来看，葛根汤即桂枝汤加麻黄、葛根。其中葛根为主药，既能配麻桂解肌发表，又能升津液、濡筋脉以治项背强几几。表虚之项背强几几，用桂枝加葛根汤，本证属表实经输不利，为何不用麻黄汤加葛根呢？这是因为，麻黄汤发汗力强，再加入葛根之升阳发表，恐汗出太多。此证为经输不利，应发经输之汗，但也应看到筋脉失滋，拘紧不柔，用麻黄汤加葛根极易造成汗多津伤，而达不到滋津润燥，缓和筋脉拘挛的目的。故选用桂枝汤加麻黄、葛根，既可发汗散寒而又不致大汗伤津，且有芍药、甘草、大枣滋津化阴以缓和筋脉之急，甚合病情。

在临床上，有很多项背疼痛的病人，用葛根汤治疗常可取效。服葛根汤后有的病人项背疼痛处有发热的感觉，这是阳气将要通达的反应，紧接着项背部就会出汗，随之汗出延及全身而病愈。正如曹家达在《经方实验录》中所说：“服后顷刻，觉背内微热，再服，背汗遂出，次及周身……病遂告差。”

本方煎服法，要注意先煎麻黄、葛根，去上沫，然后入诸药。这样做一方面可以缓麻黄、葛根辛散之性，防止发汗力太强而汗出过多；一方面可以减弱麻黄走散之悍，以免药后发生心悸、心烦、头晕等副作用。服药后不必啜粥，温覆即可出汗。

太阳与阳明合病者，必自下利，葛根汤主之。(33)

【解析】本条论述太阳与阳明合病而见下利的证治。

两经或两经以上病证同时发生，无先后次第之分者，谓之合病。合病的发生，多由于邪气过盛，以致同时侵犯数经，其病势也较一经发病为重。“太阳与阳明合病”，在此是指太阳与阳明经表同时受邪，既表现有恶寒发热、头项强痛等太阳经表证，又有缘缘面赤，额头作痛，目痛鼻干，卧寐不宁的阳明经表证。关于阳明经证，《伤寒论》中讲得并不太清楚。原文第49条仅提到“面色缘缘正赤”一证，很不全面。近年来，许多学者把白虎汤证作为阳明经证，混淆了经的概念，也不尽合适。严格地说，白虎汤证作为阳明热证似为贴切。根据庞安时《伤寒总病论》和朱肱《类证活人书》等书的记载，均以阳明经脉为病才叫做经证。而《医宗金鉴》对阳明经证又作了歌诀予以概括：“葛根浮长表阳明，缘缘面赤额头痛，发热恶寒身无汗，目痛鼻干卧不宁。”这里所说的葛根汤证即阳明经证，是阳明经脉受邪，经气被遏所表现的证候，因其经行于表，故也有发热、恶寒等全身症状。二阳合病，由于太阳、阳明二经受邪多少不同，病变也有所侧重，若太阳病证偏重者，可用麻黄汤，如第37条所述：“太阳与阳明合病，喘而胸满者，不可下，宜麻黄汤”即是其例。本条的二阳合病，其中以阳明经邪为重，这可从“必自下利”一证而知。太阳与阳明经表受邪，尤以阳明经邪为重，由于阳明之气抗邪于表，不能顾护于胃肠之里，里气不和，升降失常，所以出现自发的下利或呕吐等证。以下利为主者，治用葛根汤以解经表之邪，升阳明之气。表解则里和，下利必自止。

葛根汤既为阳明经证正治之方，又可兼解太阳表邪；方中主药葛根，不仅能解肌发表，且能入脾胃，升发清阳，鼓舞胃气，善治泄利，故本方治二阳合病，自下利者，最为合适。

太阳与阳明合病，不下利，但呕者，葛根加半夏汤主之。(34)

葛根加半夏汤方：

葛根四两　麻黄三两，去节，汤泡去黄汁，焙干称　生姜三两，切　甘草二两，炙　芍药二两　桂枝二两，去皮　大枣十二枚，擘　半夏半斤，洗

上八味，以水一斗，先煮葛根、麻黄，减二升，去白沫，内诸药，煮取三升，去滓，温服一升，覆取微似汗。

【解析】本条承上条论述二阳合病，表邪不解，影响里气不和，不下利

但呕的证治。

太阳与阳明合病，表邪不解，两经的阳气抗邪于表，不能内顾于里，造成里气不和，升降失常。有时可见下利，有时可见呕吐，有时则吐利并见。呕吐是胃气不降之证，由于发生于太阳、阳明表邪不解以致里气不和、升降失常，故其治疗仍当解两经之表，用葛根汤加半夏和胃降逆以止呕吐。

在临床上，表气不和影响里气不和的情况很多见，如桂枝汤证中有干呕，麻黄汤证中有呕逆等皆是。有的人，一感外邪则见吐利不止，现称之为“胃肠型感冒”。此类病症在治疗上应以解外为首要。外邪得解，里气自和，升降复常，吐利亦当自止。

葛根加半夏汤，即葛根汤原方原量加半夏半斤（赵本为半升）。煎服法与葛根汤同。

太阳病，桂枝证，医反下之，利遂不止，脉促者，表未解也；喘而汗出者，葛根黄连黄芩汤主之。（35）

葛根黄芩黄连汤方：

葛根半斤　甘草二两，炙　黄芩二两　黄连三两

上四味，以水八升，先煮葛根，减二升，内诸药，煮取二升，去滓，分温再服。

【**解析**】本条论述里热夹表邪下利的证治。

病为太阳中风桂枝汤证，医误用下法，而使表邪内陷入里，出现腹泻不止的症状。“医反下之”，是病在表不当下而下，故加一“反”字，此应看做是病机转折的一个条件，临证切不可拘泥。表邪入里以致“利遂不止”，究属虚属实、属寒属热，应凭脉辨证以作出诊断。“脉促者”，即脉数而促迫，非为数而中止之促脉。脉数为里有热，且反映人体阳气为盛。阳气盛，有抗邪外达之势，则表邪未能全部内陷，故曰“表未解也”。既有表邪未解，又有里热下利，故可称之为里热夹表邪而下利，或称“协热利”。表邪束肺，里热迫肺，肺气不利故喘。里热逼迫津液外越故汗出。表里皆热，而发热一证也自在言外。既为热利，其大便黏秽，暴注下迫，下利肛热等证则在所不免。治疗采取解表清里，表里两解的方法，用葛根黄芩黄连汤。

葛根黄芩黄连汤是《伤寒论》中以葛根为主药的方剂之一，然葛根用至半斤，则是罕见的。葛根味辛性凉，既可解肌热，又可清肠热，还可升胃肠津气。先煎是取其解肌清肠为主。黄芩、黄连苦寒专清里热，坚阴以止利，加甘草扶中护正，调补下利之虚，助正以祛邪，如此表解里清则利止喘平。从本方用药来看，知此证中表邪少而里热多，可以说仅有三分表证，而七分则是里证。

综上所述，葛根汤既可用于风寒在表，太阳经输不利，项背强几几之证，也可用于太阳、阳明合病，正气抗邪于表而不能顾护于里，里气不和，升降失常，下利呕吐等证。而葛根芩连汤则用于表里皆热、协热下利之证。以葛根为主药的这两个方子为临床所常用，且疗效也好，应掌握其脉证。

太阳病，头痛发热，身疼，腰痛，骨节疼痛，恶风，无汗而喘者，麻黄汤主之。(36)

麻黄汤方：

麻黄三两，去节　桂枝二两，去皮　甘草一两，炙　杏仁七十个，汤去皮尖

上四味，以水九升，先煮麻黄，减二升，去上沫，内诸药，煮取二升半，去滓，温服八合，复取微似汗，不须啜粥，余如桂枝法将息。

【解析】本条论述太阳伤寒表实证的证治。应与第3条的“太阳病，或已发热，或未发热，必恶寒，体痛，呕逆，脉阴阳俱紧者，名为伤寒”互参。

本条提出有头痛、发热、身疼、腰痛、骨节疼痛、恶风、无汗、气喘等八个证候，因是伤寒的病变反映，治以麻黄汤，故称之“伤寒八证”或“麻黄八证”。这八证中，概括起来可分为疼痛、寒热与无汗而喘三组。中风为风邪伤卫，伤人较浅。伤寒则为感受寒邪，因寒性凛冽，故伤人较深，可由卫透营，足以外闭卫阳，内伤营血。寒性凝滞收引、主痛。寒邪袭表，使营血运行涩滞不畅，经脉筋肉拘紧，故见诸痛。头痛为“头项强痛”的省文，身疼与骨节疼痛并不相同，故当分别辨析。头项、腰脊是太阳经脉循行之处，寒伤太阳，经输不利，所以头项作痛，腰脊疼痛。正如《灵枢·经脉》所云：“膀胱足太阳之脉……是动则病冲头痛，目似脱，项如拔，脊痛腰似折。”筋主束骨而利机关，太阳“主筋所生病”，故太阳感寒则骨节疼痛。

"恶风"是恶寒的互词，和前第3条合参，知为伤寒必见证。因寒为阴邪，最易伤人阳气，卫阳被伤，因此必恶寒。寒主收引闭敛，全身毛窍腠理为寒邪所闭塞，所以无汗。卫阳之气被闭郁而不得宣泄，所以发热。肺合皮毛而主表，表闭无汗，影响肺气的宣发，故作喘。"无汗而喘"既提出了两个单独的证候，也揭示了无汗与喘的因果关系，即无汗是造成喘的原因。一旦汗出表解，则肺气自可宣降，而喘也自平。同时"无汗而喘"也便于和肺热的"汗出而喘"相鉴别。本条详于证而略于脉，从第3条可知，太阳伤寒应见浮紧之脉，且寸关尺三部均应浮紧，方属太阳伤寒正证。治当发汗散寒，唯麻黄汤可胜此任。

麻黄汤为发汗散寒，解表逐邪之峻剂，是治疗太阳伤寒的主方。方中的麻黄发汗散寒，开毛窍，启闭平喘；桂枝通阳，助麻黄以发散风寒；杏仁利肺平喘，并助麻桂解表发汗；甘草和中护正。用此方应恰当掌握药量的比例，一般情况以麻黄：桂枝：甘草=3：2：1为宜，若比例不当，则可能影响发汗解表的治疗效果。本方发汗力强，药后只需温覆即可发汗，不必啜粥。其他注意事项、发汗要求与禁忌，与桂枝汤同。煎药时要注意先煎麻黄去上沫，以免令人心烦。

典型的麻黄汤证在北京地区并不多见，此方在临床上用之较少，这也是事实。但我国幅员辽阔，气候各异，特别是在高寒地区，正伤寒证却并不少见，故不可轻易废弃此方。此外，从本条可以看出，麻黄剂治疗诸痛是有效的，特别适用于治疗寒性的疼痛。如用于治疗痹证疼痛的小续命汤、桂枝芍药知母汤等，都有麻黄。还可看出，麻黄剂治喘也有卓效，除麻黄汤以外，小青龙汤、麻杏甘石汤以及后世的定喘汤等治喘效方，都以麻黄为主。现代医学用麻黄素治喘，而早在1700多年前的《伤寒论》中就已经广泛地使用麻黄来治喘，这是了不起的贡献。另外，麻黄剂还能治疗一些由于寒邪闭塞而引起的病证。如曾有医案记载某医治一患太阳伤寒证的难产妇人，投麻黄汤一剂，随之汗出而婴儿落生。说明此难产可能与寒邪闭塞，营卫气血不畅有关，发汗使寒邪去，闭塞开而胎儿自娩。由此可见，即使在伤寒很少见到的北京地区，用麻黄剂治疗感寒所致的疼痛、多种喘证，以及寒邪闭塞引起的其他病证，还是大有用武之地的。

太阳与阳明合病，喘而胸满者，不可下，宜麻黄汤主之。（37）

【**解析**】本条论述二阳合病，重在太阳的证治。

太阳与阳明经表之证同时存在，当邪气重在阳明时，则见自下利或不下利但呕之证，治疗用葛根汤或葛根加半夏汤，已如前述。本条讲的是病变重点在于太阳。太阳邪盛，表气闭郁使肺失宣降故见喘。肺气不利，因而胸满。本证矛盾的主要方面是太阳之气被郁，故用麻黄汤发汗散寒启闭则可取效。由于肺与大肠相表里，肺失宣降，亦可影响大肠腑气不利而见大便不下。但并不能因此而用下法，因证见胸满而非腹满，故非里实，如误下，则往往导致表邪内陷而生变证。

同是太阳与阳明合病，由于病变重心不同，则遣方用药亦不同。重在太阳以喘为主者，用麻黄汤；重在阳明经表，以下利为主者，用葛根汤。界限分明，不可混淆。

太阳病，十日以去，脉浮细而嗜卧者，外已解也。设胸满胁痛者，与小柴胡汤。脉但浮者，与麻黄汤。（38）

（小柴胡汤方：详见后文第 100 条）

【**解析**】本条论述太阳伤寒日久的几种转归。

这里的“太阳病”，从后文“脉但浮者，与麻黄汤”，可知指的是太阳伤寒而言。太阳伤寒已过十日，脉由浮紧变为“浮细”，即脉虽浮，但不那么紧急有力。其证仅见乏力“嗜卧”，而寒热头项强痛之证已除。以上脉证说明，表邪已去，正气渐复，已无所苦，故谓“外已解也”。既然外邪已解，虽病体略有不适，也无需服药，只要安心静养即可，这是一种转归。“脉但浮者，与麻黄汤”，是说太阳伤寒虽已过十日，但还见伤寒的浮紧之脉，并以此暗示太阳伤寒的发热恶寒、头身疼痛诸证仍在。既然脉证不休，病仍在太阳，属伤寒表未解，故治法与方药亦应不变，仍应考虑使用麻黄汤。但由于“十日以去”，病程日久，即使伤寒诸证仍在，可以再用麻黄汤发汗，亦应斟酌、考虑，谨慎使用，故不言“主之”，而言“与”，以示区分。以上属于表邪留连未解，是第二种转归。第三种转归，证见“胸满胁痛”，反映少阳枢机不利，说明邪气已由表传入少阳之经，治用小柴胡汤和解少阳，以利枢机。

从本条所举太阳伤寒日久的几种转归可以看出，虽“太阳病，十日以去”，但病邪却不一定会发生传变。其中有向愈者，亦有表邪仍不解者，而只要表证不解，就应再用解表的方法治疗。凭脉辨证是推断病情发展变化的主要依据，不可拘泥于病程长短，这个精神在本条又得到了很好的体现。

太阳中风，脉浮紧，发热恶寒，身疼痛，不汗出而烦躁者，大青龙汤主之。若脉微弱，汗出恶风者，不可服。服之则厥逆，筋惕肉瞤，此为逆也。（39）

大青龙汤方：

麻黄六两，去节　桂枝二两，去皮　甘草二两，炙　杏仁四十个，去皮尖　生姜三两，切　大枣十二枚，擘　石膏如鸡子大，碎

上七味，以水九升，先煮麻黄，减二升，去上沫，内诸药，煮取三升，去滓，温服一升，取微似汗，汗出多者，温粉扑之。一服汗者，停后服。汗多亡阳，遂虚，恶风烦躁，不得眠也。

【解析】本条论述了伤寒表实兼内热烦躁的证治，以及大青龙汤的禁忌证与误服后的变逆。

“中风”是伤寒的互词，“太阳中风”实指太阳伤寒而言。从其所见脉浮紧，发热恶寒，身疼痛等证候看，也可确定属伤寒表实无疑，当用麻黄汤治疗。“不汗出”既是一个证候，也可以看做是治疗不当，或因循失汗（如未就诊，或虽就诊而医者未用汗法），或虽用汗法，但病重而药轻，没有达到发汗的目的。汗不得出，寒邪在表不解，阳气闭郁不伸，进而化热，内热扰心故生烦躁。不汗出是造成烦躁的原因，烦躁是不汗出的结果，故云“不汗出而烦躁”。这种情况在临床上多见于体质强壮，正气抗邪有力而邪气又盛的患者。寒邪闭于表而不能入里，阳气郁于内而不能外泄，俗语所说让汗憋得烦躁不宁，即是这种情况。但由于本证仅是不汗出而致烦躁，并不见口渴、引饮等阳明里证，故属邪在于表而兼有阳郁化热的病证，此时用麻黄汤，虽有散寒开闭之力，但无清里解热之能，则已非所宜。故用大青龙汤峻发在表之邪以宣泄阳郁之热，则表可解而烦躁得去。若其人脉不浮紧而见微弱之象，又见汗出恶风等证，说明证属荣卫俱虚或卫强荣弱，而非荣卫皆实。如果误投峻汗之大青龙汤，则可因过汗亡阳，阳气不能充达四肢，而致四肢厥逆；过汗亡阳脱液，筋肉失养，则见筋惕肉瞤。因治疗错误而导致病情变坏，故云“此为逆也”。

大青龙汤是麻黄汤重用麻黄再加石膏、生姜、大枣而成，为发汗之峻剂。倍用麻黄，佐桂枝、生姜辛温发汗散寒以启表闭，加石膏辛寒，一可配麻黄解肌以开阳郁，二可清热以除烦躁。甘草、大枣和中以滋汗源。方后注有“汗出多者，温粉扑之”一句，知此方发汗力甚强，不易控制。因此，当汗出太多时，防治之法是以温粉扑于身上。温粉即炒米粉。用炒米粉扑身是汉时流行的一种止汗方法。尽管如此，仍有汗出多而伤阳气，以致造成阳虚恶风或阳虚阴盛，烦躁不得眠等诸种变逆的发生。故对于使用大青龙汤的病证，服药后在控制发汗的大小多少上，还应特别注意。

我院某进修生曾治一壮年社员。该社员于夏季大汗如洗之时入井工作，井下阴寒如冰，下井后，全身大汗顿消。随之患全身疼痛、恶寒、发热、无汗、烦躁之证，服他药无效。该医生望其人面赤气粗，切其脉浮紧而数，此大青龙汤证已无疑。然时值盛夏，不敢贸然进药，乃与他医研究。他医说可用药，如汗出虚脱可用西药急救。遂与大青龙汤原方，仅服一煎则汗出热退，诸证霍然而愈。

《金匮要略》用大青龙汤治疗“饮水流行，归于四肢，当汗出而不汗出，身体疼重”之“溢饮”证，用其发汗以解水毒，主要治水邪在末梢、皮下。曾治一患者两手酸沉肿胀，身体肥胖，服黄芪、防己等益气利水药和注射维生素 B_1、维生素 B_{12} 等药未取效。用大青龙、越婢汤之意，药后汗出而病愈。

伤寒脉浮缓，身不疼，但重，乍有轻时，无少阴证者，大青龙汤发之。（40）

【解析】本条承上条再论大青龙汤的证治及其与少阴证的鉴别。

太阳伤寒，脉由浮紧变为浮缓，证由身痛变为身重且偶有减轻之时，这反映了在表的寒邪有随闭郁不伸的阳气化热的趋势。寒邪渐趋化热，脉则自然由紧变为不紧，证则亦随之由身疼痛变为不疼。虽渐化热，但尚未入里，仍在于表。表闭未开，阳气仍然闭塞，全身气机不利，故见身重。邪气又有入里之势，进退于表里之间，故身重一证又乍有轻时。表气闭郁，里有郁热，则烦躁与发热之证也自在言外。上条述表寒闭郁，偏于外；本条论表寒部分化热，趋于里，但并未见烦渴欲饮之白虎汤证，故仍用大青龙汤发之。因少阴阳衰也会出现身重烦躁等证，所以要注意和本条所述大青龙汤证的身重相鉴别，勿犯虚虚之戒。少阴阳衰应有脉微细、四肢厥逆、精神不振等真阳衰微之证可见，远非大青龙汤之阳热证可比。

对上两条提到的“太阳中风，脉浮紧”“伤寒脉浮缓”，和大青龙汤的应用，历代注家意见很不一致。除一部分注家认为文字可能有错简外，其他观点基本可分两派：以成无己、许叔微、方有执等为代表者认为：桂枝汤证是风伤卫，麻黄汤证是寒伤营，大青龙汤证是风寒两伤，营卫俱病。这就是著名的“三纲鼎立”之说。另一派则不同意这种观点，如尤在泾认为：“桂枝主风伤卫则是，麻黄主寒伤营则非。盖有卫病而营不病者矣，未有营病而卫不病也。至于大青龙汤证，其辨不在营卫两病，而在烦躁一证。其立方之旨，亦不在并用麻桂，而在独加石膏。”尤氏的观点与临床实际较为贴切，实有可取之处。

伤寒表不解，心下有水气，干呕发热而咳，或渴，或利，或噎，或小便不利，少腹满，或喘者，小青龙汤主之。(41)

小青龙汤方：

麻黄三两，去节　芍药三两　五味子半升　干姜三两　甘草三两，炙　桂枝三两，去皮　半夏半升，汤洗　细辛三两

上八味，以水一斗，先煮麻黄，减二升，去上沫，内诸药，煮取三升，去滓，温服一升。

加减法：

若微利者，去麻黄加荛花，如鸡子大，熬令赤色。若渴者，去半夏，加栝蒌根三两；若噎者，去麻黄，加附子一枚，炮；若小便不利，少腹满，去麻黄加茯苓四两；若喘者，去麻黄，加杏仁半升，去皮尖。

【**解析**】本条论述外寒兼内饮的证治。

“伤寒表不解，心下有水气”，是对本条外寒内饮小青龙汤证病机的概括。“发热”一证代表了“表不解”，而恶寒、无汗、身疼痛等伤寒表实见证自在言外。心下胃脘部原有寒饮之邪内停，即所谓“心下有水气”。寒饮扰胃，胃气上逆则干呕；水寒射肺，肺失宣降则咳嗽；水饮之邪变动不居，可随三焦气机升降出入，故有众多或见之证：水饮不化，津液不滋，则可见渴，但不欲饮水；水走大肠，清浊不分，则可见下利；水寒滞气，气机失畅，则可见噎；水饮内停，气化不利，则可见小便不利，甚或少腹胀满；寒饮迫

肺,肺气上逆,则可见喘。综上诸证,咳、喘、渴、噎为上焦证候;干呕为中焦证候;小便不利、少腹满、下利为下焦证候,证候虽多,关键为“水气”所致。心下有水饮,外有表寒,治以小青龙汤外散在表之寒邪,内消心下之水饮,此乃发汗消饮,表里两治之法。

小青龙汤由麻黄汤去杏仁加干姜、细辛、五味子、芍药、半夏组成。麻黄发汗解表,宣肺平喘,兼以利水;配桂枝可增强宣散寒邪,通畅阳气的作用;干姜配半夏,温化中焦的水寒之邪,治心下水气;细辛辛辣而散,温散上中下三焦水寒之邪。原方虽为外解表寒,内散水饮而设,但从药物分析,它在内又有温通三焦,统治上、中、下三焦寒饮之功效。但诸药辛散太过,犹恐耗阴动阳,损伤正气,故用炙甘草甘温以守中扶正,芍药酸敛以护肝阴,五味子酸敛以护肾阴,使本方成为温散寒饮而不伤正气的有制之师。从仲景治疗寒饮的规律来看,尤其是治疗肺、胃的寒饮,常把干姜、细辛、五味子三药合而用之,对于寒饮之咳喘确有良效。因干姜、细辛可直接入肺,散水寒之邪,五味子入肺可收敛肺气之逆,一收一散,散中有收,正邪兼顾,对消散寒饮而止咳定喘则十分得力。因此在使用本方时,要特别注意这一配伍方法。《金匮要略·痰饮咳嗽病脉证并治》中,载有苓甘五味姜辛汤,桂苓五味甘草去桂加干姜细辛半夏汤,苓甘五味加姜辛半夏杏仁汤,苓甘五味加姜辛半杏大黄汤等几个治痰饮咳嗽的方子,都恰到好处地使用了干姜、细辛、五味子的配伍方法。

本方外散表寒、内消寒饮,为表里两治之方,但若无伤寒表证,仅是寒饮内停,证见咳喘者,也可使用。如《金匮要略》用之治疗“溢饮”及“支饮”咳逆倚息不得卧等证,根据临床经验,凡内有寒饮而造成喘咳的病人,常有下述临床表现:患者面色多见青色或黧黑之色,或下眼睑处呈青暗之色,因属水寒郁遏阳气之象,故称之谓“水色”:若寒饮阻滞,营卫气血运行不利,则面部可出现对称性的色素沉着,谓之“水斑”;还有的病人,由于水气内留而见面部虚浮,眼睑轻肿,谓之“水气”。水色、水斑、水气的出现,是使用小青龙汤时在望诊上的辨证依据。这类病人大多见弦脉与水滑舌苔。咳喘是本方证的主要见证。寒饮射肺的咳喘,往往是咳而多痰,并且这种寒饮之痰多具有以下特点:一是咳吐大量白色泡沫样痰,落地成水;或是咳吐冷痰,自觉痰凉如粉,痰色似蛋清样半透明,而且连续不断。这种寒饮之痰一定要注意与燥痰或热痰胶黏难吐相鉴别。此外,病人还常有短气、憋闷、窒息之感,重者则咳逆倚息不得平卧,甚则咳喘时涕泪俱出，更甚者，可因水气上冲而突然昏厥。因属寒饮为病，故天气暖和时则病情缓解，冬季寒冷时则发作加重。由于水寒之邪为患多变动不居，故常在主证的基础上出现各种不同的兼证。治疗兼证要随证加减药味，灵活变通，同样能取得良好的治疗效果。本方后所附的加减法，就是张仲景为后世人所作的随证化裁的示范。

本方麻桂并用，又配细辛，虽有芍药、甘草、五味子相佐，毕竟还是辛散峻烈之剂，因此，在服法上要求水煎分三次服，以使药力不致太猛。尽管如此，在临证时对年高体弱、婴幼儿童，特别是心肾机能虚衰的患者，仍要慎用，恐有拔肾气，动冲气，耗阴动阳之弊。对于一般的病人，使用本方也只是在喘咳急性发作时的救急之法，不可久服多用。且一旦疾病缓解，即应改用苓桂剂（如苓桂术甘汤、苓桂杏甘汤、苓桂味甘汤、苓桂薏甘汤、苓桂枣甘汤等）温化寒饮，以善其后。

曾治一咳喘病人，与小青龙汤三剂，药后诸证已减，本应更方，但患者见服本方有效，未经复诊，自作主张，竟连服小青龙汤十二剂，以致鼻衄不止。后虽经某医院急救血止，但遗有倦怠、乏力诸证，此即过服辛散，伤阴动血之例。

《临证指南医案》喘门中，叶天士有两张治喘的方子，其一用麻黄而不用细辛；其二用细辛、干姜、五味子而不用麻黄，反加茯苓、人参等药。为什么叶氏把麻黄、细辛二药分用而不合用，可能是因为他行医于我国南方，该地气候温暖潮润，人体腠理疏松，因而不敢过用辛温发散之故。这足见后世名家对麻黄、细辛同用，发散力太强，易伤阴动阳的弊病已有深刻的认识。

大、小青龙汤都可以看做是由麻黄汤加减衍化而来，也均属表里两解之方。但大青龙汤发汗散寒兼清阳郁之热而除烦躁，以发汗为主。而小青龙汤发汗，蠲除心下寒饮治咳喘，以蠲饮为主。无论在《伤寒论》还是在《金匮要略》中，使用大青龙汤都要发汗。而小青龙汤在《伤寒论》中用于表里两解，在《金匮要略》中则仅为温散心下水饮而设。大青龙汤的使用禁忌在《伤寒论》中已述，故在《金匮要略》中不再重复，此详于前而略于后。小青龙汤的使用禁忌在《伤寒论》中无载，而在《金匮要略》中却有明文，此详于后而略于前。《金匮要略·痰饮咳嗽病脉证并治》所云：“咳逆倚息，不得卧，小青龙汤主之。青龙汤下已，多唾口燥，寸脉沉，尺脉微，手足厥逆，气从小腹上冲胸咽，手足痹，其面翕热如醉状，因复下流阴股，小便难，时复冒者，与茯苓桂枝五味甘草汤，治其气冲。”正是对小青龙汤的使用禁忌和误服本方后的变证以及救治方法的详细记述。尤在泾对这一条作了很好地解释说明；“服青龙汤已，设其人下实不虚，则邪解而病除。若虚则麻黄、细辛辛甘温散之品虽能发越外邪，亦易动人冲气。冲气，冲脉之气也。冲脉起于下焦，挟肾脉上行至喉咙。多唾口燥，气冲胸咽，面热如醉，皆冲气上人之候也。寸沉尺微，手足厥而痹者，厥气上行而阳气不治也。下流阴股，小便难，时复冒者，冲气不归，而仍上逆也。茯苓桂枝能抑冲气使之下行，然逆气非敛不降，故以五味之酸敛其气，土厚则阴火自伏，故以甘草之甘补其中也。”从下虚之人误用小青龙汤后造成动冲气、拔肾气的后果，提示人们对小青龙汤的使用，应严格掌握其禁忌证。尽管在《金匮要略》中，除本条的苓桂味甘汤外，还设有误用小青龙汤后的多种救治之方，但仍以慎用为妥。不过还需指出，治疗总以辨证作为依据，只要辨证准确，则治无禁忌，用此方又每获良效，故亦不可当用不用。

本方以寒饮咳喘为适应证，若属太阴温病，风热犯肺的咳喘，与此则寒热殊异，绝不可错用。

大青龙汤中有石膏，以清阳郁之热而除烦躁。在《金匮要略》中也有小青龙汤加石膏方，治“肺胀，咳而上气，烦躁而喘，脉浮者，心下有水”之证，即是用于水饮之邪在内，阻遏阳气而有烦躁证者。

伤寒，心下有水气，咳而微喘，发热不渴。服汤已渴者，此寒去欲解也。小青龙汤主之。（42）

【**解析**】本条承上条，补充小青龙汤证的主证及药后寒去欲解的机转。

“小青龙汤主之”应接于“发热不渴”之后，此属倒装句法。“伤寒，心下有水气”与上条“伤寒表不解，心下有水气”之意同，同时也讲了本证的病机。上条所述主证为干呕，发热而咳，本条补述咳而微喘，这正是外寒内饮小青龙汤的适应证。上条或见证中有口渴一证，是因水气不化，津液不滋所致，可在原方中去半夏加花粉治之。本条服用小青龙汤后而见渴者，乃是药后寒饮之邪已去，胃阳之气渐复，里气温，水气散的征象，故此仲景说：“此寒去欲解也。”此虽渴，但不甚，可不治自愈，少少与饮水即可。若饮水太多，则有郁遏胃阳，导致水饮复聚之患。

太阳病，外证未解，脉浮弱者，当以汗解，宜桂枝汤。(43)

【**解析**】本条论述太阳病脉见浮弱者，治宜桂枝汤。

本条应与第38条所云："脉但浮者，与麻黄汤"合看。38条之太阳病，脉但浮，实指见浮紧之脉，其证应属伤寒表实，治宜麻黄汤。本条之太阳病，脉非浮紧而见浮弱。弱者，缓弱之象，凭脉辨证应考虑是中风表虚证，治宜桂枝汤。

在连续七条论述麻黄汤以及大、小青龙汤等伤寒表实诸证治之后，从本条开始又再次论述桂枝汤证治，实有虚实对比，以深化辨证论治的意义。

太阳病，下之微喘者，表未解故也。桂枝加厚朴杏仁汤主之。(44)

【**解析**】本条论述太阳表证不解，兼有邪陷致喘的证治。

太阳病，只要外证尚在，虽有大便不利之证，也不可先下，而应先解表，表解才可泻下攻里。此即所谓"汗宜早，下宜迟"。若表证犹在而误下，则易伤里气，使表邪乘虚内陷。本条误下之后，只见微喘，说明在表之邪稍稍入里，影响肺气不利而逆于上。但由于矛盾的主要方面还在于表，即所谓"表未解"，故其治仍以解肌发表为主，用桂枝汤，加厚朴、杏仁降气平喘。因下后正气受伤，故不可用麻黄汤峻汗。在临床上，风寒外感兼以轻喘，脉浮有汗者，用桂枝加厚朴杏仁汤亦每获良效。前述"喘家，作桂枝汤，加厚朴杏子佳"一条，讲的是新感诱发宿喘，用本方主要不在于治喘而是治中风兼以照顾宿疾，为急则治标之法，故曰"佳"。本条为新感表不解，邪陷致喘，是桂枝汤证的兼证，用本方意在发散表邪，宣降肺气，表里兼顾则诸证尽愈，故不曰"佳"，而曰"主之"。

临床治喘，寒饮射肺者用小青龙汤，肺热作喘者用麻杏石甘汤，均大有人在。唯使用桂枝加厚朴杏子汤治喘者却比较少见，而且本方也很少被人重视。其实对风寒外感，汗出而喘者，麻杏石甘汤、小青龙汤均非所宜，只有本方较为好用。蒲辅周先生医案中用本方治喘的记载，是深得此方要领的。本方治喘，以证见脉浮缓、有汗者为准，故在桂枝汤中加厚朴、杏子。叶天士只加杏子而不加厚朴，然其效亦佳。

太阳病，外证未解者，不可下也，下之为逆。欲解外者，宜桂枝汤主之。（45）

【解析】本条论述表里同病，应先解外，治宜桂枝汤。

凡表证未解，又见大便不利之里证时，不可先攻下。如果先行攻下，则属治疗上的错误。这是因为：在一般情况下，邪客于表，当汗之而解；邪结于里，可下之而愈；表里同病，亦应先解表后攻里。若先攻下，总要伤里气，里气受伤，在表之邪则很容易乘虚内传，使病情复杂化。因此，表里同病时，一定要先解外，待表解后，如果里气仍实，方可攻下，这是伤寒六经证治的一条很重要的治疗原则。至于解表，应考虑使用桂枝汤。因此处所言里证乃是不大便，故不宜用麻黄汤峻汗而伤津劫液，只能用桂枝汤滋阴以和阳，调荣而和卫方为得体。

太阳病，先发汗不解，而复下之，脉浮者不愈。浮为在外，而反下之，故令不愈。今脉浮，故知在外，当须解外则愈，宜桂枝汤主之。（46）

【解析】本条论述太阳病汗、下后不解仍可再汗。

太阳病，本应发汗而解。今“先发汗不解”，说明可能为表里同病，或汗不得法，或病重药轻，以致一汗不解。既然表不解，就应再以汗解，虽有里证亦不应攻下。否则误下必伤正气，可引起表邪内陷，变生他病，今表不解而复下之，察其脉仍见浮，说明病邪仍在太阳之表，没有内传。“浮为在外，而反下之，故令不愈”是自注句，指出病不解的原因是当汗未汗，而反用下法则误。由于病为汗下之后，故虽应再汗，亦不可用麻黄汤峻汗，当选用桂枝汤为宜。

太阳病，有一汗不解可以再汗之法；阳明病，有下后余热复聚，可以再下之法。临证以辨证为准，有是证则用是法，切不可动摇不前。

太阳病，脉浮紧，无汗，发热，身疼痛，八九日不解，表证仍在，此当发其汗。服药已，微除，其人发烦目瞑。剧者必衄，衄乃解，所以然者，阳气重故也。麻黄汤主之。（47）

【**解析**】本条论述太阳伤寒，迁延日久，服麻黄汤后可能发生鼻衄而解的情况，并指出欲衄的先兆及衄解的原因。“麻黄汤主之”应接于“此当发其汗”之后。

太阳病，见脉浮紧、无汗、发热、身疼痛，为典型的太阳伤寒表实证。若其证迁延八九日不解，仍应再用麻黄汤发汗。若药后见不汗出而烦躁，则属表闭太甚，阳热内郁之大青龙汤证。今“服药已，微除”，即言略发一点汗，证候稍减，但不彻底。然为何不能汗出而病愈呢？这是因为卫闭营实，没有得到及时的治疗，迁延至八九日，以致阳气受寒邪的郁遏太甚，即所谓“阳气重故也”。此时即使用了麻黄汤，也仅仅能稍稍出点汗，使卫分之邪稍减而营中之邪却不能尽去。尽管如此，但药后正气得药力之助，使阳气振奋，则可能出现“战汗”作解或鼻衄作解的两种情况。这两种自解的情况，多见于邪气壅实而体质壮盛之人。本条论述的是鼻衄作解的情况：鼻衄作解，又称“红汗”，是邪气不能外解，阳郁太甚，以致内逼营分，迫血妄行，从清道鼻窍而出。汗血同源，邪不从汗解，即可从衄而解。在衄解之前，因阳气发动，欲驱邪外出，正邪相争，患者常可出现烦热、两目畏光而欲闭目，或头晕等先兆证候。而一经衄血，如出血痛快，则使营分之寒邪可随之而去，诸证随之而愈。这个过程或称“衄以代汗”，或谓“出红汗”“出大寒”等证名。

太阳病，脉浮紧，发热身无汗，自衄者愈。（48）

【**解析**】本条承上条再论太阳伤寒表实可自衄而解。

“脉浮紧，发热身无汗”，属太阳伤寒表实证无疑。太阳伤寒表实，若未经发汗，则必使阳郁甚，邪气内迫于营分。对于身体壮实的患者来说，常因机体自然抗病能力的发挥而有驱邪外出的转机，此时邪气外出的途径常常是鼻衄，通过衄血将营分的寒邪祛除。若病人不能衄血以自愈的，亦可考虑施以针刺放血的办法。此法现仍流传于民间，用于治疗各种热病，就是这个道理。如对因于外感所致的高热患者，用三棱针在曲池、少商、太阳穴等处放血，多能取效。基于上述原因，在临床上对外感高热的病人发生鼻衄时，亦要想到可能是自解的机转，不要轻用犀角地黄汤等凉血之剂，以免冰伏邪气。

二阳并病，太阳初得病时，发其汗，汗先出不彻，因转属阳明，续自微汗出，不恶寒。若太阳病证不罢者，不可下，下之为逆，如此可小发汗。设面色缘缘正赤者，阳气怫郁在表，当解之、熏之；若发汗不彻，不足言，阳气怫郁不得越，当汗不汗，其人躁烦，不知痛处，乍在腹中，乍在四肢，按之不可得，其人短气，但坐，以汗出不彻故也，更发汗则愈。何以知汗出不彻，以脉涩故知也。（49）

【**解析**】本条论述太阳、阳明并病的成因和证治。可分三段进行分析：

第一段，从“二阳并病”到“续自微汗出，不恶寒。”指出太阳病，汗出不彻可以转属阳明。太阳初得病时治用汗法，是正确的。但若发汗不够彻底，则也达不到驱邪外出的目的。表邪不解，就有可能转属阳明。阳明为多气多血、阳气昌隆之经。里热盛，则逼迫津液外越而见汗出，表邪已净，则不恶寒。故汗出、不恶寒，是表邪全部入里，阳明燥热已成的表现，治疗应用下法。

第二段，从“若太阳病证不罢者”起，至“当解之熏之”止。主要论述太阳、阳明并病的证治。若太阳之邪仅部分入里而太阳病证不罢者，则称“二阳并病”。二阳并病，邪气入里并于阳明，又有入腑与入经的不同。若太阳表证不罢，虽阳明燥热已成，亦不可先用下法，因为先攻下，易使表邪内陷发生他变，此时应先解表后攻里。但因部分邪气已经入里，在表之邪已减，故亦不可用大汗之法，因大汗使津液越出反有助阳明燥热之弊，故以小汗为宜。若太阳表邪不罢，部分邪气内传阳明之经，则证见“面色缘缘正赤”，赤为红之甚，正赤乃深红之色。“缘缘正赤”指满面通红，且从表皮到深层都很红。既非局部带红，也非浮红、泛红、嫩红，和虚阳上浮之面赤截然不同。它较“以不得小汗出”而有小邪不解的“面有热色”之红为更深。这是阳明经中之邪怫郁不散，使阳气不得发越之故，还应伴有恶寒、发热等证。“解之熏之”，均指汗法而言，可用葛根汤清解阳明经热，兼解太阳表邪。

第三段，从“若发汗不彻”起，至全条结束。进一步论述了二阳并病的成因和主证。造成二阳并病的原因，是太阳病发汗不彻所致。由于当汗不汗，不仅使表邪不能发散，而且使阳气怫郁不得发越。阳郁进而化热，则生烦躁。邪气外闭，肺气不利，则“短气，但坐”而不能平卧。太阳主皮毛,阳明主肌肉,二经邪气不解,营卫之气滞涩不利,则痛无定处,忽而腹中,忽而四肢,按之又找不到明确的痛处。以上诸证究其原因,皆因汗出不彻,使二阳经气闭郁所致。何以知是汗出不彻呢?除上述证候外,还可见到涩滞的脉象。脉涩反映了邪气凝滞未散,营卫郁遏不畅。其治应再发汗,以疏解二阳经表之邪,其病可愈。

脉浮数者,法当汗出而愈。若下之,身重心悸者,不可发汗,当自汗出乃解。所以然者,尺中脉微,此里虚,须表里实,津液自和,便自汗出愈。(50)

【**解析**】本条论述伤寒夹虚的证治。

"脉浮数",含有脉浮紧之意。一般说来,浮紧之脉略带数象,浮缓之脉略有迟意。今脉浮紧,知为太阳伤寒证,应以麻黄汤发汗为宜。若误用下法,必伤害里气。正气受伤,气虚乏力,故见身重。气虚心无所主,因而心慌心悸。此时如表邪仍在,则亦属伤寒夹虚之证,不能再用发汗的治法。误下后正气亏虚,不仅见有身重、心悸等证,而且从"尺中脉微"更可以得到证实。"尺中脉微",即指尺脉微。尺以候里、候肾,微为虚脉,尺脉微反映里气已虚。此时如误发虚人之汗,常会导致邪气未去,而正气被伤,使病情恶化。怎样处理才好呢?一方面可借助于饮食、调养,待正气恢复,阴阳自和,表里正气充实,正气能以驱邪外出,则自汗出而愈。另一方面,若不能自愈,即虽等待日久,但正气仍不能恢复,则表邪亦不能自解者,根据后世医家主张,可用小建中汤扶中补虚,外调荣卫,此即所谓"实人伤寒发其汗,虚人伤寒建其中"的理论。

在《伤寒论》中,有冲锋陷阵之方,峻烈凶猛之药,大刀阔斧地去攻病逐邪;但也有周全细腻谨慎之至的遣方用药;或立足于调养,寄希望于正复。可谓是因病、因人制宜,量虚、量实用方,这些事例,称得起辨证论治的典范。

脉浮紧者,法当身疼痛,宜以汗解之。假令尺中迟者,不可发汗。何以知之然?以荣气不足,血少故也。(51)

【**解析**】本条进一步论述伤寒夹虚不可发汗的原则。

浮紧之脉,若是阴阳俱紧者,则为太阳伤寒表实证的脉象。伤寒表实，寒邪凝滞，营卫不利，必见身疼痛之证，治疗则应以麻黄汤发汗。这就是“脉浮紧者，法当身疼痛，宜以汗解之”的意思；但若其人脉象并非阴阳俱紧，而是尺中脉迟，尺以候里，迟为营血涩滞不足之象，故为里虚之征。此属虚人外感，虽有表邪，亦当忌用汗法。否则，强发虚人之汗，犯了“夺汗者无血”的禁戒，将更伤营血而有劫阴之变。

许叔微《普济本事方》曾载一医案云：“昔有乡人丘生者病伤寒，予为诊视，发热头疼烦渴，脉虽浮数而无力，尺以下迟而弱。予曰：虽属麻黄证，而尺迟弱，仲景云：尺中迟者，荣气不足，血气微少，未可发汗。予于建中汤加当归黄芪令饮。翌日脉尚尔，其家煎迫，日夜督发汗药，言几不逊矣。予忍之，但只用建中调营而已。至五日尺部方应，遂投麻黄汤，啜第二服，发狂，须臾稍定，略睡，已得汗矣。信知此事是难是难。仲景虽云不避晨夜，即宜便治。医者亦须顾其表里虚实，待其时日，若不循次第，暂时得安，亏损五脏，以促寿限，何足贵也！”

从这一医案可以看出，许氏对“虚人伤寒建其中”的原则是有深刻认识的。虽然后世对虚人外感的治疗方法有不少新的发展，如助阳解表、益气解表、滋阴解表等等，但对于虚人，在使用这些方剂发汗时，仍当谨慎为是。至于使用麻黄汤发汗，则更是绝对的禁忌。

脉浮者，病在表，可发汗，宜麻黄汤。（52）

脉浮而数者，可发汗，宜麻黄汤。（53）

【解析】这两条承接上条并与之对比，指出凡太阳表实证，非尺脉微、尺脉迟者，可以考虑用麻黄汤发汗。

浮脉主表，数有紧之意。从“可发汗，宜麻黄汤”看，其证当属太阳伤寒表实。表实应发汗以解表，用麻黄汤。但必须脉阴阳俱紧，方能投用。若尺脉微，尺脉迟，又当禁用汗法。故这里见浮脉，或脉浮而数，意在言外，则尺脉不微不迟，故“宜麻黄汤”，而不禁之。

病常自汗出者，此为荣气和。荣气和者，外不谐，以卫气不共荣气和谐故尔。以荣行脉中，卫行脉外，复发其汗，荣卫和则愈，宜桂枝汤。（54）

【**解析**】本条论述荣卫不和,常自汗出的证治。

病,泛指已病之人,证见经常的自汗出,这是荣气无病而在外的卫气不与荣气相和谐的缘故。在正常的生理情况下,荣行脉中为卫之守,卫行脉外为荣之使,荣滋卫而使卫气不亢,卫护荣而使荣阴不泄。相互为用,相互制约。今因在外的卫气与荣气相离而不相将,卫气失却固外护荣之能,使荣气不能内守,故常自汗出。虽然荣气本身无病,但卫气不能固密,二者仍然不能互相协调,即所谓“以卫气不共荣气和谐故尔”。这种营卫不和的自汗出,可治以桂枝汤。因病本自汗出,而又用桂枝汤发汗,故谓“复发其汗”。桂枝汤有滋阴和阳,调和营卫的作用,用其发汗,可使营卫和合,卫外为固,荣阴内守,汗出自愈。此为发汗以止汗之法。

对本条荣卫不和的自汗证,注家有两种不同解释。一种意见认为,卫气不和的原因是受风邪所伤,用桂枝汤复发其汗,以祛风邪而和荣卫。另一种意见认为是荣卫本身失却协调,和风邪无干。根据条文,既未言太阳病,也不见寒热、头痛、脉浮之表证,故应以无太阳证的荣卫不和之说为妥。临床上,对于没有寒热、头痛等表证的自汗出病人,使用桂枝汤每可取效,也是明证。

病人脏无他病,时发热,自汗出,而不愈者,此卫气不和也。先其时发汗则愈,宜桂枝汤主之。(55)

【**解析**】本条论述卫气不和,时发热自汗出的证治。

“病人脏无他病”,是指饮食、二便、睡眠正常,无内证可述,说明里气和。而文中又未提太阳病或脉浮、恶风寒等表证,故知也非太阳中风。只是时而出现发热、汗出的症状,且缠绵不愈,他药无效,这也是卫气不和,荣卫失调的表现。荣与卫即阴与阳之属,阴不制阳,则卫阳亢而发热;阳不护阴,则荣阴外越而汗出。治疗也应选用桂枝汤调和荣卫。但一定要在发热汗出发作之前服药,因此时阴阳荣卫较为平衡稳定而易于调节,且可避免在发作时服药汗出太多而伤正。这类疾患在临床并不少见,尤以妇女更年期时更为多见,无论使用滋阴、助阳、清热、敛汗之法均难取效,若试用桂枝汤,则往往可以收功。

伤寒脉浮紧，不发汗，因致衄者，麻黄汤主之。（56）

【解析】本条论述“汗以代衄”的证治，应与前47、48两条“衄以代汗”合参。

“伤寒脉浮紧”，指出证属太阳表实。“不发汗”一则指出病人无汗，一则意味着没有及时治疗或虽治而未用麻黄汤发汗。表证不得汗出，阳气被寒邪闭郁，其体质壮实者，就有邪从衄解的机转。如衄后脉静、热退身凉，则病愈，不必再汗。今虽衄而表不解，可能是虽衄而不畅，犹如发汗不彻一样，不足以解表达邪，因而起不到热随血减的作用。那么，为何衄而不畅？主要因为在经之邪太重而难出。此时当用麻黄汤发汗，以分消太阳经中之邪。汗出邪散，则鼻衄自止，热退病愈。因其仍需从汗而解，故属“汗以代衄”之法。

伤寒不大便六七日，头痛有热者，与承气汤。其小便清者，知不在里，仍在表也，当须发汗；若头痛者必衄，宜桂枝汤。（57）

【解析】本条通过小便的清与赤以辨表里，并论述表里的不同证治。

“伤寒”在此泛指外感热病。在外感热病的发病过程中，六七日不大便，又见头痛有热。此处不具体说翕翕发热，还是蒸蒸发热，或是日晡潮热，是为进一步辨证留有余地。从“其小便清者知不在里”一句可知病仍在表，如头痛有热属于阳明里热上熏的，其小便必黄赤，其发热必蒸蒸或潮热，治疗自当用承气汤泻下。今小便清，则知里无燥热，病邪仍在于表，其证应头项痛、翕翕而热、恶风寒，尽管不大便六七日，因腹部无所苦，也不可用泻下之法，可考虑选用桂枝汤发汗。“宜桂枝汤”，应接“当须发汗”之后。对于太阳经邪不解，头痛日久，阳郁过甚的病人，也可以出现鼻衄代汗自解的情况。

《续名医类案》载李士材治一个患伤寒六日的病人，谵语狂笑，头痛有汗，大便不通，小便自利，众议承气汤下之。脉之，洪而大，因思仲景云：伤寒不大便六七日，头痛有热，小便清，知不在里，仍在表也。方今仲冬，宜与桂枝汤。众皆咋舌掩口，谤甚力，以谵语为阳盛，桂枝入口必毙矣。李曰：汗多神昏，故发谵妄，虽不大便，腹无所苦，和其营卫，必自愈矣。遂违众用之。及夜，笑语皆止，明日大便自通。

从这一病案来看，谵语狂笑，头痛有汗，大便不通，均似阳明里热可下之证，然小便不短赤而自利，为里无热；脉不沉实而洪大，为里无实，腹无胀满疼痛之苦，为无可下之证。李士材抓住了以上辨证眼目，果断地使用桂枝汤调和营卫以解表，使病得以速愈，可以说是深得仲景的辨证要领，值得我们学习和效法。

伤寒发汗，解半日许，复烦，脉浮数者，可更发汗，宜桂枝汤主之。(58)

【解析】本条论述汗后余邪复聚的证治，可与第46条合参。

太阳伤寒表实证，经用麻黄汤发汗，汗后脉静身凉，说明表证已解。但仅仅半天左右的时间，又出现发热、脉浮数的证候。烦者，热也，脉浮数，即指浮紧而言，这仍是邪在外的表现。伤寒解后复见表证，此表邪由何而来？一般认为是汗后大邪已去，然余邪未尽，半日后又复聚为患。但也不排除复感风寒的可能性。无论余邪复聚或复感外寒，只要表证再现，则仍当再发汗解表，故曰“可更发汗”。然已经用过麻黄汤发汗，腠理已开，再不耐麻黄汤峻汗，故宜选用桂枝汤调和荣卫，解肌发表，祛邪而不伤正。此属一汗不解可以再汗之法。

凡病若发汗、若吐、若下、若亡（赵本有“血、亡”二字）津液，阴阳自和者，必自愈。(59)

【解析】本条指出，凡治病要求使人体达到阴阳自和则病必自愈。

“凡病”，泛指一切病证，不单指中风、伤寒。汗吐下用之得当，是为治病祛邪之法，可以调阴和阳，使阴阳调和而达到治愈的目的。但使用不当，又可损伤正气，如伤阴、伤阳、伤血、伤气等。若邪去而正衰，则不一定再用药物治疗，可以通过饮食调补、休息疗养，等待人体阴阳能以自我调节达到新的平衡，即可自愈。此即“于不治中治之”的方法。

昔年在营口学医时，邻人张某患伤寒日久，先后经几个医生治疗，大病虽去，唯呃逆不止，久治不效。后延新民县某老医生诊治，问过病史后，嘱用粳米煮汤送服西洋参末二三分。服六七日，呃逆遂止。众医奇而问之，老医答曰：仲景说过，“凡病，若发汗，若吐，若下，若亡血，亡津液，阴阳自和者，必自愈。”此患者经治多日，邪气虽去，但胃中气阴已衰，而胃气不调作呃。如果再用药物去羁縻胃气，只能有害而无益。唯用米汤调养，借五谷之气以养人，实胜于药石，再加微量洋参以扶胃家气阴，效果更为理想。众医听后叹服不止。这位老医生的认识，可谓是学有所得了。

本条明确说明，中医治病的目的就是要达到阴阳自和。既可通过药物治疗去达到这一目的，也可不用药物，通过自身机能的恢复与调节而达到这一目的。但绝不能盲目地滥用药物以破坏这一目的的实现，而违背医经之旨。

大下之后，复发汗，小便不利者，亡津液故也，勿治之，得小便利，必自愈。（60）

【解析】本条举例说明阴阳自和必自愈。

表里同病，治当先解表后攻里，今先下后汗，为治疗失序。大下之后又发汗，而见小便不利，说明乃因汗下津伤所致，并非水饮内停，故不可见小便不利而误用渗利之品。这种情况当以饮食、水谷调养为主，待体内津液慢慢恢复，则小便必然通利，小便通利，反映了阴阳已经自和，故谓“得小便利，必自愈。”

本条告诉我们，临证时不要见小便不利就对症而利尿。若属亡津液的尿源不足之证，愈用渗利方药则津液愈伤，而小便愈为不利。为此，可以通过饮食、水谷调养，滋其源而开其流，俾津液回生，化源充足，阴阳调和之时，则小便自然畅利。

下之后，复发汗，必振寒，脉微细。所以然者，以内外俱虚故也。（61）

【解析】本条论述误治伤阳，以致表里阳气皆虚的脉证。

下后复汗，治疗失序，邪气虽去，但正气已伤。“振寒”，即寒冷而振栗，是表阳不足之证；“脉微细”是里阳虚衰之脉。病人经泻下与发汗后，出现表里阳气俱虚的脉证，故仲景断为“内外俱虚”之证。阳气之根本在于肾，少阴是一身阳气之总司。今表里内外阳气俱虚，实即少阴之阳已衰。

上条下后复汗而伤阴，本条下后复汗而伤阳。两条前后呼应，互相发明，以论证治疗不当，可导致伤阴、伤阳及阴阳失和的种种变证。

下之后，复发汗，昼日烦躁，不得眠，夜而安静，不呕不渴，无表证，脉沉微，身无大热者，干姜附子汤主之。（62）

干姜附子汤方：

干姜一两　附子一枚生用，去皮，破八片

上二味，以水三升，煮取一升，去滓，顿服。

【**解析**】本条论述阳虚阴盛烦躁的证治。

凡表里同病之证，治应先汗后下为合法。今先下后汗，则属误治，病证不仅未愈，反使表里阳气俱伤。阳虚则阴盛，阴盛则来搏击弱阳，阴阳相争，则见烦躁不宁。阳王于昼，阴王于夜。白日人体之弱阳得天阳相助，能与阴争，故证见烦躁而不得眠，夜间阴气用事，弱阳无力与盛阴相抗衡，故夜而安静。烦躁本多属阳热之证，如太阳病有不汗出而烦躁或反烦不解；阳明病有大烦渴不解；少阳病有心烦喜呕。此处虽见昼日烦躁，但“不呕”则知非少阳病；“不渴”则知非阳明病；又“无表证”则知非太阳病，三阳无邪可言，而又见“沉微”之脉，沉主里病，微为阳衰，正是少阴真阳衰微，阴寒独盛之象，说明此昼日烦躁不得眠，属于阴证无疑。肾为阴阳之根，若阴盛阳衰至甚，则阳气难藏而有离根之险。根之虚阳外越，被逼于上为“戴阳”，被格于外为“格阳”，戴阳与格阳均是阳亡的先兆。戴阳于上，面红如妆；格阳于外，身大热而欲得近衣。本条言“身无大热者”，意即尚有微热，说明残存之阳幸而未尽外越。故以干姜、附子辛热纯剂，急煎顿服，力挽残阳于万一。

干姜附子汤由干姜、附子组成。姜、附大辛大热，以复先后天脾肾之阳。附子生用，力更峻猛。一次顿服，使药力集中，收效迅速。本方加甘草名四逆汤，加葱白名白通汤。此证因无阴盛阳郁之象，故不用白通汤；阴寒势甚，亡阳于顷刻，故当急温，迟则无及，故也不用四逆汤。本证阳气暴虚，阴寒独盛，寒极发躁，残阳欲亡，故舍甘草之恋缓，单取姜附之迅猛，急以扶阳抑阴为先。

发汗后，身疼痛，脉沉迟者，桂枝加芍药生姜各一两人参三两新加汤主之。（63）

桂枝加芍药生姜人参新加汤方：

于桂枝汤方内，更加芍药、生姜各一两，人参三两，余依桂枝汤法服。

【解析】本条论述汗后营气不足的脉证与治法。

汗法本为表证而设。表证常见身疼痛，但汗后表解，身疼痛自应消失。本条言汗后仍有身疼痛，这是何原因？当须凭脉辨证。若脉浮，为表不解，可再发汗，今脉沉而迟，沉主里病，迟为血虚，说明此身疼痛非为表证，乃发汗太过，损伤营气，以致不能营养四肢百骸所致。治当调补营卫，用桂枝加芍药生姜各一两人参三两新加汤。

所谓“新加汤”，是指仲景在前人所创桂枝汤的基础上重用芍药、生姜又加人参而成。由此可推知，《伤寒论》中113方，绝大多数是张仲景“博采”所得，而非其一人所首创。本方以桂枝汤调和营卫，加重白芍之量以养营血，加重生姜之量使药力达表，专治营卫气血不足之身疼痛。如《金匮要略》中治“血痹”的黄芪桂枝五物汤，是桂枝汤去甘草加黄芪而成。本方生姜用量最大，恃其辛而外达，能领药力走表而治身疼，更加人参可补汗后之虚，亦以益气生津养营为之急务。

本方治营卫气血不足的身疼痛效果很好。曾治一妇女产后半月，患身疼不休之证，服过生化汤未取效。实习学生曾与八珍汤等，虽见小效而不能根治。诊之，六脉无力，遂用新加汤原方。服用三剂，竟获痊愈。

发汗后，不可更行桂枝汤。汗出而喘，无大热者，可与麻黄杏仁甘草石膏主之。（64）

麻黄杏仁甘草石膏汤方：

麻黄四两，去节　杏仁五十个，去皮尖　甘草二两，炙　石膏半斤，碎，绵裹

上四味，以水七升，先煮麻黄，减二升，去上沫，内诸药，煮取二升，去滓，温服一升。本云：黄耳杯。

【解析】本条论述邪热壅肺作喘的证治。

风寒在表，发汗可解。但当外邪闭郁，肺有蕴热之时，若用辛温发汗，则常易使肺热重。邪热迫肺，肺失清肃，故见喘息。肺热蒸腾，逼迫津液外泄，故见汗出。由此，汗出而喘便成为肺热的明证。此证汗出而喘，但不恶风寒，是表无寒邪，所以“不可更行桂枝汤”；汗出而喘，并非“无汗而喘”，故也不可用麻黄汤，这就把太阳病表证之喘排除在外。汗出而喘，身

“无大热”，也无烦渴之证，又把阳明内热上迫于肺之喘也排除在外。但也有注家把“无大热”做无太阳病表证来解，亦通。据临床观察，本证由于邪热在肺作喘，肺合卫而主皮毛，常常可见到发热，甚至高热不退，故不可被“无大热”一语所惑。麻黄汤证的无汗而喘，桂枝加厚朴杏子汤证的有汗而喘，均为太阳之邪影响肺气宣降所致。本证则是邪热壅肺，肺失清肃而作喘，与风寒无干。故治疗重点在于清肺热而不在于发汗解表，因而用麻杏甘膏汤治之。

麻杏甘膏汤由麻黄、杏仁、甘草、石膏四药组成，全方以清肺热、平喘为主。方中麻黄不配姜桂，则并不发汗，而功在宣肺平喘。无论寒喘、热喘，只要配伍得宜，此药均可使用。本方则以其配石膏，清宣肺中郁热，用于治疗热喘有效。石膏剂量用至半斤，它超过麻黄用量的一倍，其清肺热的效能则显而易见；杏仁降肺气之逆，佐麻黄以平喘咳；甘草调和诸药，补中益气。

临床用本方治疗肺热作喘疗效甚佳，尤其对小儿麻疹并发肺炎而属于肺热者，更有可靠的疗效。根据临床经验，肺热重者，可加羚羊角粉；痰热壅盛，痰鸣气促者，可加黛蛤散或鲜枇杷叶；喘而大便不下者，加瓜蒌皮、炙桑皮；大便燥结者，可加大黄，俾下窍通则上窍利而喘则愈；若麻疹不透，疹毒内陷，以致喘促不安、鼻翼扇动，唇甲紫绀，可用五虎汤，即麻杏甘膏汤加上等好茶叶，同时用三棱针点刺耳背紫色络脉出血，每可取效；若肺气不利，憋气胸闷者，还可加甜葶苈以泻痰热。总之，只要能随证加减化裁，多能获得良好的治疗效果。

发汗过多，其人叉手自冒心，心下悸，欲得按者，桂枝甘草汤主之。（65）

桂枝甘草汤方：

桂枝四两，去皮　甘草二两，炙

上二味，以水三升，煮取一升，去滓，顿服。

【解析】本条论述心阳不足而致心悸的证治。

汗为心之液，由阳气蒸化津液而成，即所谓“阳加于阴谓之汗”。所以过汗必然要耗伤心阳，心阳被伤，使心失去了阳气的庇护，则空虚无主，故见心中悸动而又喜按，借以安定心悸之苦，此乃外有所护则内有所恃之故。所谓“其人叉手自冒心，心下悸，欲得按”是矣。据临床观察，此类患者可见到心前区憋闷不适等证。治用桂枝甘草汤调补心阳则愈。

桂枝甘草汤仅桂枝、甘草二药。桂枝辛甘以补心阳，甘草甘温以滋心液，且二药相合，辛甘合化为阳，又以补阳为主，阳生阴化以奉于心。心阳得充，则悸动自安。桂枝去芍药汤治太阳病下之后脉促、胸满之证，用生姜、大枣则有调和荣卫之意；本方单用辛甘合化助阳而不用生姜、大枣，是使药专力锐，直接抵达病所之意。虽然临床有时亦可见到胸满一证，但属阳虚不运，非为邪气干扰，故治疗只宜温补心阳。

发汗后，其人脐下悸者，欲作奔豚，茯苓桂枝甘草大枣汤主之。（66）

茯苓桂枝甘草大枣汤方：

茯苓半斤　甘草二两，炙　大枣十五枚，擘　桂枝四两，去皮

上四味，以甘烂水一斗，先煮茯苓，减二升，内诸药，煮取三升，去滓，温服一升，日三服。作甘烂水法，取水二斗，置大盆内，以杓扬之，水上有珠子五六千颗相逐，取用之。

【解析】本条论述心阳不足，镇摄无权，欲作奔豚的证治。

“奔豚”是一个证候名。《金匮要略·奔豚气病脉证治》指出：“奔豚病从少腹起，上冲咽喉，发作欲死，复还止”，基本描述了此证的主要临床表现。病人自觉有气由下向上游走，如豚之奔，其气所过之处，便出现许多症状。如气至胃脘则感胀满；至胸部则感胸闷心悸；至咽喉，则感憋闷窒息欲死，甚至冷汗淋漓。有的还可上冲至头部而眩晕欲仆地。气下则诸证尽消失。时发时止，呈阵发性发作，间歇期多无所苦。其病因多为中、上焦阳气不足，下焦水寒之气上犯，即水来克火，阴来搏阳所致。所谓“豚”，即指小猪。以豚命名，一则以喻气之上冲有如小猪奔跑，一则因豚为水畜，借以比喻水气上冲为患。因其常突然发作，故又有“贲豚”之称，比喻其气上冲如怒豚之奔。脐下悸是奔豚病发作的前驱症状，故叫“欲作奔豚”，是水与气相搏于脐下，欲上冲而未冲之证。在生理情况下，心为五脏六腑之大主，为阳中之太阳，坐镇于上，普照于下，使下焦水气安伏不动。脾为中土，运化水湿，如堤坝之居中，可保护心阳不被下焦水寒之气所犯。若过汗伤损心脾之阳，或素体心脾阳虚，则心阳不能坐镇于上，脾

土不能守护于中，下焦水寒之气就可能蠢蠢欲动，乘机上干而表现为脐下悸动。此时应治以苓桂枣甘汤，温阳伐水降冲，而防患于未然。

茯苓桂枝甘草大枣汤方，用桂枝、甘草辛甘合化为阳以补心阳之虚；茯苓甘淡，健脾气，固堤坝，利水邪，行津液，且可安魂魄以养心神。其量用至半斤，而又将其先煎，目的在于增强健脾利水的作用，以制水于下。大枣健脾补中，使中焦气实，则堤坝自固，以防水气泛于上。本病属于水气为患，用甘烂水而不用普通水煎药，乃是恐其有助邪之弊。甘烂水，也叫“甘澜水”或“劳水”，考《内经》半夏秫米汤即用此水煎药，则其意可见。

发汗后，腹胀满者，厚朴生姜甘草半夏人参汤主之。（67）

厚朴生姜甘草半夏人参汤方：

厚朴半斤，去皮，炙　生姜半斤，切　半夏半斤，洗　人参一两　甘草二两，炙

上五味，以水一斗，煮取三升，去滓，温服一升，日三服。

【**解析**】本条论述脾虚腹胀的证治。

腹胀满为临床常见症状，其原因则有寒热虚实的不同。大便燥结，腑气不畅，腹中痞满疼痛拒按，为阳明胃家实证；便溏下利，腹中胀满疼痛而喜按，为太阴脾家虚证。然此两证均非本条所议。本条论发汗伤了脾气，或脾气素虚，因而运化水湿的功能低下，湿留生痰，痰湿中阻，气机被遏，造成腹中胀满。以实证辨，其有脾气不足的一面；以虚证辨，又有痰湿凝结，气机壅滞的一面，故非虚非实，而属虚中夹实、虚实夹杂之证。虚与实孰多孰少？病本由虚所致，但现在已造成中焦气滞，痰湿阻滞，脾家气机不利，故邪实的一面亦十分可观。因此，应以“虚三实七”之证看待。其治法当健脾利气，温运宽中，方用厚朴生姜甘草半夏人参汤。

方中厚朴下气燥湿，消满除胀；生姜辛散通阳，健胃以散痰水；半夏和胃开结，燥湿去痰，三药重用以开痰气之滞。人参、甘草为半个理中汤，有健脾气，促运化之能。本证如单用消痰利气之药，恐使脾气愈虚，故必配甘补；但多配甘补，又恐发生中满益甚之变，故参、草之量不宜过重，全方轻重配伍，共成“三补七消”之法，攻补兼施，堪称虚中夹实证治之典范。

临床上，对汗下后或未经汗下而见脾虚气滞之腹胀满证，皆可选用本

方。曾在某传染病院会诊一慢性肝炎病人，主诉腹胀难忍，午后尤重，自觉有气壅滞于腹部，上下不通，嗳气不出，放屁不能，再三要求医生合力解除腹胀之苦。遂投本方加减治疗，终使胀满得以缓解。在使用本方时，应注意厚朴、生姜要等量且用量要大，参草用量宜小，反之则胀满难除。

伤寒若吐若下后，心下逆满，气上冲胸，起则头眩，脉沉紧，发汗则动经，身为振振摇者，茯苓桂枝白术甘草汤主之。（68）

茯苓桂枝白术甘草汤方：

茯苓四两　桂枝三两，去皮　白术二两　甘草二两，炙

上四味，以水六升，煮取三升，去滓，分温三服。

【**解析**】本条论述水气上冲的证治。

太阳伤寒，本应汗解而反用吐下，使中、上焦阳气受伤，形成心脾阳气虚而水气上冲的证候。“心下逆满”，指胃脘部因气上逆而感觉胀满，同时还有“气上冲胸”的感觉。气上冲一证，临床上还可以见到冲至咽喉部而有憋气、窒息之感者。如在京西城子煤矿带学生实习时，同学接诊一老妇人，主诉咽中似有一物堵塞，吐之不出，咽之不下，据病情投以四七汤，连服几剂并未见效。观其舌苔水滑，六脉俱弦，其证尚有气上冲之感，待气冲至咽喉部时，则觉堵闷特甚且有心慌、心跳等证。遂断为水气上冲，换用苓桂术甘汤，仅服一剂即见效。临床上类似病例并不少见，只不过这一例较为典型而已。“起则头眩”，是指病人头晕很厉害，只能静卧而不敢起动。造成眩晕的原因有两个：一是心脾阳虚，清阳之气不足以上养清窍；一是水气上冲，阴来搏阳，清阳被水寒之气所冒蔽。“脉沉紧”即沉弦之意。沉主里，又主水病，弦主饮邪，沉弦正是水气为患的脉象。从以上脉证可知，伤寒经吐下后，病已离表，当然也不能再用汗法解表。若再行解表发汗，则可能动伤经脉之气，即“发汗则动经”，使阳气更虚，不能荣养筋脉，则“身为振振摇”，即肢体战振摇动，甚则站立不稳而欲仆。治宜温阳健脾，降冲利水之法，轻者用苓桂术甘汤，阳虚甚者用真武汤。

茯苓桂枝白术甘草汤是苓桂剂群的代表，善治水气上冲，又治痰饮内留等证。方中苓、术健脾利水，桂枝、甘草补心阳之虚，且桂枝又善降冲逆之气。此方在临床若灵活加减，则十分好用：如痰湿特盛者，可与二陈汤合方使用；眩晕重者，可加泽泻；兼见面热、心烦者，为阳气与水气相搏而

有虚热的表现，可加白薇；兼血压高者，可加牛膝、红花、茜草；兼见脉结代者，去白术加五味子；兼咳喘、面目浮肿、小便不利者，去白术加杏仁或薏苡仁；兼夜寐惊悸不安者，加龙骨、牡蛎等等。

本方温中降逆，其所治之证以气上冲逆为主。有的注家认为，水邪本属阴，其性沉降，本不应冲逆上乘，而若见心下逆满、气上冲胸、心悸、头眩等上冲之证，则多与挟肝气上逆有关。桂枝辛温芳香，既可温通心阳，又可舒肝降气，治水气上冲在所必用。本论第29条亦为水饮之证，但其仅见“心下满”，而并非“心下逆满”，因无上冲证候，故方用桂枝去桂加苓术汤。可见均属水饮为患，其治用桂与去桂，关键在于有无上冲之证。

发汗，病不解，反恶寒者，虚故也，芍药甘草附子汤主之。（69）

芍药甘草附子汤方：

芍药三两　甘草三两，炙　附子一枚，炮，去皮，破八片

已上三味，以水五升，煮取一升五合，去滓，分温服，疑非仲景意。

【**解析**】本条论述汗后阴阳两虚的证治。

文中虽未明言起于何病，但从治以汗法来看，可能原为太阳表证。既为表证，当有恶寒之证，然汗后表解，恶寒当罢。今汗后恶寒反而加重，且不见发热，可知恶寒并非表不解，而是病情变为正虚，“反恶寒者，虚故也”一语，就是对正虚病机变化的概括。本条述证简单，以方测证，可见这里的“虚”是指阴阳两虚。阳虚不能温煦肌表，故恶寒反剧；阴虚不足以濡润筋脉，似当有肢挛急之变。夫表证去而转为里虚，故脉不应浮而当见沉迟细弱之象。治以芍药甘草附子汤，扶阳益阴，而达阴阳两顾。

本方芍药味酸微苦以滋营阴，甘草甘温和中缓急，二药相伍，使酸甘合化，以益阴养营。附子辛热扶阳实卫，合甘草则增强辛甘化阳之力。全方共奏阴阳双补之功。本方药少而专，丝丝入扣，可谓组方遣药之楷范。

发汗若下之，病仍不解，烦躁者，茯苓四逆汤主之。（70）

茯苓四逆汤方：

茯苓六两　人参一两　甘草二两，炙　干姜一两半　附子一枚，生用，去皮，破八片

上五味，以水五升，煮取三升，去滓，温服七合，日三服。

【解析】本条论述汗下后致阴阳两虚而烦躁的证治。

发汗太过则伤阳，泻下不当则伤阴，先汗而后下，则阴阳两伤。“病仍不解”，非指太阳表证不解，乃是指治不得法，使病情发生变化而未能得愈。太阳与少阴为表里，误治太阳，则可虚其少阴。少阴为水火之脏，阴阳之根。阴阳两伤，水火失济，故见昼夜烦躁不宁。因以少阴阳虚为主，所以伴见恶寒、厥逆、脉微细等证。治以茯苓四逆汤扶阳兼以救阴。

茯苓四逆汤由茯苓、人参、生附子、炙甘草、干姜组成。方用姜附温经以回阳，人参益气生津以救阴，茯苓宁心安神，甘草和中。《神农本草经》谓：“人参味甘微寒，主补五脏，安精神，定魂魄，止惊悸……”；茯苓主“忧恚、惊邪、恐悸……久服安魂养神。”这说明参、苓均有较好的宁心安神的治疗作用。从药味组成看，本方即四逆加人参汤另加茯苓。本论《辨霍乱病脉证并治法》谓：“恶寒脉微而复利，利止，亡血也，四逆加人参汤主之”，这里的“亡血”指因下利而致的阴液下亡之义，其病情由阳虚发展到津伤液耗，是毋庸置疑的。柯韵伯在《伤寒来苏集 · 伤寒附翼》中，通过比较茯苓四逆汤和干姜附子汤的证治，对本方的治疗作了很好地说明：“先汗后下，于法为顺，而表仍不解，是妄下亡阴，阴阳俱虚而烦躁也，故制茯苓四逆，固阴以收阳。先下后汗，于法为逆，而表症反解，内不呕渴，似于阴阳自和，而实妄汗亡阳，所以虚阳扰于阳分，昼则烦躁也。故专用干姜附子，固阳以配阴。二方皆从四逆加减，而有救阳救阴之异。”

发汗后，恶寒者，虚故也；不恶寒，但热者，实也。当和胃气，与调胃承气汤。（71）

【解析】本条通过对汗后所发生的虚实两种不同病证的对比，进而说明邪气从化有寒热，人体病变分虚实的辨证方法。

既用发汗之法，可知其原来必有表邪。但若汗不得法，而致表邪不解，则可因病人素体阴阳盛衰的不同而从化各异。若汗出后证见恶寒者，多为素体阳虚，汗后阳气更伤，温煦失职，证已转虚，似属芍药甘草附子汤证。若汗出后“不恶寒，但热者”，反映邪气已离开太阳之表，但又未入三阴之里，多为素体胃阴不足，汗后胃津更伤，邪从燥化，已转属阳明病之胃家实证。阳明之热从里向外发越，应见犹如炊笼热气外腾的"蒸蒸发热"，以及谵语等证。但因燥热初结阳明，在于胃而未下达于肠，故不见痞、满、腹痛诸证，治用调胃承气汤泄热以和胃即可。

太阳病，发汗后，大汗出，胃中干，烦躁不得眠，欲得饮水者，少少与饮之，令胃气和则愈。若脉浮，小便不利，微热消渴者，与五苓散主之。(72)

五苓散方：

猪苓十八铢，去皮　泽泻一两六铢半　茯苓十八铢　桂(赵本有"枝"字)半两，去皮　白术十八铢

上五味为末，以白饮和服方寸匕，日三服，多饮暖水，汗出愈。

【解析】本条论述汗出津伤与太阳蓄水的证治。

足太阳之腑为膀胱。膀胱本寒而标热，在生理上为寒水之腑，故在病理上每多水证之变。本条前半段叙述汗后津伤，胃中干而见口渴，烦躁不得眠之证，乃假宾以定主。重点在后半段论述汗后气伤，致使膀胱蓄水，而见烦渴之证治。两证虽都有口渴见证，但病机不同，治法各异，并列论述，以资鉴别。

发汗后以致大汗出，是汗不得法，必然伤津，而使胃中津液亏乏。阴虚则阳盛，津亏则气燥，阳盛气燥，阳明不和，则心神不宁而烦躁不得眠。津乏于内，必求助于外，故口渴欲得饮水。证轻者，可嘱病人少少地饮水，使津液慢慢地恢复，待胃气自然调和，则不药而愈。在汗后津伤气耗之余，胃气弱而不行，切忌暴饮而图快于一时，以免导致胃中停饮。若胃中燥热较甚，用上法而不解者，可酌与白虎汤或白虎加人参汤以清热生津。

若在大汗出后，脉仍浮且身有微热，此为太阳经表之邪未解。而又见"小便不利""消渴"，则为太阳膀胱腑气不利。由于经脉络属于脏腑，故太阳经邪不解，又经大汗伤正，则表邪很容易由经内并于腑，而影响膀胱气化功能。膀胱者，州都之官，津液藏焉，气化则能出。膀胱气化不利，津液不行，水蓄于下，则小便不利；津液不能气化以上承，则渴欲饮水。但饮水后却因气化不利、津液不行而不能解渴，因此形成所谓"消渴"，这是与上述胃燥津伤轻证，少少与饮之即可使口渴缓解的不同之处。本证之

“消渴”,渴而能饮,但小便不利,这与杂病中饮多溲多之消渴病也不相同。总之,本证外有太阳表邪,内有膀胱蓄水,故用五苓散外疏内利,表里两解。

五苓散中以猪苓、茯苓、泽泻淡渗利水以利小便;白术助脾气之转输,使水精得以四布;桂枝辛温,通阳化气而解肌祛风。“以白饮和服”,含有服桂枝汤啜粥之义;“多饮暖水”,可助药力以行津液而散表邪。本方通阳化气以利水道,外窍得通则下窍亦利,故曰“汗出愈”。若只是膀胱气化不利的蓄水证而不兼表证者,也可使用本方治疗,此时或用肉桂取代桂枝,取其温阳消阴以行气化之力。总之,本方可通过利下窍而达到利三焦、健脾气、降肺气的治疗目的,正如前人所说,本方可通行津液,克伐水邪,以行制节之令。方用散剂服用,散者散也,取其迅速发散之意。

“方寸匕”是古代量药的器具,呈正方形,有柄,因其边长一寸,故名“方寸”,用其量药,以不落为度,约合今之 10 克。

本方临床应用较广。除《伤寒论》中用其利水行津液以治太阳膀胱蓄水外,《金匮要略 · 黄疸病脉证并治》用本方加茵陈名茵陈五苓散,治湿邪内郁之发黄证,以五苓散渗利湿邪;《博闻类纂》还用本方治风湿疫气,书中说:“春夏与夏秋之交,淋雨天热,地气蒸郁,湿气太盛使人发病,头痛,壮热,呕逆,一家之病曰风湿温疫,用五苓散加生姜大枣可治。”其他著作也有类似记载。

临床经验证明,本方略加化裁变通或与他方合用,即可治疗多种水湿蕴郁的病证:如湿郁兼热,证见小便不利,烦热而渴者,可用桂苓甘露饮,即五苓散加三石(寒水石、滑石、生石膏)而成;高年体弱,正气不足,中气虚衰,心功能不全而小便不利者,可用本方去桂枝加肉桂、人参,名春泽煎,有强心利尿,补虚益气之效;对素喜厚味酒醴,久而生湿,湿浊内蕴,以致胃脘胀满,气闷不畅,小便不利,舌苔厚腻,脉弦滑者,可以本方与平胃散合用,名胃苓汤,有渗湿和胃,消导宽中之功;若素体阳虚,寒湿内生,证见腰眼发凉,两足发冷,腰腿酸重,小便不利,可用本方加苍术、附子,名苍附五苓散,有温阳祛湿与逐水之功。随证化裁,每多收效。

曾治一素嗜浓茶的患者,吐痰特多。先用二陈汤,虽有小效,但不能根治,考虑脾为生痰之源,肺为贮痰之器,遂加用五苓散以健脾通阳,渗利水湿。药后尿量增加而吐痰明显减少。足见脾湿去则痰不生的意义。

发汗已，脉浮数，烦渴者，五苓散主之。（73）

【解析】本条承上条补述五苓散的脉证。

太阳病发汗后，表邪不尽，所以脉见浮数。表邪随经入里，膀胱气化失司，下焦蓄水，津液不能上滋，所以心烦、口渴。“烦渴”亦有解为渴甚的。然既为太阳膀胱蓄水，故必见小便不利之主证。其治仍以五苓散解表而利水。

伤寒汗出而渴者，五苓散主之。不渴者，茯苓甘草汤主之。（74）

茯苓甘草汤方：

茯苓二两　桂枝二两，去皮　生姜三两，切　甘草一两，炙

上四味，以水四升，煮取二升，去滓，分温三服。

【解析】本条以对比鉴别的方法，论述膀胱蓄水与胃脘停水证治之不同。

从“汗出而渴者，五苓散主之”，可知证属汗后太阳之气被伤，膀胱气化不利，水蓄下焦，津液不能输布上承，故必见口渴、小便不利之证，应治以五苓散。若汗后胃阳被伤，胃失腐熟之权，以致水停中焦，则因其无关下焦气化，故口不渴而小便自利，应治以茯苓甘草汤温胃化饮，以安心下之悸。

五苓散证与茯苓甘草汤证皆为蓄水证，但在病机方面，有水蓄下焦和水停中焦的不同；在证候方面有口渴与不渴，小便不利与小便自利的区别；二者证治不可混淆。唯本条茯苓甘草汤证叙述过简，难于辨认，与原文第 370 条“伤寒厥而心下悸者，宜先治水，当服茯苓甘草汤”合参，可知此证当有“心下悸”。临床上推按此类病人的上腹部可听到震水音者，则更可确认。

茯苓甘草汤由茯苓、桂枝、生姜、甘草组成，与前述苓桂术甘汤仅白术一药之差，但其主治却有所不同。本证为水渍入胃，阻遏清阳不伸，故以脘痞、厥而心下悸为主证；苓桂术甘汤证则是心脾两虚，不能镇水于下，水气上冲，故以心下逆满、气上冲胸、头眩、心悸为主证。本方用生姜意在温胃通阳以散水邪，用时应注意生姜剂量，一般以 12 克至 15 克为宜。由于胃脘停水不易速消，故可连续多服几剂，或与健脾的方药交替服用，才可使疗效提高并得以巩固。

中风发热，六七日不解而烦，有表里证，渴欲饮水，水入则吐者，名曰水逆。五苓散主之。（75）

【**解析**】本条论述太阳蓄水而致“水逆”的证治。

太阳中风，寒热、头痛，六七日表不解，邪气随经入腑，以致经腑俱病，故称“有表里证”。口渴能饮，饮不解渴，即所谓消渴，是太阳蓄水见证之一。若口渴能饮，水入则吐，吐后仍渴，再饮再吐，则称为“水逆”。水逆即水邪上逆作吐之意。其临床表现特点是饮水即吐，进食却不吐，一般吐水而不吐食。且病因非痰、非火、非食、非郁、非寒，而是由水邪上逆所致，故以“水逆”命名。由于此证为水蓄膀胱，气化不行，所以在渴饮的同时必见小便不利一证。此证水遏于下而气化不利，由下上迫于胃，使胃气不降则吐水；津不上承，则口渴不止，从而形成再饮再吐，而渴仍不解之证。吐水而饮不解，我们简称之为“水吐”。此种蓄水病证，治疗用五苓散解表利水，俾小便利，则气化行，津液通达，胃气因和，而口渴自止，水逆自愈。

本条可以给我们这样的启示：水性润下，火性炎上，这是事物的普遍性。但当膀胱蓄水，小便不利，下窍不通之时，水邪也可犯于上而发生种种上逆的病证，这又是事物的特殊性。水邪上逆，不但可形成水逆证；若影响肺气不降，也可见胸闷而喘；影响头目清阳之气不利，还可见到眩晕。证候虽异，而原因却同。《金匮要略》用五苓散所治之癫眩，就是水邪上逆，冒蔽清阳所致。

曾治河北晋县一王姓男青年，患癫痫，虽屡用苯妥英钠等抗癫痫药物，不能控制发作。自述发病前感觉有一股气从下往上冲逆，至胃则呕，至心胸则烦乱不堪，至头则晕厥，人事不知，少顷则苏醒。小便频数，但排尿不畅，尿量甚少。脉沉滑，舌质淡嫩，苔白。遂辨为太阳膀胱蓄水，水气上逆，冒蔽清阳之证。拟利水、通阳、温养心肾之法。

方用：泽泻 18 克、茯苓 12 克、猪苓 10 克、白术 10 克、肉桂 3 克、桂枝 10 克。

连服九剂，癫痫发作竟得以控制。临床实践证明，对于阳虚水泛型的癫痫病，有时亦可用真武汤治疗，或五苓散与真武汤合方使用，皆有良好的疗效。

未持脉时，病人手叉自冒心，师因教试令咳而不咳者，此必两耳聋无闻也。所以然者，以重发汗，虚故如此。（76）

【**解析**】本条论述重发汗以致心肾阳虚的证候。

“病人手叉自冒心”，是形容病人以双手护持于心前区的表现，凡有所冒，必有所苦，据情可知患者当有心悸一证。然心悸有虚、实之异，凡实者，必自护而拒按；凡虚者，则喜按而使悸动减缓。本证属虚、属实，尚须作进一步诊断。医生遂嘱病人咳嗽，若病人毫无反应，说明其人“耳聋无闻”。况又见于重发汗之后，故属虚证无疑。因汗出太多，伤及心阳，则心悸而“手叉自冒心”；伤及肾气，肾开窍于耳，肾气虚则“必两耳聋无闻也”。由于造成心肾两虚之心悸、耳聋的原因，是发汗太重或多次发汗的结果，故云“所以然者，以重发汗，虚故如此。”

耳聋一证，临床也有虚实之别。正虚耳聋，除本条所述过汗伤及肾气所致者外，尚有老年人及大病之后，精气虚衰，耳窍失养之耳聋，也属正虚范畴。实证耳聋，多为少阳经脉受邪，经气不利所致，其特点多是暴聋，且有堵塞闭胀之感，与虚性耳聋无堵胀感者自不相同。

发汗后，饮水多，必喘，以水灌之，亦喘。（77）

【**解析**】本条论述汗后正虚，水寒伤肺而致喘。

不当汗而汗，或发汗太多，必然耗伤人体的阴精和阳气。若发汗后胃中气液受损而见口渴者，当少少与饮之，以和胃气则愈。切忌暴饮多饮，以免气虚不足以运化，造成水饮停聚之患。肺脉起于中焦，下络大肠，还循胃口，上属于肺。水饮之邪循经上迫于肺，使肺气不降则作喘。“以水灌之”，即用水浴身。汗后正虚，又以冷水沐浴，肺合皮毛，外窍受寒，内舍于肺，肺失宣降，亦可致喘。此即“形寒饮冷则伤肺”之意。以水灌之为形寒，饮水过多为饮冷，伤于肺使肺气不利则生喘疾。由此可以推知，凡人体正气不足之时，特别是大病之后，一定要注意调养护理，既要预防外邪侵袭，又要注意饮食起居，不可暴饮暴食，否则仍会发生他病。

发汗后，水药不得入口为逆，若更发汗，必吐下不止。（78）

【**解析**】本条论述因于误汗以致发生吐下不止的变证。

发汗后致使水药不得入口，可知发汗不当而使胃气受伤，这种治疗上的错误是不顺于理的，故曰“为逆”。若再发汗，则为一逆再逆，必更伤中阳。伤于胃的反应是呕吐不止，伤于脾的反应是下利不止。可见治法若使用不当，不仅不能愈病，反而使病情加重，故临床不可不慎。

发汗吐下后，虚烦不得眠；若剧者，必反复颠倒，心中懊憹，栀子豉汤主之。（79）

栀子豉汤方：

栀子十四枚，擘　香豉四合，绵裹

上二味，以水四升，先煮栀子，得二升半，内豉，煮取一升半，去滓，分为二服，温进一服，得吐者，止后服。

【**解析**】本条论述热扰胸膈的证治。

邪在表宜汗，在胸当吐，在腹应下。故汗吐下均为邪实而设。今汗、吐、下后而见心烦不得眠，说明实邪虽去但余热未尽而内蕴。表邪入里有多种途径，其证候表现亦有多种形式。从前文所涉及的，有邪传阳明表现为白虎汤证者；有邪传少阳，表现为小柴胡汤证者；亦有太阳本经传入本腑，表现为五苓散证者。本条所论，则是余邪未尽，化热入里，郁于胸膈不解。太阳受气于胸中，胸与表为近邻，故有“邪气传里必先胸”之说。本论第23条有“太阳病，下之后，脉促胸满者，桂枝去芍药汤主之”，讲的是太阳误下，寒邪留于胸中，而阳气被抑；本条则论发汗吐下后，余邪未尽，化热入于胸膈。二者虽有寒热之异，但病位俱在胸膈却相同。

“虚烦”，是一个证候名称。烦者，热也，指病因为热邪而生；烦者，心烦也，指病证为热扰于心而致。因此，“烦”字既包含了病因，也包含了主证，即因热致烦之意。“烦”字之前冠以“虚”字借以说明病变性质，且有鉴别诊断的意义。此“虚”非指正气之“虚”，乃是与有形之“实”邪相对而言。表邪入里，若与有形之物，如水、痰饮、宿食等相互搏结，则形成实证，如热邪与痰水相结的结胸证，以及热邪与宿食燥屎相结的阳明腑实证等，均有心中懊憹或烦躁的见证，乃是实性之烦，而非虚烦；而本条之烦，虽也因于热邪内陷，但并未与有形之物相结，无物与之攀缘，只是无形之邪热留扰胸膈而蕴郁上焦，故称“虚烦”。也有的注家认为，本证乃因汗吐下后正气乍虚，邪热内郁所致，故谓“虚烦”，然既为正虚，为何不用补药？可见正气乍虚之说，并不妥当。

虚烦虽无实邪，但却有火热之郁，故又可称为“郁烦”，它与一般的火热证，如心火、肺火、肝火等的不同之处在于：它不仅有火热，而且有郁遏。火热之邪蕴郁胸膈，不得伸展宣泄，因而致烦。其轻者，心烦不得眠；其重者，“必反复颠倒，心中懊侬。”懊侬，形容心中烦乱特甚，而有无可奈何之状。刘河间在《伤寒直格》中将此比喻为像吃了巴豆或草乌头后那样的心里难受，足见“郁烦”之痛苦已非一般。火郁当清之、发之，故用栀子豉汤清宣郁热以除烦。

本方由栀子、豆豉二药组成。栀子苦寒，可导火热下行，且因其体轻上浮，清中有宣，故与芩连之苦降直折不同。豆豉气味轻薄，既能解表宣热，又可和降胃气，宣中而有降。二药相伍，既可清解胸表之热，又可宣泄火郁之烦，还可调理气机之升降出入，对火郁虚烦之证疗效颇佳。

使用本方，一定要先煎栀子取其味，后纳豆豉取其气。原文方后有“得吐者止后服”一句，验之临床，有吐的，也有不吐的，因此不可拘泥。

记得昔年行医时，曾诊一王姓亲戚患伤寒发热，数日后见心中懊侬，坐卧不安之证。患者心烦难耐，甚至家人近前也遭憎厌呵斥。查其脉数、舌红、苔黄，遂断为火郁虚烦证。与栀子豉汤原方服用，但对药后作吐的反应未向病家交代。当晚，患者药后作吐，家人惊恐，疑是方药有误，复邀诊视，见患者吐后已安睡。经说明情况，家人始得放心。

记述此案，一则说明服本方后确有吐者，一则也提示医者，用此方时应事先向患者交代服药后的反应，以免引起不必要的惊恐。其实，栀子与豆豉并非催吐药，但为什么有时在药后可以吐呢？从本证病情特点看，这种吐是属正气驱邪外出的表现。因其火郁于胸膈，胸阳被困，药后火郁得宣，正气得伸，正胜邪而驱邪外出，故有吐而作解的机转。一般来说，郁烦懊侬越严重，火郁越甚，正邪交争越激烈，药后得吐的机会亦越多。这种邪郁胸膈得吐而愈与邪在肠胃作泻而解的机理相同，也可以说是《内经》关于“其高者引而越之，其在下者引而竭之”论治法则的具体体现。但在临床上，用本方后出现得吐而解的机会也并不普遍。不见吐而使火郁得泄、心烦得除者，亦往往有之。如《伤寒明条》即认为，服栀子豉汤后不会致吐，主张把原文“得吐者止后服”改为“得汗者止后服”。其理由是：本方为清宣之剂，豆豉又有解表之力，故可得汗而解。此说亦可供参考。

后世医家根据张仲景用栀子开火郁治虚烦的道理，不断扩大了栀子治疗诸郁证的应用范围，并取得了较好的疗效。如治疗肝气郁、血虚生热的八味逍遥散证，就是在逍遥散舒肝健脾养血的基础上，又加入丹皮、栀子，以清宣郁热为主；又如朱丹溪所用的越鞠丸，治疗气、血、痰、火、湿、食等六种郁证，其中即有栀子，以治疗火郁为主。

若少气者，栀子甘草豉汤主之。若呕者，栀子生姜豉汤主之。(80)

栀子甘草豉汤方：

于栀子豉汤方内，加入甘草二两，余依前法。得吐，止后服。

栀子生姜豉汤方：

于栀子豉汤方内，加生姜五两，余依前法。得吐，止后服。

【解析】本条论述虚烦兼少气或呕吐的证治。

少气是邪热伤气的表现，胸为气海，火郁于胸膈极易伤气，气虚则见少气。少气与短气不同，少气是呼吸低弱，自觉气不够用；短气是呼吸促迫，似有所阻。故一般认为少气属虚，短气属实。火热伤气，治应泻火、补气。然补气药中参芪温补，难以选用，唯甘草味甘性平而和缓，益气缓急且不助烦热，再配栀、豉清宣郁热，方与证情相宜。

热能耗气，亦可动饮。《医宗金鉴》认为：热邪迫胃，饮气上逆，可以致呕。本条之“呕”，即是郁热迫胃气挟饮气上逆所致。故在栀子豉汤的基础上加用生姜降逆止呕，和胃散饮，并协同栀、豉宣泄火郁之邪。在此不选半夏止呕，可能是因其温燥而不利于火郁之证的缘故。

从以上三方的配伍选药可以看出，仲景开火郁，不用黄连而用栀子；治少气不用参、芪而用甘草；止呕吐不用半夏而用生姜，足见其制方用药之严谨，这是值得我们很好地学习和借鉴的。

发汗、若下之而烦热，胸中窒者，栀子豉汤主之。(81)

【解析】本条论述火郁影响气分而见胸中窒塞的证治。

心主血，肺主气，二者同居胸中。火郁胸膈，既可影响气分不和，亦可影响血分不利。本条所论则是火郁之邪使胸中气机不畅而见“烦热，胸中窒”的证候。“烦热”，或谓心烦、身热；或谓因热而烦，心烦特甚，二说皆通。窒者，塞也。“胸中窒”，指胸部有堵塞憋闷不畅快之感。本证是在前述虚烦不得眠的证候基础上出现的，因其仅觉窒塞而无疼痛，说明火郁所及，只在气分而尚未影响血分。治疗仍用栀子豉汤清散火郁。火郁得宣，则气机自然畅达，其证自会迎刃而解，故不必加用枳壳、香附一类理气之药。

伤寒五六日，大下之后，身热不去，心中结痛者，未欲解也，栀子豉汤主之。(82)

【解析】本条论述火郁影响血分而见心中结痛的证治。

“伤寒五六日，大下之后，身热不去”，而不见恶寒，说明邪已化热，与伤寒表证初起不同。以方测证，可知表邪已化热入里。火热郁于胸膈，必有心烦懊憹等证。然本证火郁所及，不仅影响气分不和，而且影响血脉不利。心主血脉，不通则痛，故见“心中结痛”之证。“心中结痛”较“胸中窒”之证更为深重。因其病因仍是火郁，故仍用栀子豉汤治疗，不必再加丹参、郁金等活血化瘀药物。由此联系到《医宗金鉴》所载之“截法”治疗心痛，方用栀子、乌头二药，偏热者重用栀子，偏寒者重用乌头，以及伤科常用栀子泡黄酒外搓筋肉，以消瘀止痛等方法，均说明栀子除了清热泻火的功效外，还具有调理血脉的作用。

伤寒下后，心烦，腹满，卧起不安者，栀子厚朴汤主之。(83)

栀子厚朴汤方：

栀子十四枚，擘　厚朴四两，姜炙　枳实四枚，水浸，去穰，炒

已上三味，以水三升半，煮取一升半，去滓，分二服。温进一服，得吐者，止后服。

【解析】本条论述虚烦兼腹满证治。

“心烦”“卧起不安”与“心烦”“反复颠倒”词异而义同。“腹满”即腹胀。伤寒见心烦、腹满，当认真辨证。若腹满而痛、大便秘结者，多属阳明腑实；若腹满不痛，二便尚调，则多属气机壅滞。本条为“伤寒下后”之证，可知表邪已化热入里。火郁胸膈则心烦、卧起不安；热及脘腹，气机被郁，而见腹满。但其热并未与有形之物相结，仅是无形之热蕴郁胸腹，故

治以栀子厚朴汤清热宣郁，利气消满。

栀子厚朴汤即小承气汤去大黄加栀子而成，亦可以看做是栀子豉汤与小承气汤化裁的合方。因其腹满仅是气滞而无腑实，故不用大黄泻下；又因其表邪已化热入里，迫及脘腹，故不用豆豉之宣透。方用栀子清热以除烦，枳实、厚朴利气以消满。

曾在湖北潜江治一董姓妇女，心烦懊侬，昼轻夜重。夜间常欲跑到野外空旷之处，方觉舒适，并有脘腹气胀如物阻塞之感。脉弦数，舌尖红，根部苔黄，小便色黄，大便尚可，辨为胸膈火郁，胃脘不和之证。遂用本方施治而取效。

伤寒，医以丸药大下之，身热不去，微烦者，栀子干姜汤主之。（84）

栀子干姜汤方：

栀子十四枚，擘　干姜二两

上二味，以水三升半，煮取一升半，去滓，分二服。温进一服，得吐者，止后服。

【**解析**】本条论述虚烦兼中寒下利的证治。

“丸药”指汉时流行的一种泻下成药，常见制剂有两种：一是以巴豆为主要成分的热性泻下剂；一是以甘遂为主要成分的寒性泻下剂，作用均较峻猛。伤寒病在表，误用丸药大下，为治不得法，徒伤中气，以致太阳之邪内陷胸中，而见身热不去，微烦。言“微烦”，似较上述心烦不得眠，心中懊侬，反复颠倒之烦略轻一点而已。大下之后，脾阳受伤，运化失职，故当有续自下利之证。治以栀子干姜汤，既清热除烦，又温中止利，此即寒热并用不悖之法。

凡用栀子汤，病人旧微溏者，不可与服之。（85）

【**解析**】本条提出了栀子汤的使用禁忌。

“凡用”二字，概括了第 79~84 条的栀子诸汤证。“旧微溏”，乃指宿疾，即素日脾胃阳虚或脾肾阳虚之人，而大便经常溏泄。此时即使有火郁胸膈之虚烦证，也应慎用栀子诸汤。因为栀子苦寒，走而不守，易伤脾肾阳气而使溏泄更甚。若非用栀子不可时，亦当减少用量，或仿上条栀子干姜汤寒热并用之法，酌加温补脾肾的药物。只要对邪正、寒热、上下能以统筹兼顾，就可以避免医疗失误。

综上所述，栀子诸汤证除共有“虚烦”主证外，其兼证有少气、呕吐、胸中窒、心中结痛、腹满卧起不安、中寒下利等证，诸证虽异，但其病位都不离胸脘，也即上至心胸，下达脘腹。正因于此，在方证归类时，有的注家将栀子豉汤证划在“太阳病篇”，亦有的注家主张划到“阳明病篇”。持前论者，注重外有“身热不去”一证，强调胸与体表邻近的密切关系，将栀子豉汤证作为表邪内陷，热郁胸膈的太阳变证。持后论者，注重“腹满”一证，认为热已入胃而未成燥结，仅次于小承气汤证。柯韵伯更有其独特的见解，他认为“阳明以心胸为表”，栀子汤证是“病在胸腹而未入胃腑”，其热有自内外达之势，故不当下；栀子豉汤既清阳明之里热，又散阳明之外邪，善治阳明热未成实的半表半里证，故被列为“阳明起手三法”之一。

太阳病，发汗，汗出不解，其人仍发热，心下悸，头眩，身瞤动，振振欲擗地者，真武汤主之。(86)

【解析】本条论述太阳病过汗伤阳而致阳虚水泛的证治。

太阳病本当发汗，但不可过汗。太阳与少阴为表里，少阴为太阳的底面。若过发太阳之汗，势必要耗伤少阴阳气，以致出现阳虚的诸种变证。所谓“汗出不解”，非指太阳病不解，而是疾病未愈的互词。“仍发热”，亦非表证之热，而是汗多伤阳，阴寒内盛，迫使虚阳外越的表现。夫阴虚阳盛者每多动风；而阳衰阴盛者每多动水，这是疾病发展的一个常见规律。肾主水，为水脏，肾阳虚衰，则制水无权，往往导致寒水之气得以上乘。寒水之气凌心犯胃则见心悸或心下悸；上冒清阳则见头目眩晕，据临床观察，亦有发生头痛者。“身瞤动”，即身体筋肉跳动；“振振”，指肢体震颤摇动；“欲擗地”，擗，作仆解，即站立不稳，欲仆倒于地之象。皆因阳气虚衰，周身筋脉失其温养，再加之水湿之邪浸渍所致。由于本证之水邪为患是因阳虚不能制水而致，且这种水邪或上或下，或表或里，甚或充斥周身，其势浩浩荡荡莫之能御，所以古人称之为阳虚水泛证。治用真武汤扶阳以镇水。

真武汤，亦名玄武汤。玄武为坐镇北方的水神，因能制水而镇摄水邪，故以之命名。本方是温阳利水的代表方，具有扶阳祛寒镇水之功，用于阳虚水泛证最为适宜（方解见“少阴篇”）。

真武汤证与五苓散证均为水证，应作比较鉴别：真武汤证是少阴水脏阳衰，司水无权而水邪泛滥；五苓散证是太阳水腑气化失常而水液停蓄。一在少阴，一在太阳，一脏一腑，证治各别。

五苓散在栀子豉汤证前，真武汤又列栀子豉汤证后，反映了仲景论水证、火证以资对比，而加强辨证之义。

咽喉干燥者，不可发汗。（87）

【解析】本条论述阴虚咽燥者不可发汗。

从本条以下连续七条都是不可发汗的举例，当然也都是麻黄汤的禁忌证。根据以下不可发汗诸条都载有误汗后果来看，本条的“不可发汗”下可能有缺文。咽通于胃，喉通于肺，咽喉为肺胃之门户，为“诸阴之所聚”，尤其是手太阴和足少阴之经脉，均贯于喉。咽喉主发声音、司呼吸、进饮食，是人体与天气、地气交通的要道。它必依赖于肺、肾的阴液滋养润泽。今咽喉干燥，说明人体阴液不足，特别是肺肾之阴已亏，此时即使病人患有太阳表证，亦不可发汗，发汗必更伤太阴、少阴之阴。且阴虚者多生内热，辛温发汗，不仅耗阴而且更助阳热，从而可能导致不良后果。原文虽未指出其证候，然据理推测，可能会发生咽喉肿痛，甚则伤阴出血等变证。因此，临床治疗外感疾病时，要注意询问病人咽喉是否干燥，特别是温病初起常可见到咽喉干燥，此时切忌用辛温发汗之剂，而宜用辛凉、甘寒之药。

淋家不可发汗，发汗必便血。（88）

【解析】本条论述阴虚有热的淋家不可发汗。

淋，是指小便淋沥不尽，尿意频而尿量少，尿时作痛的一种病证。“淋家”，指久患淋病之人。一般淋病多因膀胱有热而致。由于膀胱与肾相表里，膀胱腑热日久不解，必伤少阴之阴。这种膀胱热盛，少阴阴亏的病人，即使有太阳表证亦不可发汗，因为以辛温发太阳之汗，不仅会助膀胱之热，而且更伤少阴之阴，以致发生阴虚火旺，侵犯阴络而尿血的坏证。

疮家虽身疼痛，不可发汗，发汗则痓。（89）

【**解析**】本条论述营血不足的疮家不可发汗。

“疮家”，指久患疮疡流脓淌血而不愈的患者。“身疼痛”的原因有两种可能：一是由于久患疮疡，营血受伤，筋脉失养所致；二是疮家又外感寒邪，以致卫闭营滞所引起。从“虽身疼痛，不可发汗”之句看，应以有表邪存在为是。但疮家虽患伤寒，亦不可发汗，因为汗血同源，发汗必更伤营血，以致血虚不能润养筋脉而发生痓病。“痓”，赵本作“痉”，证见筋脉拘急，口噤不开，角弓反张等。疮家有的即使不经发汗也会出现痉病，如再误发其汗，则更促进痉证的发生。《医宗金鉴·杂病心法要诀》说：“痉病项强背反张，有汗为柔无汗刚，生产血多过汗后，溃疮犬咬破风伤。”由此可见，痉病的发病原因是多方面的，而过汗伤津耗液只是形成痉病的一个原因。

以上 87 条到 89 条讲的都是营血虚禁汗的例证，其中，咽喉干燥者是病在上焦；淋家是病在下焦；疮家则是病在体表，此三条并列，有相互对比启迪之义。

衄家不可发汗，汗出必额上陷，脉急紧，直视不能眴，不得眠。（90）

【**解析**】本条论述阴血不足的衄家不可发汗。

对本条的句读和注解，历来争论较大。如有的把“汗出必额上陷脉急紧”作一句，有的断句为“汗出必额上陷，脉急紧。”“额上陷”，有的认为前额都是硬骨，不可能陷下，当是指额的两旁。“脉急紧”，有的注释则认为乃指寸口之脉急紧，非指额上血脉。结合临床实际考虑，“额上陷脉急紧”，可当作一句，“额上陷”指头额上肌肉塌陷，“脉急紧”指头额上的血脉拘急。“衄家”指经常鼻衄之人。鼻衄多因阳经有热而动血所致，衄久又必致阴血亏虚，故衄家虽有表邪也不可发汗。若不顾其虚，强发其汗，势必更加损伤阴血而助阳热。阴液耗脱，则可见“额上陷”。额，位于颜面上方正中，阳明主额，其经脉分布于此，人体气血津液之盛衰，在此处反映最为明显。临床所见亡阴失水患者，其额部肌肉多呈干瘪塌陷即是明证。额上“脉急紧”，一因发汗后无阴血充养滋润，二因辛温发汗助其阳热，邪热燔灼，致使血脉拘急而紧。“诸脉者皆属于目”，由于血脉拘急，又加之阴血不足，目精失养，故“直视不能眴”。“眴”，音义同“瞬”，意即眼球转动，“不能眴”，即指两目直视、呆滞而不能活动的情态。“不得眠”，是因阴血虚不能敛阳，阳不能入于阴所致，即所谓“阴虚故目不瞑”。

亡血家，不可发汗，发汗则寒栗而振。（91）

【解析】本条论述各种失血者亦不可发汗。

“亡”，在此作丢失解，非灭亡之义。“亡血”包括各种失血证，如吐衄、便血、月经过多、产后出血等等。“亡血家”，指平素因于各种原因引起的失血患者。气帅血行，血为气府，气血相互依存，亡血家不仅伤血，而且也必然耗气。正因于此，故亡血家虽患伤寒表证也不可发汗。若强发其汗，不但更伤阴血，而且也更损阳气。《难经》说：“气主煦之，血主濡之。”气血两虚，温煦濡润失职，故“寒栗而振”，即从心里感到寒冷，以致周身颤抖动摇。这是阴虚及阳，阴阳皆虚，气血不足的重证。

汗家重发汗，必恍惚心乱，小便已，阴疼，与禹余粮丸。阙。（92）

【解析】本条论述平素多汗者不可发汗。

“汗家”，指经常出汗不断的人。由于汗乃阳气蒸化津液而成，故汗家多有津气阴阳不足之证。又心主血，而主神志，血足则神旺，心神方能任物。且血汗同源，汗为心之液，故重发“汗家”之汗，必更伤心之气血。心失所养，则神虚不能任物，以致神识恍惚，心乱不能自主，“恍惚”为不明之貌，亦即指神识若明若暗，不甚清楚。“小便已，阴疼”，指小便后尿道疼痛。此因心与小肠相表里，心之阴血虚，必然影响小肠阴分不足，阴虚而生内热，故小便已阴疼。治用禹余粮丸。

禹余粮丸，原方失传。《苏生的镜》补一方可供参考，组成如下：禹余粮、龙骨、牡蛎、铅丹、茯苓、人参，共为末，粳米为丸，朱砂为衣，如绿豆大，每服 3~6 克。

病人有寒，复发汗，胃中冷，必吐蛔。（93）

【解析】本条论述脏寒者不可发汗。

“病人有寒”，指脏腑有寒。联系病证所见，主要是指脾胃虚寒，可能伴有腹痛下利等证。本为脏寒，复发其汗，则更伤中阳，阳虚阴盛，必致“胃中冷”。胃寒气逆，故作呕吐。如果病人素有蛔虫寄生，因脏寒而动，可能会导致吐蛔，无蛔者仅呕吐而已。临床所见，吐蛔不止者，预后多不良；吐蛔不食者，有胃气衰败之险；吐死蛔者病多危重。医者不可不察。关于蛔证，在“厥阴病篇”还有评论，在此不多赘述。

以上诸条均论不可发汗，一般多认为是麻黄汤的禁例。为了便于记忆，可简称为禁汗七证，即咽、淋、疮、衄、血、汗、寒。它们的共性都是正虚，即伤寒夹虚证。仲景告诫医者，不可发虚人之汗，并指出了误汗的后果，以示人切记“保胃气、存津液”之宗旨，做到防患于未然，具有重要的临床意义。联系第 50 条“尺中脉微”不可发汗，第 51 条“尺中迟者”不可发汗，乃言不可发汗之脉。此处七条，言不可发汗之证。前后合参，则禁汗的脉证俱备。汗法有宜、有禁，何时宜汗，何时禁汗，《伤寒论》论述精详，条理分明，使人有法可循，有理可据。

然而，虚人外感不可发汗，应以何法治之？前贤有或先扶其阳者；或先养其阴者；或先建其中者，总以扶正为要，小建中汤一法即是范例。后世医家则更有创新，如《千金方》的滋阴发汗法、张景岳的助阳发汗法、李东垣的益气发汗法等等，都做到了正邪兼顾，体现了扶正与祛邪的辩证统一，也可以说是对《伤寒论》汗法的继承和发扬。

本发汗而复下之，此为逆也；若先发汗，治不为逆。本先下之，而反汗之为逆；若先下之，治不为逆。（94）

【解析】本条论述表里先后的治法。

这一条可作两种解释：首先从字面上解释，即病在表当用汗法，若没发汗而反用下法，这是治疗之逆。逆，指不顺于治疗之理，如先发汗解表，则是治疗不为逆。病在里应当泻下，而反用了汗法，这也是治疗之逆，若先泻下就不为治逆。若进一步引申其义，从条文中汗、下治法的“先”字体会，有先必有后，说明病有表里两个方面的问题，先治什么，后治什么，应当正确选择。“本发汗”，言病有表里证，本当发汗，若汗后表不解者，可以再汗；若“复下之”，即表不解而改用下法，这是治疗之误。正如第 45 条所说：“太阳病，外证未解者，不可下也，下之为逆。”“本先下之”，言病有表里证，而以里证突出为急为重，此时当先用下法治里，后用汗法治表，若仍按先表后里的常规治法，也是不合适的；而如果先行泻下以治里急，则“治不为逆”。然纵观《伤寒论》全书治法，表里同病先汗后下，或汗下并用、表里双解者皆有其例，而唯独表证未解先用下法，则令人难以理解，临床实例亦难找寻。如蓄血、大结胸、阳明腑实等证，病势颇急，但仲景仍告诫医者：“其外不解者，尚未可攻，当先解其外”，或“其脉浮大者不可下”，或“外未解者……未可与承气汤。”因此，学习本条又不可拘泥于泻下，似应与下条表里缓急治法联系理解为好。对本条中的“下之”，不能简单地理解为攻下的治法，而应作为“治里”来讲，也就是说，有表里证时，里证急者就先治里。而治里之法很多，不必局限于“下之”。下条就具体讨论这个问题。

伤寒医下之，续得下利，清谷不止，身疼痛者，急当救里；后身疼痛，清便自调者，急当救表。救里宜四逆汤；救表宜桂枝汤。(95)

【**解析**】本条论述表里缓急的治法，即表里证治的变法。

伤寒误用泻下之法，损伤少阴阳气，阳虚不能腐熟水谷，则见下利清谷不止。“清”，同圊，厕所的意思。“清谷”，即泻下不消化的食物，“不止”是指腹泻程度较重。下利清谷属虚寒下利，亦称“少阴下利”。误下之后表邪不解，仍见身疼痛，从而形成了太阳表邪不解又见少阴阳虚的表里证。在生理上，太阳、少阴互为表里，太阳为标，少阴为本。在病理上，正与邪两方面，邪为标，正为本。下利清谷不止，是少阴阳虚，即正虚，故为本证。身疼痛是太阳表邪不解，即邪实，故为标证。表里同病，治疗应分清主次，辨明标本缓急，应先治其主证、本证、急证。下利清谷不止是少阴阳气虚衰，根本动摇，其证急重，故当“急救其里”。如仍按一般的先表后里之法，而强发虚人之汗，不仅邪不能解，反而更伤正气，甚至造成亡阳虚脱之变。所以言“救”，一是有急救之意，一是指病不能阴阳自和而自愈，必须通过药物，即以四逆汤急温其阳，实有扶正以祛邪之意。服四逆汤后，其结果可能是阳回正复，利止表解，诸证悉愈；也可能是里证虽愈，但表证不除，身疼痛尚存，此时理应再予治表。仲景为了提示人们注意，对少阴阳虚初复之后的太阳表证不可等闲视之，若不及时解表祛邪，则表邪很有可能传经入里，故在里虚初复之后，又强调“急当救表”，以绝表邪传里之后患。但考虑到里阳初复，故虽见身疼痛、恶寒无汗之表实证，亦不可用麻黄汤峻汗，只宜桂枝汤调和营卫，以图缓汗而解除表邪。

病发热，头痛，脉反沉，若不差，身体疼痛，当救其里，宜四逆汤。（96）

【**解析**】本条论述表实里虚，表里同病当先救里的治法。

发热头痛，是太阳表证。表证当见浮脉。今反见沉脉，沉以候里，沉主水为少阴之脉。脉证合参，本证属太阳与少阴两感为病，可用麻黄附子细辛汤或麻黄附子甘草汤温经散寒，即内温少阴之阳，外散太阳之寒。但是服汤后"若不差"，即表里证不解，身体疼痛仍在，甚至还见有少阴阳虚的下利清谷等证，病非但不愈，反趋严重，说明少阴阳气十分的虚衰，此时则以里证为急，故当以四逆汤温阳固本为宜，而不能再用辛温解表之品。此处虽未言再治表，实则解表寓于回阳救逆之中，正如张璐玉所说："与四逆汤回阳散寒，不解表而表解矣。"

太阳病，先下之而不愈，因复发汗，以此表里俱虚，其人因致冒，冒家汗出自愈。所以然者，汗出表和故也。得里未和，然后复下之。（97）

【**解析**】本条论述汗下失序以致眩冒的治法。

太阳病本当发汗，却先用泻下，故而不愈。接着又行发汗，如此汗下颠倒，违背了治疗的常法。先下伤里，复汗伤表，汗下失序，以致营卫气血皆伤，即所谓"表里俱虚，其人因致冒。"冒指头目昏眩，如有物蒙蔽之感。由于在汗下之后，虽邪气亦微，但正气受挫，清阳之气不能升达头目，所以眩冒。其证属正虚邪微，故不能再发汗。可待其正气自行恢复，阴阳调和而汗出自愈。因为汗出表示阳气已复，已能蒸化津液出于表，外邪亦可随其势而外解，则"汗出表和"而自愈。如果眩晕愈后，又出现了大便秘结、心烦、蒸蒸发热等阳明胃气不和的见证，可再用调胃承气汤泻下以和胃气，此即所谓"得里未和，然后复下之"的意思。

审证求因，推其眩冒之理，则为风邪上胜，属于"无风不作眩"之类，临床常可见到汗出而眩晕作解者。我也曾见梅尼埃综合征患者，在眩晕剧作时，突然汗出，面色苍白，一时痛苦难耐，然随后诸证悉除。其机理可能与本条所论有相似之处。

太阳病未解，脉阴阳俱停，必先振栗，汗出而解。但阳脉微者，先汗出而解；但阴脉微者，下之而解。若欲下之，宜调胃承气汤主之。（98）

【**解析**】本条主要论述伤寒热病有从战汗作解的机理。

太阳病在未解之时，突然见“脉阴阳俱停”。对“停”字，各注家有不同的解释，有说停者，止也，认为脉有停跳；有说停者，调也，认为脉搏调和，以上两种说法都很牵强。赵本把“停”作“微”，亦有把“停”作“沉”的，我们认为，作微、作沉的说法，比较有道理。因为脉阴阳俱微或阴阳俱沉，正是正邪相争的一种表现，此时阳气欲拒邪而外出，有一积蓄力量的过程和先屈而后伸的程序，所以阳气向内，从而使寸、关、尺三部脉俱见沉、微。邪压正气，正气起而与争，正邪相搏，同时病人还见有振振摇动，从内心感到寒栗发冷的证候，这种现象叫“战、振、栗”，俗称为“寒战”。不过这种寒战是有劲的，与真武汤证阳虚无力的振振欲擗地不同。寒战时间的长短，取决于患者体质的强弱。体质较好，正气旺盛者，一般寒战十几分钟后就开始发热。发热是阳气得伸的表现，随之则正胜邪却，见身出大汗而其病得解，脉亦恢复正常。但也有正不胜邪，不能拒邪外出，见战而不汗者，此时当用药物助正以抗邪，以求汗出病解。还有战汗之时肢体无力振摇的，这表明正气大衰，将有虚脱之险，应积极用药救治。此外，对战汗病人的护理也甚为重要，每当战汗发生之时，患者及家属难免为之惊惶，医者应预先叮嘱“见战勿惧”。同时要注意季节的寒暖，室温和通风的适宜。若战汗之时，有口渴或饥饿感的，可令其稍进饮食，如热汤、热水，夏天亦可饮以清凉饮料之类。张景岳的医案即有战不得汗，经进食炖烂的羊肉而使汗出之例。无论伤寒、温病，凡外感热病都能发生战汗，尤以温疫为多见。据临床观察，战汗发生多有一定诱因，其中不少发生在服药之后。如服小柴胡汤或小陷胸汤，甚至服硝黄泻剂亦可诱发战汗。至于发生战汗的机理，犹如服栀子豉汤作吐一样，均是药物助正，驱邪外出的反映，并非是某方某药专可使人战汗。

曾治一产后高热患者，扪其肌肤高热灼手，脉来洪大，舌见黄苔，大渴欲饮，但家人又不让饮。时值炎夏，家人以产后避风为戒，密闭门窗，并使病人身着棉衣。审此情况，即命开窗启户，并嘱产妇畅饮凉水。饮后片刻，寒战大作，脉见沉伏。其家人皆惊惶不已，向余问罪，指为误治。但未料病人战后汗出，竟热退身凉而愈。联系前后病情分析，此患者原是产后邪热伤津，本无汗可以作战，今饮水后增其汗源，益其津液，故有战汗作解之资本。

“但阳脉微者，先汗出而解；但阴脉微者，下之而解”，这是以脉象为依据，以判断疾病或从汗而解，或从下而解。阳脉微即寸脉微，寸以候表，候上而属阳；阴脉微即尺脉微，尺以候里、候下而属阴。邪气闭郁之所，有表里上下之异；正气驱邪外出，又有在阴在阳之别。邪闭郁于阳，则从汗而解；邪闭郁于阴，则从下而解，即通过下利而解。如太阴病“脾家实，腐秽当去”的暴烦下利，即是从下而解的实例。若不能自行下利作解，可酌用调胃承气汤等泻下。

太阳病，发热汗出者，此为荣弱卫强，故使汗出，欲救邪风者，宜桂枝汤。（99）

【解析】本条补述太阳中风卫强荣弱的病机。

太阳中风证前已述及，本条又补述其发热汗出乃是由于“荣弱卫强”所致。“卫强”是指风阳并于卫阳，卫分之邪强，正邪相争，而见发热。卫受邪不与荣和，则荣阴失去卫阳的固护，且又被风邪所泄而不能内守，故使汗出。汗出伤荣，故谓“荣弱”。“强”指邪气盛，“弱”指正气虚，“荣弱卫强”即荣卫失调。治以桂枝汤解肌祛风而调和荣卫则愈。

以上冒家自汗，热病战汗，和本条的发热汗出，都是不借药力而自发的不同汗证，张仲景将此三条并列于太阳病汗法之后，其目的是使人了解汗出表解有各种不同的情况，借以提高辨证分析的能力。

本论太阳病中篇至此，已论述了麻黄汤、桂枝汤、小青龙汤、大青龙汤、葛根汤等五个治疗太阳病的发汗之法，并将这些汗法的各种禁例和表里缓急等治则，全盘托出而论述完毕。此时作者笔锋一转，进而论述太阳表邪向少阳半表半里的传变，由此引出了少阳病的主证与主方——小柴胡汤证。这种写法，实有总结太阳表证和对邪传少阳半表半里的辨证论治的指导意义。

伤寒五六日，中风，往来寒热，胸胁苦满，默默不欲饮食，心烦喜呕，或胸中烦而不呕，或渴，或腹中痛，或胁下痞鞕，或心下悸，小便不利，或不渴，身有微热，或咳者，与小柴胡汤主之。（100）

小柴胡汤方：

柴胡半斤　黄芩三两　人参三两　甘草三两，炙　半夏半升，洗　生姜三两，切　大枣十三枚，擘

上七味，以水一斗二升，煮取六升，去滓，再煎，取三升，温服一升，日三服。

后加减法：

若胸中烦而不呕，去半夏、人参，加栝蒌实一枚。若渴者，去半夏，加人参，合前成四两半，栝蒌根四两。若腹中痛者，去黄芩，加芍药三两。若胁下痞鞕，去大枣，加牡蛎四两。若心下悸，小便不利者，去黄芩，加茯苓四两。若不渴，外有微热者，去人参，加桂赵本有“枝”字三两，温复取微汗愈。若咳者，去人参、大枣、生姜，加五味子半升，干姜二两。

【解析】本条论述少阳病的证治。

“伤寒五六日，中风”，意即太阳病伤寒或者中风，大约过了五六天。其后出现了往来寒热等证，则反映邪已传入少阳。少阳病的发热，既不同于太阳病的翕翕发热，也有别于阳明病的蒸蒸而热。而是寒热交替出现，一会儿发冷，一会儿发热，热时不寒，寒时不热，故称往来寒热。这一发热的特征是由于少阳所在的部位及其生理特点所决定的。

《素问·阴阳离合论》说：“太阳为开，阳明为阖，少阳为枢。”吴崑解释说：“太阳在表，敷畅阳气，谓之开；阳明在里，受纳阳气，谓之阖；少阳在于表里之间，转输阳气，犹枢轴焉，故谓之枢。”太阳为开，其病为表证；阳明为阖，其病为里证；少阳为枢，其病为半表半里证。另外，少阳胆腑依附于肝，其位也在胁下，与肝表里相连，其气也有疏泄作用，可通达表里内外。外可从太阳之开，内可从阳明之阖，开则为阳，阖则为阴，此即少阳为枢之意。少阳受邪，正邪分争，进退于表里之间，必然影响开阖枢机的不利。当邪胜于正，由外向里、由阳入阴之时，则表现为恶寒；当正胜于邪，能抗邪外出，使邪气由阴出阳时，则表现为发热。由于正邪相争各有进退，从而导致了寒来则热往，热来则寒去，呈阵发性交替发作的往来寒热。这是少阳病一个特别重要的见证，故列于诸证之首。“胸胁苦满”，“满”

当读作“懑”。虽然胸与胁并论，但实际以胁满为主。“苦”是苦于“满”的意思。因少阳经脉行于胸胁，少阳受邪，经气不利，故见胸胁苦满。“默默”，形容表情抑郁，静默寡言，是反映肝胆气郁的精神状态。“不欲饮食”则是肝胆疏泄不利，影响了脾胃运化功能，致使胃口不开，食欲不振的表现。由于“默默”与“不欲饮食”都因于肝胆气郁，疏泄不利，二证又常同时并见，故称为“默默不欲饮食”，以示气郁为病的特点。少阳胆木内藏相火，气郁则火郁，郁火扰心则见“心烦”。“喜呕”的“喜”，有多、善之意。“喜呕”，即指频繁的呕逆而言，乃因少阳不和，胆热犯胃，胃失和降所致。

上述皆为少阳病主证，以下分析或见证。少阳病的或见证很多，其原因是少阳介于表里之间，居枢机之地，其手足两经隶属于胆和三焦。少阳受邪，则半表半里之气不和，邪气有表里出入、乍进乍退之机，不仅使肝胆气郁，而且三焦之气也往往为之不利。因此，病变所及可达表里内外以及上中下三焦之气的不和，致使发生“或胸中烦而不呕，或渴，或腹中痛，或胁下痞鞕，或心下悸、小便不利，或不渴、身有微热，或咳”等证。虽谓或见证，但也是客观存在的病变反映，且在某些情况下，或见证亦可成为主证，因此对或见证也不得轻视。不仅如此，作为理论上的系统学习和临床上的灵活运用，还应理解和牢记。否则，将造成见其证而不能辨认，用其方而不知化裁的问题。

病在少阳半表半里，其治既不能发汗，更不能吐下，只有疏解少阳之郁滞，使枢机得利，三焦得通而达到表解里和的目的，这就叫做“和解之法”，小柴胡汤则是和解法的代表方剂。

本方由七味药物组成，除柴胡外，其余六味均可以等量用之，一般用三钱，即 10 克左右。因柴胡为方中主药，一定要重用。之所以名以小柴胡汤，是与大柴胡汤相对而言。柴胡古时用八两，现在约八钱，合 24 克左右。乍看去似乎药量过大，实际原方煎剂是分三次服用，每次药量不到 10 克。现在煎药只分两次服用，故可酌情减量，但必须要用足药量。特别是治疗典型的少阳证，柴胡非重用不可。《神农本草经》载：“柴胡性味苦平，主治肠胃中结气，饮食积聚，寒热邪气，推陈致新。”《神农本草经》所载能推陈致新的药物仅有二味：一是大黄，从血分而言；一是柴胡，从气分而言，足以说明柴胡用途之广。然而现时有一些人临床使用本方疗效不理想，就认为方已过时，其实疗效不好的原因，往往是因其药量使用不当。如有的人不遵原方配伍比例，误将柴胡与他药等量；也有的人唯恐“柴胡劫肝阴”，而不敢用足其量；甚至有的人视柴胡为可畏，竟不敢动用毫厘。若依此遣方用药，则怎能取效？方药剂量是历经多少年代与多少医家的临床验证而确定的，今天我们若不经过反复实践就轻易否定，未免有些轻率。

小柴胡汤中既有祛邪清热之药，又有扶正补虚之品，可谓是集寒热补泻于一方。本方药物可分三组：一是柴胡配黄芩，为方中主药。柴胡能疏解少阳经中邪热，黄芩可清泄少阳胆腑邪热，柴芩合用，经腑皆治。同时柴胡还能疏利肝胆，条达气机，柴芩相伍，使气郁得达，火郁得发。本论之方用柴胡者共有七个，其中小柴胡汤、大柴胡汤、柴胡桂枝汤、柴胡桂枝干姜汤、柴胡加芒硝汤、柴胡加龙骨牡蛎汤等六方，都以柴、芩为主药，故亦可称之为柴胡剂群。而四逆散一方，仅有柴胡而无黄芩，则不属柴胡剂群之内。二是半夏配生姜，又名小半夏汤，因其能和胃降逆，散饮祛痰，故称为止呕圣药。少阳病“喜呕”，呕是少阳的主证之一，故半夏、生姜在所必用。同时夏、姜味辛能散，对疏通少阳郁滞也有裨益。三是人参、甘草、大枣相配，扶中益气。对于一般外感病来说，用人参等甘温益气之品者较少，以防闭门留寇之弊。本方选用此药，作用有二：一是助正以祛邪，因少阳之气为小阳、弱阳，抗邪之力不强，故需扶正以祛邪；二是补脾以防邪气传变，因太阴位居少阳之后，少阳之邪若再内传，太阴则首当其冲，默默不欲饮食即是先兆，故“见肝之病，知肝传脾，当先实脾”，用此三药正是实脾而杜绝少阳之邪内传之路。再从药物性味看，柴芩味苦、夏姜味辛、参草枣味甘，合成辛开、苦降、甘调之法，太阳病下篇治痞的泻心汤也属此法，亦称和解之法。可见，小柴胡汤配伍的三个方面、三组药物，既各奏其功，又相辅相成，构成了一个有机联系的治疗整体。

原方要求去滓重煎，使之浓缩，从六升再浓缩成三升，分三次服用。这是古人的经验，凡用和解剂都如此煎药。前人认为，和解剂中，诸药性味有或苦、或辛、或甘之不同；其作用又有或清、或补之区别；其效应又有或取其气，或取其味的差异。若按一般煎法，则性味不匀和，效应不一致，而去滓重煎则可使诸药性味匀和、作用协调。但现今此种煎药方法已多不沿用，也同样有效。

原方后所附七种基本加减法应掌握。实际上本方加减化裁变化甚多，运用极广，但其范围总不外表里寒热虚实六个方面。换言之，它既可和解表里，又可调和阴阳，且能调节上下升降，故不仅治疗外感热病，还能治疗内伤杂病。犹如桂枝汤在外可调和营卫，在内能调和脾胃一样，两方运用之广确有媲美之处。本方治疗肝胆疾患常是得心应手，对于慢性低热、急性高热，以及所谓“无名热”兼有少阳证者，其退热作用也十分显著。

如曾治某瓷器厂一青年女工，低热久久不愈，伴有胸胁苦满，月经不调，行经腹痛，乳胀，呃逆等证，六脉皆弦。病本为肝胆气郁，化热伤阴之候，而医者不知低热由何而生，尽用鳖甲、生地、地骨皮等一派滋阴清热药物。虽有时低热暂退，但总是反复发作，始终不愈。后投小柴胡汤加减，仅数剂而病愈。

又如某患儿因患急性肝炎、急性肝坏死，住某传染病院，高热 40.5℃持续不退，用他药无效，病情十分危重。急予小柴胡汤加石膏，连用两剂，高热渐退而化险为夷。

其实，小柴胡汤的退热功效早已被前人所重视，如北宋时沈括的《苏沈良方》即提出小柴胡汤用之“最的当”的五种证候中，就有身热、往来寒热、潮热、伤寒瘥后更发热等四种发热证。而今人们对此更加重视，有的医家把本方从和解剂移至清热剂中，即是很好的说明。

血弱气尽，腠理开，邪气因入，与正气相搏，结于胁下，正邪分争，往来寒热，休作有时，默默不欲饮食。藏府相连，其痛必下，邪高痛下，故使呕也。小柴胡汤主之。（101）

【解析】本条论述少阳病，特别是小柴胡汤证的病因和病机。

上条讲少阳续发于伤寒或中风，本条是病邪直接侵犯少阳，从而补充了少阳发病的原因。同时又阐述了少阳病的病理机制，因此，这两条应联系互参。为何外邪不经太阳而可直接侵犯少阳呢？原因是“血弱气尽，腠理开”，人体气血虚衰，腠理不固，外邪乘虚直入，与正气相搏，结于胁下。胁下是少阳所属的部位。正邪分争，各有胜负进退，故见往来寒热，休作有时。休作与往来的意义相仿，说明寒热不同时出现，而是寒休热作，或热休寒作。既然邪犯少阳，必然殃及其他脏腑，因为人之“脏腑相连”。少阳胆为腑，胆附于肝，少阳与厥阴经脉互相络属。肝胆表里相连，所以“其痛必下”。所谓“下”，非指位置的高下，而是指其所影响的器官以及病变发展的趋势，即由表及里，胆病及肝，以致肝胆之气皆为不利；或旁及脾胃，致胃气不和“故使呕也”，脾气不和则“不欲饮食”。辨证至此，其理已明，用小柴胡汤主治无疑。

服柴胡汤已，渴者，属阳明也，以法治之。（102）

【**解析**】本条接上条说明少阳之邪不解可转属阳明。

少阳病服小柴胡汤以后，如果少阳之邪得解，胆气疏利，三焦通畅，津液得复，其病则愈，也不会再作渴证。如果服汤后反见渴者，是少阳之邪转属阳明，而不是少阳病的兼证之渴。因其邪传阳明，少阳证已罢，这种渴证是服汤后出现的新问题，也即是阳明里热，灼伤津液的病理反映。不过此时邪热初传阳明，尚未热结成实，仅是阳明热证而已。治疗当然不能再用小柴胡汤以和解，而应以清法治阳明之热。

本条文虽短，但说明了两个问题：一是说明疾病是运动变化的，传经必有其特定的证候反映，少阳邪传阳明，必先见口渴一证，临床当须注意；二是说明六经传变并不受其正常排列顺序所约束。《伤寒论》三阳经是按太阳、阳明、少阳的顺序排列的，也有人提出少阳属半表半里，应排在阳明之前。其实原著虽如此排列，而论其病变则不拘泥于此。如太阳可传少阳，少阳可传阳明等等，不一而足。临床应据证而辨，以客观证候判断六经病证的传变趋势与转归。

得病六七日，脉迟浮弱，恶风寒，手足温，医二三下之，不能食，而胁下满痛，面目及身黄，颈项强，小便难者，与柴胡汤。后必下重，本渴，而饮水呕者，柴胡汤不中与也。食谷者哕。（103）

【**解析**】本条论述小柴胡汤的使用禁忌。

得病已六七日，证见“脉迟浮弱，恶风寒，手足温”。脉浮而弱，恶风寒，类似太阳中风。脉兼迟象，似为阳虚，若再见手足冷便可断为夹虚外感证。但反见手足温，说明并非阳虚，仅太阳表证而已。此时可能稍兼有不大便的里气不和证，但不是里实证。而医者见有不大便，竟不察表里虚实，屡用泻下，以致发生下列变证。误下必伤脾胃，使脾不健运，胃失和降，故不能食。脾虚失运，水湿停滞，加之误下后表邪化热入里，形成湿热郁滞，故胁下满痛。三焦之气不利，则小便难。因为湿无去路，郁蒸发黄，以致面目周身皆黄，当属湿热发黄证。湿邪上犯，闭阻太阳经脉，故颈项强。此类湿热证，当以渗利之法治之，使湿热通过小便排除。但医者不明此理，一错再错，误认为颈项强是太阳证，胁下满是少阳证，错当太少合病或并病而用小柴胡汤，从而造成了误治。小柴胡汤内有参、草、枣等甘温之品，服之必增湿热，而柴、芩之苦寒也对里气不利，以致发生大便如痢一样下重不畅的变证。

"本渴，而饮水呕者"，此属饮家。因胃有停饮，津液不化，故渴；因渴而饮，水停更多，水邪上逆，故而作呕。这种饮家作呕与少阳病的心烦喜呕绝然不同，治当用半夏、茯苓、生姜之类涤饮则愈，切不可用小柴胡汤治疗。若误用之，必因其苦寒伤败胃气，使饮气更逆，而见"食谷者哕"之变。"哕"，即呃逆，类似膈痉挛之类。有的注家认为，此句衔接突然，疑有缺文，学者可进一步考证研究。

伤寒四五日，身热恶风，颈项强，胁下满，手足温而渴者，小柴胡汤主之。(104)

【**解析**】本条论述三阳合病，治从少阳之法。

伤寒四五日，出现"身热恶风，颈项强"，此属太阳表证；"胁下满"为少阳半表半里证；"手足温而渴"，是阳明里热证。三阳病证同时俱见，将如何治疗？夫少阳禁汗，故不能用发汗法，若用清热之法，则又易使太阳表邪郁遏。古人说的"三阳合病独取阳明"的治法，仅适用于阳明热盛之候，对本证也非所宜。只有用小柴胡汤和解少阳，使枢机利，表里和，则三阳之病俱解，此即所谓"三阳合病治从少阳"之法。但因有口渴一证，似宜于小柴胡汤方中去半夏加栝蒌根以生津止渴。

本条与第103条比较，都有颈项强、胁下满、手足温等证，但两者病机不同。第103条的见证为湿热所致，本条的见证则为"合病"，故第103条属小柴胡汤禁忌证，而本条则是其适应证。两条对比，有加强辨证分析的意义。

伤寒，阳脉涩，阴脉弦，法当腹中急痛者，先与小建中汤；不差者，与小柴胡汤主之。(105)

小建中汤方：

桂枝三两，去皮　甘草三两，炙　大枣十二枚，擘　芍药六两　生姜三两，切　胶饴一升

上六味，以水七升，煮取三升，去滓，内胶饴，更上微火，消解，温服一升，日三服。呕家不可用建中汤，以甜故也。

【**解析**】本条论述土虚木乘，少阳夹虚的证治。

肝胆之病最易影响脾胃，即所谓“木乘土”之理。如果病人素有脾虚，又患少阳证，则因肝胆气横更伤脾气，而发生腹中急痛。因此治疗上就有先扶正后祛邪、先治脾后治肝胆的方法，本条讲的就是这一精神的体现。

“阳脉涩”，指脉浮取迟涩，为气血不足；“阴脉弦”，指脉沉取见弦，主病在少阳之经，又主痛证。“腹中急痛”，既有自觉症状，也有他觉症状，即腹痛时自觉有紧缩拘急之感，而腹诊时又可触摸到腹肌痉挛紧张而成条索之状。此脉此证，是由于脾虚气血不足，又为少阳之邪相乘所致，即所谓“土虚木乘”。治疗应先扶正后祛邪。先用小建中汤健脾补虚，缓急止痛。服汤后如果脾虚得复，肝胆气平，则诸证皆愈。如果“不差”，即病不愈，而仍见腹中急痛不止，说明肝胆之邪太盛，此时单纯补脾建中犹不能解决问题，还必须再用小柴胡汤（当去黄芩加芍药）和解少阳，疏利肝胆，兼以伐木，方能求愈。

临床有兼腹中急痛者，也有兼胁下急痛者，均可遵循本条之法治疗。如曾治一肝炎患者，胁下急痛，食少乏力，经服多剂柴胡汤不愈。诊其脉弦而缓，断为土衰木乘之候，即用此法，予小建中汤。药后其痛竟止。又如临床上有虚劳腹痛脉见弦者，其中也有土衰木乘的因素在内，其治亦当先健脾补虚，后疏利肝胆，道理同上。

小建中汤即桂枝汤倍量芍药加饴糖而成。桂枝汤既可调和营卫气血，又能调和脾胃阴阳，在此基础上加饴糖甘温补中以缓急，倍用芍药酸甘益阴而于土中平木，即在补脾之中兼平肝胆之横，又有缓解筋脉拘挛的功用。诸药合用，能使脾胃健运，气血得充，阴阳平调，营卫协和，则其病自愈。所谓“建中”，即建立中气之意。《金匮要略》用本方治疗因脾胃有病而致气血不足、阴阳失调的虚劳证候，也是通过建立中气而达到调补气血阴阳的治疗目的。

从上述可以看出：建中一法不仅补脾，而且能治肝胆，因脾虚气血亏

少，肝胆失之柔养，则其气必然横逆而急；肝胆之气愈盛，脾胃愈伤，从而形成土衰不能培木，木急反乘中土的病证。《内经》云："肝苦急，急食甘以缓之"，小建中汤系甘温补剂，能健脾而生血，肝胆得血濡则气柔而条达，培土即可以制木的意义就在于此。因此，有的患者服小建中汤后，往往肝脾之病皆愈，倘若不愈，再服小柴胡汤去黄芩加芍药也就好了。本条的少阳夹虚先用建中后用柴胡之法，体现了"见肝之病，知肝传脾，当先实脾"的治则，不仅见于《金匮要略》，而且也见于《伤寒论》。通过本条还可说明另一个问题，即如前所述，小青龙汤对肾虚之人不可用，虽方中有芍药、五味子等保益肝肾之品，但全方毕竟燥烈辛散，用之不当，则有拔肾根、伤元气之弊；本条又讲到小柴胡汤对脾虚之人不可用，虽方中有人参、甘草、大枣等甘温益气之品，但全方毕竟为苦寒之剂，用之不当亦可更伤脾气，故不可有恃无恐，本条一证而设二方，以别虚实之治，寓意深刻，耐人寻味。

伤寒中风，有柴胡证，但见一证便是，不必悉具。（106）

【**解析**】本条论述使用小柴胡汤要抓住少阳的主证。

少阳病的症状很多，临床上不可能在一个患者身上同时全部见到，因而也无需诸证俱备，才可用小柴胡汤或其他柴胡剂。"但见一证便是，不必悉俱"，讲的就是这个意思。"一证"当活看，不要认为就是一个证，更不能认为是任意一个症状。而应该理解为一两个能确实无误地反映出少阳病病变特点的主证，如见到往来寒热或胸胁苦满等，便可使用小柴胡汤。因为往来寒热、胸胁苦满是少阳病具有特征性的证候。往来寒热反映了邪在半表半里，正邪斗争有进退出入的病变特点；胸胁为少阳之专位，苦满反映了少阳气郁，疏泄不利的病变特点，除此之外，或者见到口苦、喜呕；或者见到呕而发热等一两个主证，也可诊断为少阳病。

本条言简意明，旨在告诉读者临床辨证时要善于抓主证。不仅少阳病如此，其他各经之病亦当仿效而行。

凡柴胡汤病证而下之，若柴胡证不罢者，复与柴胡汤，必蒸蒸而振，却发热汗出而解。（107）

【解析】本条论述柴胡证误下后的证治及机转。

少阳病属半表半里证，本不应泻下，但在临床上又容易犯误下的错误。因为少阳受邪，往往影响三焦气化不利、津液不畅，致使津气不能下达而有不大便的见证。此时若用小柴胡汤外疏内达，使上焦得通，津液得下，胃气因和，在表者可濈然汗出而解；在里者则使大便得下而解。若不遵此法，但见不大便即贸然使用下法，则为治疗之逆，其结果可能出现三种情况：一是造成坏病，甚至转成下利不止、水浆不入等重证；二是邪传阳明，而成阳明有关的诸证；三是其人正气尚旺，尚没有因误下而发生特殊变化，而柴胡证仍在的，则仍可用小柴胡汤治疗。然由于误下之后，证虽未变，但正气毕竟受挫，值此之时借药力之助，正气奋起向外抗邪，而见"蒸蒸"振战，然后发热汗出而解。这就是正邪交争，战汗作解的一种表现。但需要说明的是，上述病情在临床上并不一定皆能发生战汗，同时也有虽未经误下而仅是因为病程稍长，药后却出现战汗作解的。因此不可拘泥于文字。

伤寒二三日，心中悸而烦者，小建中汤主之。（108）

【解析】本条论述伤寒夹虚的证治。

伤寒二三日，病程虽不长，亦未经误治，却见心中悸烦之证，其原因往往是里气虚馁，心脾气血不足，复被邪扰所致。夫太阳与少阴为表里，少阴不仅包括足少阴肾，也包括手少阴心在内。如果说太阳主表而为藩篱，犹如边防之设，那么少阴之心就处于宫城之内。若心宫气血亏虚，则气虚易生悸，血虚易生烦。通常情况下悸、烦尚不明显，一旦感邪之后，正气不支，在表之邪即有内陷之危，此时悸与烦就十分地突出。此证往往较叉手冒心，心悸欲得按的桂枝甘草汤证更重一些，如进一步发展，就可能出现"脉结代"的炙甘草汤证。

本证系虚人伤寒，故不可发虚人之汗。治当先扶其正以强其本。小建中汤内能补益心脾气血之虚，外可调和营卫以增强抗邪之力，一举而两得，也即"安内以攘外"之法。本条与105条都用小建中汤，一治腹中急痛，一治心中悸而烦，虽见证不同，但皆论建中之法。

太阳病，过经十余日，反二三下之，后四五日，柴胡证仍在者，先与小柴胡汤。呕不止，心下急，郁郁微烦者，为未解也，与大柴胡汤下之，则愈。（109）

大柴胡汤方：

柴胡半斤　黄芩三两　芍药三两　半夏半升，洗　生姜五两，切　枳实四枚，炙　大枣十二枚，擘　大黄二两

上八味，以水一斗二升，煮取六升。去滓，再煎，温服一升，日三服。一方用大黄二两。若不加大黄，恐不为大柴胡汤也。

【**解析**】本条论述少阳兼阳明里实的证治。

本证初起是邪在太阳之表，由于时间的推移或治疗之误，而致邪气离开太阳传入少阳，即为“过经”。少阳病治当和解，但医生三番两次地用了泻下之法，所幸病人素质尚好，证未因误治而变化，柴胡证依然存在，故仍应先与小柴胡汤治疗。服汤后可能有两种情况：一是药尽其用，正胜邪却，病证向愈，出现如第107条所述之战汗作解；二是药后病证未减反而加重，即由原来的“喜呕”“胸胁苦满”“心烦”等证，一变而为“呕不止”“心下急”“郁郁微烦”等证。“呕不止”，乃因邪热不解，内并阳明，热壅于胃，以致胃气频频上逆所致；“心下急”，即胃脘部或胀满之极、或疼痛之极、或拘急紧张之极而不可耐之谓，为阳明胃热结聚之兆；“郁郁”与“默默”的病机相同，皆为少阳气机郁遏之象，但证情以“郁郁”为重。“微烦”并非轻微之烦，而是指气郁热遏于内，使心烦外见反微。据情可知，其人不大便、口苦、苔黄、脉弦等证也在所必见。

综上所述，病已属少阳兼阳明里实，故用小柴胡汤已无能为力，因其只能和解少阳而不能攻下阳明，唯用大柴胡汤才能双解少阳阳明两经之邪。然少阳病本属半表半里证，有汗吐下三禁，而本条又为何谓少阳可下？因禁下是针对单纯的少阳证而言，叫做常法；可下是阳明少阳并病，叫做变法，即和解少阳枢机兼下阳明里实之法。又如太少并病用柴胡桂枝汤，和解与发汗并行，也属少阳治法之变。

据临床所察，由小柴胡汤证进一步演变为大柴胡汤证的并不鲜见。因为少阳肝胆气郁时久，常可化热化燥，使胃气不和而敛结成实。舌苔由白变黄即是标志之一，见舌苔黄即可放手用大柴胡汤。若仍见白苔，说明阳明里热尚未形成，仍属小柴胡汤证。同时，一旦病至大柴胡

汤证，无论胀满或疼痛诸证都很急迫难耐，此亦为辨证之眼目，当须牢记。

大柴胡汤是柴胡剂群的重要方剂之一，由小柴胡汤去人参、甘草加大黄、枳实、芍药而成。方用小柴胡汤以和解少阳，因已见里实之证，故去参草之甘补；大黄配枳实，犹如半个承气汤，以泻阳明之实热；芍药配大黄，酸苦涌泄，能于土中伐木，平肝胆之气逆。方中生姜之量，较小柴胡汤中生姜用量为大，一因生姜辛散，能散结去饮以止呕；二因本证邪热聚结在于心下，病位偏上，故重用生姜上行和胃，借以牵制大黄峻猛速下之力，使之“载药上行”而达到调和胃气的目的。如果说桔梗能载诸药上浮而有舟楫作用，此方生姜配大黄则也有这种妙用。然而本方中有无大黄，曾有过争议，或云有，或云无，陈修园对此有个折中的意见，他说临证时根据需要而决定取舍。考原文有“下之，则愈”一语，则知方中自然当有大黄。本方与大承气汤相较，泻下之力虽稍逊一等，但药力也相当可观，临证亦不可轻举妄用。

大柴胡汤既可疏利肝胆之气滞，又可荡涤肠胃之实热，既治气分，又调血分，属肝胆胃肠不和、气血凝结不利的病证，在临床比较多见，因此本方临床应用也较广泛。现时临床用其治疗多种急腹症或其他一些消化道疾病，功效卓著。如急性胆囊炎、胆石症、急性胰腺炎、溃疡穿孔以及热痢下重等，只要其证候与本方证相符，即可投予本方，或酌加理气活血，清热解毒之品，以提高疗效。

曾在某医院会诊一例急性胃穿孔患者，该院已决定手术，但家属唯恐患者年迈多险，而拒绝手术治疗，要求服用中药。证见腹痛不可耐，心烦口苦，恶心呕吐，舌苔黄厚，脉弦而滑。嘱速煎大柴胡汤，服后泻下黑便，腹痛骤减，呕恶亦止。继服原方二剂，诸证好转，后经调理而愈。

临床经验证明，凡属气火交郁的实性腹痛，都可用本方治疗，尤其是疼痛偏于腹部两侧的，效果更佳，这是因为少阳经气行于胸腹两侧的缘故。

伤寒十三日不解，胸胁满而呕，日晡所发潮热，已而微利。此本柴胡证，下之而不得利，今反利者，知医以丸药下之，非其治也。潮热者实也，先宜小柴胡汤以解外，后以柴胡加芒硝汤主之。(110)

柴胡加芒硝汤方：

于小柴胡汤方内，加芒硝六两，余依前法。服不解，更服。

【解析】本条论述大柴胡汤证误用丸药泻下后的证治。

伤寒时过十三日而病仍不解，出现“胸胁满而呕”的少阳证，“日晡所发潮热”的阳明证。“日晡”，指午后申时，大约三点至五点的时间；“所”是不定之词，在此指申时左右；“发潮热”，谓其发热像潮水一样按时而至。中医有天人相应，六经合于六气的理论。阳明之气主燥，午后申时正是自然界燥气旺盛之时，此时人体阳明之气最为强盛，故而抗邪有力，正当其时则发热。这就是日晡所发潮热的缘由。根据上述见证，可断为少阳不和兼阳明里实之证，当用大柴胡汤治疗。若确属大柴胡汤证，本应见大便秘结，而今为何汤药未服却反见下利？查究其因，原来是前医误用丸药泻下所致。丸药多系巴豆制剂，其性辛热燥烈，以丸药泻下，肠道虽通，但燥热不去，少阳证亦不能解除，故曰“非其治也”。因已经泻下，故虽兼有阳明燥热内结，亦不能再用大柴胡汤峻下，可先用小柴胡汤以解少阳；不愈者，再用柴胡加芒硝汤兼治阳明。

柴胡加芒硝汤，即小柴胡汤加芒硝。芒硝咸寒，善能泄热软坚以润燥。本方攻下之力虽不及大柴胡汤，但去燥热以治潮热的作用，却优于大柴胡汤。据赵本所载，本方只取小柴胡汤原剂量的三分之一，又不减甘草、人参等补药，故对正气较虚，里实而不甚的，比大柴胡汤更为适宜。

伤寒十三日不解，过经，谵语者，以有热也，当以汤下之。若小便利者，大便当鞕，而反下利，脉调和者，知医以丸药下之，非其治也。若自下利者，脉当微厥，今反和者，此为内实也，调胃承气汤主之。（111）

【解析】本条论述太阳过经于阳明而误用丸药下后的变证与治疗。

伤寒十三日，证见谵语者，是为太阳过经于阳明。因阳明有热，胃络通于心，热扰心神，故作谵语，当用调胃承气汤下之。如果患者小便自利且量多，是阳明燥热逼迫津液偏渗而不能还入肠中，故曰“小便利者，大便当鞕”。阳明里实证，本当见大便硬，而今反见“下利”，属虚属实，可凭脉审证。如脉见“调和”的，“调和”并非指无病之脉，而是指阳明病脉未变，仍与里实证相应，则反映此“下利”并非虚证，乃是前医误用丸药泻下所致。“若自下利者，脉当微厥，今反和者，此为内实也”，则进一步说明了是实证而不是虚证的脉诊依据。“脉当微厥”，诸释纷纭，或说是脉微肢厥，或说是脉微结，根据“厥”字有“极”“甚”之义，我们认为当以脉来甚微解释为妥。若证属虚寒性的自下利，其脉必然甚微，但今之脉不微，相对来讲反而“调和”，于是阳明里实则信而有征。论其治法，因已经用丸药误下，胃气必有所伤，峻下之剂似不相宜，当用调胃承气汤调和胃气为妥。

以上两条皆有丸药误下的病史，据考证，后汉一些医生习用这类丸药治疗伤寒病，其结果是大便虽通，但内在的燥热不能根除，往往给进一步辨证治疗造成困难。如本来是显而易见的大承气汤证或小承气汤证，由于用他药误下，以致证候错综复杂，使人难于辨识，下不了治疗的决心。如今虽无这种古老的泻下丸药，但类似的误下变证仍不乏其例，譬如常见有不大便者，不论何因，动辄用番泻叶之类的泻药，常常弄巧成拙，甚或造成不良后果。

如某年在某地防治流脑时，曾遇诊一流脑后遗症患者，视物模糊，大便秘结，辨证属肝肾阴亏，拟用滋阴增液之法，缓缓图治，冀其阴液恢复，大便自下。其后他医诊时，嫌此法过缓，竟改用硫酸镁泻下以图速效。不料服后大便虽快利于一时，但视力却更趋下降，他证亦见增重。其中的教训应当吸取。

太阳病不解，热结膀胱，其人如狂，血自下，下者愈。其外不解者，尚未可攻，当先解外。外解已，但少腹急结者，乃可攻之，宜桃核承气汤方。（112）

桃核承气汤方：

桃仁五十个，去皮尖　桂枝二两，去皮　大黄四两　芒硝二两　甘草二两，炙

上五味，以水七升，煮取二升半，去滓，内芒硝，更上火微沸。下火，先食温服五合，日三服，当微利。

【解析】本条论述太阳蓄血证治。

太阳表证不解，邪热入里与血搏结于下，发生如狂和少腹急结等证的，叫做太阳蓄血证。“热结膀胱”，可当做热结下焦血分去理解，亦可能

是结于小肠之腑。手太阳小肠与手少阴心相表里，经脉相互络属，在下之浊热上扰心神，心神失守则其人"如狂"。"如狂"是精神症状，指患者的视听言动时慧时昧，然尚有别于打人毁物、骂詈不避亲疏之"发狂"。瘀热互结于下焦，气血凝滞而不通，故见"少腹急结"。"急结"是指疼痛、胀满、痞硬而急迫难耐，甚至痛苦不可名状。本证尚属邪热与血初结，热重而瘀轻，病势较为轻浅，故有"血自下，下者愈"的机转。因病在下焦血分，故瘀血多从大便而下。若不能自下者，则须用药物攻逐。但一定要注意，外有表证不解者尚不可攻，应先发汗解表，待表证解除后而少腹急结等里证不除者，才能使用桃核承气汤泄热逐瘀。

太阳腑证分蓄水和蓄血两种证候，都是太阳经表邪热不解而随经入里所致。然一在膀胱气分而使气化失常，故必见小便不利；一在下焦血分，热与血相结，故神志如狂，因不关气分，所以小便自利。可见两者鉴别要点，乃在于小便利与不利和神志正常与否。

桃核承气汤系调胃承气汤加桃仁、桂枝而成。大黄苦寒，芒硝咸寒，功能泄热破结。大黄本可去瘀生新，但力尚不足，故加滑利之桃仁活血化瘀以破蓄血。桂枝辛温通阳行气，用于本方其意不在解表，而在理气通阳，通阳即可行阴，理气则能行血，血行而结散，则病自解。可见在寒凉药中酌加温热药，在血分药中稍配气分药，确实有其妙用。

本方临床运用并不局限于"热结膀胱"的蓄血证，而有着较多的适应证，特别是妇科疾病尤为常用。如瘀热闭经者，证见少腹硬痛，心情烦躁甚至如狂，投之每验。妇科的玉烛汤，由四物汤加大黄而成，但效果不如桃核承气汤。此方也可用于产后恶露不下，而见喘胀欲死或精神狂妄者。若以本方和桂枝茯苓丸交替服用，则可以治疗子宫肌瘤病。又如胸腹胁肋疼痛，每逢阴雨寒冷痛势加剧，且有跌仆损伤史者，是为瘀血久停于内，使用本方则有祛瘀止痛之效。此外，通过临床实践体会到：本方若与大柴胡汤合用，凡是痛在两胁或胸腹两侧而属气血凝滞的实证，无论其部位在上在下，皆能获效，甚至冠心病、阑尾炎等都可治疗。由此可见，本方适用范围之广，可云不胜枚举。

根据古人服药经验，病在胸膈以上者，应先进食后服药；病在心腹以下者，当先服药后进食。由于本证病位在下焦，且桃核承气汤又系下瘀血之剂，故必须空腹服药，方能更好地发挥药效。方后注所谓"先食温服"即是此意。

伤寒八九日，下之，胸满烦惊，小便不利，谵语，一身尽重，不可转侧者，柴胡加龙骨牡蛎汤主之。(113)

柴胡加龙骨牡蛎汤方：

半夏二合，洗　大枣六枚　柴胡四两　生姜一两半　人参一两半　龙骨一两半　铅丹一两半　桂枝一两半，去皮　茯苓一两半　大黄二两　牡蛎一两半，煅

上十一味，以水八升，煮取四升，内大黄切如棋子，更煮一二沸，去滓，温服一升。

【**解析**】本条论述少阳兼表里三焦俱病的证治。

伤寒时至八九日，误用下法，使邪气内犯少阳，而正气有所损伤。邪犯少阳，枢机不利，表里三焦之气不和，故出现了一系列复杂的病证："胸满烦惊"，烦惊，有人认为应作惊甚解，犹如烦疼的意思一样，有人认为应作心烦与惊恐两个症状解，我们认为应以前者为是，本证以惊为主。少阳病本有烦，此处意在突出"惊"，而不在突出"烦"。惊，即惊怖不安，是一个精神症状。人之七情变化与五脏功能密切相关，肝病多怒，胆病多惊，可见"胸满烦惊"是因少阳之气不利而致。"小便不利"是太阳膀胱腑气不利。"谵语"是阳明胃气不和。三阳经气皆为不利，故见"一身尽重，不可转侧"。本病虽见三阳证候，但以少阳病证为突出，太阳、阳明证则是由于少阳枢机不利，影响所及而成。故治疗以柴胡剂和解少阳为主，并酌加他药以治兼证。

柴胡加龙骨牡蛎汤即小柴胡汤去甘草(方中当有黄芩，成本缺漏，应补之)，用以和解少阳，祛除半表半里之邪；佐以龙骨、牡蛎、铅丹以镇胆气之怯而止烦惊；小便不利，故加桂枝、茯苓以助太阳气化而行津液；谵语则加大黄泻阳明之热以和胃气。于是三阳之气和畅，错杂之邪内外尽解。

方中铅丹有毒，须用纱布包裹入煎。临床曾有服本药而致铅中毒的报道，因此用量切勿过大，一般不超过 5 克，且不要连续长期服用，以免造成蓄积性铅中毒。现今有人用生铁落代之亦效。大黄在煎药时应后下为合法。

本条接续于上条蓄血证治之后，有互相对比以加强辨证的用意。其一，两条都有神志病证，上条言狂，本条言惊；其二，蓄血证属太阳见少腹急结，本条证属少阳见胸满，病位有上下之别；其三，蓄血证小便自利，本证小便不利；其四，上条属热与血结，病在血分，本条属少阳枢机不利，病

在气分。

后世有不少注家抨击本条文义不清，难以解释。但日人丹波元简著《伤寒论辑义》则认为本条有指导临床的实际价值，特别是柴胡加龙骨牡蛎汤用于治疗胸满烦惊之证，确有疗效，不可轻易否定。根据有是证便用是方的原则，现今常用此方治疗一些精神或神经系统的疾患，如精神分裂症及癫痫等，并多能取得满意疗效。

如曾治陈姓青年，因受精神刺激而患精神分裂症，每夜不能安睡，家人轮流陪守。曾服大量氯丙嗪之类镇静剂无效。切其脉弦，遂投本方，只进二剂则病证大减。据患者及其家属反映，初服汤药后即能安静酣睡，可见其疗效之卓著。

还曾用本方治过一例十多岁的舞蹈病患儿，终日手舞足蹈而无休止，并伴有烦惊等精神症状，遂试用本方以镇静安神，佐加胆星等祛痰之品，数剂后证情好转。

伤寒腹满谵语，寸口脉浮而紧，此肝乘脾也，名曰纵，刺期门。（114）

【**解析**】本条论述肝乘脾的证治。

病从伤寒伊始，而又出现腹满谵语等证，这是太阴、阳明脾胃疾患的反映。若其脉沉实有力，则脉证相符为顺。今“脉浮而紧”，实即寓有弦脉之意，弦为肝脉，可知本病是脾胃之证而见肝胆之脉，此为肝胆之邪乘于脾胃所致，也即木克土，故“名曰纵”。纵，指肝胆之气放纵无羁，顺势而往。由于肝胆影响脾胃为病，故其治当刺肝之募穴期门，泻肝胆之有余，以解脾胃之围。

伤寒发热，啬啬恶寒，大渴欲饮水，其腹必满，自汗出，小便利，其病欲解，此肝乘肺也，名曰横，刺期门。（115）

【**解析**】本条论述肝乘肺的证治。

“伤寒发热，啬啬恶寒”，是皮毛受邪而属表证。然肺主皮毛，有宣发肃降、通调水道的生理功能。邪在皮毛，内舍于肺，肺气亦为之不利，津液不得输布，故口渴而小便不利。由于大渴贪饮，肺的制节不行，水道不通；

且脾之运化失常，气机不利，故见腹胀满。诸证究其所因，既有肺的本身病变，又有肝旺犯肺的因素，即肝木反侮肺金之候。因金本克木而反受木侮，此为犯上而侮其不胜，故称之谓“横”。横，指肝气横逆亢盛。治疗当刺期门，以泻肝之“横”气，使肺摆脱其侮而使功能恢复。外窍通则汗出，内窍通则小便利，故其病欲解。上条有“脉浮而紧”一句，而本条未言何脉，疑有缺文。

以上两条的主要精神是运用五行学说，通过肝乘脾和肝侮肺的实例，来说明脏腑之间的病理联系，示人辨证应全盘分析，论治当求其本。至于条文所描述的具体证候，可能有脱落不全之处，临床切不可拘泥。

太阳病二日，反躁，反熨其背，而大汗出，大热入胃，胃中水竭，躁烦，必发谵语，十余日，振栗、自下利者，此为欲解也。故其汗，从腰已下不得汗，欲小便不得，反呕，欲失溲，足下恶风，大便鞕，小便当数而反不数及不多，大便已，头卓然而痛，其人足心必热，谷气下流故也。（116）

【**解析**】本条论述太阳病误火坏证及正复欲解的证候。

本条可分为两段解释。第一段从开始至“此为欲解也”，讲述火邪伤人虽重，但也有正复邪却作解之机。第二段从“故其汗，从腰已下不得汗”至文末，言误火后阳郁于上的各种见证。

太阳病二日，本不应见烦躁而反见之，意味着阳热有余，邪气欲传经入里。此时反熨其背。熨背，是古代火疗法的一种，民间有的用瓦烧热布包熨背，谓之“瓦熨”；有的用砖烧热布包熨之，名为“砖熨”，皆为发汗而设，用之不当可大汗出而津液伤。津伤则胃燥，胃燥则里热更盛，形成了阳明胃家燥热实证，故见躁烦谵语。若病至十余日后，由于饮食保养，胃中津液得复，正气来复，可从下利而驱邪热外出，正邪激争，则先见振栗，此与振栗战汗的道理相同，皆为阴复阳和，病将向愈之兆。

然而，当其病未作解时，还见有一系列变证。如“从腰已下不得汗”，即上身有汗，下身无汗，此因火热之邪主升而炎上，内攻之后阳气得其相助而郁结于上，不能下达，造成上盛下虚，上下阻隔之局势。阳热之气上逆故呕；阳气不能下达，而气化固摄无权，则既欲小便不得，又欲失溲，并见足下恶风；阳郁于上，津液不能下达，故大便硬结，不言而喻，烦躁谵语等证也在所必见。大便硬结时，则标志着津液不能还入胃中，反受燥热所迫而偏渗外出，故小便当数而且多。如今反不数不多，说明津液尚能还入胃中，以调节肠胃之燥，于是大便自下。津液与阳气并行不悖，当津液下达，大便通行时，阳气也得以下达，阳明胃气下流，由原来足下恶风转为足心发热，则其他诸证也将随之而解。但是由于阳气从上而骤下，头为诸阳之会，阳气下降，头中阳虚，常可发生短暂的不适应现象，即“大便已，头卓然而痛”。卓然，不平常也，指头痛而非同一般。

本条所举阳郁于上，阴阳偏盛偏衰的病变，并不局限于伤寒误火的坏证，临床上常见于其他杂病，观其证颇似下焦虚寒，往往稍一疏忽，妄投温补，便致大误。论其治则，或泄热，或滋阴，或理气，或导阳下行，均可斟酌，唯独温补万不可用。

曾于河北昌黎县遇一牧羊人，壮年男性，彪形大汉，当时气候暖和，却身穿棉衣。自述素来怕冷，医者多用温补，曾服附子每剂量达 30 克，但病情反重，即使炎夏也脱不下棉衣。视其两目炯炯有神，面色红润，不似虚候，诊其脉沉弦按之有力，舌苔黄，且伴心烦易怒，小便色黄，大便不畅等证。诊断为阳郁于内之证，方用大柴胡汤通其郁以疏达阳气。两剂后复诊已脱去棉衣，继服两剂竟获痊愈。

太阳病中风，以火劫发汗，邪风被火热，血气流溢，失其常度，两阳相熏灼，其身发黄。阳盛则欲衄，阴虚则小便难，阴阳俱虚竭，身体则枯燥。但头汗出，剂颈而还，腹满微喘，口干咽烂，或不大便，久则谵语，甚者至哕，手足躁扰，捻衣摸床，小便利者，其人可治。（117）

【**解析**】本条论述太阳中风误用火劫的变证及预后。

太阳中风，当用桂枝汤解肌发汗，方为治疗之顺，若误以火劫发汗，则为治疗之逆，必然变证蜂起。风为阳邪，火亦属阳，太阳中风用火劫发汗，必致阳热更盛，而使气血流溢，失其运行之常度。风火合邪，即所谓“两阳相熏灼”，其身必发黄。此之发黄与前述“风温为病……若被火者，微发黄色”之机理相同。阳热亢盛，伤于阳络，则见鼻衄；阴液不足，故小便难；火迫劫汗，不仅伤阴，而且耗气，阴阳气血俱虚竭，无血以濡润，无气以温煦，不能充肤泽毛，身体则消瘦枯燥。前句之“阳盛”者，是言其邪，此

“阴阳俱虚竭”，是言其正。概念不同，不可混淆。

阳热之邪若从汗解，谓之“热越”。此因阳热盛，阴液虚，热不得越，不能周身作汗，故但头汗出，齐颈而还。邪热不得外越，便入内攻伐，聚于中焦，脾胃气机滞塞，则腹满；影响肺气不利则微喘；炎于上则口干咽烂；下结于肠中，则不大便；久则胃热扰心，故作谵语。若病情再重，甚者至哕。哕，即呃忒或呃逆，与一般胃气不和的嗳气、噫气不同。此为胃津大亏，胃气将败之候。临床常可见到某些温热病晚期出现哕证，多是病至险境，病情垂危的表现。

四肢为诸阳之本，阳热炽盛，内乱心神，外实四肢，故手足躁扰，捻衣摸床。捻衣摸床，是神志昏愦之后的一种无意识的动作，即两手不自觉地反复摸弄衣床。病延至此，恶候叠见，可谓热盛阴伤已达极为严重的地步。此时若小便尚利，可知阴津尚未尽竭，化源犹存，仍有一线生机，还有救治的希望。如若小便全无，是化源已绝，则难以救治。

本条对火热之邪伤阴动血的病理变化和证候描述非常全面，而且也很逼真，实为临床经验的总结。说明《伤寒论》不仅重视阳气，而且也重视阴血。后世温病学家由此得到启发，从伤寒误用火法，认识到犹如温病误用麻桂辛温之害，又从火逆之害，认识到温热之邪最易伤阴的致病特点。因此，学习本条不要局限于火劫变证，应当扩大思维，深入理解其义。

伤寒脉浮，医以火迫劫之，亡阳，必惊狂，起卧不安者，桂枝去芍药加蜀漆牡蛎龙骨救逆汤主之。（118）

桂枝去芍药加蜀漆龙骨牡蛎救逆汤方：

桂枝三两，去皮　甘草二两，炙　生姜三两，切　牡蛎五两，熬　龙骨四两　大枣十二枚，擘　蜀漆三两，洗去脚（赵本作腥）

上为末，以水一斗二升，先煮蜀漆，减二升，内诸药，煮取三升，去滓，温服一升。

【解析】本条论述伤寒误用火劫而导致惊狂的证治。

伤寒脉浮，其病在表，应当发汗解表，而医生误用火劫迫汗，汗出过多，导致了“亡阳”。亡，在这里当失去讲；阳，指心阳。亡阳实指心阳亡失。因心为阳脏而主神志，汗为心之液，阳为心之神，汗出过多，心阳随汗外泄，阳虚不能养神，则心神浮越不敛，故发生惊狂、起卧不安的症状。

“起卧不安”，当以赵本作“卧起不安”为妥。一般地说，服用麻桂辛温过汗，多亡肾阳；而用火法迫汗，则多亡心阳。亡肾阳的，当用四逆汤救治；亡心阳的，则非附子、干姜之所宜，而应以桂枝去芍药加蜀漆龙骨牡蛎救逆汤温阳救逆为妥。

桂枝去芍药加蜀漆龙骨牡蛎救逆汤，简称救逆汤。是由桂枝汤去芍药加蜀漆、龙牡而成，本方去酸苦阴柔之芍药，则利于辛甘为阳，以急温心阳；用龙骨、牡蛎以潜镇浮越之神气；对于用蜀漆之义，尚有不同认识，有的认为散火邪，有的认为祛痰水。从本证病机和药理作用分析，当以后者为妥。因本证缘由心阳虚损，阳虚不能布化津液，则易生痰水，从而形成“亡阳夹痰”的病变，即虚中夹实的证候。蜀漆乃常山之苗，味辛苦而性寒，功效与常山相若，它有较强的截疟、催吐、祛痰作用。用于本方既能散火邪，又能涤痰开窍。据陈修园之见，方中龙、牡二药不仅镇惊安神，而且亦有化痰行水的作用，这种解释则使方义更臻完善。可见温复心阳、潜镇安神、消痰化水，是本方的功用所在。本方蜀漆现今常用量为3~5克，注意水炒先煎，以减少其对胃的刺激而消除涌吐等副作用，无蜀漆者也可用常山代替。若以蜀漆与大黄黄连泻心汤及远志、菖蒲合用，治疗精神分裂症辨证属痰热上扰者，效果较好。服药后或吐或泻或吐泻俱作，吐则多为痰涎，泻之多为黏液，其后皆觉精神爽快而人即安定。

形作伤寒，其脉不弦紧而弱。弱者必渴，被火者必谵语。弱者发热、脉浮，解之当汗出。愈。（119）

【解析】本条论述温病不可用火劫汗。

“形作伤寒”，指其证候类似伤寒，也有发热、恶风寒、头身痛等证，但病实非伤寒。因其脉不弦紧而弱，也不像伤寒之脉那般弦紧，而切其脉反为弱。这里的所谓脉弱是与伤寒脉紧对比而言，并非其脉微弱。“弱者必渴”和“弱者发热”两句当联系理解，即指其人同时见有发热、口渴的症状。根据“太阳病，发热而渴，不恶寒者，为温病”的辨证精神，可以判断本条所述的伤寒类证，就是属于温病一类。因为温病初起，邪在卫分也可有微恶风寒和脉浮的见证。温病在表，当用辛凉宣散解表之法，故谓“弱者发热、脉浮，解之当汗出愈。”若反用火疗之法劫汗外出，则既伤阴津又助阳热，以致发生神昏谵语等坏证。

温病亦属热病之一，故为伤寒之类证。因其为感受温热邪气所致，其病变以阳盛阴伤为特点，所以忌用辛热药物与火攻之法，为了能做到准确无误的治疗，必须认真辨证、分清寒热，不可稍有疏忽。

太阳病，以火熏之，不得汗，其人必躁，到经不解，必清血，名为火邪。（120）

【**解析**】本条论述因火成邪，下伤阴络的坏证。

“火熏”属火疗范畴，是利用药物燃烧后所产生的热气，或药物煮沸后所产生的热气熏蒸人体取汗以治疗疾病的一种方法。使人卧于烧热的土炕上，覆以厚被而取汗的疗法，也当属火熏法之类。太阳病为邪在于表，本当以汗解，而医反“以火熏之”，熏后又“不得汗”（可见火疗之法有出汗或不出汗两种情况），由于不得汗出，致使阳热郁遏不宣，火邪不能外越而反内攻，故心神被扰，其人躁烦不安。病至七日，为太阳一经行尽之期，叫做“到经”，此时若正复邪却，其病当愈。如果“到经不解”，说明阳郁太甚，火热陷深。火热之邪下伤阴络，迫血妄行，故发生“清血”。“清”，同圊，厕所也。清血即便血的意思。因于火逆所致，故名为“火邪”。

脉浮热甚，反灸之，此为实。实以虚治，因火而动，必咽燥唾血。（121）

【**解析**】本条论述火邪上伤阳络的咽燥唾血等证。

“反灸之”若移至“实以虚治”之后，文意较顺。脉浮而发热无汗，是表邪闭郁，阳气不宣的表实证。艾灸之法能温阳散寒，但多用于治疗里虚寒证或寒湿痹证。今表实阳郁而反用艾灸，故谓“实以虚治”，犯了“实实”之戒。而使表邪更闭，阳郁更甚，火攻于内，上灼阳络，动血伤阴，故咽燥唾血。因于火而劫阴动血，故曰“因火而动”。

以上两条，一用火熏，一用艾灸，皆为被火之误。汗不得出，热不得泄，以致发生动血伤阴的变证。然一伤阴络而清血，一伤阳络而唾血，又各有上下的不同。

微数之脉，慎不可灸，因火为邪，则为烦逆，追虚逐实，血散脉中，火气虽微，内攻有力，焦骨伤筋，血难复也。(122)

【解析】本条论述虚热证误灸的变证。

本条四字一句，注家称之为四字真言、四言诀等，有的认为这条出自王叔和之手，有的则考证为张仲景原文。若据钱熙祚的《脉经·跋》来看，可能还是张仲景旧作的原貌。

"微数之脉"，指脉数而无力，多主阴虚火旺。灸法宜于虚寒证不宜虚热证，故谓"慎不可灸"。倘若误灸，不仅不能治病，灸火反而成为致病的因素，所以叫"因火为邪"。火邪内迫，"则为烦逆"。烦者，热也；逆者，火也；"烦逆"即火热逆证之意。"追虚逐实"，即一面追其虚，而另一面又逐其实。"追逐"，有增加之意。阴本虚，反用灸火更伤其阴，谓之追虚；热本实，反用艾灸助阳增热，谓之逐实。追虚逐实的结果则导致"血散脉中"。"散"即散乱、消散的意思，指气血受到损伤。为此，仲景告诫人们：灸火之气虽微，但内攻有力，可导致阴血难复，肌肤筋骨失却濡养，而形成肌肤枯燥，焦骨伤筋的严重恶果。"焦骨伤筋"虽有夸张，但火逆之害，的确非同小可，不容轻视。

以上三条都是因火动血，一为清血，一为唾血，此为血散脉中。三者比较，实以本证伤血最为严重。

脉浮，宜以汗解，用火灸之，邪无从出，因火而盛，病从腰以下必重而痹，名火逆也。(123)

【解析】本条论述火痹证的形成及临床表现。

脉浮为病在表，应治以发汗解表。若误用火灸，则表邪闭郁，无从外出。灸能助阳，阳气因火灸而盛，壅郁于上不能下达，下部无阳以温煦，故发生火痹证，即从腰以下沉重而麻痹。此与第116条"从腰以下不得汗"，"足下恶风"等证病机相同，皆为阳郁于上，阴阳上下不得交通所致。第122条言火逆伤血，本条言火逆病气，两条相互比较，有气血对比之义。

验之临床，这种病理变化不仅见于火逆为患，而且误用或过服温热之药，也可发生类似病变。如曾见一阳痿患者，众医皆以为阳虚，峻用附桂硫黄温热壮阳之品，但是越治越痿，颇为苦恼。经详询病情、细察脉舌，审断其证并非阳虚，实乃阳郁不达，实证见羸候之理，改用大柴胡汤合龙胆泻肝汤化裁，数剂而愈。

欲自解者，必当先烦，乃有汗而解。何以知之？脉浮，故知汗出解也。（124）

【**解析**】本条接续上条讲其病有自解之机。

病欲自解者，必有欲解的一定条件和反映，其条件是正气得复，邪气渐退而还于表，其反映则是“必当先烦”，即先发生心烦发热，然后汗出作解。此时，其脉必浮，是正气驱邪外趋于表的重要标志，也即是病欲自解的确凿证据。这种情况似同战汗，但不见寒战振栗，仅见烦热汗出。

烧针令其汗，针处被寒，核起而赤者，必发奔豚。气从少腹上冲心者，灸其核上各一壮，与桂枝加桂汤，更加桂二两。（125）

桂枝加桂汤方：

于桂枝汤方内，更加桂二两，共五两，余依前法。

【**解析**】本条论述烧针取汗引发奔豚的证治。

用烧针责令其汗，即强迫病人发汗，汗出腠理开，针孔被寒邪所袭不得疏散，故发生红肿如核。劫汗内伤心阳，阳虚阴乘，水寒之气乘虚上冲，则气从少腹上冲于心，发为奔豚。治法可外用艾灸针处之赤核各一壮，以温散寒凝之邪，内服桂枝加桂汤温通心阳，平冲降逆。

引发奔豚有两种原因：其一，如《金匮要略》所说：“从惊发得之”，即奔豚病与精神因素有关。人一旦受惊，惊则气乱，心气散乱，君火不旺，失去镇摄与主宰之能，则下焦阴寒之气得以上犯。其二，正如本条所云：“针处被寒”，即寒邪从针孔而入，外寒引动人体内在阴寒之气，乘机上冲。简言之，一是受惊伤心气，二是感寒邪入里，此为病发奔豚之病机。

曾治一崔姓妇，其证颇奇，自觉有一股气从两腿内踝，沿阴股往上冲动，至少腹则腹胀，至心胸则心悸胸闷，头出冷汗，精神极度紧张，有死的恐怖感，日作三四次，平时常服镇痛片稍得缓解。兼见腰酸带下，面色青黄不泽，舌胖质嫩，苔白而润，脉弦数无力。辨析此病亦当属奔豚，其气不从少腹而从内踝上冲，是为少见之证。

遂用桂枝加桂汤，另服黑锡丹二钱。共服五剂而愈。

桂枝加桂汤即桂枝汤加重桂枝用量。据《神农本草经》记载，桂枝有治“三气”之功：即降逆气、散结气、补中益气。具体来说，其一是能下气。陈修园、张令韶等认为：桂枝能疏肝降逆，如苓桂术甘汤证，水气之所以上冲即与肝气的激发与挟持有关。昔老中医陈慎吾用逍遥散，每以桂枝取代薄荷，使疗效提高，也是很有道理的。日本有的医家根据“气上冲”用桂枝的道理，认为“太阳病下之后，其气上冲者，可与桂枝汤”，当与本条的气上冲证联系起来理解，提出凡是上气之证都可酌用桂枝。其二是能开结气，如桃核承气汤用桂枝，便是取其通阳开结以散蓄血之用。又如临床治疗“梅核气”，用半夏厚朴汤不能取效时，若加桂枝则可见功效，亦可证明桂枝既能下气，又能开结。其三是能补中益气，如桂枝甘草汤能温补心气，桂枝汤可以调和脾胃以建中气，而本方重用桂枝，也正是为了加强补心、通阳、下气的作用，故用之治奔豚，最为合宜。

临床常见某些心脏病患者可出现奔豚气的证候，其人自觉气上冲胸时，便发生期前收缩、心律不齐、心悸、憋闷、窒塞等症状，用本方治疗效果满意。此外，又据空军某医院大夫介绍，有一患者病发奔豚，当气从少腹上冲至心时，则发憨笑，笑后心里颇觉难受，体不能支，竟用本方四剂治愈。

有的注家对本方“加桂”有不同的见解，一云加桂枝，一说加肉桂。根据原文“更加桂二两”之意，当是指加桂枝而言，但从临床应用来看，加桂枝或加肉桂同样有效。

火逆，下之，因烧针烦躁者，桂枝甘草龙骨牡蛎汤主之。（126）

桂枝甘草龙骨牡蛎汤方：

桂枝一两　甘草二两　牡蛎二两，熬　龙骨二两

上为末，以水五升，煮取二升半，去滓，温服八合，日三服。

【解析】本条论述火逆而致心阳虚烦躁的证治。

“火逆下之”，“下之”不好理解，有的注家认为是衍文，当删；有的认为可能是“汗之”之误，即火逆发汗之意。两说均有一定道理，均可从之。本证由于烧针火逆，损伤心阳，以致心阳虚不能敛养神气，使心神浮越，而发生神情烦躁不安等证，此比第 118 条误火惊狂证为轻，也可谓是惊狂之

轻证。故用桂枝甘草加龙骨、牡蛎温复心阳，潜镇安神。

桂枝甘草龙骨牡蛎汤用桂枝、甘草温复心阳，加龙骨、牡蛎潜敛神气以止烦躁。临床应用本方不必局限于火逆之误，凡心阳虚而见烦躁等证均可施治。

太阳伤寒者，加温针，必惊也。（127）

【**解析**】本条简要概括火逆的证变。

温针与火针同类，皆属火疗之法，施治于太阳伤寒病，迫劫发汗，显然是治不顺理，因之使人“必惊”。此言“惊”，主要不是讲证情，而是指一种惊恐的心理状态。因为温针之类的火疗，是人为的外在刺激、强力迫汗之法，使人望而生畏，畏而必惊。惊则心气伤、胆气乱、正气馁，气血阴阳俱受影响而失其常度，使邪气有可乘之机，从而为多种变证的发生提供了一定条件。因之诸如奔豚、惊狂、烦躁等各种病证，便可由此而起。所以日人山田正珍提出：本条文应列于上述诸条火逆证治之首，而具有提纲的意义，此说颇有道理。当然本条列于以上诸条之尾，以作总结之用，也未尝不可。

以上介绍了 12 条火逆证，现简要小结如下：

火疗，是我国古代一种物理疗法，汉时颇为流行。其中包括熏蒸、烘熨、烧针（火针）、温针、灸法等等，具有发汗、散寒、通阳、开痹的作用。它有着严格的适应证和禁忌证。若用于脘腹冷痛、风寒湿痹、虚寒下利以及外科痈疽疮疡等证，只要方法得当，确有较好的疗效。倘若误施于其禁忌病证，如以上 12 条所述诸病，必然导致各种变证，即所谓“火逆证”。张仲景列举多种火逆证，着重指出误火之弊，使后人从中吸取教益。

然而，如今随着科学的发展，上述原始的各种火疗方法已渐淘汰或被改革，来自火逆的各种变证也几不复见，但并不是因此就失去了学习火逆诸条的意义和价值。现在重温仲景昔日旧论，不要消极地就事论事，而拘泥于原文之中，应该积极地扩大辨证思维，跳出条文之外。这样才能认识和理解《伤寒论》火逆证治的实际价值和现实意义，这也就是我们必须坚持的“古为今用”的原则。如通过学习可以了解到，伤寒外感热病若误用火疗，必致火逆变证。由此引申其义，凡阴虚之体或温热病患者，切不可误用辛温燥烈之药，否则伤阴动血，也在所难免。同时，诸条火逆证所表现的气血受伤，阴阳失调的病理变化及证候特点，如上见唾血，下见便血，血散脉中，阳郁于上不能下达，而见腰以下不得汗必重而痹，足下恶风等，往往在临床许多疾病中都可以见到。因此，研究并探讨这些具有普遍临床意义的病理机制、证治法则，并以此作为借鉴，将有助于提高我们辨证论治的水平。此外，仲景所出三方，如救逆汤、桂枝加桂汤、桂枝甘草龙骨牡蛎汤，一直被后世医家广为习用，并在运用中有所发挥，使古方获得了新的生命力。这就是我们今天仍要很好地学习“火逆”诸条的目的和意义。

太阳病，当恶寒发热，今自汗出，不恶寒发热，关上脉细数者，以医吐之过也。一二日吐之者，腹中饥、口不能食；三四日吐之者，不喜糜粥，欲食冷食，朝食暮吐，以医吐之所致也，此为小逆。（128）

【解析】本条论述太阳病误吐而致胃气虚寒的证候。

太阳病为表证，当见恶寒发热，而现在病人表现自汗出、不恶寒也不发热，说明表邪已解。切其脉出现关上脉细数，关脉候脾胃，细数即数而无力，似乎是胃家虚热之证，实际上这是胃气虚寒的一种假热之象。为何表证已解，反而又见关上脉细数呢？原来这是医生误用吐法，损伤胃气之过。

原文中所云：“一二日”或“三四日”仅是约略之词，不要过于拘泥具体日数，当理解为病程有长短之别，证情有轻重之异，因而误吐之后的变逆也有大小的不同。“一二日吐之者”，谓其胃气伤害轻浅，故尚能知饥而仅口不能食。“三四日吐之者”，言其胃气伤害稍重，因胃虚而有假热，故欲进冷食。但其本质是胃气虚寒，不能对食物腐熟消化，故朝食而暮吐，或暮食而朝吐，与食已即吐的胃热证绝然不同。太阳病不当吐而用吐法是属误治，但是由于吐法寓有向上向外发散的效能，故吐后表邪得解而无内陷之患；且其变逆仅局限于胃腑，故称之为“小逆”。

太阳病吐之，但太阳病当恶寒，今反不恶寒，不欲近衣，此为吐之内烦也。（129）

【解析】本条承上文论述太阳病误吐而致胃气燥热的证候。

太阳病的桂枝证,有时出现气上冲咽等证,若误为痰实而妄用吐法,使其证由恶寒变为不恶寒,说明了表邪已解。但是又出现恶热而不欲近衣等新的证候,这反映了误吐之后损伤胃中津液,胃气燥热,故谓之"内烦"。内,里也,在此指阳明胃;烦,热也,在此指阳明之里有热。第71条"发汗后恶寒者,虚故也;不恶寒但热者,实也,当和胃气,与调胃承气汤",与本条机理有些相似。事物总是一分为二的,联系前后条文可以看出,发汗后恶寒者为阳虚,不恶寒但热者为胃热燥实。误吐后也有两种变局:一是上条的胃气虚寒而有假热;一是本条的胃气燥热而见内烦。对比之下,则寒热虚实的辨证要点自然明确于胸。

本证论治,可仿第71条的少与调胃承气汤,微和胃气之法。

病人脉数,数为热,当消谷引食,而反吐者,此以发汗,令阳气微,膈气虚,脉乃数也。数为客热,不能消谷,以胃中虚冷,故吐也。(130)

【**解析**】本条论述汗后胃寒致吐的脉证机理。

病人脉数,数主热,热能化物,本当消谷引食。而今反见呕吐,此为发汗后致"令阳气微,膈气虚",即胸膈胃脘的阳气因误吐而致不足所造成。在这种情况下出现的数脉,绝非实热之可言。况且脉数而按之微弱,这种数而无力的脉象,正反映病的本质是"胃中虚冷"。"数为客热",即言"热"为假象,胃气虚寒而生的"客热"是不能消化水谷的,因而症见不能食或食后谷不化,寒气上逆而作呕吐。

《濒湖脉学》在讲到数脉主病和论治的时候说:"实宜凉泻虚温补",即数而有力的实热证,宜用凉药以泻火;数而无力的真寒假热证,当用温补之法。本条未出治法与方药,根据其"胃中虚冷"而致吐逆的病变特点,可考虑用理中汤加丁香、吴萸,以温中补虚,降逆止呕为宜。

太阳病,过经十余日,心下温温欲吐,而胸中痛,大便反溏,腹微满,郁郁微烦。先此时,自极吐下者,与调胃承气汤。若不尔者,不可与。但欲呕,胸中痛,微溏者,此非柴胡证,以呕故知极吐下也。(131)

【**解析**】本条论述太阳病过经传变与误用吐下致变的证治，兼论与小柴胡汤证的鉴别。

本条可分三段作解。第一段从太阳病开始至“郁郁微烦”，论太阳之邪渐次向里传变，由胸及腹的见证；第二段从“先此时，自极吐下者”至“若不尔者，不可与”，言误经极吐下，胃气不和的证治；第三段从“但欲呕”至结束，言本病虽类似少阳但实非少阳证，故不可用小柴胡汤。

太阳病已过经十余日，表邪有往里传变的机转。因胸为太阳之分，故邪气传里而必先胸。邪在胸膈，则心下温温欲吐。“温温”似当改为“愠愠”，读晕，即心中烦闷不舒畅的意思。胸间气机不利，则胸中作痛。邪热内入，影响里气不和，则发生腹微胀满和郁郁微烦。若已热结成实，大便必然干燥，而今大便反溏，说明热邪尚未聚结成实。由于是传经之邪渐次入里，仍未全离太阳，故虽有里热见证，亦不能下之过早而用调胃承气汤。

假设在太阳病未过经传变之前，就曾重用吐下之法治疗，而出现类似上述的诸证，那就情况不同了。因为病在表而误用吐下，则必伤其胃气，损耗津液，使邪热内陷而形成胃家实证。胃实当用攻下之法，但因胃气已为吐下所伤，故又不宜峻下，唯当和其胃气而已，故与调胃承气汤。“若不尔者，不可与”，是仲景再次强调，上述诸证若非因吐下所致者，则不可与调胃承气汤。

最后一段是作者自注之词。概括以上两种证候，都有欲呕、胸痛、微溏，颇似少阳病的小柴胡汤证。但无论是太阳传经之邪，还是极吐下所致的胃不和，其病变都不在少阳胁下部位，故不可误投小柴胡汤。尤应注意的是，切勿以“欲呕”一证，与少阳的“喜呕”相混淆，本病欲呕是胃气受伤之见证，是为极用吐下之所伤，而与少阳证丝毫无关。

太阳病六七日，表证仍在，脉微而沉，反不结胸，其人发狂者，以热在下焦，少腹当硬满，小便自利者，下血乃愈。所以然者，以太阳随经，瘀热在里故也。抵当汤主之。（132）

抵当汤方：

水蛭三十个，熬　虻虫三十个，熬，去翅足　桃仁二十个，去皮尖　大黄三两，酒浸

上四味为末，以水五升，煮取三升，去滓，温服一升，不下再服。

【解析】本条论述蓄血重证的辨治。

文中的“抵当汤主之”，当移至“下血乃愈”之后。太阳病六七日，表证仍在，为何出现“脉微而沉，反不结胸”？有的注家提出，“表证仍在”之后，当有“而反下之”一句，这样才与下句“反不结胸”衔接自然而合乎常理。因为本论有“病发于阳而反下之，热入因作结胸”的论断，即太阳在表之邪不解而误用泻下，往往引起邪气内陷而形成结胸证，这样，脉也随之由浮而变沉。但今反不结胸，而其人发狂，出现打人毁物、不避亲疏等证，说明太阳邪热未陷于胸，而是随经入腑深入下焦，与血搏结形成的太阳蓄血证。太阳蓄血，热与血结于下焦，故而“少腹硬满”。硬者，坚硬也，医者可触按而知；满者，胀满也，为患者的自觉症状。病在血分，无关于气化问题，故小便自利。

太阳之邪随经入腑，可形成蓄水和蓄血两类病变。蓄水者，小便不利；蓄血者，小便自利，故两证有别而辨识不难。但蓄血证又有轻重之别，若热与血初结而热重于瘀者，证见“少腹急结”，病势较为轻浅，尚有“血自下，下者愈”的机转；若血不自下者，则用桃核承气汤下之。至于本证则是热与血久结而瘀比热重，证见“少腹硬满”，瘀已成形，势为深重，故非下不可，当用下血峻剂抵当汤。“所以然者”，是作者自注句，言知其然，也应知其所以然，是太阳在表，邪热随经入里，与血相结于下焦的缘故。

抵当汤之所以名“抵当”，解释不一。有人认为，这种下焦蓄血重证非他药所能及，唯有此四药足以抵当而攻克之，故名曰抵当汤。有人则反对此说，认为若因其方峻猛而命名，那么十枣汤、大陷胸汤攻逐之力，也非比一般，而为何不名冠“抵当”呢？然据考究，方中水蛭，古又名“至掌”，故也有医家称此方为至掌汤，而后人讹称抵当汤。我们则认为对于方名的原义不必过细考证和追究，重点应在于掌握其方义及临床适应证。

抵当汤为破血逐瘀之峻剂，既有大黄、桃仁的植物药，又有水蛭、虻虫的动物药，其遣药组方可谓是集活血化瘀之大成，非一般活血剂所能比拟。水蛭味咸，虻虫味苦，二药相配，破血之力尤峻，又得大黄泄热逐瘀以推荡，桃仁行血化瘀以滑利，可奏血下瘀行，诸证尽愈之效。应注意水蛭不可生用，原文云“熬”，即是水炒入煎。虻虫去翅足，也当炒用。服汤后，“不下再服”，意在言外，得下则止后服。

本方在临床可治疗多种气血瘀结的病证，有时疗效十分满意。下面略举几例治验以作证明。

魏姓女，30岁，河南人，于1969年患精神分裂症，曾住院接受电疗和胰岛素治疗，病虽有减，但未痊愈而出院。终日自觉头皮发紧，犹如有道铁箍。记忆力严重衰退，言听视动随过随忘，双目呆滞，表情淡漠，经期少腹疼痛，舌质略暗，苔略腻，脉沉滑。据《内经》云：瘀血在下，使人发狂，瘀血在上，使人善忘。遂诊断为瘀血证。治用本方以活血逐瘀，佐加柴胡、半夏以疏肝去痰。

处方：桃仁12克，生大黄10克，炒水蛭、炒虻虫各6克，柴胡、半夏各10克。

二剂后稍见泻下，证有所减，复诊转方：桃仁12克，大黄、丹皮各10克，茯苓24克，桂枝、赤芍、蒲黄、五灵脂各6克。

二剂后泻下臭秽之物甚多，头紧如箍感顿时松解，喜忘证大有好转，表情也转活跃。自诉其病已愈十之七八。要求带药回老家调治，遂拟桃核承气汤加菖蒲、郁金持之而归。

刘姓女，37岁，二年前因产后感冒，随即发生眼睛疼痛，失眠。从此右眼视力开始下降，从1.2降至0.1，经眼科检查，确诊为中心性视网膜炎。治疗后右眼视力恢复到1.0，而左眼视力反从1.5降至0.1，检查眼底有水肿。某中医给予石斛夜光丸，服后视力有所上升，左眼视力达0.8，右眼为1.2。但继而出现后背及右少腹疼痛，经期两腿发胀，腰腹俱痛，精神紧张，惊怖不安，善忘，六脉弦滑，舌质绛暗，舌边有瘀血斑，据脉证表现，初步辨证为：气血瘀滞，瘀浊上扰心神。因其视力已有好转，故未加以特殊注意。遂用本方佐加白芍、丹皮以平肝。

处方：桃仁15克，大黄、丹皮各10克，白芍、炒水蛭、虻虫各6克。

病人复诊时述，服汤药后约六七小时，发生一种异常反应：脑后跳动疼痛，腹痛难耐，随即大便泻下颇多，小便犹如血汁，其后诸痛迅减，周身轻松如释重负。特别感到惊奇的是视力也觉大有好转。又转方用血府逐瘀汤加茺蔚子、决明子，服药六剂后，复去眼科检查，认为由于黄斑区棕褐色变浅变小而使视力上升。

三诊：继用血府逐瘀汤，加蛴螬、土鳖虫、鸡血藤、茺蔚子等，终获痊愈。

又例：王姓少女曾患精神分裂症，经住院治疗好转。但后因闭经两月，病复发作，显然证属瘀血，遂投抵当汤一剂，药后血下神安。

最近有人介绍运用本方治疗冠心病取得效果，说明其不仅可以治下焦蓄血，而且可治上焦心脉瘀血。方用之广，效应之验，不胜枚举。

太阳病，身黄，脉沉结，少腹硬，小便不利者，为无血也；小便自利，其人如狂者，血证谛也，抵当汤主之。（133）

【解析】本条补述蓄血证可继发身黄，以及与湿热发黄的不同辨证。

太阳病，是其发病之来路。脉沉结，沉主病在里，结即脉跳缓而有歇止，为气血凝滞不利之象。身黄一证，应当区别湿热与瘀血两种因素，虽然两者都可出现身黄，以及脉沉结、少腹硬的共同脉证，但仍有其各自不同的鉴别要点。湿热发黄，其色黄而鲜明如橘子之色，小便不利，可有心烦，但无发狂。瘀血发黄，其色黄而晦暗不泽，小便自利，且见发狂之证。文中“如狂”的“如”字，柯韵伯认为是助语辞，不作“象似”解，“如狂”，即“如果发狂”之义。小便自利，其人发狂，都是鉴别湿与血的辨证眼目，也就是说，对身发黄，脉沉结，少腹硬的病人来说，更见小便自利，其人如狂，则蓄血证已确信无疑，故曰“血证谛也”。“谛”，音帝，证据确凿之意。治用抵当汤攻逐瘀血。

伤寒有热，少腹满，应小便不利；今反利者，为有血也，当下之，不可余药，宜抵当丸。（134）

抵当丸方：

水蛭二十个　虻虫二十五个　桃仁二十个，去皮尖　大黄三两

上四味，杵分为四丸，以水一升，煮一丸，取七合服之，晬时，当下血；若不下者，更服。

【解析】本条再论述蓄水与蓄血的鉴别要点，并提出蓄血证的缓治法。

病由伤寒发热而起，续发少腹胀满，若为蓄水所致，则小便当不利，今小便反利者，则知非是蓄水，而是蓄血，治当攻下瘀血。因本证仅见“少腹满”，未见少腹硬，也未见如狂或发狂，说明热与瘀都较轻。因其热势不如桃核承气汤证之甚，瘀势也不如抵当汤之重，故用丸剂缓攻为宜。

抵当丸即抵当汤原方改而为丸，药虽峻烈，但一剂分四丸，每次仅服一丸，而成峻药缓用之法。服药采取“煮丸之法”，连药渣一并服下，故云

“不可余药”。考本论大陷胸丸的煎服法也是如此。因丸药性缓，其下瘀血之力比汤药和缓而作用持久，故服药后“晬时当下血”。晬时，周时也，即一昼夜的对头时间。若不下者可再服。考抵当汤方后注云“不下再服”，可见汤剂服后，不待晬时而是在短时间内即可泻下。

有报道说用抵当丸治疗妇女子宫肌瘤曾取得疗效。《金匮要略》中有一下瘀血汤，即是本方去水蛭，改虻虫为䗪虫，主治产后瘀血腹痛，服药后下血如猪肝状，其病则愈。

以上数条说明：热与血结的蓄血病，证有轻重之分，治有缓急之别。简而言之，其热重于瘀者是桃核承气汤证；瘀重于热者是抵当汤证；瘀热皆轻者是抵当丸证。

太阳病，小便利者，以饮水多，必心下悸。小便少者，必苦里急也。（135）

【解析】本条再论太阳蓄水，与上条蓄血证治并列，而有鉴别之义。

在患太阳病的病程中，若患者饮水过多，可发生伤水的病证。如果膀胱气化功能尚好，小便通利，而脾胃运化机能较差，则饮水过多，每易导致中焦停水，证见心下悸动不安等，当以茯苓甘草汤主治。如果膀胱气化功能低下，小便少而复被水伤，必致下焦蓄水，证见少腹胀满难耐，所谓“必苦里急”是也，当以五苓散主治。可见太阳蓄水的病因有二：一是太阳随经之热入里，影响膀胱气化功能，水液不行，小便不利而蓄水；一是在患太阳表证期间，膀胱气化功能低下，此时若饮水过多，膀胱不及气化，则水蓄于下焦而“必苦里急”。

【小结】

本篇原文共104条，主要论述了葛根汤证、麻黄汤证及其加减证，并补充了桂枝汤的治疗范围。文中除了关于解决太阳不同类型表证的辨证与治疗外，还在误治变证之前先提出“阴阳自和，必自愈”的治病原则，以指导误治后所出现的心、肺、肝、脾、肾等寒热虚实种种变证的救治。其名为辨误治变证，而实含有治疗杂病的成分在内，羽翼了六经辨证的不足。其后又论及太阳经邪入腑，经腑两病的五苓散证；火郁虚烦的栀子豉汤证；阳虚水泛的真武汤证。水火寒热互相比较，更具辨证的意义。至于所提出的表里先后，表里缓急的治疗原则，误火、误吐、误下等所发生的种种坏证的救治，对临床治疗都有一定的指导意义。同时还论述了太阳邪传少阳的小柴胡汤证及其加减、禁忌之法，以示太阳之邪传里：若津伤者则传阳明；若气弱者，则可直传少阳。最后又论述了太阳病蓄血证治，并与太阳腑的蓄水证作了鉴别比较。至此就把太阳的经表证与太阳的腑证都作了全面的论述，从而形成了太阳为病的辨证论治理论体系，使临床治疗有客观规律可循。

辨太阳病脉证并治法下

【概说】

下篇内容，承续于中篇而与之有机联系。前已讲述栀子豉汤证，是太阳表热内传于胸，仅为火郁而无痰水等有形之邪，故谓之"虚烦"。下篇之始即论结胸证，它的成因，也是太阳邪热内陷于胸，甚或由胸传至心下，属内陷之邪与痰水互相凝结而成的一种病证。结胸有不同类型，因其病势有浅深之分，病位有上下之别，病性有寒热之异，故有大结胸、小结胸、热实结胸、寒实结胸之名，此为下篇主要内容之一。其二，还介绍了一些结胸的类证，即类似结胸而实非结胸，如脏结、太少并病、热入血室等证，都有"如结胸状"的表现，故列于其后，以作互相对比、鉴别，从而扩大辨证论治的范围。其三，继结胸证治之后，又论由于误下，损伤中焦脾胃之气，致使阴阳升降发生紊乱，因而形成心下痞证。有关心下痞的证治亦是本篇的重要内容之一，它列于结胸之后，则有虚实对比之义。其四，太阳之邪不解，从阳化热，内传阳明，从而引出邪热弥漫充斥表里内外，然尚未燥结成实的白虎汤和白虎加人参汤证。在中篇论述了太阳之邪传少阳的证治，本篇又论述了太阳之邪内传阳明的证治，从而说明太阳之邪既可传少阳，也可传阳明，并无固定规律可循，临床应当凭脉证进行辨识。

问曰：病有结胸，有脏结，其状何如？答曰：按之痛，寸脉浮，关脉沉，名曰结胸也。何谓脏结？答曰：如结胸状，饮食如故，时时下利，寸脉浮，关脉小细沉紧，名曰脏结。舌上白胎滑者，难治。（136）

【解析】本条采用问答形式，通过结胸与脏结主要脉证的对比，来阐明何谓结胸，何谓脏结，以及两者的鉴别要点。

结胸与脏结虽都有相类似的心下硬满疼痛的症状，但其病机有阴阳寒热的不同，其脉象和其他证候也有所区别。从病机来看，结胸是阳热与痰水凝结于胸中，虽以胸中为主，但有时病位较广，可涉及腹部，其病性属阳、属实，为实热证。脏结多为脏虚阳衰，复被阴寒所凝，其病位在脏，其病性属阴、属虚，为虚寒证。再看脉象，结胸是寸脉浮，关脉沉。寸脉浮是言其病之来路，即太阳表邪误下之后，由表经胸入里而与痰水相结；关脉沉，是为里有水之征。脏结是寸脉浮，关脉小细沉紧，因其病之来路也是太阳误下，故寸脉浮，证属脏虚，所以关脉小细，而沉紧则主寒邪凝结之象，即脏气虚而寒气结的病变，故名曰脏结。症状对比：结胸为热实之邪壅于内，故多不能食，而大便秘结；脏结是寒结于脏，胃腑无实邪壅滞，故饮食如故。然而，脏为寒结，脾阳不运，水谷不别，所以还有时时下利之证。如果察舌苔，二证也不相同：结胸舌苔虽未明言，但据证推理，其苔多为黄燥；脏结舌苔白滑，反映阳气虚衰而寒凝不化，证属正虚邪实。由于寒结之实非攻不去，而脏气之虚又不能攻，故为“难治”之证。但难治不等于不治，临床犹可采用温化寒结之法。

本条虽以结胸与脏结并列而论，但作者写脏结的意义在于烘托突出结胸的辨证，这是“假宾定主”的笔法。通过对结胸、脏结二者的脉证对比，以加强辨证认识，且寓有举一反三之妙义。

通过对《伤寒论》的学习，可以看出张仲景的文章格式有三种不同体例：一是条文式；二是四言诀式；三是问答式。以上三种体例皆为汉时所习用。可见张仲景不仅医术精深，而且也很会写文章，可谓文以载道而医文并茂。

脏结无阳证，不往来寒热，其人反静，舌上胎滑者，不可攻也。（137）

【解析】本条承上文，补述脏结的症状和治禁。

脏结与结胸不同，“脏结无阳证”，即无发热恶寒的太阳表证；“不往来寒热”，是说无少阳证；“其人反静”，谓无阳明病的烦躁证。因邪热在里属阳明证者，必见烦躁，而今其人神情安静，故邪不在阳明。既然三阳经证候俱无，就排除了病在六腑而发于阳的问题。脏结是阴证，是脏虚阳衰，阴寒凝结之证，故见阳虚津液不化“舌上胎滑”之象。上条曰“难治”，本条曰“不可攻”，正因其邪实而又不可攻，故谓之难治。

此证仲景未出方治，有的注家提出用理中汤加枳实，以理中汤温补中阳，以枳实破气散结，可资参考。

病发于阳而反下之，热入，因作结胸；病发于阴而反下之，因作痞。所以成结胸者，以下之太早故也。（138）

【**解析**】本条论述结胸与痞证的成因。

“病发于阳”，是病发于阳经。据“发热恶寒者，发于阳也”之文意，可知病发于阳即指太阳而言。邪在太阳而反下之，造成表邪入里而变热，邪热与痰水相结于胸，故成结胸证。

“病发于阴”，即病发于里，里证有可下的，也有不可下的，如阳明燥热里实证则可下，若是中寒里虚证则不可下。若不可下而误下，必伤脾胃之气，使之阴阳不和，升降失调，气机痞塞，故作心下痞证。如“太阴之为病……若下之，必胸下结硬”，即言太阴脾胃虚寒证是病发于阴，误下之后可发生胸下痞硬。又如少阳病的小柴胡汤证，虽是阳经病，但它属半表半里证，已有里证的成分在内，故误下之后也可出现痞证。

夫结胸言“热入”，是指误下后表热内陷；痞证则不言“热入”，是因其本是里证而无外邪之故。“所以成结胸者，以下之太早故也”，为自注之文，是说结胸证虽应泻下，但不可下之太早，邪犹在表而过早攻下，反致邪陷热入而续发结胸。至于痞证本属里虚，终无可下之理，故也谈不到下之迟早了。

以上三条简要介绍了结胸、脏结、心下痞的成因和主要脉证，对以下诸条有着指导意义，其详细证治则见于以下诸条。

结胸者，项亦强，如柔痓状。下之则和，宜大陷胸丸方。（139）

大陷胸丸方：

大黄半斤　葶苈半升，熬　芒硝半升　杏仁半升，去皮尖，熬黑

上四味，捣筛二味，内杏仁、芒硝，合研如脂，和散，取如弹丸一枚；别捣甘遂末一钱匕，白蜜二合，水二升，煮取一升，温顿服之，一宿乃下，如不下更服，取下为效，禁如药法。

【**解析**】本条论述结胸证而病位偏于上的证治。

凡结胸证，必心下硬满疼痛。此言“项亦强，如柔痓状”，痓，同痉。痉病其中有汗者称柔痉，无汗者称刚痉。据此可知，本条所言之结胸证，除有心下硬满疼痛之外，尚有颈项强直、能仰不能俯、汗出等类似柔痉的临床表现。此为热与水结而病位偏高，邪结高位，项部经脉受阻，津液不布，经脉失其所养，故出现项强如柔痉的样子。由于在里之水热蒸腾，且阳气内陷而不能外密，故见汗出。治用大陷胸丸攻下水热之结。水热去，心下硬满疼痛等证自可消除；津液通达，水精四布，则项亦不强而转柔和。故曰“下之则和”，宜用大陷胸丸。

大黄、芒硝、甘遂三药相伍，名为大陷胸汤。今变汤为丸，又加葶苈、杏仁、白蜜叫大陷胸丸。方中大黄、芒硝、甘遂合用，相辅相成，既可攻泻邪热之锢坚，又能荡涤积聚之痰水，此为本方之主要药物。因本证之邪结不仅在于心下，而且包括胸膈，甚至上及项背，以致出现胸胁硬满疼痛、短气喘促等肺气不利的证候，故加用葶苈以泻肺，杏仁以利肺，务使肺气开豁疏利，水之上源宣达畅通，其凝结于高位的水热之邪必将随之而下，而荡涤无余。本方药虽峻利，但由于采用煮丸之法，硝、黄、葶、杏四药合研，仅取如弹丸一枚，用量不大，且方中有白蜜味甘而缓，使泻下之力留于上焦，缓缓发挥作用，不致因下之过猛、过急，而有遗邪于上的弊端，因此，本方可谓峻药缓行、以攻为和的代表方剂。所以方后注云：药后“一宿乃下”，与大陷胸汤之“得快利”相较，显然丸缓而汤峻。方名“陷胸”者，是因为胸为高位，有邪当陷下以平之。

结胸证，其脉浮大者，不可下，下之则死。(140)

【解析】本条论述结胸证脉浮大者不可下。

结胸证，脉见浮大，脉浮为表邪未全入里；脉大，是里未成实。此时虽有心下硬满疼痛，但由于脉不沉紧为脉证不符，故不可用大陷胸汤攻下。若误下之，必伤里气，反引邪入里。正气先衰，邪气复结，正虚邪实，攻补两难，预后不佳。若结胸证脉见浮大无力，则更属正虚邪实之候，不顾正虚而妄下，犯虚虚之戒，可使正气亡脱，故曰“下之则死”。结胸证不可不下，然亦不可下之过早，下之过早则预后不良。

结胸证悉具，烦躁者，亦死。(141)

【解析】本条承上文论述结胸证当下不下而见烦躁的危候。

“结胸证悉具”，是谓结胸诸脉证皆已具备，如心下或从心下至少腹硬满而痛不可近，短气烦躁，心中懊侬，脉沉实等证，此时当急用大陷胸汤，因势利导，泄热逐水则愈。若在这种情况下，医生畏首畏尾，不能果断地采用泻下之法，致使病程迁延，邪气锢结更深，正气削弱益虚，在邪盛正衰之时出现烦躁，则属于真气散乱、正不胜邪的一种危候，与阳热内盛而致的烦躁根本不同，故预后多为凶险。由于上条有“下之则死”，本条承接上条，故有“亦死”之言。但在今天的医疗条件下积极救治，也并非都会死亡。

以上两条皆论结胸证之预后，前后联系体会，其义更备。前者是失于孟浪，不应下而下，下之过早；后者是过于谨慎，应下而未下，治不及时。一为误治，一为失治，然后果不良则一。因此，学习这两条应从中吸取教益，临诊治病应密切观察病情，抓住治疗时机，才能取得满意疗效而不致发生误治、失治的问题。

太阳病，脉浮而动数，浮则为风，数则为热，动则为痛，数则为虚，头痛发热，微盗汗出而反恶寒者，表未解也。医反下之，动数变迟，膈内拒痛，胃中空虚，客气动膈，短气躁烦，心中懊侬，阳气内陷，心下因鞕，则为结胸，大陷胸汤主之。若不结胸，但头汗出，余处无汗，剂颈而还，小便不利，身必发黄也。（142）

大陷胸汤方：

大黄六两，去皮　芒硝一升　甘遂一钱

上三味，以水六升，先煮大黄，取二升，去滓，内芒硝，煮一两沸，内甘遂末，温服一升，得快利，止后服。

【解析】本条论述误下太阳而成结胸或发黄的变证。

本条分三段解释。第一段，从“太阳病”至“表未解也”，讲的是从脉证分析而知表邪未解；第二段，从“医反下之”至“大陷胸汤主之”，论误下后形成大结胸的证治；第三段，从“若不结胸”至全文结束，论误下后形成湿热发黄的变证。

“太阳病，脉浮而动数”，脉动，在这里不是指“动”脉，而是指脉搏躁动的意思，也就是其脉浮而躁动数急。浮主风邪在表，动数主热，肌表有风热之邪，身体必有所疼痛，故云“动则为痛”。数脉虽主热，但其热并未与体内有形之实邪相结，故谓“数则为虚”，可见这里的“虚”，并非正虚之“虚”，乃是里无实邪之意；“头痛发热”，是属表证，但见“微盗汗出”，则反映阳热之邪较盛，且有入里的趋势。因为寐则卫气行于阴，阴者里也，卫气行于里而使里热外蒸，表气不固，则盗汗出；此时若表邪已尽入于里，则恶寒必罢，今仍头痛发热而反恶寒，则说明“表未解也”。既是表未解，虽有里实之热亦不可下，故“下之”曰“反”。如医反用下法，则使邪气内陷，结于胸膈，故脉由动数变为迟缓。喻嘉言说，迟“有结而难开之象”，所以脉迟是邪气凝结的反映。邪陷入里，正气与之拒抗相争，故“膈内拒痛”。胃气因误下而虚，邪气乘正虚而动犯胸膈，是谓“胃中空虚，客气动膈”。胸为气海，受邪则气机受阻，故见“短气”。胸为阳位，心居其中，邪热内扰，故烦躁而至懊侬，以上诸证，皆是阳热内陷与痰水相结而致结胸的病变反映。而“心下因鞕”，则知结胸主证已备，故当以大陷胸汤泄热逐水。

亦有虽经误下而不成结胸，导致湿热郁蒸者，则是另一种病变机转。热为阳邪，欲外越而从汗出，但因湿之黏腻纠缠而不得宣泄，故“但头汗出，余处无汗，剂颈而还”；湿为阴邪，欲下泄而从小便出，但又被热邪牵引而不能下行，故小便不利。热不得越，湿不得泄，互结蕴蒸，故身必发黄。治当清热利湿，方如茵陈蒿汤或茵陈五苓散等均可酌情选用。

大陷胸汤由大黄、芒硝、甘遂三药组成，其主要功用已如前述。甘遂为泻水逐饮之峻药，尤善于泻胸腹之积水；大黄、芒硝泄热荡实，软坚破结。三药为泄热逐水之峻剂，可使大量水液从大便泻下。但因甘遂有毒，泻下峻猛，故应中病即止，不可过服。方后注云“得快利，止后服”，即是此意。由于甘遂的泻下有效成分难溶于水，故作汤剂水煎服时效力较差。本方虽用汤剂，但甘遂用末冲服，这一特定要求发挥了甘遂的药效，应予注意。甘遂的用量，本书为一钱，因汉时有铢制而无钱制，应以赵本、医统本之“一钱匕”为准。今可酌用 1 克左右为宜。

伤寒六七日，结胸热实，脉沉而紧，心下痛，按之石硬者，大陷胸汤主之。（143）

【**解析**】本条承上文仍论大结胸的证治。

结胸证有三个主要症状，即本条所云：脉沉而紧，心下痛，按之石硬，概括称之为“结胸三证”，犹如“麻黄八证”一样，是临床辨证的要点。

伤寒时过六七日，虽未经误下，但治不及时，以致表邪内传入胸，形成“结胸热实”。“结胸”是言其病证，“热实”是言其病性，即热与水结，其病性属热、属实。验之脉诊，见沉而紧，沉脉候里且主水，紧脉为实又主痛，皆是热实结胸当见之脉。患者自觉心下疼痛，触按其病位，则有“石硬”之感。石硬者，虽寓有夸张之意，但实指其上腹部腹肌紧张坚硬，其疼痛拒按自在言外。这一症状常见于上腹部急性局限性腹膜炎的患者。以上的结胸主脉主证既具，则大陷胸汤势在必用。

通过学习本条“按之石硬”一语，提醒医者临床凡诊治腹部疾患，包括现代医学所称急腹症在内必须进行腹诊，亲手切按，以别病证。张仲景的《伤寒论》是比较重视腹诊的，如所云“绕脐痛”，“心下痞鞕”，“痛不可近”等，皆是由切按而得知。这是祖国医学传统的诊查病证的方法之一，应当注意继承运用，不可轻视忽略。

伤寒十余日，热结在里，复往来寒热者，与大柴胡汤。但结胸无大热者，此为水结在胸胁也，但头微汗出者，大陷胸汤主之。（144）

【解析】本条论述大柴胡汤证与大陷胸汤证的鉴别要点。

伤寒十余日不愈，表邪已化热入里，热结在里，必有大便不通等证，此为阳明胃家实之见证。但又见往来寒热之少阳证，则病属阳明热结而兼病少阳不和，也即少阳阳明俱病。其治当用大柴胡汤泻下阳明、和解少阳而二经同治。

据理推测，上证既是阳明热结在里，可能见有心下痞满而痛；少阳受邪，枢机不利，可能见有胸胁苦满等证。因以上证候有类似结胸之处，故当认真加以鉴别。“但结胸无大热者”，是谓结胸因热与水结，水中有热，虽可有发热现象，但既不同少阳证的往来寒热，也没有阳明证的大热。大柴胡汤证是热与气结于胃肠，虽可有心下痞满而痛，但按之不硬；而结胸证则是热与水结于胸胁，故既有心下疼痛，又见按之石硬。因其热在水中而被郁遏，不能向外透越，故仅见头微汗出，而周身无汗，此亦是水热结胸的特征之一。论治无疑当用大陷胸汤泄热逐水破结。

总之，大柴胡汤证与大结胸证确有类似的临床表现，辨证时可从其热型、疼痛性质，以及腹诊等方面，进行鉴别比较。

太阳病，重发汗，而复下之，不大便五六日，舌上燥而渴，日晡所小有潮热，从心下至少腹，硬满而痛，不可近者，大陷胸汤主之。(145)

【解析】本条论述热实结胸兼阳明胃家实的证治。

太阳病重发汗，伤其津液，而复下之，邪热内陷入里。津伤胃燥，故五六日不大便，舌上燥而渴，又见日晡所小有潮热，此乃阳明胃家实之证。至于“从心下至少腹，硬满而痛，不可近”之证，一方面是言其病变范围广；另一方面是言其既有胀满疼痛的自觉症状，又有按之石硬的他觉见证；不可近者，谓其腹痛为甚，拒绝旁人近前触按，很类似现今所谓弥漫性腹膜炎的腹膜刺激征。这显系误下邪陷，邪热入里与胸腹间的痰水凝结而形成的大结胸证。因此本证属热实结胸兼阳明腑实。结胸与腑实孰轻孰重，孰急孰缓？当从证候分析：其腹痛范围从心下至少腹，较之阳明腑实的绕脐痛为广；其腹痛性质硬满而痛不可近，较之阳明痞满而痛的病情更重。再者，其热型是“小有潮热”，犹不及阳明的壮盛之势。由此可见，本证结胸重而急，腑实轻而缓。

《经方实验录》的作者曹家达对仲景学说深有研究，是书载一案：某大结胸患者，自以为阳明证，服用大承气汤，药后大便泻下，胸腹稍畅。但次日证情如故，仍觉脘腹硬痛，又以为药不胜病，复进承气数剂，元气顿伤，反无效应。后经仔细一辨，证属结胸而兼阳明，改用大陷胸汤而愈。因承气汤仅能泻下阳明之燥热，而并无驱逐水邪之能，若用于大结胸兼阳明腑实证，虽肠胃之燥热可下，但胸腹间水热之邪难除，故非其治也。而用大陷胸汤既可攻水热之结，又兼下阳明之燥，一举两得，施于本证最为的当，更何况本证结胸证重而腑实证轻，因此大陷胸汤更是在所必用。

以上数条都是论述大结胸的证治。所谓大结胸，是与下文的小结胸证相对而言的。临床辨大结胸，当抓住以下几个特征：一是其脉沉紧有力；二是其病证有硬满疼痛按之石硬之感，且病变范围可由胸至腹而比较广泛，程度严重，亦多兼有大便闭结。同时由于病位的不同，大结胸证又有病势偏于上、偏于中、偏于下的区别。如第 139 条的大陷胸丸证，“结胸者，项亦强”，是邪结在上之高位；第 143 条的结胸三证，“心下痛，按之石硬”，是邪结于中；本条结胸证兼阳明，“从心下至少腹，硬满而痛，不可近”，病变之广已下及少腹。

昔日曾治一李姓女孩，15 岁，患高热，周身不适与头痛等证，五六日后，突然发生胸腹疼痛，下午发烧更甚。经某医院诊断为急性腹膜炎，并令其住院治疗。其父因经济关系，乃转请中医诊治。诊其脉紧而搏，舌苔黄厚，大便从发病至今未解，小便红赤涩少，不欲饮食，时有谵语，皮肤亢热，腹肌板硬拒按。此外感邪热内陷，同水饮相搏，为大结胸证，脉证皆符，当急下之。

乃疏：大黄、芒硝各 6 克，冬瓜子、薏米各 15 克，甘遂末 1 克（另包）。先煎大黄等药，汤成，内入芒硝火上烊化，再下甘遂末和匀，分二次服。

药后约一时许即泻下，但不甚快，又将第二服分其半与之。服后不久，大便畅行，水与大便齐下，约半痰盂，患儿脘腹疼痛顿减，随之腹肌变软，热渐退，胃纳亦开，乃令糜粥自养而愈。

小结胸病，正在心下，按之则痛，脉浮滑者，小陷胸汤主之。（146）

小陷胸汤方：

黄连一两　半夏半升，洗　栝蒌实大者一个

上三味，以水六升，先煮栝蒌取三升，去滓，内诸药，煮取二升，去滓，分温三服。

【**解析**】本条论述小结胸的证治。

小结胸的特点是病位“正在心下”，较大结胸之“从心下至少腹”为小，病位也局限，一般不向上下延展。证见“按之则痛”，远不及大结胸证的“硬满而痛，不可近者”之重，且言外之意是如果不按则不痛。不过在临床上也有不按亦痛的情况，只是痛势稍轻而已。其脉见浮滑，浮者为有热且浅，滑者是有痰且结，正是痰热相结而部位较浅的脉象反映，这和大结胸证因水热相结部位深广而出现的沉紧之脉自不相同。小结胸证，治用小陷胸汤清热化痰开结。

小陷胸汤亦由三味药组成，但药力比大陷胸汤为小、为缓。方中用黄连清泄心下之热结，则轻于大黄之泄热破结；用半夏化痰去饮，则缓于甘遂之涤痰逐水；用栝蒌实甘寒滑利，清热涤痰，开结润便，则逊于芒硝之咸寒软坚、泻实破结。此三药性缓而剂轻，远不如大陷胸汤之峻，故称为小陷胸汤。

方用“栝蒌实大者一个”，约合今之60克，当剪成条而先煮，然后再纳诸药入煎。因本证属痰热凝结，方用黄连以清之，半夏以散之，栝蒌以利之，故服汤后热除痰去，多见大便排出黄色黏液，其病往往随之而愈。

栝蒌一药，不仅能清热涤痰，而且还有活血化瘀、通痹止痛的作用。《伤寒论》与《金匮要略》二书中所用栝蒌之方，都含有止痛之效应。除本方治心下按之则痛外，尚有栝蒌薤白半夏汤类诸方主治胸痹疼痛，不用桃仁、红花活血化瘀，而仅用栝蒌等药便可止痛，可见其确有化瘀止痛之效。近年有用小陷胸汤治疗证属痰热凝结、脉络瘀滞的心血管病，每每可收到满意的疗效。然而今医之治，一见心胸疼痛疾患，开手便用红花、桃仁、丹参、赤芍之类，对栝蒌弃而不用，可算是临床一大损失，实不知仲景昔日用栝蒌治胸痹胜红花之奥义。有一经验方主治乳痈而红肿热痛、寒热阵作者，即以栝蒌重用，疗效甚佳。方为：大栝蒌1枚，酒当归15克，萱草、甘草各10克，白芷6克，乳香、没药各3克，黄酒与水各半煎服。

小陷胸汤验案颇多，选录二例如下：

一老年妇人，五十余岁，正在心下胃脘部疼痛，且痛时有包块鼓起，形如馒头之半，心疑为癌患而甚畏惧，即往医院欲作钡透。在等待作钡透期间，因疼痛加剧不可忍耐，而请中医诊治。脉见弦滑，舌质偏红，苔黄不甚厚，胃脘虽痛但按之不硬，大便不爽，遂辨为小结胸证。服小陷胸汤二剂后，大便泻下黄涎甚多，痛止而包块消失。后做X线钡餐透视，查无异常。

某燕姓干部，昌黎县人，久患肺心病，心功能不全，每日靠强心药物维持，但仍喘促不得卧。综合其脉证，辨为痰热互结之小结胸证，遂试用本方。三剂后大便通畅，证情好转。

太阳病二三日，不能卧，但欲起，心下必结，脉微弱者，此本有寒分也。反下之，若利止，必作结胸；未止者，四日复下之，此作协热利也。（147）

【**解析**】本条论述素有水饮的太阳病，误下以后变成结胸或协热利的证候。

太阳病仅二三日，出现不能卧，但欲起的证候，可知其人“心下必结”。因心下邪气结滞者，往往卧则气痞益甚，而起立活动则稍有缓解。本病一是有太阳未解之表证；二是有邪结心下之里证。此时察之于脉，已由太阳表证本来的浮紧之脉而微微变弱，即“紧”象已减，显示寒邪有化热入里之趋势。其“心下必结”之里证，是因为“此本有寒分也”。寒分，指水饮之邪。可见其人既外有表邪欲化热，又内有水饮之宿疾。治当解表化饮为宜，而反误用泻下之法，则引邪入里，其病情发展可能有两种转归：或是邪结于上；或是邪注于下。若邪结于上，下利自止，太阳邪热因误下而内陷，与水饮凝结，故“必作结胸”；若邪热下注，则病至四日仍见下利不止，这种协同表邪而下利的，则叫做“协热利”。

本条文义有二：一是说明有的结胸证的形成是“本有寒分”，即素有水饮，当误下之后，邪热与之相结，这与前述诸条结胸证的病因病机略有不同，可以互相补充。二是告诫医者，虽已有“心下必结”之见证，但表邪未解者，不可下之过早，早下可使邪热内陷而形成各种变证。

太阳病下之，其脉促，不结胸者，此为欲解也。脉浮者，必结胸也；脉紧者，必咽痛；脉弦者，必两胁拘急；脉细数者，头痛未止；脉沉紧者，必欲呕；脉沉滑者，协热利；脉浮滑者，必下血。（148）

【**解析**】本条论述太阳病误下后，以脉测证的分析方法。

以脉测证与以脉定证不同。以脉测证，是根据脉象推测证候，如本条内容即是。以脉定证，是在具备一定症状的前提下，最后通过脉诊以决定其属于何种病证。如已有发热、汗出、恶风等证，再切其脉若见浮缓，便可断为太阳中风的桂枝汤证。不但如此，临床辨证中还有舍证以从脉的情况，这更体现了脉诊的重要性。

本条文众释纷纭，颇难理解，若照原文解析，不仅义不连贯，而且多有牵强之处。《医宗金鉴》认为原条文有错简而稍作修改，似乎比其他的注释更合情理，故从其说而作注解。原文的“其脉促”可改为“其脉浮”；“脉浮者”改为“脉促”；“脉紧者”则改为“脉细数”；“脉细数者”可改为“脉紧”；“脉浮滑者”则改为“脉滑数”。

太阳表证误下之后，可设想有以下诸般变证：若其脉浮，是邪仍在表而未入里，故不作结胸，因表邪已微，病有欲解之势，所以说“此为欲解也”；若脉促者，是为阳热过盛，邪欲入里而有结滞之象，故“必结胸也”；若脉见细数，是阴伤而有虚热，故“必咽痛”；脉弦，为少阳之脉，少阳经气不和，所以见“两胁拘急”；紧脉主寒，脉紧说明太阳表寒未解，故原有的头痛未能得止；沉脉主里，脉沉紧，说明里有寒，胃气受寒而上逆，故“必欲呕”；沉脉候里，滑脉主热，脉沉滑反映表邪误下内陷而化热，热迫大肠，故作“协热利”；脉滑数，亦为里有邪热，热伤阴络，故大便下血。

本条文只求理解其主要精神，临床辨证时切不可拘泥搬套。凭脉辨证固然是一个重要环节，但更为重要的还是应脉证合参，全面分析。

病在阳，应以汗解之，反以冷水潠之，若灌之，其热被却不得去，弥更益烦，肉上粟起，意欲饮水，反不渴者，服文蛤散。若不差者，与五苓散。寒实结胸，无热证者，与三物小陷胸汤，白散亦可服。（149）

文蛤散方：

文蛤五两

上一味为散，以沸汤和一钱匕服，汤用五合。

白散方：

桔梗三分　巴豆一分，去皮心，熬黑，研如脂　贝母三分

上件三味为末，内巴豆，更于臼中杵之，以白饮和服。强人半钱，羸者减之。病在膈上必吐，在膈下必利，不利进热粥一杯，利过不止，进冷粥一杯。身热，皮粟不解，欲引衣自复者，若水以潠之、洗之，益令热却不得出，当汗而不汗，则烦。假令汗出已，腹中痛，与芍药三两如上法。

【解析】本条通过水结于表与水结于里的结胸证相对比，寒实结胸与热实结胸相对比，以体现水结有表、里、寒、热的不同证型。

原文的“小陷胸汤”和“亦可服”；白散方下的方后注文“身热，皮粟不解”以次的文字，均属衍文，当删。本条重点介绍文蛤散和三物白散两个方证，下面分作两段解析，先讲文蛤散证：“病在阳”，即病在表，当用汗法解表，而“反以冷水潠之，若灌之”，潠，为以冷水喷淋；灌，为以冷水浇浴，皆是古代物理降温退热之法。然施于太阳表证，则为治不顺理。其结果是身热可能暂时稍退，但阳郁之热不能宣散，故“弥更益烦”。弥、更、益三字皆是“更加”之意。烦者，热也，即发热反比以前更重。由于阳热被冷水闭郁，皮毛腠理收敛，寒凝于外，热郁于内，故肌肤上起如粟粒状的“鸡皮疙瘩”。同时可有发热、无汗、身体酸痛等见证。因寒凝热闭，太阳的体表津液得不到宣通，则热与水结于太阳之表，因尚未入里，故虽口渴

但又不愿喝水。治用文蛤散，既可清在表的阳郁之热，又能行皮下之水结。若服药后病不愈，而又见烦渴、小便不利等蓄水证，则当用五苓散解表以利水。

对于文蛤散，一部分注家认为即是原文所载之方，而柯韵伯等人则认为是《金匮要略》文蛤汤（即麻黄杏仁甘草石膏汤加文蛤、生姜、大枣）之误。鉴于本条属一证二方之法，犹如前述之先用小建中汤，后用小柴胡汤之例，因证有一轻一重，方亦有一大一小，故本证之治仍以一味文蛤散为宜。

文蛤即海蛤之有纹理者，其性咸寒，上能清肺化痰而治咳逆上气，下能利小便而治水气浮肿。本证为水热之邪闭郁体表，故用之既清在表之热，又行皮下之水。

下边再论寒实结胸的证治："寒实"，是指水寒气冷所凝结的痰饮之邪的实证，这种寒性痰饮内结于心胸，心胸阳气受阻，则可出现硬满而痛，甚或见气喘咳逆等证，故谓之"寒实结胸"。因其无发热、烦渴、苔黄燥等热证，故与热实结胸证不同。但寒实结胸属于实证，所以脉沉紧有力，且有大便不通等一派实证的表现。治用三物白散散寒逐饮，除痰开结，以温下寒实之邪。

白散由桔梗、巴豆、贝母三药组成，因其药色白，故又称"三物白散"。巴豆辛热有毒，能攻逐寒性水饮痰湿之凝结，其力十分峻猛，故一定要经炮制后方可入药；贝母消痰开结；桔梗开提肺气，既可开肺散结祛痰，又可使药力作用于上。三药并用，可将寒饮痰水一举排出，故服本方后，可见或吐或下，或吐下交作的反应。因本方药性峻猛，故用白饮和服，既能和养胃气，又可稍制巴豆之毒性。本方属温下寒实之剂，故欲加强其泻下作用，可进热粥以助药力；如腹泻太甚，又可进冷粥以抑制其泻下作用，用粥也取其有保胃气作用。所用剂量"强人半钱"，应依赵本、医统本改为"半钱匕"为是。体质壮实者，今可服至 1 克左右，对体质弱者，则当酌减其量，以免泻下伤正。

太阳与少阳并病，头项强痛，或眩冒，时如结胸，心下痞鞕者，当刺大椎第一间，肺俞、肝俞，慎不可发汗，发汗则谵语。脉弦，五六日，谵语不止，当刺期门。（150）

【解析】本条论述太少并病类似结胸的证治。

先病太阳，后病少阳，太少俱病而有先后次第之分，谓之太少并病。头项强痛，是属太阳表证；头目眩冒则为少阳病变。少阳之气疏泄不利，故心下痞塞硬满，有时郁结较甚者，还可发生疼痛，则犹如结胸之状。证属太少并病，当刺大椎、肺俞两穴以解太阳之邪；刺肝俞以解少阳之邪。切勿仅以头项强痛而用发汗之法，因少阳有禁汗之制，若误汗，则既伤胃中津液，又使少阳之邪热乘于胃。胃燥不和，故发生谵语。“脉弦”为少阳之脉，病经五六日，又见谵语者，是见阳明证候。但因脉弦反映少阳之邪仍未解，故虽有阳明里证，亦不可下，因少阳也有禁下之制。所以治用刺期门之法，以泻肝胆之热，俾少阳热除，则胃热多能透达，而谵语自止，此亦为治病求本之法。

妇人中风，发热恶寒，经水适来，得之七八日，热除而脉迟身凉，胸胁下满，如结胸状，谵语者，此为热入血室也，当刺期门，随其实而泻之。（151）

【解析】本条论述妇人经水适来而热入血室如结胸状的证治。

“得之七八日”一句，移至“经水适来”之前较为合适。妇人中风，发热恶寒，时至七八日，经水适来，或按期或不按期而至，此时血室空虚，表邪常可乘虚而入。邪内入则表证解，故热退身凉而脉迟。脉迟，说明气血涩滞，邪有所结。又见胸胁下满甚或疼痛，犹如结胸状，并作谵语，此即为热入血室之证。关于血室的实质，历来争议颇多，当以“胞宫”之说为妥。因胞宫与肝经密切联系，胞宫受邪热所侵，必影响肝胆之气疏泄不利，故胸胁下满如结胸状，这是血病及气的表现。诸血者皆属于心，血分有热，血热上扰心神，故见谵语。此处谵语与阳明燥热证之谵语病机不同。因肝藏血而主疏泄，与胞宫有内在的联系，故通过针刺以泻肝胆邪热，则胞宫血分之热即可解围，因此，采用针刺肝之募穴期门的方法，其病则愈。

妇人中风，七八日，续得寒热，发作有时，经水适断者，此为热入血室，其血必结，故使如疟状，发作有时，小柴胡汤主之。（152）

【解析】本条论述妇人经水适断而热入血室，寒热如疟的证治。

“经水适断者”，移至“续得寒热，发作有时”之前较为合适。“妇人中风”，言病由外感而来，时至七八日，经水适断，即月经不当断而断，此为热入血室，热与血结所致。血室血结，进而影响肝胆之气不利，少阳之气不和，故又续发寒热休作有时，犹如疟状。文中“此为热入血室，其血必结，故使如疟状，发作有时”一段，正是对本证病因、病机及证候的自注说明。根据《医宗金鉴》和一些注家意见，考虑到本证有经水适断，其血必结的病变特点，治疗时应在小柴胡汤和解少阳、疏达气机的基础上酌加丹皮、生地、红花、桃仁等活血凉血之药，验之临床也确比单用小柴胡汤疗效为好，故录之于此，以资临证参考。

妇人伤寒发热，经水适来，昼日明了，暮则谵语，如见鬼状者，此为热入血室。无犯胃气及上二焦，必自愈。（153）

【解析】本条论述妇人经水适来而热入血室的自愈证。

妇人患伤寒发热，正值经水适来，证见昼日神识清楚，入夜则神识昏愦而谵语，此亦为热入血室证。因人之阳气昼行于阳，夜行于阴，而本证是血分有热，血亦属阴，故入夜阴分阳热炽盛，而见谵语等证。“无犯胃气及上二焦”，讲的是治疗法则。张仲景在这里告诫医者，不要以其有谵语而就判属阳明，以致误用泻下之法而伤害胃气。因本证之谵语并非阳明气分有热，而是由于血室有热。在治疗上不必刺期门或者服小柴胡汤，因其经水适来而血不断，邪热有随血而去的机转，故云“必自愈”。此证不同于经水适断的热入血室证，故有自解之机。

以上三条均论热入血室证，皆属妇人之病。有人提出“阳明病篇”也有热入血室证而未明言妇人，故认为男子也有此证。这种说法我们认为欠妥。因血室即指胞宫，唯妇人生理所独有。而本病的形成，也正是这种生理特点所决定的。临床上不仅见于月经期，而且也可见于产后。因仲景在“太阳病篇”的三条热入血室证中已明言妇人之病，故在“阳明病篇”的热入血室证中就略而不提了。

在结胸证和太少并病之后，论述热入血室的证治，这是因为既有如结胸状，又和少阳证有关。结胸是言水结，少阳是言气郁，热入血室是论血病。作者把水、气、血三种有类似证候的病证，巧妙地贯串在一起而论，并在辨证论治中相互对比发明，其目的是为了扩大读者的辨证视野和提高辨证能力。

伤寒六七日，发热微恶寒，支节烦疼，微呕，心下支结，外证未去者，柴胡桂枝汤主之。（154）

柴胡桂枝汤方：

桂枝去皮　黄芩　人参各一两半　甘草一两，炙　半夏二合半　芍药一两半　大枣六枚，擘　生姜一两半，切　柴胡四两

上九味，以水七升，煮取三升，去滓，温服。

【**解析**】本条论述太少并病的证治。

伤寒六七日，证见发热微恶寒，肢节烦疼，并且疼痛的很厉害，这属于太阳表证不解。此外又见微呕、心下支结等证，则属于少阳的半表半里证。先病太阳，其邪未解，又病少阳，太少先后发病，故属于太少并病的范围。至于“心下支结”一证则有两种解释：其一，支者，撑也，指心下支撑痞满；其二，支者，边也，指其痞结在心下两边的部位，即胁肋少阳部位。二说均有道理，也符合临床实际。前言少阳病喜呕，此是微呕；前言胸胁苦满，此言心下支结。虽都是少阳之气不和所致，但相较之下可知本证的少阳病势较为轻浅。可见此证虽属太阳、少阳并病，但以太阳证为重，少阳证为轻，故用柴胡桂枝汤双解两经之邪。

柴胡桂枝汤，即小柴胡汤与桂枝汤剂量各半的合方，桂枝汤外解太阳之邪，以治发热微恶寒、肢节烦疼；小柴胡汤内和少阳枢机，以治微呕、心下支结。此发表与和里兼用之法，乃为少阳权变治法之一。

因本方既能调和营卫气血，又能和解表里，疏利肝胆，故临床治疗范围颇广，应用机会亦甚多。本方去大枣，酌加鳖甲、牡蛎、红花、茜草等软坚化瘀药，常用于治疗慢性肝炎、肝脾肿大以及早期肝硬化等病证，并多能取效，但并非十数剂所能已，因其药性平和，故可久服无妨。本方还可治疗“肝气窜”的病证，此证多见于妇女，患者自觉有一股气在胸胁脘腹甚至四肢游走窜行，气至之处则觉疼痛，医生检查多无器质性病变，辨证多属肝气郁结，气血不和，故俗名“肝气窜”，本方舒肝调气兼和血脉，用之每可获效。对于风湿痹证而兼胸胁苦满、脉弦等肝气不舒证者，应用本方而效亦满意。

伤寒五六日，已发汗而复下之，胸胁满，微结，小便不利，渴而不呕，但头汗出，往来寒热，心烦者，此为未解也，柴胡桂枝干姜汤主之。(155)

柴胡桂枝干姜汤方：

柴胡半斤　桂枝三两，去皮　干姜三两　栝蒌根四两　黄芩三两　牡蛎三两，熬　甘草二两，炙

上七味，以水一斗二升，煮取六升，去滓，再煎，取三升，温服一升，日三服。初服微烦，复服汗出，便愈。

【解析】本条论述伤寒误治而致邪传少阳，气化失常，津液不布的证治。

伤寒五六日，汗而复下，是为误治。太阳之邪传入少阳，故胸胁满闷。"微结"，是指少阳气机有所郁结，但势微而不甚重。由于误下之后，挫伤气机，致使气化不利，三焦水道不畅，则见小便不利；气不化津，津不上承，则见口渴；阳郁不宣，上蒸于头，则见头汗出而身无汗；邪热进退于少阳之野，故往来寒热而心烦。邪气在三焦而不及于胃，所以不呕。本证重点在于少阳气机不和、气化失常、津液不布，所见小便不利，汗出不畅，颇像湿热之证，但口渴不呕，则知并非湿热。治疗用柴胡桂枝干姜汤，一则和解少阳枢机之邪；二则助气化以生津液。

柴胡桂枝干姜汤由小柴胡汤加减化裁而成。柴胡、黄芩作为主药，仍用于清解少阳半表半里之邪；因津伤口渴而不呕，故去半夏加栝蒌根，生津胜热以止烦渴；阳郁气滞，枢机不利，胸胁满微结，故去人参、大枣，加牡蛎软坚散结；桂枝配干姜，通阳化阴以行三焦。诸药相伍，可使少阳得和，枢机畅利，气化以行，阳生津复，诸证悉愈。方后注云"初服微烦，复服汗出"，这是药后阳达津布之象，为正复邪却的反映。

根据本方的药理作用和临床实践，用之治疗少阳病而兼太阴脾家虚寒的证候，确为对证之方。本方与大柴胡汤治疗少阳病而兼阳明胃家热实的证候相对比，恰有寒热虚实对照鉴别的意义。少阳不但为表里之枢，也为阴阳之枢，故邻近于太阴。当少阳病内及太阴之时，则可见脘腹胀满、便溏不调、脉缓无力等证。在临床上某些慢性肝病的患者，常可见到这类证候，它既有口苦、口渴、心烦、胁痛等肝胆热郁之证，又有便溏、腹胀、纳差等脾胃虚寒之象。由于本方寒热并用，肝脾同治，既清肝胆之热，

又温脾胃之寒，故用于治疗这类寒热错杂的肝脾疾患，疗效卓著。据临床观察，有些慢性或迁延性肝炎患者，右胁放射疼痛上达肩胛，下至腰部，或见右臂与手指麻木，下午腹胀，脉弦而缓，用本方每可收效。此外，对于寒多热少之疟疾，以及口渴欲饮的糖尿病等，若见有少阳主证者，用之得当，亦可收效。

伤寒五六日，头汗出，微恶寒，手足冷，心下满，口不欲食，大便鞕，脉细者，此为阳微结，必有表复有里也。脉沉，亦在里也。汗出为阳微，假令纯阴结，不得复有外证，悉入在里，此为半在里半在外也。脉虽沉紧，不得为少阴病，所以然者，阴不得有汗，今头汗出，故知非少阴也。可与小柴胡汤。设不了了者，得屎而解。（156）

【**解析**】本条通过阳微结与纯阴结的脉证鉴别，说明少阳病气郁之时与少阴病有类似之处，并指出其治法。

全条分三段，第一段从“伤寒五六日”至“必有表复有里也”，论阳微结的脉证。第二段从“脉沉，亦在里也”至“故知非少阴也”，论阳微结与纯阴结的鉴别。第三段从“可与小柴胡汤”至“得屎而解”，指出阳微结的治法。

病起自伤寒，其表未解，故微恶寒；又有心下满，口不欲食，大便硬等证，则为阳明里热已结，同时又见手足冷、头汗出，则是因表里之气不利，阳热郁结而不能宣达所致。阳不达四末，故手足冷；热不得外越，故仅头汗出而周身无汗。此时如果又见细脉，即弦细之脉，弦为少阳之主脉，则反映少阳气郁而枢机不利，可见本证既有太阳表邪不解，又有阳明热结于里，还有少阳表里之枢机不利，这种“必有表复有里”的见证，古人称为“阳微结”。所谓“阳微结”，也即阳热内结尚属轻浅，而外邪犹未悉入其里之意。此即第一段的内容。

第二段采用推理辨证的方法，对阳微结与纯阴结作了鉴别比较，因为阳微结的某些表现有与纯阴结类似之处，故不可不辨。如说其人脉沉，沉以候里，里为阴，而病属于纯阴结（即少阴病）的话，那么对头汗出也可理解为阳气虚微所致，但是纯阴结本属里虚寒之证，邪离三阳，其证为阴，则当无发热、恶寒等外证，而只能见到一派少阴阳虚的里寒证，故云“不得复有外证”而“悉入在里”。阳微结若与纯阴结对比，则前者为“半在里，半在外也”，即外有太阳表证，内有阳明热证。此时即使是脉见沉紧，也不能称之少阴病，所以然者，是因为阴证不得有汗，而少阴若见汗出，则多是亡阳之象。头为诸阳之会，只有阳经上行于头，而阴经不能上行头部，故今见头汗出，知是阳热内郁而不得外泄，上蒸于头所致汗出，由此可知其证并非少阴病，实为阳微结的见证。

阳微结证，虽半在表半在里，但病之关键在于少阳枢机的郁结，故治用小柴胡汤和解少阳，疏达枢机。枢机通利，表里则和，其病可愈。若服汤后“不了了者”，即仍有不爽快的感觉，是谓里气不和，亦可有心烦等里热见证，此因肠胃尚有热结，大便硬而不下之故，可考虑使用小剂调胃承气汤微和胃气，使大便得下则愈，故云“得屎而解”，这是第三段内容。

阳微结与纯阴结皆为古之证候名称。前者属腑病，后者为脏病，细察脉证，辨别不难。然而通过两者的鉴别，说明阳热郁结有时可出现类似阴寒的见证，也即所谓“阳证似阴”。特别是临床常能见到的阳郁而致手足厥冷，如四逆散证，若不综合全局，详审病机、反复推敲，仅凭一证之见，武断为阳虚的纯阴结而妄投温补，必将如抱薪救火，后患无穷。

伤寒五六日，呕而发热者，柴胡汤证具，而以他药下之，柴胡证仍在者，复与柴胡汤。此虽已下之，不为逆，必蒸蒸而振，却发热汗出而解。若心下满而鞕痛者，此为结胸也，大陷胸汤主之；但满而不痛者，此为痞，柴胡不中与之，宜半夏泻心汤。（157）

半夏泻心汤方：

半夏半升，洗　黄芩　干姜　人参已上各三两　黄连一两　大枣十二枚，擘　甘草三两，炙

上七味，以水一斗，煮取六升，去滓，再煮，取三升，温服一升，日三服。

【解析】本条论述误下少阳之后，所出现的三种不同情况的证治。

伤寒五六日，出现呕而发热的少阳证，医者不用小柴胡汤和解，反以他药泻下，此犯少阳之禁，实属误治。若其人正气旺盛，证情不因误下而发生变化，柴胡证仍在者，可复与小柴胡汤。此虽经误下而病未逆变，故云“不为逆”。但正气毕竟有所耗伤，难于胜邪，服汤后因得药力相助，正复而驱邪，故发生“战汗”作解的现象。这是第一种情况。

若误下后，其人证见心下满痛，按之石硬，是为结胸证。此因少阳邪

热内陷入里与水饮互结而致。与前言误下太阳而成结胸，起因虽有所不同，但见证并无差异，故仍当用大陷胸汤泄热逐水破结。这是第二种情况。

第三种情况即误下后，其人证见心下满而不痛，是为痞证。痞之成因，是误下少阳之后，脾胃之气受伤所致。因脾主升、胃主降，脾胃受伤则升降失常，气机受阻不利，故发生心下痞塞不通之感。再者，本病来自于误下少阳，少阳喜呕，多是胃有痰饮而气逆，故本证亦多是气机痞塞而夹痰，故又称之为“痰气痞”。然痞之病位，又为何恰在心下？先从体表部位看，胸为阳，腹为阴，“心下”位于胸腹之夹界，此亦为阴阳部位上下交通之处。前言少阳胁下为半表半里，是从纵向看，此言心下为半上半下，是从横向分。总之，二者皆为阴阳枢纽之地。再从内在脏腑看，脾胃皆居心下，脾脏属阴，胃腑属阳，脾胃升降失常，气机痞塞，阴阳不和，寒热错杂，故其病变亦多在心下部位。痞之表现，既非胸闷，也非腹胀，而是自觉仅在心下有痞满堵塞之感，但按之濡软，因其并无有形之邪滞结，只不过气机痞塞之故。气机痞塞于中，胃气不降而上逆，则每见呕吐、噫气、恶心等证；脾气不升而下陷，则每多见下利、肠鸣或大便干湿不调等证，心下痞满证属上下的枢机不利，与少阳病半表半里枢机不利的胸胁苦满，病证不同，病位不同，病机也不同。故不能刻舟求剑再予小柴胡汤，所以说“柴胡不中与之”。心下痞证虽心下痞满，但按之不硬不痛，这又区别于结胸证的心下痛，按之石硬，故更不可与陷胸汤。治疗之法，只宜选用半夏泻心汤和中降逆消痞气。

半夏泻心汤与后面要介绍的生姜泻心汤、甘草泻心汤，均可谓是小柴胡汤的变方，属和解之法而主治心下痞。但三方之中，又以本方为代表方。因本证以呕吐、心下痞、大便不调为特点，《神农本草经》言半夏“主伤寒寒热，心下坚下气……胸胀，咳逆肠鸣”，既能化痰降逆，又能消痞散结，故本方以半夏为君，而定名为半夏泻心汤。本方由七味药组成，实系小柴胡汤去柴胡、加黄连，以干姜易生姜而成。方中半夏、干姜辛开而温，以散脾气之寒；黄芩、黄连苦泄而寒，以降胃气之热；人参、甘草、大枣甘温调补，和脾胃，补中气，以复中焦升降功能，此即所谓“辛开苦降甘调”之法。总之，本方寒温并用、苦辛相投、攻补同施，具有和阴阳、顺升降、调虚实之功，故为和解治痞之良方。

本方治痞，早已公认无疑。但古人认为本方证属痰气痞，其内是否有痰，昔常疑之，不甚信服。后经治某司机，因其素嗜饮酒，患心下痞，并见时时恶心呕吐、大便不调、脉弦滑、舌苔白等证，遂辨为酒湿生痰，痰浊成痞。服本方一剂后，大便泻下白色黏液甚多，心下痞塞之证即十去其七，凡四剂而痊愈。由此方信痞证多夹痰，痰去痞则消之说。

张仲景所立以半夏泻心汤为首的诸泻心汤方，实为内科治疗胃病开辟了法门。临床所见单纯胃寒或胃热证，均不难治，若遇寒热错杂证则较棘手，但善用诸泻心汤者，则有方可施，随手拈来。现代医学所谓急慢性胃炎、胃肠炎、溃疡病，以及肝胆病等疾患，常可出现这类证候，运用此法，化裁得当，多能收效。

太阳少阳并病，而反下之，成结胸，心下鞕，下利不止，水浆不下，其人心烦。（158）

【解析】本条论述太阳少阳并病误下而致结胸，证似太阴的危候。

太阳病宜发汗，少阳病宜和解，泻下之法均属禁忌。太阳少阳并病，本当用柴胡桂枝汤双解两经之邪，舍此反用泻下之法，是属误治，致使太阳少阳邪热内陷，热与水结而成结胸，故见心下硬。结胸证因水热互结、气机不畅，多影响腑气不利而见大便秘结。今不仅不见大便秘结，反见下利不止，水浆不入，此为结胸证似太阴，是属误下而致脾胃虚寒、中气下陷之危候。结胸为邪实，脾胃虚寒为正虚，正虚邪实，正不胜邪，故其人心烦。

对本条的解释，成无己有其独特见解，他认为：太少并病而误下，其变证当分二端：一是太阳表邪入里，结于胸中为结胸，心下硬；二是少阳里邪，乘虚下干肠胃，遂利不止。这种分两证的说法可资参考。

至于本证的治疗，历代医家众说纷纭，有说可治者，亦有说不可治者，但不管是持何种意见的医家，一致认为本证病情是危重的。因其正气大虚，故陷胸汤，即使是小陷胸汤亦不可用。按照辨证论治的原则，或投以理中汤类温补，或试用柴胡桂枝干姜汤，或可望取效。总之，当以调补脾胃而扶正气为要，这是治疗本证的基本出发点。

脉浮而紧，而复下之，紧反入里，则作痞。按之自濡，但气痞耳。（159）

【解析】本条论述伤寒表实误下成痞的辨证。

脉浮而紧，为伤寒表实证之脉，在此代表伤寒表实证。应以麻黄汤发汗解表，若误以下法治疗，则“紧反入里”。这里的“紧”是代表寒邪，非为紧脉。误下里虚，脾胃气伤，无形之邪内陷，结于心下，致使中焦升降失常，气机痞塞，故作心下痞。结胸证是邪热与有形之痰水相结，故心下硬满而痛，按之石硬；痞证是无形之气痞塞，故心下痞满不痛，按之自濡，此即所谓“但气痞耳”。

临床所见，偶有痞证患者的心下部位鼓起包块，犹如鸡卵或大如拳头，或可自行移动，或可自起自散，乍一看似肿瘤，病家也多为之惶恐不安。但以手按压，则觉濡软而即陷下，松手又随即复起，这可以说是气痞的特征。通过腹诊，则比较容易与结胸证相鉴别。又心下痞证一般多不疼痛，仲景亦云：“但满而不痛”，但临床实践证明，痞证也确有疼痛者，不过较之结胸则为轻为缓，且多不拒按，此亦不可不知。

太阳中风，下利，呕逆，表解者，乃可攻之。其人漐漐汗出，发作有时，头痛，心下痞，鞕满，引胁下痛，干呕，短气，汗出，不恶寒者，此表解里未和也，十枣汤主之。（160）

十枣汤方：

芫花熬　甘遂　大戟　大枣十枚，擘

上三味等分，各别捣为散。以水一升半，先煮大枣肥者十枚，取八合，去滓，内药末。强人服一钱匕，羸人服半钱，温服之，平旦服。若下少病不除者，明日更服，加半钱，得快下利后，糜粥自养。

【解析】本条论述结胸类证——胁下悬饮的证治。

在太阳中风的病程中，可续发水邪的凝结而成悬饮证。其病位，即水之巢穴虽在于胁下，但其影响所及，却是表里内外、三焦上下无所不有。故水饮注于下则见下利。水饮逆于上，则见呕逆。由于水饮之巢穴深居于胸腹之间，两胁之下，非一般渗利之药所能取效，故当用攻逐泻水之剂。但应注意在表邪尽解后方可议攻，以免因攻伐水邪损伤正气，而招致表邪的内陷。故仲景告诫曰：“表解者，乃可攻之”。

由于水饮之邪变动不居，故或见之证颇多。如“漐漐汗出，发作有时”，为水邪外走肌腠皮肤，影响营卫失和所致；“头痛”，为水气上逆，冒蔽清阳所致。此汗出、头痛类似太阳中风证，故有的注家也将本证划归太阳病类证。然本证微微汗出，却发作有时，头虽痛而不恶寒，故又与太阳中风证不同。“心下痞，鞕满”，为水结胁下，影响中焦气机不利所致，类似结胸，但并非结胸；“引胁下痛”，则为本病之主证，不仅指心下痞硬满牵引胁下疼痛，而且包括转侧身动，甚或咳嗽、呼吸、说话等，都可引起胁下作痛。此乃因水之巢位在于胁下，使局部气血壅滞、筋脉不和所致；“干呕”，为水饮犯胃，胃气上逆；“短气”，为水饮迫肺，肺气不利。真可谓是水势泛滥，浩浩莫御。若当其时而见汗出不恶寒，是为表邪已解，仅是里有水饮，故云“表解而里未和”，可予十枣汤攻之。

《金匮要略·痰饮咳嗽病脉证并治》把本证称为“悬饮”，列为四饮之一，论述较详，若能结合学习体会，则可加深理解。临床辨识本病当须掌握以下几个主证：胁下疼痛，心下坚满，咳逆短气而呕，颜面可见黧黑或发青。治疗应当抓住病之根本，攻逐胁下水之巢穴，不要光看到水邪影响所及的各种表现，而去一一对证施治。同时，此种水证非一般利小便之法，如五苓散辈所能及。因其有形之水饮已聚结胁下，筑巢而居，若非峻剂，则不足以疏决外出。

《嘉定县志》载一医案，可谓是生动实例：太仓之地某武姓之妻，证见起立如常，卧则气绝欲死，求医无效。时有名医唐得明诊之为“悬饮”，辨证云：“饮在喉间，坐之则坠，故无害。卧则壅塞诸窍，不得出入而欲死也”。投以十枣汤而平。

十枣汤为峻下逐水之剂，芫花、甘遂、大戟皆是苦寒泻水有毒之药，三者合用，可谓集泻下逐水药之大成，其性峻烈迅猛，可直达胁下水巢，一鼓而破之，使水饮之邪溃泻而下。然而本方却不以甘遂等三药为名，反名为“十枣汤”者，意在告诫人们：祛邪勿忘扶正，保胃气、存津液，犹当牢记。因胁下之水非攻不可，故必用逐水峻药；而正气之伤也不可不顾，故扶正之品也在所必用，方能达到祛邪不伤正、扶正不留邪的目的。既欲扶正，何不用参、芪之辈？因虑其甘温补气，而碍于攻下。甘草性味虽然甘平，但又与诸逐水药相反，不可为伍。最为相宜者，则莫过于大枣。《神农本草经》谓：“大枣味甘平，主心腹邪气，安中养脾……补少气，少津液……和百药”。可见大枣既可补养脾胃，益气生津，又能缓和药性，以制诸药之毒。原方大枣用10枚，要求选用肥大者，若是瘦小者，当用至20枚或30枚，煮成浓汤，再纳三药之末1克~2克，清晨空腹服下。因药末对口腔黏膜有较强的刺激作用，使人难以耐受，故切勿将其直接投入口中。今也有人将药末装入胶丸中而用枣汤送服，此法亦可行。若服后泻下量少，病则不除，可酌情加量再服。得畅快之利后，则以糜粥自养，调理善后而安。

现时常有报道，用本方治疗渗出性胸膜炎、胸腔积液、腹水等病证，效果比较满意。但本方毕竟药性峻烈，使用时必须慎重。

太阳病，医发汗，遂发热恶寒，因复下之，心下痞，表里俱虚，阴阳气并竭，无阳则阴独，复加烧针，因胸烦，面色青黄，肤瞤者，难治；今色微黄，手足温者，易愈。（161）

【解析】本条论误治的坏病以及对坏病预后的判断。

太阳病治用汗法是正确的，但发汗有轻重缓峻之分，只有运用得当，才能中病有效。今发汗之后病未愈，发热恶寒反更重，说明发汗不得其法。然一汗不解，本可再汗，但医者辨证不清，又改用了下法，从而造成一误再误。发汗不当伤其表，误用下法又伤其里，致使“表里俱虚”，而“阴阳气并竭”。阴者，里也；阳者，表也；竭，乃正气竭乏，即表里气血俱虚之义。若脾胃之气受伤，而邪气乘虚内陷，致使气机痞塞、升降紊乱，则可形成心下痞证。“无阳”二字，在本论不止见于一处，成无己解释为“表证罢为无阳”，“阳”，非指阳气而言，而是当作表证讲，若与第28条的“脉微弱者，此无阳也”之文互参，其义自明。因此“无阳则阴独”，是说无表证而只有里证，即表证已解，只存在心下痞的里证。在这种情况下，本应选用泻心汤类方剂和胃消痞、益气补虚，但医者却用“烧针”的方法进行治疗，实属大谬。烧针本为治疗寒痹的疗法，若用之以劫汗而治痞，则反而变成致病因素的火邪。火气通于心，心居胸中为阳位，火邪扰于心胸，必见心胸发烦之证。

此证由于多次误治，病情不断演变，不仅邪气未去，而且正气也大伤，此时细心观察病情，对预后作出判断，则有重要临床意义。气色是脏腑气血荣枯状况的反映，青为肝之色，黄为脾之色，面色青黄不华，为肝气刑脾，木来克土之象。肤之外者为皮，由肺所主；肤之内者为肉，由脾所主。肤瞤动者，为脾肺之气两虚，皮肉之气不充所致，由此可以推知，其人的手足也必然发凉。见“面色青黄，肤瞤者”，脏气已大伤，故多“难治”，而预后较差。假令面色微黄，黄为脾之正色，微黄标志着胃气尚存。脾胃主四肢，手足温暖不凉，说明脾胃阳气不衰。胃气犹存而化源不绝，则能与邪相争，此虽是误治的坏病，但还是容易治愈的。

由此可见，对心下痞之证，还应注意面色的变化及手足温凉等情况，借以了解正气的强弱和阳气的盛衰。伤寒病的预后，多以阳气的盛衰为左右，因此对反映阳气情况的证候更应详察。

有很多注家认为本条难以解释，因而每每避而不释，有的注家虽作了解释，但也不够清晰，唯有成无己的注解还比较通顺，可资参考。

心下痞，按之濡，其脉关上浮者，大黄黄连泻心汤主之。（162）

大黄黄连泻心汤方：

大黄二两　黄连一两

上二味，以麻沸汤二升渍之，须臾绞去滓，分温再服。

【**解析**】本条论述火痞的脉证与治法。

条文言简而意赅，只提一证一脉便予处方用药，这就是《伤寒论》善抓主证的具体体现。

一证就是“心下痞”，即胃脘部堵塞不通之感。“心下痞”作为一个症状，可以由很多原因引起，如水热互结，气机壅遏的结胸证；胃肠燥热，腑气不畅的腑实证等，这就需要借助其他诊察方法以作鉴别，其中的腹诊便是一个重要的方法。“按之自濡”，濡通软，即心下虽痞，但按之柔软，说明此证并无实邪结聚，正如第159条所说：“按之自濡，但气痞耳”，只不过是气机不畅、痞塞于心下罢了。这样可与心下痛按之石硬的结胸证、脐腹按之有“燥屎五六枚”的阳明燥实证相鉴别，以加强辨证能力。

一脉就是“关上浮”。关脉居尺寸之中，主中焦病，用以候脾胃。“浮”，在此泛指阳脉，如浮、大、数、动、滑等脉皆属此例。关上见阳脉，反映中州有火热之邪，火热邪气结于心下，因而成痞，这又与结胸及阳明腑实证之寸浮关沉或沉紧之脉大不相同。本条虽仅提出一脉一证，但若把脉证互相联系起来分析，就不难看出，此证属火热邪气痞结于心下，使胃气不和而作痞证，故又有“火痞”或“火气痞”之称。治以大黄黄连泻心汤，泄热而消痞气。

本条仅用20余字，便把火痞的病机、病位、病性、主要脉证、治则与方药概括无遗。然在临床辨证时，据此尚嫌不够全面，往往还需要参考一些其他症状，如火热邪气上扰，多见心烦，甚或吐血衄血；火热邪气迫于小肠则见小便黄赤；火热痞塞于心下，影响胃肠之气不利，可见大便虽通但不爽。此外，舌质红绛、苔薄黄等也多可见到。若能综合多方面的火邪表现，结合本条主脉主证，则可准确无误地作出诊断。

大黄黄连泻心汤由大黄、黄连组成。方中大黄苦寒，本为推陈致新，清热通便，荡涤肠胃之药；黄连苦寒可清心胃之热而能厚肠胃。本证既为无形之热邪痞结心下，并无有形之实邪结滞肠道，而为何反用大黄之下？妙在本方的煎服法与众不同。方后注云："右二味，以麻沸汤"渍之，"须臾绞去滓"，是说二药并不煎煮，而是用滚开的热水浸泡片刻，然后即去滓饮汤。如此渍药之义，则取二药苦寒之气以清中焦无形之邪热，薄其苦泄之味而防止其直下肠胃。《金匮要略 · 惊悸吐衄下血胸满瘀血病脉证治》中，用本方加黄芩，名泻心汤，治吐血、衄血，但用煎煮之法，而且顿服，则取其味厚力大而泻其血分之热。用药虽一，服法有别，效应各异，可谓法中之法。

《千金翼方》注云："此方本有黄芩"，下条附子泻心汤中亦有黄芩，故宋臣林亿等认为本方中应有黄芩。若有黄芩，则泄热消痞之力更强。

唐容川在《血证论》中治血病的第一张方子即泻心汤，用其清血中火热而止血。临床经验证明，用之治吐血、衄血、心下痞而烦、牙痛等诸般火热邪气所引起的病证，效果均非常理想。然在使用时，大便不秘结者，可用开水浸泡法服药；对伴有大便燥结者，亦可采用煎煮之法。

心下痞，而复恶寒，汗出者，附子泻心汤主之。（163）

附子泻心汤方：

大黄二两　黄连　黄芩各一两　附子一枚，炮，去皮，破，别煮取汁

上四味，切三味，以麻沸汤二升渍之，须臾，绞去滓，内附子汁，分温再服。

【**解析**】本条承上条论述热痞兼表阳虚的证治。

这里的"心下痞"即指上文的"热痞"。本为热痞，复见恶寒汗出，说明不仅里有热，而且表阳亦虚。卫阳原出于下焦，根源于肾，经上焦开发，以温分肉，肥腠理，熏肌肤，司开合，卫外而为固。今卫阳虚，温煦失职，故恶寒时而又汗出。文中不言心烦诸证，而突出恶寒汗出，并且恶寒在前，

汗出在后，这除了有所省略之外，正反映了本证的重点是卫阳虚衰。由于卫出下焦，本源于肾，乃肾阳所化生，故肾阳之虚已意在言外。阳虚则生外寒，据此而称本证为上热下寒的“寒热痞”亦无不可。治用附子泻心汤扶阳固表消痞，为寒热并用之法。

附子泻心汤由附子、大黄、黄连、黄芩四药组成。专煎附子取其味厚，意在温肾阳以固表，另渍三黄取其气薄，意在清心胃以消痞。一温阳，一清热，然温阳为主，清热为次，寒热并用，使阴阳调和，则诸证自愈。可谓是寒热异其气，生熟异其性，药虽同行而功效各奏。

这种寒热错杂之证，对初学者往往不易理解，为什么会形成上热下寒的心下痞呢？其原因大致有两方面的可能：其一，凡是上热的，往往容易导致下寒，这是因为人体内的阴阳是处于一个相对平衡的状态，如果在上之阳气被郁而不能下达，则必然导致下焦的阳气不足而生内寒；其二，是有的患者素体肾阳虚衰，又患了心下热痞。由于中焦气机痞塞，阴阳上下不调，而致寒热错杂。总之，不论是哪种原因所引起，均与阴阳升降失常有关。

曾治一男性肝炎病患者，突出的表现为口干特甚。始用玉竹、生地、麦冬、沙参、冰糖等滋益阴液之品不效，后加石膏、知母清热生津之药仍未收功。又经细察详问，其证尚有寐差、多梦、舌尖偏红等，遂断为阴阳失调、水火失济之证。疏予黄连阿胶鸡子黄汤，以泻南补北、交通心肾，而取得满意疗效。

此例虽非寒热痞证，但很能说明阴阳平衡，心肾相交，水火既济的道理，及其对人体机能活动的重要意义。

本以下之，故心下痞，与泻心汤；痞不解，其人渴而口燥烦，小便不利者，五苓散主之。（164）

【解析】本条论述水痞的证治，以见痞证有水火之分。

“本以下之，故心下痞”，是讲痞证因于泻下而形成。若以心下痞为主证，则用相应的泻心汤本为正治之法，但服泻心汤后“痞不解”，其原因何在呢？从其人“渴而口燥烦，小便不利”分析，则知本证原为水饮内停，津液不能上承所致。“烦”作甚解，“渴而口燥烦”乃是言口渴、口干而特甚。口渴与小便不利联系起来分析，则知其为水蓄于下，气化不利，故小便不利；气不化津，津液不能输布故口燥而渴。水阻气滞，痞塞于中，气机不利，故作心下痞。其痞因水而作，所以又称“水痞”。

水痞与火痞，心下痞塞虽一，但病因及证治各异：水痞是由水邪内蓄，阻遏气机所致；火痞是由火热邪气留扰中焦所致。水痞有口燥渴，小便不利之证；火痞则多有心烦乃至吐衄。火痞治用大黄黄连泻心汤泄热消痞已如前述；水痞则当用五苓散助气化，行津液以利小便，从而扩大了五苓散的治疗范围，对痞证的辨证施治也增加了新的证型。

在临床上如果见有小便不利而心下作痞，并见舌体胖大，苔水滑者，即当考虑“水痞”而投以五苓散。

伤寒汗出，解之后，胃中不和，心下痞鞕，干噫食臭，胁下有水气，腹中雷鸣下利者，生姜泻心汤主之。(165)

生姜泻心汤方：

生姜四两，切　甘草三两，炙　人参三两　干姜一两　黄芩三两　半夏半升，洗　黄连一两　大枣十二枚

上八味，以水一斗，煮取六升，去滓，再煎取三升，温服一升，日三服。

【解析】本条继上文水痞又论述水气痞的证治。

“伤寒”在此泛指太阳病，包括中风和伤寒。发汗本为正治之法，但如汗不得法，表证虽可解除，脾胃之气却受损伤，或因其人素体脾胃气弱，汗出后部分邪气内陷，影响里气不和，以致造成升降失常，气机痞塞，寒热错杂，而使“胃中不和，心下痞鞕”。一般地说，心下痞当按之软而不痛，此言心下痞硬，是指其人自觉心下痞塞，按之则仅有紧张感，但多无疼痛等证，更不是按之石硬，故仍与结胸证有本质区别。胃主受纳、腐熟，脾主消化运输，脾胃气伤，不能腐熟运化水谷，饮食不消而作腐，胃气不降而上逆，故见“干噫食臭”。干者，无物也；噫者，嗳气也；食臭，即饮食未消化的气味。脾胃运化腐熟功能失常，则生水湿痰饮，水走肠间而下注，故见“腹中雷鸣，下利”；“胁下有水气”，指胁下亦有水。由此可知，本证的心下痞为脾胃不和兼夹水饮，故称“水气痞”或“饮气痞”。除了上述见证外，尚可兼见下肢浮肿、胁下作疼、小便不利等证。当治以生姜泻心汤和胃降逆，消水散饮。

生姜泻心汤即半夏泻心汤加生姜，并减少干姜的用量而成，其组方原

则与半夏泻心汤基本相同，均属辛开苦降甘调之法。但二方同中有异，异在半夏泻心汤治痞夹痰气，而生姜泻心汤治痞夹水气。由于生姜泻心汤的治疗重点在于胃中不和，胁下有水气，故重用生姜之辛，使其健胃消水散饮。

据临床观察，生姜泻心汤确有治水饮的功效。本论把此方证列于五苓散水痞证之下，就是因为在水饮方面类似五苓散证，但又较五苓散证的水证为轻。《医宗金鉴》对此又加以发挥，认为本方应加茯苓以加强利水的作用，这一主张确是经验之谈。实践证明，凡见有心下痞、嗳气食臭、下利、腹中雷鸣、胁下疼痛、或下肢浮肿、小便不多的患者，投以生姜泻心汤加茯苓，多能收到满意效果。

曾治男性患者丁某，年 47 岁，诉胃脘痞满，时而隆起一包如鸡卵之大，频频嗳气，皆饮食之味，胁下作痛，大便不成形，日行三四次，小便减少，口苦，纳差，并见面目浮肿，脉沉弦滑，舌苔白厚等脉证。辨为脾胃不和，寒热错杂之饮气痞，用生姜泻心汤加茯苓。仅服两剂则胃脘隆起之包块消失，诸证已轻，共服八剂而痊愈。

伤寒中风，医反下之，其人下利，日数十行，谷不化，腹中雷鸣，心下痞鞕而满，干呕，心烦不得安。医见心下痞，谓病不尽，复下之，其痞益甚，此非结热，但以胃中虚，客气上逆，故使鞕也，甘草泻心汤主之。(166)

甘草泻心汤方：

甘草四两　黄芩三两　干姜三两　半夏半升，洗　黄连一两　大枣十二枚，擘

上六味，以水一斗，煮取六升，去滓，再煎取三升，温服一升，日三服。

【解析】本条论述误下胃虚、痞利俱甚的证治。

凡表病无论中风、伤寒，都应发汗解表，若妄用下法，则是治疗之谬，误下必伤脾胃之气而引起表邪内陷。脾胃气伤，腐熟运化失职，则水谷不化而下注，故“其人下利日数十行”，肠鸣音可闻而“腹中雷鸣”。此较生姜泻心汤证的腹泻为重，因此反映其脾胃气虚的程度为更甚。脾胃不和，升降失常，气机痞塞，寒热错杂，故见心下痞满、干呕、心烦不得安等证。心烦与下利同见，正是升降失常，阴阳失调，上热下寒，火炎于上而水注于

下的表现。医生见有“心下痞鞕而满”，误认为是泻下不尽所致，因此再用泻下，结果使脾胃之气更伤，斡旋升降之力更弱，以致痞满不仅不减，反而更加严重，即所谓“其痞益甚”。言外之意，呕、利、肠鸣等证亦会相应加剧。“此非热结，但以胃中虚，客气上逆，故使鞕也”，这几句话是自注句，说明此心下痞硬，并非胃肠积热所致，当然不能用泻下的方法去治疗。而是由于脾胃气虚，升降失常，气机滞塞，上热下寒，即所谓“客气上逆”所引起，故应以甘草泻心汤和胃补中，消痞止利。

甘草泻心汤原方中本没有人参，根据前半夏、生姜二泻心汤均有人参，以及《金匮要略》《千金翼方》《外台秘要》所载之甘草泻心汤皆有人参；而本证为下后胃虚痞利俱甚之证，故益胃补虚之人参在所必用。若加入人参，本方与半夏泻心汤的药味相同，故亦为辛开苦降甘调之法。因屡经误下，脾胃之气甚虚，治应重在补虚，故重用甘草取其补中益气。脾胃之气得复，升降调和，阴阳通达，则痞证得除，下利自止。

本证与半夏泻心汤证、生姜泻心汤证均有心下痞及呕、利等证，但本证之特点在于痞利俱甚，以此可作鉴别。

伤寒服汤药，下利不止，心下痞鞕。服泻心汤已，复以他药下之，利不止，医以理中与之，利益甚。理中者，理中焦，此利在下焦，赤石脂禹余粮汤主之。复利不止者，当利其小便。（167）

赤石脂禹余粮汤方：

赤石脂一斤，碎　禹余粮一斤，碎

已上二味，以水六升，煮取二升，去滓，三服。

【解析】本条论述下焦不约的下利滑脱证治并兼论治利四法。

病本为伤寒，医者不辨表里虚实即以汤药泻下，因而损伤了脾胃之气。脾胃之气受伤，升降紊乱，气机痞塞，则“心下痞鞕”；清浊不分，故又“下利不止”。这种病理变化，正如《内经》所说“清气在下，则生飧泄；浊气在上，则生䐜胀”。此时可选用甘草泻心汤或生姜泻心汤，以调和脾胃之气，复其升降之机，使清者升，浊者降，则病愈。但是医不知此，反以他药泻下，使里气更虚，邪气内陷，而致下利不止。医见利不止，认为是中焦虚寒，而投以理中汤。但下利仍然不止，并有加重的趋势，即文中所说：“医以理中与之，利益甚”。这究竟是什么原因，作者自注说：“理中者，理中焦，此利在下焦”，意思是说理中汤是治疗中焦虚寒的方剂，对于下焦关门不固，滑脱不禁之下利证，用理中汤自然不能够取效。本证乃因屡经误下，元气受伤，固摄无权而致，也即如《素问·脉要精微论》所云：“仓廪不藏者，是门户不要也”，所以，下焦不能约束二便而导致的滑脱不禁、下利不止之证，非用赤石脂禹余粮汤填补下焦、固涩止利不可。如果某些下利之证，经用本方后利仍不止并兼见小便不利之证的，则属于清浊不分、水湿偏渗大肠的水湿下利之证，治当利其小便，分清泌浊，则大便可实，可用五苓散。

赤石脂禹余粮汤由赤石脂、禹余粮二药组成，二药均属收涩固脱之药，尤对久泄滑脱之证更为适用，即所谓“涩可去脱”之治。柯韵伯曾指出：“夫大肠之不固，仍责在胃；关门之不闭，仍责在脾……二石皆土之精气所结，味甘归脾，气冲和而性凝静，用以固堤防而平水土，其功胜于草木耳。且石脂色赤入丙，助火以生土，余粮色黄入戊，实胃而涩肠，用以治下焦之标，实以培中宫之本也。此证土虚而火不虚，故不宜于姜、附。”（《伤寒来苏集·伤寒附翼》）柯氏所言，既明确了本方证与理中汤证的区别，也说明了与桃花汤证的异同。

本方在临床上不仅治滑脱下利，还可治脱肛、带下等证。赤石脂、禹余粮二药煎汤不如以末服为好。喻嘉言曾以本方为末与饭拌和服用，治疗下焦下利证，此法可以借鉴。

本条为治疗下利提出了四种方法，归纳起来即：心下痞而下利用甘草泻心汤；中焦虚寒下利用理中汤；下焦滑脱，下利不止用赤石脂禹余粮汤；水液偏渗、清浊不分而下利，当利其小便，用五苓散。当知仲景设方御变，并非以药试人。

伤寒吐下后发汗，虚烦，脉甚微。八九日，心下痞鞕，胁下痛，气上冲咽喉，眩冒。经脉动惕者，久而成痿。（168）

【解析】本条论述因于误治阳气受伤，以致水气上冲；和阳虚不能化津，而使筋脉失养成痿的病变。

伤寒吐下，本为误治，再行发汗，则津气更伤。阳气虚则阴乘之，故发虚烦，脉甚微。时过八九日，正气未复，阳气益虚。阳不制水则水邪上泛。水邪为患，变化多端，或逆于心下成心下痞硬；或留于胁下使胁下作痛；

或上冲咽喉而使咽喉有梗塞之感；或上蒙清阳而致头目眩晕，这是误治变证的一个方面。另一方面，阳虚不能化生津液以濡养筋脉，而水饮之邪又滞于其中，故发生筋惕肉瞤之证。阳气不复则水邪不去，水邪不去则津液不生，而皮、肉、筋、骨、脉失其润濡，久而久之，则肢体痿废而不用。

本条与前之“伤寒若吐若下后，心下逆满，气上冲胸，起则头眩，脉沉紧，发汗则动经，身为振振摇者，茯苓桂枝白术甘草汤主之”一条联系比较，可以看出：苓桂术甘汤证是以水气动泛为主，故见脉沉紧；而本条则以阳气虚衰为重，故见脉甚微。病机证候不同，则治法各异。本证可考虑用苓桂术甘汤合真武汤，以温阳利水，平冲降逆似为合拍。

伤寒发汗，若吐若下，解后，心下痞鞕，噫气不除者，旋覆代赭石汤主之。（169）

旋覆代赭石汤方：

旋覆花三两　人参二两　生姜五两，切　半夏半升，洗　代赭石一两　大枣十二枚，擘　甘草三两，炙

上七味，以水一斗，煮取六升，去滓，再煎，取三升，温服一升，日三服。

【解析】本条论述胃虚痰气痞塞，噫气不除的证治。

伤寒经发汗、或吐、或下的方法治疗之后，虽表证已解，但脾胃受伤，腐熟运化功能失职，则痰饮内生；土虚木乘，夹痰犯胃，则脾胃不和，升降不利，气机痞塞，胃气上逆，故见心下痞硬，而噫气不除。“噫气不除”包含有三层意思：一是噫气频作，持续不断，久久不能除掉，言其噫气之重；二是虽噫气频作，但心下痞不能解除；三是或曾用泻心汤治疗，而噫气仍然不除。噫气不除是本病的主证，据病情推断，其病机不仅仅是脾胃不和，痰气痞塞，而且一定挟有肝气上逆，即所谓“土虚而木来乘之”之机。此证再用泻心汤类将无济于事，必须用调和脾胃、消散痰饮和镇肝降逆的药物方可取效，故以旋覆代赭石汤治疗。

旋覆代赭石汤以旋覆花为主药。凡花者质轻而在上，故有上行的作用，而旋覆花味咸又有下降的作用。升降出入乃气机运行之常道，升降利则气机畅。旋覆花能升能降，既能疏肝利肺，又能散凝结之气而治心下之痞；代赭石是一种矿物药，入肝经有镇肝降逆的作用，配旋覆花之疏利，使肝气条达而下行为顺；半夏、生姜辛辣之品，健胃散水，去痰饮之凝结，故

有消痰涤饮、降逆和胃的作用；人参、甘草、大枣甘温扶虚，补中益气，而有强主弱客之义。诸药配伍，既治痰气，又疏肝气，同时还补脾胃之气，扶正与祛邪并用，使脾胃调和，气机舒畅，痰气得消，则痞噫自除。

使用本方时应注意以下几点：一、因本方属和解之剂，故在煎服时要去滓重煎，取其药性之和合。二、用药剂量要注意生姜与代赭石的比例，病变重点在于胃，因此要重用生姜以健胃祛痰消痞；而代赭石的剂量宜小不宜大，以免其质重直走下焦而影响疗效。三、妇女妊娠呕吐者不可用本方，以免代赭石之重镇有害胎气。

以上几点值得注意，但在临床上对具体问题还要作具体分析，辨其证而施其用。比如食管疾病患者，主要表现为噎膈、反胃、呕吐的，用本方时就应重用代赭石以加强其重镇的作用。本方在临床上应用范围很广，特别是用于妇女因情绪波动而引起的肝胃不和之证疗效甚佳。临床实践证明，用于治疗嗳气不除，不兼有心下痞硬的病证同样有较理想的效果，还可用于治疗呕吐等证。

下后，不可更行桂枝汤。若汗出而喘，无大热者，可与麻黄杏子甘草石膏汤。（170）

【解析】本条与第64条所论内容相同，论述误下太阳之后，邪热内陷于肺的证治。

从“下后，不可更行桂枝汤”看，原为太阳病，因误下而致表邪内陷。证见“汗出而喘，无大热”，为表邪化热迫肺，邪热壅盛，肺气不利之证，故不可再与桂枝汤或桂枝加厚朴杏子汤，而当与麻黄杏子甘草石膏汤清肺以平喘。本证与第64条相同，不同之处仅在于：一是汗后，一是下后而已。

本方证列于此处，似与上下文皆无联系，疑原文排列有误。

太阳病，外证未除而数下之，遂协热而利。利下不止，心下痞鞕，表里不解者，桂枝人参汤主之。（171）

桂枝人参汤方：

桂枝四两，去皮　甘草四两，炙　白术三两　人参三两　干姜三两上五味，以水九升，先煮四味，取五升，内桂更煮，取三升，温服一升，日再、夜一服。

【解析】本条论述太阴虚寒兼太阳表邪不解的证治。

太阳病为表病，应以汗法解表，即使是表里同病，亦应先解表，后攻里。若外证未除，即用下法攻里，乃属误治。更何况“数下之”，即非只一次误下，致使表证不解而里气先伤。脾阳被伤，运化失司，升降紊乱，气机痞塞，因而出现“利下不止，心下痞鞕”之证。这种既有太阳表证存在，同时又有下利不止的病证，则称为“协热利”。此“协热”，指并见发热之表证而言。因其“表里不解”，故以桂枝人参汤，温中解表而表里同治。

桂枝人参汤即理中汤（又名人参汤）加桂枝。方用干姜、白术温中以去寒湿之凝；人参、甘草补中益气以治脾气之虚；桂枝以解太阳在表之邪气。本方煎服法要求先煎人参汤四味，使其发挥温中散寒、补脾益气的效用；后下桂枝，使其先越出表邪，而不受人参、干姜的羁绊。否则五药同煎，会使桂枝芳香走表之力变为温里之用，而达不到表里两解的目的。

在《伤寒论》中，讲表证误下致协热下利的只有两条，需要进行对比：第 35 条之葛根黄连黄芩汤证是表里皆热的协热下利，故见脉促、喘而汗出、热利黏秽的热证；本条是表里皆寒的“协热下利”，故见心下痞硬、下利稀溏的寒证。二者皆名“协热利”，但有寒热虚实之不同。

第 169 条所述旋覆代赭石汤证的病变重点在于胃，以心下痞硬、噫气不除为主证；本条的病变重点在于脾，故以心下痞硬、下利不止为主证。一在胃，一在脾，病位不同，见证各异。联系心下痞诸条可以看出，无论胃气不和或脾气不和都可发生心下痞证。因此调理脾胃，畅达升降之机，则为治心下痞之大法。

伤寒大下后，复发汗，心下痞，恶寒者，表未解也，不可攻痞，当先解表，表解乃可攻痞。解表宜桂枝汤，攻痞宜大黄黄连泻心汤。（172）

【解析】本条论述热痞兼表证不解的标本缓急治法。

伤寒为病在表，即使有里证，也当先以汗解。今“大下后，复发汗”，汗下失序，实属误治。大下则阳邪内陷，热滞中焦，阻遏气机，从而导致心下痞硬。此时虽经发汗，但因内有邪热，则发汗不足以解表邪，故表犹未解，可仍见发热、恶寒之证。条文中无“发热”一症，有的注家认为：心下痞而兼阳虚的附子泻心汤证，其主要表现是恶寒汗出，而没有发热，为了便于鉴别，故本证应有“发热”一症。此证既有太阳表证的发热、恶寒，又有热滞于中的心下痞，言外之意，还有心烦、大便不爽、小便黄赤等证。对此，既不能用表里两解之法，亦不能单纯先治热痞。因治热痞必用苦寒之大黄、黄连，其不仅有碍于解表，且有引邪入里之弊，故应顺其病机而先解表，解表以桂枝汤。当表解后方可“攻痞”，攻痞则用大黄黄连泻心汤。

本条与上条相比：桂枝人参汤证的表里不解是脾气虚寒而兼表，用温中益气之药无碍于解表，反能助正祛邪，所以用表里两解之法是适宜的；而本条所论则是邪热内陷之痞证而兼表证，故治痞以祛邪为主，先发汗解表，然后攻痞方为妥当。由此可以体会到：表里同病，里虚者应先扶正；里实者应先解表，也即体现出“虚人伤寒建其中，实人伤寒发其汗”的治疗原则。

伤寒，发热，汗出不解，心下痞鞕，呕吐而下利者，大柴胡汤主之。（173）

【解析】本条论述少阳兼阳明里实的证治。

伤寒为病在表，发汗之后，其热当解。今“发热，汗出不解”，并见“心下痞鞕，呕吐而下利”等证，说明邪已离太阳而有传经入里之变。从治用大柴胡汤，可知邪热并入少阳、阳明二经。“心下痞鞕”应以赵本“心中痞鞕”为是，指心胸痞闷滞塞之感，乃因少阳气郁，枢机不利所致。肝胆气火迫于肠胃，迫使胃气不和而上逆，则呕吐频作；迫于大肠，则下利黏秽而不爽。联系前面第109条可以看出，大柴胡汤证常见有心下急、心中痞硬等证，说明其病变部位较之小柴胡汤更偏于里。但因其证以呕吐为主，故又表明未尽入于里，病邪仍未离少阳，因此不用承气剂而仍用柴胡剂。同时还可以看出，大柴胡汤证不仅有大便秘结，亦有热利而不爽者。个别注家，如《医宗金鉴》认为“呕吐而下利”的“下”字，是“不”字之误，当改。其理由是下利不能用大柴胡汤。这种认识显然是没有根据的。考《伤寒论》用通下法治疗热利，不仅有大柴胡汤之一法，他如大、小承气汤治疗热结旁流之自利清水及热利等证，也比比皆是。本证属少阳气火内迫阳明所致之下利，用大柴胡汤以去凝滞之邪，疏利肝胆之郁热，使胃肠之气一利，则下利等证自止。

大柴胡汤证与桂枝人参汤证均有心中或心下痞硬、下利之证。但大柴胡汤证发热而不恶寒，下利黏秽不爽，以呕吐为主证，病属少阳与阳明之郁热结滞，治以祛邪为主，和解与攻里并施；而桂枝人参汤证以发热恶寒、下利稀溏为主证，病属太阳太阴同病，表里皆寒，治以扶正为主，解表与温里同用。两相对比，有表里寒热虚实之别，前后互参，以见辨证之全。

病如桂枝证，头不痛，项不强，寸脉微浮，胸中痞鞕，气上冲咽喉，不得息者，此为胸有寒也，当吐之，宜瓜蒂散。（174）

瓜蒂散方：

瓜蒂一分，熬黄　赤小豆一分

上二味，各别捣筛，为散已，合治之，取一钱匕。以香豉一合，用热汤七合，煮作稀糜，去滓，取汁和散，温顿服之。不吐者，少少加，得快吐乃止。诸亡血虚家，不可与瓜蒂散。

【**解析**】本条论述胸中痰实证治。

“此为胸有寒也”，是自注之词，同时也阐明了本证的病机。这里的“寒”字有两个意思：一是泛指邪气，主要指阴寒之邪；二是指“痰”邪而言。因在汉代时还没有“痰”字，《金匮要略》所谓之“痰饮”原为“淡饮”。淡饮者，淡薄之饮也。魏至梁代的陶弘景写《本草经集注》，才首见痰字。由于痰饮亦属阴邪，故这里的“寒”可以说具有双重意思。痰作为病理产物，乃生于脾，多因脾虚失运而生，故有“脾为生痰之源”的说法。但作为致病因素，则可以流注于人体各个部位而为病，特别是痰实邪气最易上伤阳位。在人体来说，下为阴上为阳，胸居阳位，为上气海，是阳气会聚之处。卫阳之气出于下焦，开发于上焦，即由胸中开发，以温分肉、熏肌肤、肥腠理、司开合。若胸中有痰实邪气阻遏，则胸阳不能正常地宣发，因而出现发热、汗出、恶风等营卫不和的类似桂枝汤证的证候。而真正的桂枝汤证，不仅有太阳之气上冲的表证，而且还应见太阳经脉不利之证。足太阳经脉从头至足，循行于项背，故“太阳之为病，脉浮，头项强痛而恶寒”，即桂枝汤证当见头项强痛，寸关尺三部脉俱浮等。而今虽“病如桂枝证”，但“头不痛，项不强”，只寸脉微浮，说明并非真正的桂枝证。《濒湖脉学》云：“寸浮头痛眩生风，或有风痰聚在胸”。寸脉候胸中、上焦，风痰邪气聚于上焦胸中，正气抗邪有上越外出之机，故寸脉见浮象。寸脉微浮，言外之意，关尺之脉则见沉象。这是由于上焦为痰实阻滞，阳气不能下达，中下焦阳气闭塞，故关尺脉沉。痰阻胸膈，气机不利，故胸中痞硬，正气拒邪于外，胸中痰气上逆，所以气上冲咽喉不得息，而有欲吐而不能吐之状。根据《素问·阴阳应象大论》所指出的"其高者，因而越之"的治疗法则，本证应因势利导，用瓜蒂散吐之。吐出胸中痰实邪气，则胸阳得伸，其病自愈。

瓜蒂散用瓜蒂和赤小豆各"一分"，这里的"一分"是等量的意思，不是剂量单位。瓜蒂又名苦丁香，味极苦，涌吐力最强，为催吐之要药；赤小豆味酸苦，能行水消肿，与瓜蒂相伍有酸苦涌泄之功；香豉清轻宣泄，载药上浮，以其煮汤合散，有助涌吐之力。因本方涌吐之力甚强，故使用时应得法，提出以下几点注意事项可供参考：

第一，凡催吐药物服后，可鼓动全身阳气浮动上冲，故可见头目眩晕、汗出等反应。应令病人勿动，或闭目以待之，并应选择避风安全处，以免跌仆或汗出受风。

第二，在吐之前，可用宽布腰带勒紧腹部，借增腹压而助其涌吐。

第三，若确有痰实，但服药后而不吐，反见心烦难以忍耐者，可以用物探喉以催吐，或少进白糖，以促其吐。得快吐乃止，不可多服。若因药力不足，可稍稍加量。

第四，若痰实吐出，大邪已去，而吐势不止，可以葱白煎汤饮服而抑制其吐。

第五，吐法势猛，虽能去邪，也易伤正，特别是容易伤胃气与津液，故久病、年老、体弱者不可与之。仲景告诫"诸亡血虚家，不可与"，就是这个意思。

总之，汗、吐、下乃去邪之三法。病在表者，汗而发之；病在上者，因而越之；病在里者，下夺而竭之。张子和《儒门事亲》论汗吐下之法很为全面，现在临床用汗、下二法较常见，唯涌吐之法却很少运用。汪昂曾对此作过批评，他说："今人惟知汗下和，而吐法绝置不用，遇邪在上焦及当吐者，不行涌越，致结塞而成坏证，轻病致重，重病致死者多矣。时医背弃古法，枉人性命，可痛也夫！"（《本草备要·甜瓜蒂》）我们应当很好地继承古人留给我们的各种行之有效的治疗手段和方法，并在临床实践中不断地总结发扬，不能因为吐法有伤正气之弊就弃置不用。金元四大家之一的朱丹溪曾用吐法治疗小便不通，获得很好的疗效，这是开上窍以导下窍之法。这些经验均可作为我们的借鉴。

病胁下素有痞，连在脐傍，痛引少腹，入阴筋者，此名脏结。死。（175）

【解析】本条论述三阴脏结的死证。

“病胁下素有痞，连在脐傍”，指病人平素在胁下就有痞积或痞块，连在脐傍部位，说明脏结日久以致气血郁滞，脉络闭阻。“痛引少腹，入阴筋”，言其发作时的症状。引，牵引、收引的意思，即发作的时候，从脐旁到少腹牵引疼痛，甚至牵引阴筋内抽；“阴筋”指男性生殖器。从上述证候看，其病变部位已涉及脏阴。因胁下为厥阴肝之部，脐傍乃太阴脾所主，少腹属下焦为肝肾所居，而肝脉又络阴器，肾开窍于二阴，阴筋也关系于肝肾两脏。肝脾肾三脏无阳以温化，阴寒凝结于三阴，其病情危重可知，故云“此名脏结。死”。据一些老大夫的经验介绍，此证在发作时用大艾团灸丹田、气海，或可救治。

伤寒病，若吐、若下后，七八日不解，热结在里，表里俱热，时时恶风，大渴，舌上干燥而烦，欲饮水数升者，白虎加人参汤主之。（176）

【解析】本条论述阳明热证兼气阴两伤的证治。

伤寒病在表，误用吐、下之法，致使疾病延迟七八日不解。误吐则使津液亡于上；误下又使津液亡于下，上下分消，终致胃中津液匮乏，而在表之邪得以乘机入里。“热结在里”，即是邪已离开太阳之表而聚于阳明之里的意思。阳明病有经证、热证、腑证之分。葛根汤证乃是阳明之经证；承气汤证则是阳明之腑证。本条所论，既非经证，也非腑证，而是邪热弥漫周身，充斥于表里内外的阳明热证。阳明之热为里热，热由内向外而发，因而形成所谓“表里俱热”。热由里向外蒸腾，逼迫津液向外发泄，故必见汗出。热蒸汗出，则气随津泄，气阴两伤，表气不固，因而有“时时恶风”的证候。热盛津伤，胃中干燥，故其人大渴。“欲饮水数升”，是形容渴饮之甚；“舌上干燥而烦”，是形容津伤之甚，连舌上都见干燥。“舌上干燥”，医者不仅可望而知之，若以净手摸其舌面，也可感到干燥无津。“舌上干燥而烦”的“烦”字，有心烦与燥渴至甚的两层意思，都是热盛津伤的必然见证。

由此可见，此属阳明之邪热弥漫周身、充斥内外、津液匮乏、气阴两伤之证，应以白虎加人参汤为治。方用白虎汤清热生津，加人参以补气生津止渴，使邪热得清，气阴得复，诸证即愈。

伤寒无大热，口燥渴，心烦，背微恶寒者，白虎加人参汤主之。(177)

【解析】本条承上条再论阳明热甚，气阴两伤证治。

阳明之热邪，有偏盛于表者，有偏盛于里者，亦有表里俱盛者。本条所论乃阳明热邪偏盛于里，里热较盛而体表之热较逊，故谓“伤寒无大热”。但无大热仅是相对之词，说明肌表热势不甚。口燥渴是热伤津液的反映，为白虎加人参汤证的辨证眼目。胃络上通于心，阳明邪热扰心，故烦。“背微恶寒”与上条“时时恶风”的病机相同，只是表现形式不同。由于背为阳之府，是阳气会聚的地方，故当热迫汗出，津气两伤，卫阳失于固密和温煦职能时，则背部恶风寒最为明显。这里的恶寒乃恶风的互词。治疗仍以白虎加人参汤清热益气生津为宜。

本证因有“无大热”和“背微恶寒”之证，而易与少阴阳虚证混淆，故在临床辨证时应注意鉴别。少阴阳虚证虽也见背恶寒，但必是口中和而不燥渴，并见厥逆脉微等虚寒证象，与本证截然不同。

伤寒脉浮，发热无汗，其表不解者，不可与白虎汤。渴欲饮水，无表证者，白虎加人参汤主之。(178)

【解析】本条论述白虎汤的禁忌证和使用白虎汤的原则。

脉浮主表，与发热无汗并见，是为太阳伤寒，而恶寒身疼等表实证自在言外。邪在表当治以汗法，此时即或兼见烦渴等里热之证，亦应表里两解，或先解表后清里，而不可先以白虎汤清其里热，这就是“其表不解者，不可与白虎汤”的用意。这是因为白虎汤是甘寒清热的重剂，表寒证用之，每可冰伏表邪，郁遏阳气，甚或引邪内陷而病必不除。

过去我在临床上就曾有过这样的教训。曾诊治一邻居患者周某，女，感冒发热不退。初诊辨证未确，就使用辛凉重剂的银翘散加石膏。服药后病反不解，而发热更甚。再诊仍不醒悟，反认为石膏剂量犹轻，而又继续加大药量，结果不仅热仍不退，反而出现了神昏谵语之证。后来患家另请一位老医生诊治，经详细检查并问清病情之后，指出此病得之石膏用之太早，使邪气冰伏不得透出。急以鸡冠血合黄酒、蜂蜜让病人饮服，然后盖被取汗。果然服后汗出，胸前见有大片针尖大小的皮疹，而内陷之邪得以透发，则热退神安。从这一案例足以说明：表邪不解，过早使用石膏的危害，结合本文体会，更可加深理解。

下段的"渴欲饮水，无表证者，白虎加人参汤主之"，说明里热已成，表证已解，而出现津气两伤的证候，则应治以白虎加人参汤。亦可以理解为见渴欲饮水，无表证，即使不见大热、心烦之证，亦可用白虎加人参汤。现在临床上治疗糖尿病，患者口干渴较甚而饮水颇多，但身上并不发热，而投以白虎加人参汤取得效果，这样的用法可能就源于此。

太阳少阳并病，心下硬，颈项强而眩者，当刺大椎、肺俞、肝俞，慎勿下之。（179）

【解析】本条与第150条相互呼应，共论太少并病的治法及禁忌。

太少并病为先病太阳不解而后又病少阳。"颈项强"是太阳经邪不解；"心下硬"、眩冒是少阳之气不和。因少阳禁汗，故虽有太阳经邪不解，亦不可发汗而解太阳之邪。若误发其汗则伤津液，以致胃中干燥，邪转阳明而见谵语。另外，虽然有心下硬、眩冒等少阳邪气偏结于里的证候，亦不可用下法，因下法必用苦寒之品，而有碍于太阳经邪的解除。汗法与下法均不适宜，则只能选用刺法。如刺大椎、肺俞以解太阳之经邪；刺肝俞以解少阳之邪，从而达到太少两解的目的。"慎勿下之"是叮咛之词，嘱医生虽见心下硬之证，亦不要误认为是实证而用下法。误下则太阳之邪乘虚入里，而又有形成结胸的可能。

本条与第150条的意思基本相同。唯第150条论太少并病禁汗，发汗则谵语；本条则述太少并病禁下，下之则有结胸之变。

太阳与少阳合病，自下利者，与黄芩汤；若呕者，黄芩加半夏生姜汤主之。（180）

黄芩汤方：

黄芩三两　甘草二两，炙　芍药二两　大枣十二枚，擘

上四味，以水一斗，煮取三升，去滓，温服一升，日再夜一服。若呕者，加半夏半升，生姜三两。

黄芩加半夏生姜汤方：

于黄芩汤方内，加半夏半升，生姜一两半，余依黄芩汤法服。

【**解析**】本条论述太少合病下利的证治。

合病为两经以上同时发病，而无先后次第之分。本条论太阳与少阳合病，即太阳与少阳的病证同时俱见。“自下利”，即未经泻下而自发的下利，为本条合病的主证，乃因少阳火郁不伸，邪热内迫阳明而下趋大肠所致。又因少阳疏泄不利，气机不畅，其下利则往往兼有大便不爽、下重难通、肛门灼热，甚或有红白黏秽的特点。此条合病之治，若发汗以解表邪，则有伤津化燥之弊；若泻下以除里热，则又有导致表邪内陷而成结胸之虑。唯以黄芩汤先清少阳之热，则肠胃之热方能解除而下利可止。下利止则肠胃之气和，反过来又有利于少阳之气的疏泄。少阳枢机畅利，则太阳之邪也得以向外宣泄。

黄芩汤用黄芩之苦寒，以清肝胆之热；芍药能养肝胆之阴，同时能于土中伐木，以制肝胆木气之横逆，两药相合，为治热利之主药。甘草、大枣益气滋液，而顾护正气。

若少阳邪热逆于胃，胃气上逆并挟有痰饮而作呕的，于黄芩汤方中加半夏、生姜和胃降逆，蠲饮止呕。黄芩汤加半夏、生姜亦可看做是小柴胡汤的变方，因热已不在半表而入于半里，故去柴胡而仅用黄芩，证非胃实，然亦非胃虚，故不须人参之补。

黄芩汤现代临床上多用于治疗痢疾。后世治疗痢疾的名方芍药汤，即由黄芩汤发展而来，故《医方集解》称此方为“万世治痢之祖”。

《伤寒论》对合病的下利每每随证设方。如太阳与阳明合病下利者，用葛根汤；少阳与阳明合病下利者，用大柴胡汤；本条是太阳与少阳合病下利，用黄芩汤。充分体现了张仲景辨证论治的学术思想。

伤寒胸中有热，胃中有邪气，腹中痛，欲呕吐者，黄连汤主之。（181）

黄连汤方：

黄连　甘草炙　干姜　桂枝去皮，各三两　人参二两　半夏半升，洗　大枣十二枚，擘

上七味，以水一斗，煮取六升，去滓，温服一升，日三服，夜二服。

【解析】本条论述上热下寒，腹痛欲呕吐的证治。

“伤寒”在此泛指感受外邪，非专指太阳伤寒。“胸中有热”，即胸中有邪热；“胃中有邪气”，在这里指胃中有寒邪。亦有认为“胸中有热，胃中有邪气”，是指胃热肠寒之证。总之是属于上热下寒的病证。上有热，胃失和降而上逆，故恶心而欲呕吐；下有寒则使气血凝滞，故见腹中疼痛。凡寒热错杂之证无不与阴阳的升降失调有关，故阳在上不能下交于阴，则下寒者自寒；阴在下不能上交于阳，则上热者自热。其治用黄连汤清上温下，平调寒热，以交通阴阳。

黄连汤以黄连清在上之热；同时用干姜温在下之寒；桂枝既能通上下阴阳之气，又能和解在表之余邪；参、草、枣益胃安中，以复中焦之升降；半夏降逆止呕，以和中焦之阴阳，本方实即半夏泻心汤去黄芩加桂枝而成，故与半夏泻心汤同为辛开苦降甘调之剂。其不同之处：本方用桂枝，功偏于温通，多用治上热下寒、表里不和，而以腹痛为主的病证；半夏泻心汤有黄芩无桂枝，功偏于清热，多用治脾胃不和、升降失常、气机痞塞，以心下痞为主的病证。简言之，本方主治寒热格拒于上下；而泻心汤主治寒热痞塞于中焦。

据临床观察，由于本证属胃中有寒，中阳不能温化，可以出现腹泻下利之证，但此下利与上条之肝胆热滞，疏泄不利所引起的热性下利不同。故在治法上以黄连汤清上温下而交通阴阳，上条则以黄芩汤清利肝胆而坚阴。

伤寒八九日，风湿相搏，身体疼烦，不能自转侧，不呕不渴，脉浮虚而涩者，桂枝附子汤主之。(182)

桂枝附子汤方：(方载原书183条下，今移至此)

桂枝四两，去皮　附子三枚，炮，去皮，破八片　生姜三两，切　甘草二两，炙　大枣十二枚，擘

上五味，以水六升，煮取二升，去滓，分温三服。

【解析】本条论述伤寒类证——风湿伤于肌表的证治。

伤寒八九日，言患病日久而不愈。其原因可从两方面加以考虑，或因其人正气不足，不能及时拒邪于外，或因邪气杂糅而纠缠难解，本证则两种因素兼有。风寒与湿邪相搏，痹着于体表，影响营卫之调和，阻碍气血之运行，故见身体疼痛以致到了难以转侧的程度。“不呕”，为无少阳证；“不渴”，为无阳明证，由此可知里和而无病。脉浮为风寒湿在表，虚主卫气不足，涩主寒湿之邪不解。风、寒、湿三气杂合而为痹，患者卫阳复虚，邪盛而正衰，故使病证缠绵日久而留连不愈。“身体疼烦”，形似伤寒，实非伤寒，故为伤寒类证。治以桂枝附子汤温经祛风，温化寒湿之邪。

桂枝附子汤即桂枝汤去芍药加附子。方用桂枝既能疏散风寒邪气，又能温经通阳；附子辛热，善温经扶阳，散寒逐湿以止疼痛；生姜助附子、桂枝以温散风寒湿三邪；甘草、大枣甘温以缓桂附之性，且扶正气之虚，合生姜则辛甘化阳以抑阴，又能健脾和中以行津液。本方与桂枝去芍药加附子汤的药味完全相同，唯桂附用量较上方为大，故二方主治的重点也就不同。彼方主治胸阳不振兼表阳不足，以脉促、胸闷、微恶寒为主证；此方主治阳气不足，风湿困于肌表，以身疼烦、不能自转侧为主证。

若其人大便鞕，小便自利者，去桂枝加白术汤主之。（183）

去桂加白术汤方：（本方成本未录，今依赵本补入）

附子三枚，炮，去皮，破　白术四两　生姜三两，切　甘草二两，炙　大枣十二枚，擘

上五味，以水六升，煮取两升，去滓，分温三服。初一服，其人身如痹，半日许复服之，三服都尽，其人如冒状，勿怪。此以附子、术并走皮内，逐水气未得除，故使之耳，法当加桂四两。此本一方二法：以大便鞕、小便自利，去桂也；以大便不鞕、小便不利，当加桂。附子三枚，恐多也。虚弱家及产妇，宜减之。

【解析】本文承上条继论寒湿痹证的治法。

此条在赵开美本与上条原为一条。联系上下文，可知本条之“大便鞕，小便自利”，是在上条见证基础上的发展变化，反过来亦可了解到上条之桂枝附子汤证，当见大便溏，小便不利。今其人大便硬，小便自利，若见于服桂枝附子汤之后，说明阳气通，湿邪减，气化已行，不需再用通阳化气

走表之桂枝，而是加用白术健脾燥湿以善其后；若本为大便硬，小便自利，则反映湿重困脾，脾运不健，津液不能还于胃中，故亦当于桂枝附子汤中去桂枝以免走散津液，加白术燥湿健脾，引津液还于胃中。

桂枝附子去桂加白术汤与《金匮要略》的白术附子汤组成药味相同，只是剂量不同。本方以温里而达到祛表的目的，为专治皮下水湿寒气而设。白术为脾家之主药，功善去湿痹而行津液，故既可止泻，又可利便；附子去寒邪而温阳气；白术协附子并走皮内，以搜逐在表之寒湿。姜枣调营卫促使药力行于肌表。

服用本方后，或出现身如痹状；或药尽而其人如冒状者，皆勿怪。此乃附子、白术并走皮内，欲逐水气而尚不得除所致，俟病邪得解，则诸证自安。或为增强温化水气的力量，亦可再加桂枝以通阳化气，这样就形成了一方二法：即大便硬，小便自利，则去桂；大便不硬，小便不利，当加桂。本方附子用至三枚其量甚大，故虚弱之人及产妇则宜减量或者慎用。

风湿相搏，骨节烦疼，掣痛，不得屈伸，近之则痛剧，汗出短气，小便不利，恶风不欲去衣，或身微肿者，甘草附子汤主之。（184）

甘草附子汤方：

甘草二两，炙　附子二枚，炮，去皮，破　白术二两　桂枝四两，去皮

上四味，以水六升，煮取三升，去滓，温服一升，日三服。初服得微汗则解。能食，汗出复烦者，服五合，恐一升多者，宜服六七合为妙。

【**解析**】本条论述风湿留于关节的证治。

“风湿相搏”，应体会为风、寒、湿三邪互相搏结。寒性主收引，主凝滞，而使气血闭阻，经脉不通，则疼痛突出地严重；湿性黏腻，滞着关节而不行，筋脉附于关节，寒湿相搏，筋脉拘挛，故肢体关节牵引疼痛，甚则难以屈伸；寒湿留于关节，经脉气血阻滞，故“近之则痛剧”；风胜于表，卫阳不固，所以汗出；汗出肌疏，不胜风袭，故恶风不欲去衣；湿阻于里，三焦气化不利，所以在上焦表现为呼吸短气，在下焦表现为小便不利；湿邪溢于肌肤，则身微肿而沉重。治用甘草附子汤温经散寒，祛风除湿，通痹以止痛。

甘草附子汤由甘草、附子、白术、桂枝组成。方用附子温经助阳，祛逐寒湿；白术苦温，健脾燥湿行水；桂枝辛温与术附同用，既能祛风通络，又

能通阳以化气。独以甘草名方，取其性味甘温，能缓和诸药，使峻烈之剂缓缓发挥作用，以祛尽风湿之邪。本方的术附用量均比前方为少，每次服药仅六七合，又不欲尽剂，其用意在于缓行。风湿之邪，因风邪易去，而湿邪难除，故用药峻行缓之法，可使风湿之邪并去而不留。

本方用于临床，治疗风寒湿痹而兼有心脏病的患者，如见有汗出、短气、心悸、胸闷、背冷等证，多能取效。

以上三条所论实属杂病范围，故《金匮要略》亦载有此方。本论列此方证的用意，是为了与伤寒互相鉴别，故以类证的形式列出。以上方证并作一处比较：桂枝附子汤乃为风湿偏重于表而设；去桂加术汤乃为风湿偏重于肌肉而设；甘草附子汤则为风湿偏重于关节而设。三方虽皆治风寒湿痹，但其病位各有不同，应注意区别选用。

伤寒脉浮滑，此表有热、里有寒，白虎汤主之。(185)

白虎汤方：

知母六两　石膏一斤，碎　甘草二两　粳米六合

上四味，以水一斗，煮米熟，汤成，去滓，温服一升，日三服。

【**解析**】本条论述阳明热而未实的脉证治法。

对本条注家意见颇不一致，其争论焦点在于对“表有热，里有寒”的解释，特别是对“里有寒”的提法认为不妥。因为以方测证，白虎汤主治阳明里热人所共知，考本论有关白虎汤证的条文，均讲的是“表里俱热”或“里有热”。再从临床实践来看，白虎汤证均以阳明气分热邪充斥表里内外为特点。所以，本条之“表有热，里有寒”当改为“表里有热”或“表里俱热”，才合乎情理。

本条在写法上详于脉而略于证。“脉浮滑”，不仅言其脉象，而且也是对病机的概括。脉滑主阳盛，气血充盈；兼见浮象，是气血外达，阳盛于表的表现。本论《辨脉法》谓：“凡脉大、浮、数、动、滑，此名阳也”，脉见“浮、滑”，表明其证属阳，反映了阳热充盛，与表里俱热相合。文中不言其证，乃简略之笔。因白虎汤证为阳明里热蒸腾，热于内而见于外，充斥于表里，弥漫于周身，故除见浮滑或洪大的脉象外，言外之意，尚有大热、汗出、口渴，以及心烦等气分大热的见证。若此种病情未及时控制而发展下去，则热伤气而汗伤津，导致气阴两伤，则必以白虎加人参汤拯治。而本

条所论乃气分热势正盛而正气尚未虚衰，故只以白虎汤清气分之热则愈。

白虎汤用知母，既能清热，又能滋养阴液；石膏味辛甘性大寒，专清肺胃气分之热，且清热而不伤津液。用炙甘草和粳米既能补后天而滋化源，同时又可节制石膏、知母之大寒，使热去而不伤胃。

伤寒脉结代，心动悸，炙甘草汤主之。（186）

炙甘草汤方：

炙甘草四两，炙　生姜三两，切　桂枝三两，去皮　人参二两　生地黄一斤　阿胶二两　麦门冬半升，去心　麻子仁半升　大枣十二枚，擘

上九味，以清酒七升，水八升，先煮八味，取三升，去滓，内胶烊消尽，温服一升，日三服，一名复脉汤。

【解析】本条论述太阳之邪传入少阴而致阴阳两虚的证治。

病本于伤寒。伤寒一证，若不及时治疗，其变化多端，或传少阳，或传阳明，或传少阴，或形成并病等等。太阳与少阴为表里，脏腑相通，经脉相连。若太阳之邪不解，正气益虚，很容易循经传入少阴。少阴为心肾两脏，若不传足少阴肾，便传于手少阴心。若心阴阳气血俱虚，而心无所养，则有心慌慌然悸动不安之感。“动”，言其甚也。“动悸”，形容心跳动得很厉害而非同一般。

结代脉，即脉律不整而有歇止的一类脉象，下条将作专门介绍。引起结代脉的原因很多，或因瘀血，或因痰阻，或因水遏，或因气血虚衰等等。本条之脉结代，则属气血虚衰，运行无力、脉搏不续所致。心为五脏六腑之大主，如《素问·灵兰秘典论》所云：“心者，君主之官也，神明出焉”，又云“主明则下安，以此养生则寿……主不明则十二官危，使道闭塞而不通，形乃大伤”，足见心脏之气血虚衰实非同小可。故急以炙甘草汤滋养心血而通阳复脉。

炙甘草汤用炙甘草、人参、大枣补中焦、滋化源，化生气血，以复脉之本；用生地、麦冬、阿胶、麻子仁补心血、滋心阴以充脉之体；阴不得阳则不生，阳不得阴则不长，故加桂枝、生姜、清酒（米酒）通阳以利血脉，又可滋阴而无滞结之患，以达到复脉宁心之目的，故本方又名复脉汤。

根据《名医别录》记载：甘草能“通经脉，利血气”。现代医学从甘草中提取出的甘草苷有强心的作用。因此，其对心脏气血虚衰患者确有一

定疗效。柯韵伯认为:本方中应去麻子仁加酸枣仁。根据临床用药观察,若于本方中加五味子取生脉散之意,则更为恰当,且能提高疗效。

炙甘草汤证列于“太阳病篇”之末,有其较深刻的意义,使我们可以看到伤寒由表及里的病变过程,特别是以少阴虚衰,气血不足的病证结尾,更是突出地反映了太阳与少阴的表里关系在病理变化上的联系。这一安排不仅体现了张仲景的辨证思想,而且也从一个侧面揭示了《伤寒论》辨证论治由阳入阴的理论体系,确实发人深思,值得推敲。

脉按之来缓,而时一止复来者,名曰结。又脉来动而中止,更来小数,中有还者反动,名曰结阴也;脉来动而中止,不能自还,因而复动,名曰代阴也。得此脉者,必难治。(187)

【**解析**】本条论述结代脉象的特点,并以此判断疾病的预后。

考赵本与成本,本条在句读方面略有不同。两相比较,还是以赵本为要。“名曰结阴也”,应为“名曰结,阴也”。“名曰代阴也”,应为“名曰代,阴也”。

结代脉属于间歇脉,以脉有歇止为主要特点。间歇脉有三种,即促、结、代。数而中止者为促脉;结脉与代脉则属于缓而中止的一类,但二者又有区别。若脉来迟缓,时有一次歇止,歇止后又能搏动者,此为结脉。结,是阻滞不通的意思。气血凝滞,脉道不利,故脉搏动间有止。因心跳未息,故止后之一动与下次搏动间隔较小,表现为“更来小数”。所谓小数,其实不是真正的数脉,而是止后能还,止中反动的脉象。《濒湖脉学》谓:“结脉缓而时一止,独阴偏盛欲亡阳”,说明结脉的出现,往往由于正气虚衰,阳气不足,阴寒偏盛,气血凝滞所致。其脉属阴,其证属阴,故为“阴也”。若脉搏动时有一止,歇止之后“不能自还”,即不能随即再动,而要间隔较长时间再动,或待下次搏动而复动者,即为代脉。代,是代替的意思,反映心脏气血虚甚,较结脉更为严重。如《濒湖脉学》云:“代脉都因元气衰,腹痛泄利下元亏”,说明代脉的出现,总是由于脏气虚衰,元气不足所致,故也属阴脉,而见于阴证。

总之,结脉与代脉均属阴脉,主脏气虚衰,正气亏损,若见此脉,病多难已,故曰“得此脉者,必难治。”

【小结】

本篇共有原文52条，其中的主要内容有：结胸证及其类证；心下痞证及其类证；热结阳明，邪热充斥表里内外，弥漫周身而气阴两伤的白虎加人参汤证及其禁忌证；在白虎加人参汤证之后又论述了太少并病与合病的刺法及黄芩汤之清法；又论述了上热下寒的黄连汤证；风寒湿痹的伤寒类证；最后以脉结代、心动悸的少阴病结束，从而反映了太阳病与各相关病证的内在联系，极大地丰富了“太阳病篇”辨证论治的内容。

辨阳明病脉证并治法

【概说】

阳明指足阳明胃和手阳明大肠。阳明是阳气昌盛的意思。太阳为三阳，其气布于周身体表，故言其大；少阳为一阳，其气升发疏泄，而处于萌芽阶段，故言其小；而阳明为二阳，居于太阳与少阳之间，故言其盛，所以有“两阳合明”之说。

阳明又代表着一定的脏腑经络。手阳明经脉起于食指，循臂外侧上肩，下入缺盆，络肺，下膈，属大肠，说明了大肠经脉与肺相连。足阳明经脉，起于鼻之交頞中，下循鼻外，入上齿中，还出挟口，下交承浆……其支者……下膈属胃，络脾，说明了胃之经脉与脾相连，因而构成了肺与大肠相表里，脾与胃相表里的关系。阳明之腑即足阳明胃与手阳明大肠。胃与脾以膜相连，经脉相通，其关系亦非常密切，而胃与大肠又上下直接相通，故其关系则更为密切。

就其生理特点而言，阳明属土，居于中焦，为水谷之海，又为多气多血之经。在脾的协同作用下，既能受纳水谷，又能营养四旁，故脾胃为后天之本。如《中藏经》云：“胃气壮，五脏六腑皆壮也。”胃之所以能不断受纳五谷，在于胃之阳气有腐熟的作用，大肠有传化物的作用。在正常情况下，六腑以通为顺，故满而不能实。阳明属里，受纳两阳之气。又胃气主降，而肠胃之气以下行为顺，故有阳明主阖之说。饮食入胃则胃实而肠虚，食物下移于肠则肠实而胃虚，虚实互相交替，腑气得以通顺，肠胃中糟粕方能及时排出体外而不至于凝滞。

阳明之气强盛，抗邪有力，邪入阳明，则多表现为大热、大实之证，故为外感热性病的极期阶段。阳明病的形成有以下两种情况：

第一，原发的阳明病：为阳明在经之邪不解，随经入腑而构成胃家实证，或者因于胃有宿食，肠中积滞先行化热，感邪之后不待传变，即可化燥而成阳明病。

第二，续发的阳明病：多为太阳或少阳之邪不解而内传阳明，或由于发汗以及或吐或下之后，津液受伤，胃气失和，邪气化燥成实而转属阳明。

阳明病，以里实证为主。里为病位，实为病性。《丹溪心法》说："欲知其内者，当以观乎外；诊于外者，斯以知其内。盖有诸内者，必形诸外。"由于阳明主燥，其阳气强盛，若邪热入内，最易伤津而化为燥热。燥热凝结肠胃，腑气不通，大便不下，因而肠实胃满。其表现于内则有大便燥结，腹部胀满，绕脐疼痛，拒按，甚至有神昏谵语；其反映于外则有日晡所发潮热，蒸蒸而热，濈濈汗出，不恶寒但恶热等证。同时，阳明与太阴为表里，脏腑相连，经脉相通。胃主燥，脾主湿。如果阳明病反见无汗、小便不利，则为阳明之热被太阴之湿所郁遏，邪不从燥化而从湿化，又可形成湿热病。湿热蕴郁，既不能外越以为汗，又不能下渗从小便排出，必熏蒸而迫使胆液泛溢，发生黄疸。

阳明病除腑证以外，还有经证、热证、寒证、虚证的种种证治，此反映了六经分证伤寒与杂病共论的特点，但是辨证的重点仍以腑实证为主，以体现六经纲目的主次不同。

由于阳明病的病变范围较广，证候内容亦比较复杂，故论中所列举的治疗方法也比较全面而详尽。概括起来，有汗法、有温法、有清法、有下法，但其重点仍以泻下阳明为主，设大承气、小承气和调胃承气汤为代表方。正如尤在泾所说："盖阳明以胃实为病之正，以攻下为法之的。"

以上从生理、病理、证候特点和治疗方法等方面对阳明病作了简要的概述，使读者能够抓住重点，以对于阳明病的辨证论治有提纲挈领的作用。

问曰：病有太阳阳明，有正阳阳明，有少阳阳明，何谓也？答曰：太阳阳明者，脾约是也。（188）

【解析】本条以问答的形式提出阳明病三种不同的成因及证候特点，并着重论述了太阳阳明的病机。

"太阳"，指太阳表证未解；"阳明"，指胃肠干燥，大便不下。在太阳表证未解的情况下，就形成了大便干燥、秘结不下的阳明里证，即叫"太阳阳明”。由于太阳阳明多因其人素有胃燥，脾阴被燥所约，不能为胃行其津液所致，故又称本证为“脾约”。脾胃为后天之本，中央土以灌四旁。其所化生的津液不仅荣养周身，且亦滋养胃的本身，即也要“还于胃中”。胃中津液充足，胃肠得润，则大便不干。若津液不能还于胃中，则肠胃必然干燥而大便秘结不下。肠胃干燥而逼迫津液旁渗，故临床亦可见小便反多的情况。

正阳阳明者，胃家实是也。（189）

【解析】本条承上条，论述正阳阳明的病机及证候特点。

正阳阳明，指由阳明本身病变所形成的胃家实证，故又可称为“正阳阳明”。正阳阳明的形成有两种可能：其一，如成无己所说：“邪自阳明经传入府者，谓之正阳阳明”；其二，为宿食化热成燥，由燥成实而形成。总之，凡是未经太阳或少阳的传经而构成的阳明病，均为正阳阳明。

胃家实是指肠实胃满，胃肠失去了虚实交替的生理功能，故其程度既不同于一般的大便难，亦不同于脾约证的大便干，而是肠胃中有燥屎凝结成实的一种病变。

少阳阳明者，发汗，利小便已，胃中燥烦实，大便难是也。（190）

【解析】本条承接第188条，论述少阳阳明的病机和证候特点。

文中“烦实”二字与本文无关，疑为衍文，故应删掉。

少阳阳明，指由少阳病变化而形成的阳明病。少阳为半表半里，主枢机。其病当以小柴胡汤和解，切不可以汗、吐、下渗利之法治疗。正如《医宗金鉴》所说：“少阳三禁要详明，汗谵吐下悸而惊”，李东垣又补充了禁利小便一法而成为四禁。如果医生误用发汗或利小便而耗伤津液，则必然导致肠胃不得滋润而干燥。胃中干燥，腑气不通以致大便困难，从而构成了阳明病，是谓少阳阳明。

以上三条合而观之，可见阳明病之大便难有其成因和程度的不同，三者相比较，正阳阳明为最重，太阳阳明和少阳阳明则次之。

阳明之为病，胃家实（赵本有“是”字）也。（191）

【解析】本条为辨阳明病之提纲。

仲景列六经之提纲，或以脉证论病机，或以病机推脉证，这并非体例不严格，而是使读者广开思路，避免偏见，以掌握辨证之全部。六经多举脉证为纲，唯阳明病之提纲则首先列出病机，即"胃家实"。"胃家"，包括足阳明胃和手阳明大肠，说明阳明病的病位是在胃肠之里。"实"，为阳明病的病性，即如《素问·通评虚实论》所说："邪气盛则实"。这里的"实"，还指有实在的东西如燥屎、宿食之类。本来饮食物的代谢在胃肠之间是虚实更替的。饮食入胃，则胃实而肠虚；食物下移于肠，则肠实而胃虚。饮食物经过由上而下不断地消磨变化，最后所剩糟粕通过大便排出体外，肠胃的这种功能则概括为传化物而不藏。也就是说，饮食物在肠胃中始终处于运动变化的状态，不能堆积留滞而不动。一旦堆积留滞，就要阻塞腑气不通，以致大便不下，这是形成胃家实证的最基本的病理变化。

阳明多气多血，阳气最盛，邪气入里，易从阳化热。热伤津液，则津亏成燥。燥热与积滞糟粕相结合，则形成肠实而胃满的燥热实证，此即"胃家实"。

"胃家实"反映了阳明病的病变部位与病变性质，是对阳明病主要病机及病证的概括。但阳明病并非只此一种病情，此外，它还有热证、湿热证、瘀血证、虚寒证等。

问曰：何缘得阳明病？答曰：太阳病发汗、若下、若利小便，此亡津液，胃中干燥，因转属阳明。不更衣，内实，大便难者，此名阳明也。（192）

【解析】本条论述太阳病误治，伤亡津液而成阳明病。

太阳病发汗本为正治之法，若汗不得法，或错误地用了泻下与利小便的方法治疗，不仅其病不解，反而伤亡了津液。阳明主燥，喜润而恶燥。胃为水谷之海，亡津液者，首先伤亡肠胃的津液，以致肠胃干燥，大便不下，而转属为阳明病。转，是指病证由太阳向阳明的转变；属，是指病变已归属于阳明。"转属"与"转入"不同，"转属"为太阳之邪转而未尽，阳明里证已成，或曰"转系"，实际上是并病的意思；"转入"则为太阳之邪完全入于阳明，实际上是传经。转属阳明，意味着阳明腑实已成，燥屎结于肠胃，腑气不通，所以"不更衣"。因古人上厕所有更衣之制，故"不更衣”即不大便的雅称。“不更衣”“大便难”是言证候,“内实”是对病变实质的概括。由于见到以上证候即可确诊为阳明病无疑,故曰“不更衣,内实,大便难者,此名阳明也”。

问曰:阳明病,外证云何?答曰:身热,汗自出,不恶寒,反恶热也。(193)

【解析】本条论述阳明病的外在表现,以与太阳病相鉴别。

上条论述了阳明病的成因及其内实的见证,本条接以补充阳明病的外证。外证与表证含义不同,表证是对邪在肌表的所见脉证的概括,具体指太阳病,而外证则是里证表现于外的证候。里热外达,外证必见身热。三阳受邪虽俱见发热,但热型各有不同。太阳病为邪伤荣卫,阳郁于体表,故见“翕翕发热”;少阳病为邪在半表半里,正邪分争,故见“往来寒热”;而阳明病则为邪结于里,热由里向外腾达,故表现为“蒸蒸发热”,即像炊笼之热气腾腾。若以手扪患者皮肤之热比较:太阳病初扪尚觉灼手,但扪之时久则热度渐逊;而阳明病之热则不然,扪之愈久则热感愈甚,以此可作临床鉴别。阳明里热外蒸,逼迫津液外泄,必见汗出,故汗出亦为阳明外证之一。六经为病见汗出者,非仅阳明一经。太阳病中风证有自汗漐漐;少阳病有合目汗出;少阴病亦有因阳虚不能固表的自汗出等等,但均不及阳明病汗出为甚。阳明病由于里热炽盛,不断地向外发越透达,迫使津液大量外泄,而表现为汗出连绵不断,所谓“阳明病,法多汗”其理即在于此。阳明病的汗出虽有一定的散热作用,但其热并不因汗出而退,这又与太阳表证之热随汗而解不同。“不恶寒,反恶热”是阳明病与太阳病以及少阳病的主要鉴别点。病在太阳,发热与恶风寒同时并见;邪在少阳,正邪交争于半表半里,故寒热往来;而阳明则由于热结于里,里热外达,表里俱热,故不恶寒而反恶热。

问曰:病有得之一日,不发热而恶寒者,何也?答曰:虽得之一日,恶寒将自罢,即自汗出而恶热也。(194)

【解析】本条论述阳明病初起见恶寒的缘由,以及转属阳明之里的辨证要点。

据上条所述，阳明外证本应见身热、汗自出、不恶寒、反恶热。而今“病有得之一日”，即阳明初起，却见不发热而恶寒。这说明疾病的变化是复杂的，其临床表现既有普遍规律，也有特殊性。据本论所载，阳明病而见恶寒证的有两种情况：一是由于阳明内热蒸腾，大汗出使腠理开泄，卫表不固而见背微恶寒者；另一种情况即本条所述，在阳明病初起阶段，亦即经表之邪欲往阳明传变，而又未完全入里之时，由于经表仍有邪气，故亦见恶寒。但由于阳明里热业已开始形成，故这种恶寒的时间不长，很快就将自行解除，而出现身热、自汗出、不恶寒反恶热等阳明病的典型证候。

问曰：恶寒何故自罢？答曰：阳明居中，土也，万物所归，无所复传。始虽恶寒，二日自止，此为阳明病也。（195）

【解析】本条接上条论述恶寒自罢的机理，以揭示阳明病有经腑之不同。

恶寒为什么自行解除，张仲景以五行学说解释了病变机理。阳明胃居于中焦，按五行属性，归类属土，这就是“阳明居中，土也”的意思。阳明胃是五脏六腑之大会，为水谷之海，营卫气血生化之源，其性能就如五行的土一样，既能长养万物，也是万物之归宿，故曰“万物所归”，这主要是从生理方面来讲的。若就病理而言，邪传阳明，形成燥热结实，燥屎留而不去，此即所谓“无所复传”。也就是说，胃家之实别无去路，但又不是说凡阳明病邪都不传变。如阳明经证，其邪在浅表且呈弥散状态，故仍有可传变之机。就是腑实证，由于燥热不去，灼伤真阴，亦可累及少阴而竭其液。所以，阳明病无所复传仅仅说明有形之邪在胃腑凝结的时间较长，有六七日、八九日，甚至直到津液亏耗、正气受伤，生命垂危之时，仍为阳明胃腑之燥热实证。

正因为阳明病有经、腑之不同，所以在阳明初得病时，邪气在经，阳郁不伸，温煦失职，而可见到恶寒。待邪气入腑，从阳化热，里热外发，则恶寒自止而转见汗出恶热之证。这种“始虽恶寒，二日自止”的证情，正反映了阳明病的特点，据此即可确立诊断，故曰：“此为阳明病也”。

本太阳初得病时，发其汗，汗先出不彻，因转属阳明也。（196）

【解析】本条论述太阳病汗出不彻而转属阳明。

太阳表证，本应发汗，但发汗要得法，既不能过汗而伤亡津液，又不能发汗太少而不足以去邪。本条虽然是用了发汗之法，但是“汗先出不彻”，即汗出不彻底。“彻”者，透也，尽也。汗出不透，则表闭不开，阳郁不宣，邪不能除，随即化热，内传于里而转属阳明。本条与第192条虽均是太阳转属阳明，但他们所形成的证候却不尽相同。前条因汗、下、利小便伤亡津液而转属阳明，多以腑实证为主，故见内实，不更衣，大便难等证。本条不伤津液而转属阳明者，乃为太阳之邪传于阳明之经，或化为弥漫之热，因而无内实的表现。此外，还有一种意见认为：伤津液者是针对正气而言，不伤津液者针对邪气而论。说明不仅正气受伤太阳之邪可转属阳明，而且邪气盛实亦可由太阳病转属为阳明病。从两条的异同比较中，以见内因与外因、正气与邪气的辩证关系，揭示了太阳之邪转属阳明的两个因素。此说亦可供参考。

伤寒发热无汗，呕不能食，而反汗出濈濈然者，是转属阳明也。（197）

【解析】本条论述伤寒转属阳明的见证。

“伤寒发热无汗”，言寒邪客于太阳，表闭阳郁；“呕不能食”，是里气不和，胃气上逆之证，或来自表邪之影响，或是表邪内传少阳，因少阳病常见喜呕、不欲食等证。若由无汗而转见“反汗出濈濈然”，说明病变既不在太阳，也不在少阳，而是转属阳明了。因为只有阳明里热蒸腾、腠理开泄，才会使汗出连绵不断。故“汗出濈濈然”可以说是转属阳明的主要标志，当是辨证的关键。“汗出濈濈然”之前用一“反”字，是对前“无汗”而言的，在这里既有加强辨证的作用，又突出了病机的转折。用意深刻，耐人寻味。

伤寒三日，阳明脉大。（198）

【解析】本条论述阳明主脉，并借以反映病机。

“伤寒”，泛指外感疾病。“三日”，言受邪发病已有几天，按照传变规律应该病及阳明。但是否传至阳明，要以脉证为据，正如张仲景所说：

“伤寒二三日，阳明少阳证不见者，为不传也”，“……颇欲吐，若躁烦，脉数急者，为传也”。伤寒三日，脉由浮转大，说明病有传变征象。“脉大”，是言脉形宽阔洪大，其势如波涛汹涌。阳明为水谷之海，多气多血，阳气最盛，病入阳明，正邪斗争有力，正盛邪实，阳热亢盛，气血鼓动于外，故脉应之而大。但由于病程短，邪陷时间不长，仍在阳明气分，而未与糟粕凝结，仅为弥散之热而尚未敛结成实，故只能见到洪大之脉，而不能见到实脉。洪大脉与实脉不同，李濒湖作了比较：“洪脉来时拍拍然，去衰来盛似波澜。欲知实脉参差处，举按弦长愊愊坚”。说明洪脉是浮取有力，脉形宽大；而实脉则是举按皆有力，脉形弦长。

以上从第188条到198条可看作阳明病的总论，从中可以看出：阳明病有经证腑证之分，亦有虚实寒热之别，只有把这几方面的问题搞清楚了，才能掌握阴阳两纲的辨证。从这里我们也可以看出，《伤寒论》的六经是始终贯穿了八纲辨证的精神。以下则介绍阳明病各类证候的辨证与治疗。

伤寒脉浮而缓，手足自温者，是为系在太阴。太阴者，身当发黄；若小便自利者，不能发黄。至七八日大便鞕者，为阳明病也。（199）

【解析】本条论述太阳与太阴、太阳与阳明的脉证鉴别，说明阴阳病证有出入转化的机制。

伤寒当见脉浮而紧，乃为太阳表实证之正脉。若见“脉浮而缓”，即脉由紧变缓，说明太阳之寒邪已经化热，如同第40条“伤寒脉浮缓，身不疼，但重，乍有轻时，无少阴证者，大青龙汤发之”的病机一样，表邪化热则脉变缓而有入里之机。入里又有阴阳之别，入阳明、少阳者为阳也；入少阴、太阴者为阴也。入何经都有其特殊的证候表现，是为辨证之根据。如果见有口苦、咽干、目眩、心烦喜呕、嘿嘿不欲饮食为传于少阳；如见有脉微细、但欲寐则为传于少阴；如见有一身手足尽热、烦躁、汗出而渴的为转入阳明。今见手足自温而身不发热，又手足不厥冷的，则知是脾经有热的表现，故谓“系在太阴”。系者，联系的意思。这里讲的是太阳之邪化热入里而联系于太阴。

太阴为阴土主湿。若脾经热邪影响运化水湿的功能，则热与湿合，湿热蕴郁熏蒸，“身当发黄”。言外之意，必见无汗、小便不利等证。如果小便自利，说明湿有出路，故“不能发黄”。若湿去热留，至七八日，太阴之热不解，外出阳明，从燥化而见大便硬者，则是太阴转出阳明，形成了胃家实证，故“为阳明病也”。本条寓意非常深刻，它反映了阴阳表里病证在其发展过程中，依据一定条件可以相互转化，表证可以入里，里证可以出表；阳病可以转阴，阴病亦可以转阳，这种相互转化的规律在六经病中具有普遍意义。

伤寒转系阳明者，其人濈然微汗出也。（200）

【**解析**】本条承上条续论邪传阳明的见证。

上条讲到太阴之热外出阳明，有小便自利、大便因硬的表现。本条所论，由太阳之表转系阳明之里，当有濈然微汗出的见证。虽两条所论之传入途径不同，但是，无论由太阳转系阳明，还是由太阴外出阳明，只要是属阳明病，就必然有其共同的证候。因此，两条所见之证应相互联系，相互补充。阳明病濈然汗出之理，前已作过分析，这里不赘述。由于本证是邪气初入阳明，热势不甚，故虽是汗出连绵，但量并不多，即所谓“濈然微汗出也”。

阳明中风，口苦咽干，腹满微喘，发热恶寒，脉浮而紧；若下之，则腹满、小便难也。（201）

【**解析**】本条论述阳明经腑同病时，不能下之太早的道理。

阳明中风乃为阳邪所伤，而与伤寒不同。阳邪伤人则易于化热而见阳明经腑同病。阳明在经之邪不解，故见发热恶寒，脉浮而紧。这里需要指出的是：阳明之脉浮紧与太阳之脉浮紧不同。太阳脉浮主表、紧为寒，即风寒伤于体表的脉象；而阳明脉浮表示在经之邪不解，紧主里实，即阳明经腑俱病之脉，故其人必大便秘结。阳明经腑俱病，应先解其表，后攻其里，或者表里两解。倘若以其有腹满微喘、大便秘结之里证，而忽视寒热脉浮之表证，急不可待地先用泻下之法，则为下之太早。下之太早，则使在经之邪乘机内陷聚集于里，而使病情加重。热更盛，里益实，故腹满不解；热盛津伤，则小便难。

有的注家认为本条是三阳合病，即发热恶寒，脉浮紧为太阳病；口苦咽干为少阳病；腹满微喘为阳明病。虽对病证的解释有所不同，但对不能过早使用下法的认识还是一致的。

发汗与泻下是两种不同的治法。病在太阳之表宜汗；病在阳明之里宜下。前人谓“伤寒下不厌迟，汗不厌早”，是根据伤寒病的特点总结出来的经验之谈。说明及时解除表邪，使之不至于内传故要早发汗，而当有表邪存在时，或里犹未成实，则又不宜早下，以防引邪入里或伤害脾胃之阳而生他变。

阳明病，若能食，名中风；不能食，名中寒。（202）

【**解析**】本条以能食与不能食辨阳明之寒热证候。

胃为消化系统的重要器官，主受纳与腐熟水谷。因此，胃有寒热则必然反映到饮食方面上。阳明中风，风为阳热之邪，热则消谷，故“能食”；若中寒，寒为阴邪，易伤胃中阳气，胃阳受伤则不能腐熟水谷，故“不能食”。

阳明病的来路有二：一为传经之邪，一为本经受邪。一般认为，传经之邪多为化热之后传于阳明；本经受邪则不然，可受于热，亦可中于寒。本条以饮食情况来辨寒热，主要是针对阳明自身受邪而言。然而，辨证的指导思想应该是：“外因是变化的条件，内因是变化的根据，外因通过内因而起作用。”因此，无论是传经还是自受，归根结底是与人体胃气的盛衰有关。

阳明病，若中寒，不能食，小便不利，手足濈然汗出，此欲作固瘕，必大便初鞕后溏。所以然者，以胃中冷，水谷不别故也。（203）

【**解析**】本条论述阳明中寒以致胃中冷的证候。

阳明中寒，胃中必冷，腐熟无权，故不能食。然阳明胃与太阴脾以膜相连，同居于中焦，病变常相互影响。胃寒及脾，脾运失职，水谷不别，清浊不分，则见小便不利，大便溏泄而水谷夹杂。由于胃中冷，寒气凝结，则又见大便初硬后溏而“欲作固瘕”。“固瘕”为证候名，形容大便初硬后溏，说明固瘕乃假象。初硬后溏，反映了阳虚不能化的特点，与阳明的燥热实证有本质区别。阳明主四肢，四肢为诸阳之本，胃阳虚不达四末以敛摄津液，故手足渗出冷汗而濈濈然，此与阳明胃肠燥热逼迫津液外渗的手足濈然出热汗截然不同。“以胃中冷，水谷不别故也”，是对小便不利、大便初硬后溏等证的病机概括，指出以上诸证，皆因脾胃虚寒，腐熟运化无权所致。

阳明病，欲食，小便反不利，大便自调，其人骨节疼，翕翕如有热状，奄然发狂，濈然汗出而解者，此水不胜谷气，与汗共并，脉紧则愈。（204）

【**解析**】本条承接上条，论述阳明病中寒，胃气得复，病愈作解的见证。

阳明病中寒，本不能食。今欲食者，说明寒去而胃阳得复。若阳复太过而从燥化，则小便数多而大便当硬，今小便反不利而大便自调，说明湿热内蕴而未成燥实。湿留关节，筋脉不利，故骨节疼痛；湿热郁蒸，则“翕翕如有热状”。由于胃阳得复，正气充盛，能以驱邪外出，湿热邪气得以外越，其人则可忽然见狂躁、濈然汗出而病愈。“此水不胜谷气”，是张仲景对本病自愈机理的概括说明。阴不胜阳，有胃气为盾，故其病向愈。

关于“脉紧则愈”有所争议。有的认为：紧言脉象有力，是邪去正复的标志，故脉紧则愈；也有的认为：寒邪为病多见紧脉，今胃阳来复，阳能胜阴，故当为“脉紧去则愈”；还有的认为：脉者，血脉也，因阳气得复，血脉紧固而外邪不入，故病愈等等，尽管诸家见解有所不同，但就其正胜邪却这一点来讲，则是完全一致的。成无己的“阴阳气平，两无偏胜则愈”这一注解，确实说出了病愈的根本。

阳明病欲解时，从申至戌上。（205）

【**解析**】此条论述阳明病欲解的时辰。

凡六经之气均有旺时，其旺时与自然界六气旺时相应。阳明胃属燥金，金气旺盛之时，在于申、酉两个时辰。如果阳明病经过治疗之后，已具备了作解的条件，则当此时此刻，人体正气可借助于自然界的旺气而有利于疾病的作解，这种生物学的特定机能现已被人们所重视。

阳明病，不能食，攻其热必哕。所以然者，胃中虚冷故也。以其人本虚，故攻其热必哕。（206）

【**解析**】本条承第203条，论述胃中虚冷反攻其热所产生的不良后果。

阳明病不能食，本为胃中有寒所致。若误认“固瘕”之手足濈然汗出，大便初硬后溏而为胃家实热，用苦寒药攻之，则必使中气更虚，胃寒益甚。胃寒气逆则发生呃忒之变，即所谓“攻其热必哕”。“所以然者，胃中虚冷故也。以其人本虚，故攻其热必哕”为自注句。说明产生哕证的原因不外有两方面的因素：一方面是胃中虚冷，属于内因；另一方面是外受寒邪或治以寒凉药物，内外合邪，使寒者更寒，胃气上逆，则成哕逆。

阳明病脉迟，食难用饱，饱则微烦，头眩，必小便难，此欲作谷疸，虽下之，腹满如故。所以然者，脉迟故也。（207）

【**解析**】本条论述寒湿郁滞欲作谷疸的脉证及治疗禁忌，以见阳明与太阴的表里关系。

阳明病脉迟，迟主寒，为阳明中寒之象。一般来讲，阳明中寒本不能食。此虽能食，但不能饱食，即所谓“食难用饱”，说明胃气虚寒，腐熟无权。若不明此理，而强求饱食，则虚弱的胃气被谷气所羁縻，胃气郁遏，水谷不能化成精微物质而反生湿邪。寒湿凝滞，影响气机升降，胃脘气郁，则微微发烦；清阳不能上荣头目，则头眩；下焦之气不行，水道不通，必小便难。寒湿郁滞不化，自可发生黄疸之变，故谓“此欲作谷疸”。欲作，是将作而未作之意。据《金匮要略方论》所云：谷疸生于脾胃，因于“风寒相搏……谷气不消，胃中苦浊，浊气下流”所致。发黄有多种原因，但因湿邪蕴郁而发者不外两种：一是湿热熏蒸而发的，为阳黄；一是寒湿郁滞而发的，属阴黄。据上述脉证，此之谷疸当属阴黄。寒湿发黄，应治以温中渗利化湿之法。若因其微烦或有腹满等证，而妄用苦寒泻下，则不仅不能祛邪，反而更伤脾胃，使寒湿郁滞更甚，故曰“虽下之，腹满如故”。从“腹满如故”可知，前证本有腹满，下后腹满不仅不减，反而更加严重。那么，为什么欲作谷疸的腹满不能用泻下？其原因就在于本证属脾胃气虚而有寒湿凝郁。“所以然者，脉迟故也”，不仅言其脉象，更重要的是以脉象概括病机，借以申明寒湿发黄不可下的道理。

阳明病法多汗，反无汗，其身如虫行皮中状者，此以久虚故也。(208)

【解析】本条以有汗与无汗辨阳明病之虚实。

阳明病，一般地指肠胃燥热实证。胃为水谷之海，是津液化生之源。阳明热盛，蒸腾津液外越，必见濈濈汗出或大汗出，故汗出被列为阳明病的重要外证之一。三阳为病，均有发热、汗出，但各有各的特点。太阳病见汗出者，为中风表虚证；无汗者，为伤寒表实证。阳明病“法多汗”，是讲阳明热实证的一般规律是多汗的，而今无汗，故曰“反”。阳明病无汗常见于以下两种情况：一是湿热蕴郁，不能泄越，而致发黄的，可见无汗或仅头汗出而身无汗；二即本条所述，因阳明气虚，水谷无以化生津液，则无以作汗。因虚不仅无汗，同时还有“身如虫行皮中状”之感。“皮中”，即皮下之肌肉部分。阳明之气主肌肉，阳明气虚，气血不足，不能作汗透出肌表，故皮中有如虫子爬行的感觉。因为中气虚并非短期形成，故曰“此以久虚故也”。

阳明病，反无汗，而小便利，二三日，呕而咳，手足厥者，必苦头痛；若不咳不呕，手足不厥者，头不痛。(209)

【解析】本条承上条，进一步论述阳明虚寒而又挟寒饮上犯的证候。

阳明病法多汗，而反无汗者，则非虚即湿。今小便利，说明三焦水道通利，可知本证非湿郁之患，而属阳明虚寒。阳明虚寒，腐熟无权，则易生水饮。二三日以后，寒饮上犯，使胃气上逆则作呕；使肺气不降则作咳；上蒙清阳则头痛；胃气虚寒，不能充养四末则手足厥冷。言外之义，以其胃气虚寒，消磨水谷的机能减退，还应有不能食等证。然而阳明胃气毕竟还没有一蹶不振，所以阳明气旺以致足以抑制寒饮邪气时，则就不呕、不咳，手足不厥，头也不痛。关于本证的治疗，仲景未出治法与方药，后世很多注家加以发挥，提出了不少治疗方法，有的主张用小青龙汤散饮；也有的主张用葛根汤发汗散寒；还有的主张用小建中汤温中扶虚。根据本证的证候及病机特点，若治以吴茱萸汤温胃阳、散寒饮、降浊逆，可能比以上诸方更为适宜。

阳明病，但头眩，不恶寒，故能食而咳，其人必咽痛；若不咳者，咽不痛。（210）

【解析】本条论述阳明病阳热挟风上扰的证候，以与上条作对比鉴别。

足阳明胃脉之支，从大迎前下人迎，循喉咙。手太阴肺经起于中焦，下络大肠，还循胃口，上膈属肺至喉部。可见肺与胃以经脉相连，关系非常密切。若阳明内有邪热，热邪上迫于肺，肺失清肃则咳，热邪循经上咽喉，则咽喉作痛。前者阳明有寒，则寒邪动饮上犯清阳而苦头痛；今者阳明有热，则热多动风，风热上扰，故头目眩晕。阳明热盛于内而蒸腾于外，故不恶寒。阳明热盛能消磨水谷，故能食。

本条实为阳明热证的补充，与上条互相比较，从病因病机来讲，一为虚寒挟饮上犯，一为实热挟风上扰。从症状表现来看，一为不能食，一为能食；一为手足厥冷，一为不恶寒；一为苦头痛，一为但头眩。两相对比，以加强辨证思维。

阳明病无汗，小便不利，心中懊侬者，身必发黄。（211）

【解析】本条论述湿热发黄的成因及先期症状。

阳明病无汗，或因于虚寒，或因于湿郁。本条所论乃阳明之热被湿邪所郁遏，湿热纠缠，难解难分，热不得越，湿不得泄，故身无汗；或即使是有汗，也只是头汗出，剂颈而还，余处无汗。湿热蕴郁于里，三焦水道不通，故小便不利。湿热蕴郁内扰，故心中懊侬而烦郁特甚，若湿热不解，蕴郁熏蒸，影响胆液的正常排泄，则身必发黄。湿热发黄之因，在于湿热交阻而不能泄越，故这里的“无汗，小便不利”既是证候，又足以说明病因病机。心中懊侬是湿热蕴郁不能泄越的必见证，故亦常是湿热发黄的前驱证候。心中懊侬还可见于虚烦、结胸、阳明腑实等证，但总由热郁所致。本证乃湿热交结，热欲外发，但又被湿郁而不得发泄，故其人烦郁特甚而有无可奈何之感。

阳明病，被火，额上微汗出，小便不利者，必发黄。（212）

【解析】本条论述阳明病误治而续发黄疸的见证。

三阳病均有发热，但热型不同。一般说来，阳明之发热当为蒸蒸而热，伴随着濈濈汗出。但也有发热而不汗出者，此即湿热蕴结之证。若不明此理，误把阳明湿热认作表热而以火劫汗。火气虽微，内攻有力，因而使阳明之热更甚。然阳明之热的发展有两种机转，一为热从燥化，即热迫津液外泄，汗出津伤，胃中干燥，大便成硬，形成阳明腑实证；另一种是热与湿合而变为湿热证。今阳明之热虽盛，但被湿邪所郁遏，不能外越而为汗，故周身无汗，仅是额头出一点汗，而且小便为之不利。于是则热不得越，湿不得泄，湿热相蒸，故身必发黄。

阳明病，脉浮而紧者，必潮热，发作有时。但浮者，必盗汗出。（213）

【解析】本条论述阳明经病及经腑同病的脉证。

阳明病，见脉浮为在经之邪不解，邪未完全入里，紧主里实。故阳明病之脉浮而紧为经腑同病，与太阳之脉浮紧所主的病证不同。潮热者，如潮之信，到时即发，故曰“发作有时”，是阳明里热实证的典型症状之一。脉证合参，说明证属阳明经腑同病，并且以里实腑证为重。若脉但浮而不紧，表明邪只在经，还尚未传于肠胃阳明之腑。寐则阳入于阴，卫表不固，在经之邪热逼迫津液外泄，故睡中汗出即“盗汗出”。正如成无己所说：“阳明病里热者自汗，表热者盗汗”。说明阳明病多汗，是里热蒸腾之故，若热不在里而在于经表，其部位较浅，故不为自汗而为盗汗。

本条应与第201条互参，皆论经腑同病不可下之太早。

以上诸条，从汗的有无以及汗出的形式等方面，分析论证了阳明病的寒、热、虚、实，在经、在腑的辨证要点。文字虽简，但内容全面而详尽，具有深刻的辨证意义，学者应细心加以体会。

阳明病，口燥，但欲漱水不欲咽者，此必衄。（214）

【解析】本条论述阳明经热致衄的机理与见证。

阳明病，如果里有热，热邪蒸腾，津液受伤，胃中干燥，必大渴欲饮水数升，是为白虎加人参汤证。今里无热而经中有热，阳明经起于鼻之交頞中，下循鼻外，入上齿中，还出挟口，环唇，故经有热，则口齿干燥，“但欲漱水不欲咽”。阳明经热不解，迫血妄行则衄。成无已指出：“阳明里热，则渴欲饮水，此口燥但欲漱水不欲咽者，是热在经而里无热也。阳明气血俱多，经中热甚，迫血妄行，必作衄也。”他讲的很有道理。也有的注家认为：腑热为气分之热，所以大渴引饮；经热在血脉，为血分之热，热在阴分而局限，故虽口燥却不渴饮。此说亦可参考。

阳明病，本自汗出，医更重发汗，病已差，尚微烦不了了者，此大便必鞕故也。以亡津液，胃中干燥，故令大便鞕。当问其小便，日几行。若本小便日三四行，今日再行，故知大便不久出；今为小便数少，以津液当还入胃中，故知不久必大便也。（215）

【**解析**】本条论述以小便多少判断大便是否成硬。

阳明病本有发热，汗自出的外证，医生误以发热、汗出为太阳表病，而“更重发汗”。发汗后可能暂时汗出减少，发热亦随之减轻，医生以为“病已差”。其实不然，发热、汗出虽有减轻，但因发汗更伤津液，以致胃中干燥；邪热入里，又出现心烦不了了之证，故病犹未瘥。津伤胃燥则大便必硬，“以亡津液，胃中干燥，故令大便鞕”，是对误治津伤化燥的自注之词。由于二便相关，故此时应当问其小便情况。如果小便素日三四次，“今日再行”，即每天小便两次，则可断定“大便不久出”。其道理是小便由三四次减为二次，说明津液能够还于胃中，而不偏渗膀胱，则肠胃有津液以润，“故知不久必大便也”。

对于上述胃燥津伤的大便硬，一般均不宜用攻下之法，可待其津液自复，还入胃中，使津液自和而大便自下，或用润导之法以导便外出。此与阳明热结之大便硬，在治疗方法上不同。

伤寒呕多，虽有阳明证不可攻之。（216）

【**解析**】本条论述阳明病禁下证，以见阳明病有可下与不可下之辨。

阳明病虚证、寒证或有经证不解时不可攻下，已如前述。本条提出

"伤寒呕多"不可攻之,也是阳明禁下之一。呕多不可攻的原因有二:一、呕多,即以呕为主,是胃气上逆的反映,病变在于上,故禁用承气汤攻下。正如成无己所说:"呕者,热在上焦,未全入府,故不可下"。二、呕为少阳之主证,若阳明病兼有少阳枢机不利时,亦可见呕多。由于少阳病禁下,故虽有阳明证,亦不可攻。总而言之,无论从病位上讲,还是从病机上讲,凡见呕多者,均不可攻下。否则,必引邪内陷,以致后患无穷。

阳明病,心下鞕满者,不可攻之。攻之,利遂不止者死,利止者愈。(217)

【解析】本条承上条,进一步论述阳明病禁下证及误下的变证与预后。

阳明病,若属腑实可下证,当见腹满疼痛拒按。今见心下硬满,未言疼痛拒按,说明邪结偏上,尚未构成实证。此证之硬满,乃气机痞塞所致,故曰"不可攻之"。若误用攻下,必损伤脾胃之气,脾气不升则下利,病及少阴,肾关不固,则利遂不止,反映了脾肾气败,故为死证。如果攻下之后,虽有下利,但能自止,说明脾气未败,尚有自复之机,故曰:"利止者愈"。

阳明病,面合赤色,不可攻之,必发热色黄,小便不利也。(218)

【解析】本条论述阳明经证不可下及下后发黄的变证。

阳明之经脉布于面,面合赤色为阳热郁于阳明经而不得宣泄的反映。经者表也,邪在阳明经表,里未成实,故"不可攻之"。即或阳明经腑同病,亦须先解经邪而后攻下。若经邪不解,贸然攻下,必虚其脾胃之气,脾虚不运则生湿,经中邪热乘虚入里,与湿邪相合,湿热熏蒸,则发热身黄;影响三焦水道之疏通,湿邪不能下泄,则小便不利。

以上三条,总论阳明之不可下证,若与第201条和206条合参,可见阳明病之不可攻下应当包括以下几方面:一、阳明虚证不可攻;二、阳明寒证不可攻;三、阳明湿热证不可攻;四、阳明经证不可攻;五、阳明病位高而邪结偏上者不可攻;六、阳明病位浅而邪结不深者不可攻。若不当攻下而强攻之，必虚其虚，而致正虚邪入，则后患无穷。因此，掌握不可攻下之禁，事关重要。

阳明病，不吐不下，心烦者，可与调胃承气汤。(219)

【**解析**】本条论述阳明病胃不和的证治。

接前述阳明病的不可下证之后，此又论其可下之证，则充分体现了禁下与可下的辩证思想。可下之证，意味着阳明燥实已成。但可下也要分清病位深浅和燥结的程度轻重，若病位深，病势重，燥结成实者，则可用大承气汤；若病位深，病势轻，燥热成硬者，可用小承气汤；若病位浅，病势轻，燥热只结在胃的，则用调胃承气汤。仲景本着由上到下，由浅入深，由轻到重的病变层次，故首先举出调胃承气汤证。

对本条的解释一直有争议，焦点在于"不吐不下"四字。最早注解《伤寒论》的成无己认为："吐后心烦，谓之内烦；下后心烦，谓之虚烦。今阳明病不吐不下心烦，则是胃有郁热也，与调胃承气汤，以下郁热"。后世多数注家均依成氏的见解，把"不吐不下"作为治疗过程来看。但也有少数注家把"不吐不下"看做是患者的临床症状，即其人既不吐，又不泻。结合临床实际，再细推敲文意，后者的解释亦是有道理的。因心烦常在多种病证中见到，吐而心烦者，属少阳；不吐不下而心烦者，属阳明胃燥，因此，"不吐不下"就有鉴别诊断的意义。若将这两种意见结合起来，则更加全面，即未经吐下而见不大便、心烦等证，说明非属栀子豉汤证的虚烦，而属于阳明胃家热实的实烦；又因不见腹痛拒按，日晡所发潮热，濈濈汗出等大肠燥实证，故不用大承气汤，而用调胃承气汤以和胃燥，胃中燥热得解，则心烦自止。

调胃承气汤方义在第30条已述及。因本方泻下之力较缓，以缓下之法而使胃气调和，故名曰"调胃"。承者，顺也，有承继、接续之意。"气"，指肠胃之气。因为承气类泻下之药，可使胃肠之气承之以下，故取名"承气"。调胃承气汤的服法有二：一是"少少温服"，多用于和胃，如第30条；一是顿服，主要用于燥热内结，临床应视证情而选用适当的服药方法。

阳明病脉迟，虽汗出，不恶寒者，其身必重，短气腹满而喘，有潮热者，此外欲解，可攻里也。手足濈然而汗出者，此大便已鞕也，大承气汤主之；若汗多微发热恶寒者，外未解也，其热不潮，未可与承气汤；若腹大满不通者，可与小承气汤，微和胃气，勿令大泄下。(220)

大承气汤方：

大黄四两，酒洗　厚朴半斤，炙，去皮　枳实五枚，炙　芒硝三合

上四味，以水一斗，先煮二物，取五升，去滓，内大黄，煮取二升，去滓，内芒硝，更上微火一两沸，分温再服。得下，余勿服。

小承气汤方：

大黄四两　厚朴二两，炙，去皮　枳实三枚，大者，炙

已上三味，以水四升，煮取一升二合，去滓，分温二服。初服汤，当更衣，不尔者，尽饮之；若更衣者，勿服之。

【解析】本条论述大、小承气汤的证候鉴别以及承气汤的使用禁忌。

“阳明病脉迟”，多见于阳明中寒，因寒主凝滞，脉道不利所致。如第207条“阳明病脉迟，食难用饱，饱则微烦，头眩，必小便难，此欲作谷疸，虽下之，腹满如故”。此证多属虚寒，故脉当迟而无力。至于第246条提到的“阳明病脉迟，汗出多，微恶寒者，表未解也，可发汗，宜桂枝汤”。这里的“脉迟”，则含有脉缓的意思。而本条所述之“脉迟”，是因肠胃结实，腑气不通，影响气机不利，血脉不畅所致，故脉迟而必有力。文中“虽汗出”的“虽”字，有的注家认为当放在“脉迟”之前，意思是说，阳明病本当见沉紧之脉，此虽脉迟，但迟而有力，且有汗出、不恶寒等里热的见证，故断为阳明腑实证无疑。阳明里实热盛，壅滞于内外，阳气不得流通，故身重。肠实胃满，腑气不通，气机不利，邪热上迫，壅塞于肺，故短气，腹满而喘。阳明之气旺于申酉二时，若见有日晡潮热者，说明经表之邪已入于里，腑实确已形成，故曰“可攻里也”。在上述证候的基础上，又见手足濈然汗出，则是大便已硬、燥屎内结的象征。因为手足为胃所主，阳明病，实热聚于胃，不能散发于外，势必迫津液旁走四肢，而见手足汗出连绵不断。阳明病见不大便、腹满疼痛、潮热、手足濈然汗出、脉迟有力，说明痞、满、燥、实诸证已经具备，大便业已成燥，故以大承气汤攻下。

倘若是其人汗出虽多，但其热不潮，同时又有恶寒之证，说明不仅阳

明腑实未成，而且表证也尚未解，故不可用承气汤攻下。

若潮热而不见濈然汗出，或汗出而不见潮热，二者仅见其一，同时又见“腹大满不通”，“大满”，形容胀满之甚；“不通”，指大便不下，这说明肠中糟粕初结，燥实不甚，以痞满为主，故不能用大承气汤峻下，而只可与小承气汤缓下。

大承气汤用厚朴之苦温，行气以消满；枳实之苦寒，下气以消痞。二药均为气分药，可通达肠胃之气。又用芒硝之咸寒以软坚、开热邪之凝结；大黄之苦寒以泻下热结。硝黄二药在枳实、厚朴的推动下，而有荡涤肠胃、推陈致新的作用。四药相辅相成，配伍得当，用治阳明腑实痞满燥实俱备，效如桴鼓。因本方可泄热破结，化燥软坚，顺理腑气，攻下燥屎，力大而峻，故名“大承气汤”。

临床使用本方应注意其煎药法：当先煮枳实、厚朴，以行气于前；后煎大黄以泄热结；最后入芒硝以软坚化燥，从而可达到荡涤肠胃、推陈致新的目的。

使用本方，除应见潮热、汗出，特别是手足濈然汗出这两个典型症状外，还一定要参以腹诊、舌诊和脉诊。若见腹如合瓦，胀满疼痛拒按，舌苔黄燥，甚至有芒刺，脉沉迟而有力的，才可用本方泻下。服大承气汤以后，如大便已下，还要再检查腹部的情况，尤其是脐周围的情况。若大便虽下，但量不多，脐周依旧硬满疼痛，乃为燥屎未尽，可再服药；若大便泻下较多，腹部已不痛不硬，为燥屎已尽，则当停药。

小承气汤用大黄泻下阳明热结，用厚朴行气消满，枳实理气消痞。厚朴、枳实协同行气导滞，以助大黄的泻下作用。因本方大黄倍厚朴，是以气药为臣，与厚朴倍大黄的气药为君之大承气汤有别，故泻下之力较大承气汤为缓，而名“小承气汤”。另外，本方朴、枳、黄三药同煎，不分先后次第，则大黄泻下之力变缓。同是大黄一药，因煎法不同，其泻下则有缓急之分，临床使用时应当注意。

张仲景在上条论述了调胃承气汤证，随之在本条又列出了小承气汤、大承气汤证，以资互相鉴别。调胃承气汤治燥热在胃，证以燥热为主，故以甘草缓恋硝、黄于上，以使胃气调和，且有护正之义，而为和下之法；小承气汤治大便成硬在肠，腑气不顺，证以腹部痞满为主，但未到燥屎内结，肠气闭阻的程度，故只用朴、实、黄而不用芒硝，与大承气汤相较，则为缓下之法；大承气汤治燥屎凝结在肠，腑气闭阻，证则痞、满、燥、实俱备，故方中行气、软坚、泻下并用，以荡涤肠中燥屎，为峻下之法。这就是三个承气汤的不同之处，也是临证区别使用的主要依据。

阳明病，潮热，大便微鞕者，可与大承气汤；不鞕者，不与之。若不大便六七日，恐有燥屎，欲知之法，少与小承气汤，汤入腹中，转失气者，此有燥屎，乃可攻之；若不转失气者，此但初头鞕，后必溏，不可攻之，攻之，必胀满不能食也。欲饮水者，与水则哕。其后发热者，必大便复鞕而少也，以小承气汤和之。不转失气者，慎不可攻也。（221）

【解析】本条论述燥屎已成未成、可下不可下的辨证，以及大、小承气汤的使用方法。

据上条所述，大承气汤证的典型证候是潮热，手足濈然汗出，大便干硬不下，腹满疼痛等，诸证俱备，则反映燥屎已成。本条证见“大便微鞕”，即腑实已结，但同时伴见“潮热”，则标志燥屎已经形成，故可与大承气汤治疗而不为错。若虽有潮热，但屎不硬，则自然不能用大承气汤攻下。若其人已有六七日不大便，理应考虑是否有燥屎的问题，即所谓“恐有燥屎”，但其人并未呈现潮热、手足濈然汗出、腹满疼痛等大承气汤证的典型证候，此时如何判断燥屎的形成，“欲知之法”，可先少少与小承气汤。服汤后，若大便未下而转失气（指放屁）的，说明必有燥屎凝结、肠气闭阻，而少量的小承气汤尚不足以荡涤其实，只能使燥屎略有活动而转气下趋。由此可知，燥屎已成，可放心使用大承气汤攻之。若服小承气汤后并没有转失气，说明其证或属燥屎未成，或属肠胃虚寒、大便初硬后溏的“固瘕”证，然均不可用大承气汤攻下。若攻之，则虚以实治，必伤脾胃阳气。一旦中阳被伤，腐熟运化水谷的机能减退，则必腹胀满而不能食。水性阴寒，而能郁遏胃阳，故当中阳不足之时，饮水后每多见气逆作哕之证。“其后发热者”至“以小承气汤和之”一段，应接在“此有燥屎也，乃可攻之”之后。言用大承气汤后，又见发热的，是阳明之实热复结，热灼津液，故“必大便复鞕而少”。因已用过大承气汤峻下，虽有实热复结，但其势已缓，仅表现为发热而不见潮热；仅见大便硬而少，非为燥屎不下，故不能再用大承气汤峻下，而用小承气汤缓下和胃即可。最后“不转失气者，慎不可攻”一句，是复申禁诫之词，强调燥屎未成，则千万不可以大承气汤贸然攻下。

根据临床观察，肠中有燥屎不一定要先用小承气汤测试，有的患者不服攻下药物亦可见转失气。而凡大便不下，间有转失气味极臭者，即为可下之证，用大承气汤多能取效。

夫实则谵语，虚则郑声。郑声重语也。（222）

【解析】本条以患者的语声辨病之虚实。

“夫实则谵语，虚则郑声”，“夫”是发语词，“虚”与“实”是对正邪而言，即所谓“邪气盛则实，精气夺则虚”。谵语和郑声都是意识不清情况下的胡言乱语。谵语者，表现为声高气粗，语无伦次，多由于邪热盛实，扰于心神所致，其证属实，故曰“实则谵语”。郑声，“郑”有郑重、严肃之意，其特点是语声低微，频繁重复而郑重其事，如《证治要诀》所说：“郑声者，郑重频繁，语虽谬而谆谆重复不自已”。因其频繁重复，故谓“重语”，多由精气亏虚，心神失养所致，故曰“虚则郑声”。谵语、郑声不仅见于外感病，亦可见于内伤杂病。外感病见谵语，多属阳明实热，见郑声多为病及少阴。

直视谵语，喘满者死。下利者亦死。（223）

【解析】本条论述阳明燥热伤及五脏所导致的死证。

阳明居于中焦，中央土以灌四旁。在正常情况下，胃在脾的协同作用下，把营养物质输送到周身。若阳明有邪，亦必影响其他的脏腑。阳明为阳土，主热、主燥，其燥热邪气上扰心神则神昏谵语；上迫于肺，肺气不利则喘而胸满。肝开窍于目，而肾之精上灌瞳子，阳明燥热盛极，下汲肝肾之阴，阴精竭乏不能上注于目，则目直视不能瞬。见此证者，多属邪盛正衰的危候，故主死。若在以上病情的基础上，更见下利，则表示中焦燥热肆虐，逼迫中下焦脾、肝、肾之气阴亡脱于下，故亦主死。

发汗多，若重发汗者，亡其阳，谵语脉短者死；脉自和者不死。（224）

【解析】本条以脉推断阳明病的预后。

阳明病法多汗，而医生更重发汗，汗出太多，不但亡阴，亦可亡阳。阴阳俱伤而且邪热不解，邪热扰心则谵语。脉短者，为上不及寸，下不及尺，是气血不足，鼓动无力，血脉不能充盈的反映。谵语是为邪热盛极；脉短表示正气衰微。脉证不符，正虚而邪实，正不胜邪，故多为死证。如果脉自和，即脉证相符者，说明邪盛而正不虚，虽有神昏谵语，但是仍可救治。

由此可体会到：对于疾病的预后，人体的正气起着很重要的作用，正气充盛者病易已，正气衰败者证难愈。所以，阳明病见脉沉迟而有力者，尽管症状严重，却易治愈；若脉或短或涩或弱者，则多为不祥之兆。

伤寒若吐、若下后，不解，不大便五六日，上至十余日，日晡所发潮热，不恶寒，独语如见鬼状。若剧者，发则不识人，循衣摸床，惕而不安，微喘直视，脉弦者生，涩者死，微者但发热谵语者，大承气汤主之。若一服利，止后服。（225）

【解析】本条论述阳明腑实证误失泻下之机而导致正虚邪实的重证。

伤寒，指病的来路，或发汗、或吐、或泻下后，热邪不解，反伤胃中的津液，以致热结阳明，胃肠成实。因阳明主土，万物之所归，无所复传，故邪在阳明可留连较长时间，竟有不大便五六日，甚至十余日的。日晡所发潮热，乃为阳明腑实的典型症状之一。不恶寒，为表邪已解，邪气完全凝结于里的反映。独语，即自言自语；如见鬼状，形容神识昏糊而躁扰不宁的状态，这是阴精受伤，热邪干扰心神的反映。此时，当以大承气汤泻下肠胃燥屎则病可愈。如果当下不下，坐失泻下之机，而燥热邪气更盛，正气更衰，则会使病情进一步恶化而出现昏不识人，循衣摸床，肢体躁动不安，精神不宁，微喘直视等脏阴竭乏，阴不敛阳，神不守舍，气不归根等危候。但是，本条若与上条相比，则有轻重程度的不同，上条为死证，本条则仍有可生的一面。何以断其死生，当以脉辨之。若脉见弦者，弦为端直以长，说明阴气未尽，正气尚存，还有生机，故曰“脉弦者生”；若脉见涩者，涩为细小而短，往来迟滞而不流畅，甚至三、五不匀，至数不清，是营血虚少，阴液已涸，生命难乎为继，故为死证。根据上述病情，张仲景特别提醒医者，当阳明燥热已成，虽但见“发热谵语者”，亦当用大承气汤及时泻下，不能延误时机，以免使病情加剧、恶化。“微者”是与“剧者”相较而言病势为轻，并非指腑实轻证。大承气汤属泻下峻剂，如果一服便利，燥热已下，则当止后服。

本条说明，阳明燥热不解必然耗竭阴液，而阴液之存亡又关系病人的生死转归，因此，釜底抽薪，急下存阴就有着极为重要的意义。同时还告诉医者，伤寒治以下法，既不可下之太早，也不可当下不下而坐失时机。下之太早，有伤正邪陷之弊；当下不下，又有耗阴竭液之虞。医者只有随时了解病情变化，辨证以论治，才能恰到好处。

阳明病，其人多汗，以津液外出，胃中燥，大便必鞕，鞕则谵语，小承气汤主之。若一服谵语止，更莫复服。(226)

【解析】本条论述小承气汤证，并以其大便硬为辨证重点，与大承气汤证互相鉴别。

阳明病里热盛，蒸迫津液外泄，所以其人多汗。汗出太多，更伤胃中津液而致胃肠干燥；肠胃津少而失润，则大便必干硬而难以解下；浊热之气上扰心神，故作谵语。此为阳明病的一般发展规律，即由热成燥，由燥成实。由于本证属燥热初结，只见大便硬、谵语等证，所以不用大承气汤，而以小承气汤泻下硬屎为治。若服汤后谵语止者，多为硬屎已下，浊热已去，故不须再服。

阳明病，谵语发潮热，脉滑而疾者，小承气汤主之。因与承气汤一升，腹中转失气者，更服一升；若不转失气，勿更与之。明日不大便，脉反微涩者，里虚也，为难治，不可更与承气汤也。(227)

【解析】本条再论小承气汤的脉证及其使用方法与禁忌。

阳明病谵语，是胃中浊热上扰心神所致；潮热，为阳明胃家实的典型发热，见此二证，说明阳明腑实已成，当用承气汤攻下。如果脉见沉迟或沉实有力的，是燥屎内结已深，邪气壅盛，气血受阻，脉道不利的反映，当属大承气汤峻下之证。若见脉滑而疾数，说明阳热虽盛，但燥实结聚未牢，尚未完全敛结成实，此时虽见潮热谵语，亦不能用大承气汤峻下，而当以小承气汤缓下为宜。但是，在这种情况下，用小承气汤不是按常法服六合，而是加服至一升，即所谓“因与承气汤一升”，增加服用剂量而使泻下作用得到加强。服小承气汤之后，若“腹中转失气者”，又反映出肠中燥屎的转动情况，只因药力所限而未能泻下，当再服一升，以泻下燥屎为目的；“若不转失气”者，说明腑实未成，就不能再用小承气汤，否则将伤害脾胃之气而发生胀满不能食的变证。若服汤后第二天又不大便，脉由滑疾反变为微涩，微主气虚，涩为血少。脉证合参，是为正虚邪实之象，故为难治之证。因气血亏虚，故“不可更与承气汤”。对此，后世有的注家提出用黄龙汤攻补兼施以治疗，此说可资参考。总之，此为证实而脉不实所设的各种推测方法，足以尽可下、不可下之辨。仲景因证设方，读之甚有趣味。

对“明日”二字，注家有所争议。日人山田正珍认为：“明日”是“阳明”的笔误，是作者从另一个角度来论述阳明病的，即阳明病不大便，脉应见沉实有力，此反微涩者，是里虚之故，故为难治，自然也不可更与承气汤了。这样解释似乎较易理解，故其说值得参考。

阳明病，谵语有潮热，反不能食者，胃中必有燥屎五六枚也。若能食者，但鞕耳，宜大承气汤下之。（228）

【解析】本条以“能食”与“不能食”辨大便燥结的程度。

本论第202条“阳明病，若能食，名中风；不能食，名中寒”，为阳明病的一般规律，乃以“能食”与“不能食”辨寒热。热能杀谷则能食；寒伤胃阳，水谷不能腐熟消磨，故不能食。本条的前提是阳明病见有谵语发潮热，为胃家实证已成。胃有热当能食，今却不能食者，是逆其常也，故曰“反”。为什么反不能食？是因肠中有燥屎结滞，肠实而胃满，腑气不通，胃气不降之故。既有燥屎，当用大承气汤峻下，令腑气通胃气降，则诸证可解。文中“宜大承气汤下之”应放在“胃中必有燥屎五六枚也”之后，乃为倒装句法。若能食者，反映胃气还能下降，未至肠实胃满的程度，仅是大便硬，所以只用小承气汤泄热通便即可，无须用大承气汤峻下。

当然，辨大便燥结的程度不能拘泥于能食、不能食这一点，它只不过是辨证中的一个环节而已，本条是对承气汤证辨证内容的一个补充。

阳明病，下血谵语者，此为热入血室；但头汗出者，刺期门，随其实而泻之，濈然汗出则愈。（229）

【解析】本条论热入血室证治，以与阳明腑实证相鉴别。

历代注家对本条所论的热入血室一证有较大争议，争议的焦点在于此证仅见于妇人，还是男女皆有。多数人认为当专指妇人之病，与“太阳病篇”第151、152、153条的热入血室前后一致，无可非议。然喻嘉言、柯韵伯等人则认为，这里的热入血室是一个广义的概念，男女均可为病，在这里则当侧重于男性，叫做男子的热入血室。我们认为此说欠妥，因为血室即胞宫，而男子是没有胞宫的。考《脉经》与《金匮要略》等书将本证皆列入妇人病中，也证明此证为妇人所独有而与男子无关。因此证有谵语，故列于此处以与阳明腑实证进行鉴别比较。

“阳明病”指阳明经受邪。妇人正值行经期间，血室空虚，在经之邪热不解，可随经而入于血室。热入血室则血中有热，迫血妄行，血室不藏，因而下血。血属阴，由心所主，血热上扰心神，则可发生谵语，与阳明胃家实之谵语证相似而病机不同。血中之热不能透发于外而熏蒸于上，故但头汗出而身无汗。血室隶属于肝脉，故刺肝经募穴的期门，以疏利肝胆之气而泻血室之邪，使营卫调和、阴阳平衡，正胜邪祛则濈然汗出，热随汗泄而病愈。阳明腑实证也有濈然汗出，乃为里热迫津外渗，为病进；热入血室证的濈然汗出，为营卫调和，驱邪外出的反映，为病退。本条以阳明病，下血、谵语、但头汗出的热入血室证，与不大便、谵语、身濈然汗出的阳明腑实证对比发明，实有辨证鉴别的意义在内。

汗出谵语者，以有燥屎在胃中，此为风也，须下之，过经乃可下之。下之若早，语言必乱，以表虚里实故也。下之则愈，宜大承气汤。（230）

【解析】本条论述阳明经腑同病的治疗法则。

本条有两种解释，一种意见认为：汗出为经表之邪未解，谵语为阳明里实，即“有燥屎在胃中”的反映。汗出、谵语为经腑同病，故不可下之太早，须待经表之邪过经入腑而完全凝结于里方可下之。如果在经之邪不解而用下法，则表邪入里，表无邪则叫表虚，邪已入于腑则叫里实。里实则谵语更甚，故“语言必乱”。另一种意见，如《伤寒集成》把“此为风也”改为“此为实也”。这样就可以解释为阳明里热逼迫津液外泄则汗出，阳明实热扰心则谵语，汗出、谵语均是阳明里实热证的见证，而不存在经表之邪。既属里实，治当攻下，下之则愈，宜大承气汤。但是，在泻下的时候要注意是否有经表邪气的存在。若有经邪未解者，不可下之太早，须待经邪解除后，即“过经乃可下之”。否则，下之过早则表邪乘机内陷，从阳化热，使里实热益甚，则“语言必乱”。可以看出，这两种解释的角度虽有不同，但强调表邪不解者，不可下之过早的原则却是一致的。

伤寒四五日，脉沉而喘满。沉为在里，而反发其汗，津液越出，大便为难，表虚里实，久则谵语。（231）

【解析】本条论述误汗所导致的表虚里实证，与上条误下经邪所导致的表虚里实证相互对比。

伤寒四五日，若按疾病的发展规律，为邪气离表而入里之时。脉不浮而沉主病在里。证见喘满者，为邪在上焦，肺失清肃之令所致。邪在表者宜汗，今邪已入里，不当汗而汗，故曰“反”。反发其汗，则虚其表；津液越出于外，则肠胃津液不滋故大便为难，从而形成了“表虚里实”的证候。时间愈长，津液愈耗，里热愈炽，浊热上扰于心，则见谵语。

三阳合病，腹满身重，难以转侧，口不仁而面垢，谵语遗尿。发汗则谵语，下之则额上生汗，手足逆冷。若自汗出者，白虎汤主之。（232）

【解析】本条论述三阳合病而重在阳明，治以清法为主，切不可妄施汗、下。本条若与第104条的三阳证见治从少阳相类比，可以看出两者的特点各自不同。

三阳合病，为邪势较盛，同时侵及三阳经。太阳经行于背，阳明经行于腹，少阳经行于胁，三阳经被邪热所困，经气不利，背部、腹部和胁部均受影响，但以阳明经之邪热壅盛为重，故腹满身重，甚至难以转侧。口为胃之窍，胃和则口能知五味。今阳明经中有热，胃气失和，故口不能辨味而“不仁”。阳明为多气多血之经，气血旺盛，其经脉布于面，胃热循经上熏，滞于面部，则面如有油垢而不净。热扰心神，则谵语。热迫膀胱而失约，故小便失禁。“若自汗出者”，正说明阳明热盛而迫津外渗。可见此三阳合病，邪热充斥表里内外，而以阳明热盛为主，故当治取阳明，以白虎汤清之。此证表里皆热，以热为主要矛盾，故既不可再发汗以解表，也不能泻下以攻里。若发汗以解表，则更伤胃中津液，热从燥化、胃中干燥，而转属阳明腑证，致谵语更甚；若以泻下之法而攻里，则不仅伤胃阴，而且又能伤阳气。若阴伤于下，而阳脱于上的，则见额上汗出；若阳不达四末，阴阳气不相顺接的，则见手足厥冷，均为误治之所致。

二阳并病，太阳证罢，但发潮热，手足漐漐汗出，大便难而谵语者，下之则愈，宜大承气汤。（233）

【**解析**】本条论述二阳并病转为阳明腑实的证治。

“二阳”指太阳与阳明。“并病”，是先病太阳而后病阳明。在伤寒病变过程中，太阳之邪不解可渐次化热入里而形成阳明病。若太阳证仍在，则为表里同病，也称“二阳并病”。二阳并病，若太阳证已罢，即发热恶寒不复存在而只见发潮热，手足漐漐汗出，大便难而谵语者，说明邪热已尽并于胃，阳明腑实业已形成。根据第220条所说：“阳明病……不恶寒……有潮热者，此外欲解，可攻里也，手足濈然而汗出者，此大便已硬也，大承气汤主之”，故当以大承气汤下之则愈。

本条所述内容与上条比较：一为阳明散漫之热，宜清而不宜下；本条为胃腑成实，宜下而不宜清。示人只有辨证分明，谨守病机，各司其属，才能治疗得当，而恰如其分。

阳明病，脉浮而紧，咽燥口苦，腹满而喘，发热汗出，不恶寒，反恶热，身重。若发汗则躁，心愦愦，反谵语；若加烧针，必怵惕烦躁，不得眠；若下之，则胃中空虚，客气动膈，心中懊侬，舌上胎者，栀子豉汤主之。（234）

【**解析**】本条论述阳明热证误治后的各种变证。

“阳明病，脉浮而紧”，与太阳伤寒之脉相似，但从“发热汗出，不恶寒，反恶热”之证可知，此并非太阳表不解，而是阳明表里热盛的反映。阳明经热盛可见脉浮，阳明腑热盛可见脉紧，今浮紧同见，则知阳明热虽盛，而里却未成实，仍为阳明热证范围。热蒸于上而津伤，故“咽燥口苦”；热壅于里而气机不利，则“腹满而喘”；邪热充斥于内外，经气不利，则“身重”。本证属于阳明的热证，则非汗、下之所宜，当用清热之法治之。

若误将脉浮紧、发热辨为邪在表，而用辛温发汗法治疗，则必助热伤津。热扰心神，神失濡养，则会导致躁扰、昏乱、谵语等变证丛生。“愦愦”，即昏乱、神识糊涂的意思。若加烧针以劫汗，不仅伤心液，而且有惊恐伤肾之虑。心肾受伤，水火不能既济，肾水不能上滋，心火不能下交，故怵惕烦躁而不得眠。若下之则伤其胃气，使胃中空虚，邪热乘虚而入。无形之邪热动犯胸膈，即“客气动膈”，则见心中懊侬、烦郁特甚之证。因其证属于郁热，故以舌上黄苔为凭。治以栀子豉汤清宣郁热而除烦懊。

栀子豉汤是治疗太阳热郁较深，而阳明热郁较浅的膈间火郁证的主方。取栀子轻清苦泄、豆豉轻宣透邪之作用，既不令其热竭津液，又不令其邪气入胃，使郁热之邪得清则病愈。

若渴欲饮水，口干舌燥者，白虎加人参汤主之。(235)

【**解析**】本条承上条，论述热邪由上焦胸膈入于中焦的证治。

如果热邪入于中焦，伤及胃中津液，则出现口干舌燥，渴欲饮水的证候。当治以白虎加人参汤。用白虎汤以清热，加人参以生津止渴，使邪热清，津液复，而渴欲饮水、口干舌燥等证则自愈。

若脉浮发热，渴欲饮水，小便不利者，猪苓汤主之。(236)

猪苓汤方：

猪苓去皮　茯苓　阿胶　滑石碎　泽泻各一两

上五味，以水四升，先煮四味，取二升，去滓，内下阿胶烊消，温服七合，日三服。

【**解析**】本条承前两条，进一步论述热与水结于下焦的证治。

本条可做两种解释：一种认为应与第234条的误下之后相连接。也就是说，因误下之后，热邪深入下焦，下焦指肾与膀胱，它们一为水脏，一为水腑。热邪与下焦水液互结，气化不行则小便不利；热为阳邪，气腾于外，故见脉浮；热与水蓄，津不上承，故渴欲饮水。另一种认为，应与白虎加人参汤证相连接。白虎加人参汤证本有发热，脉浮滑，渴欲饮水之证。

若饮水多，汗出也多，水随汗泄，则不能形成蓄水证；若饮水多而不能汗出，水无出路，则必然停蓄不行，形成下焦蓄水证。由于因热而蓄水，水与热互结为病，故证见脉浮发热、小便不利。虽然两种解释不同，但最终形成水热互结证则是一致的看法。

治病必求于本。下焦蓄水之本，主要病变在于肾和膀胱。其中因肾阳虚寒，不能温阳化水而致水饮泛滥者，则用真武汤温阳祛寒以镇水；因太阳膀胱气化不利而蓄水者，当与五苓散助气化、利水邪以行津液；今因热盛阴伤，水热互结于下焦者，则用猪苓汤清热育阴以利水。可见虽然都属下焦蓄水，但却有阴阳、表里、寒热的不同。

猪苓汤用猪苓、茯苓、泽泻淡渗利水，茯苓兼以安神定志、交通心肾；泽泻能行水上，使水之阴津上滋，故在利水之中兼补阴分之不足；滑石清热利水通淋，导热下行，实有调和阴阳升降的意义；阿胶为血肉有情之品，味厚而甘，以滋真阴之虚。陈修园总结本方为清热育阴利水之法。

临床经验证明，用猪苓汤治疗以下疾病多能收到满意的疗效：

1. 急性肾盂肾炎　见发热，溺血，心烦不眠，腰中疼痛，脉弦细，舌红少苔者，以本方加旱莲草 20~30g、三七粉 1g（冲服）、女贞子 10g，每多获效。

2. 肾结核　见尿血，腰痛，五心烦热或伴有低热，脉弦细数，舌红少苔者，可用本方加一些滋阴药如生地、天冬等。

3. 妇人泌尿系感染　见尿频、尿急、尿痛，小便灼热，发热，心烦，脉细数，舌红者为宜。

以上第 234 条、235 条、236 条原文连为一体，是论误下阳明热证所导致的三种证候。张仲景连用五个“若”字，以示设法御变的灵活性，并提出相应的救治方法。柯韵伯将此总结为阳明病“开手三法”，即阳明热邪内入，或上、或中、或下的三个不同阶段的治法。热在上者，以栀子豉汤清宣火郁；热在中者，以白虎加人参汤清热生津；热在下者，以猪苓汤清热育阴以利水，从而为辨治阳明热在三焦提出了辨证纲目。

阳明病，汗出多而渴者，不可与猪苓汤，以汗多胃中燥，猪苓汤复利其小便故也。（237）

【**解析**】本条论述猪苓汤的禁忌证，以与白虎加人参汤证相鉴别。

猪苓汤为临床常用方，但在运用时必须严格辨证，才能做到治疗无误。若脉浮发热，口渴欲饮水，无汗而小便不利，则为水蓄下焦之口渴，方可与猪苓汤清热育阴利水；若口渴饮水多，汗出亦多，小便利者，则为燥热伤津之渴，应与白虎加人参汤清热生津，而不可误投猪苓汤。因为猪苓汤虽然有阿胶滋阴，但毕竟是利水之剂，若复利小便，将更伤津液而反增其燥，故不可与之。

脉浮而迟，表热里寒，下利清谷者，四逆汤主之。（238）

【**解析**】本条论述表热里寒的格阳证治，以资与阳明病的热证对比鉴别。

“脉浮而迟，表热里寒”，作者提示了疾病的本质是寒而非热。肾为阳气之根，故阳气藏于阴内。少阴阳虚，则阴寒内盛。逼迫阳气不能潜藏于下，而反浮越于外，故脉浮而周身发热，甚或兼见汗出。此证貌似阳明之热证，实是少阴阴寒之所致，故脉兼迟象而见下利清谷等寒证。治当急温少阴，引阳归根则愈。

若误认发热脉浮为阳证，或汗或下皆令阳气损伤、阴寒增加而预后不良。

若胃中虚冷，不能食者，饮水则哕。（239）

【**解析**】本条承上条，论胃虚之寒证。

上条论少阴阳虚阴盛的格阳证。本条所论则是阳明虚寒。“胃中虚冷”，腐熟无权，水谷不能运化，故不能食。若饮水，由于水寒内抑胃阳，使胃中虚寒更甚，胃气不降，因而产生呃忒之变。继阳明热证以后，又辨阳明的虚寒证，对仗颇工，引人深思。

脉浮发热，口干鼻燥，能食者则衄。（240）

【**解析**】本条论述阳明经热作衄。

足阳明胃之经脉，起于鼻旁，环口，循于面部。证见脉浮发热，口干鼻燥，说明阳明经中有热。热能消谷，邪只在经而未入于腑，胃气尚和，故能食。经脉为血行之道路，热在经中，迫血妄行，则见衄血。正如成无己所云："脉浮发热，口干鼻燥者，热在经也；能食者，里和也。热甚于经，迫血为衄。"由于邪热可随衄作解，故衄血亦有自愈之机。

关于自衄作解的问题，在"太阳病篇"已讲到，当邪在太阳经以衄作解时，往往见有发烦、目瞑等证，剧则必衄，为阳气重之故；若在阳明经中时，只要见到口干鼻燥，能食而胃气强者，则可作衄而解。

以上三条，一为少阴阳虚阴盛的格阳证；一为胃阳不足，中焦虚寒证；一为阳明经中有热之证。通过对三者病变部位的深浅、证候性质的寒热等方面进行比较分析，而具有一定的辨证意义。

阳明病下之，其外有热，手足温，不结胸，心中懊侬，饥不能食，但头汗出者，栀子豉汤主之。（241）

【**解析**】本条补述阳明病热郁胸膈的证治。

"阳明病"，在此指阳明经表之证。既然邪在经表，治当以汗法宣透，使邪气从外而解。如果误用下法，则在经之邪不解，乘机内陷而化热。邪热内陷胸膈，若与痰水相结，可形成结胸证；若不与痰水结，而热邪郁于胸膈，则外见身热、手足温；郁热扰心，则"心中懊侬"；郁热影响胃气不和，所以"饥不能食"，热能消谷，故知饥而有饥饿感；但属郁热，胃气被抑，故虽饥而不能食，此与胃家虚寒的不欲食而无饥饿感者不同。"但头汗出"，是被郁之热不能向外散发而上熏所致，此又与阳明燥热的周身或手足汗出濈然者有别。根据火郁发之的治疗法则，当治以栀子豉汤清透胸膈之热则愈。柯韵伯认为：此种心中懊侬之证是"上焦火郁不达"，所以服栀子豉汤后必然要吐，吐则火郁得发，邪气因之而解。

本条承第234条补述了阳明病热郁胸膈的证候。再与第235条的白虎加人参汤证，第236条的猪苓汤证联系起来看，则都属阳明病的里热证，但尚未构成胃家实。从病情看，在上的栀子豉汤证为火郁；在中的白虎加人参汤证为胃燥；在下的猪苓汤证为水结。此阳明清法三方，即前述柯韵伯所谓阳明病热证的"开手三法"。栀子豉汤证与白虎加人参汤证的主要鉴别点在于：栀子豉汤证见心中懊侬，头汗出等证，病变部位较高，且偏于外，处在太阳与阳明的表里交界处，所以柯韵伯称其为"半表半里"证。白虎加人参汤证是阳明里热证，热邪由里向外蒸腾，故见烦渴引饮，周身汗出等证，病变部位偏里，而且热势也重，且有气津两伤的表现。

阳明病，发潮热，大便溏，小便自可，胸胁满不去者，小柴胡汤主之。（242）

【解析】本条论述少阳阳明并病，治取少阳之法。

“阳明病，发潮热”，一般见于阳明腑实证，当伴有大便燥结不下，小便数多等证。而今却见“大便溏，小便自可”，说明虽病及阳明，但并未形成胃肠燥热结实。“胸胁满不去者”，为少阳之邪仍在。故此属少阳阳明并病，少阳之邪未解，而阳明未实之证。治疗则忌泻下，应以小柴胡汤治少阳为宜。因少阳枢机畅达，则上焦得通，津液得下，胃气因和，其潮热也将随身濈然汗出而解。

《苏沈良方》曾指出小柴胡汤可以治疗烦热、潮热、往来寒热、差后劳复发热、呕而发热等五种热，其治潮热的根据就来自本条。

阳明病，胁下鞕满，不大便而呕，舌上白胎者，可与小柴胡汤。上焦得通，津液得下，胃气因和，身濈然而汗出解也。（243）

【解析】本条论述阳明少阳合病的证候及治取少阳的机理。

“阳明病”，在此指“不大便”而言，如不大便伴有潮热、谵语、腹满疼痛、舌苔黄燥等证，则属阳明燥实无疑。而今虽见不大便，但伴有“胁下鞕满”和呕吐的少阳见证。且“舌上白胎”，胎同苔，即白苔，更说明了里无燥热可言。因此，“不大便”一证并非阳明腑实，而是由于少阳枢机不利，津液不下达所致。少阳受邪，经气不利，则胁下硬满；影响胃气不和，则生呕吐；气郁而津液不达、肠道失润，故大便不下。此虽为阳明与少阳合病，但也不能用大柴胡汤治疗，因阳明并无燥热之象，故当治以小柴胡汤为允。

小柴胡汤有和解少阳，疏利肝胆，通利三焦的作用。《难经·三十一难》说：“三焦者，水谷之道路，气之所终始也。”少阳之气不利，则影响三焦水道不能通畅。上焦不通，津液不得下达以濡润大肠，则大便秘结不下。治用小柴胡汤和解少阳，使三焦气机通畅，津液布达，胃气调和，邪去正安，则大便自调，胁下硬满可除，呕恶自止。故指出“上焦得通，津液得下，胃气因和，身濈然而汗出解也”。

以上两条皆论阳明少阳同病，一为发潮热，大便溏，小便自可；一为不大便而呕。由于它们都有胸胁满闷的少阳主证，且阳明胃家不实，故治从少阳为得法。小柴胡汤兼治阳明病发潮热或不大便，可以说又推广了它的应用范围，但临证时必须坚持辨证论治的原则，这两条所说的“大便溏，小便自可”和“舌上白胎”则是辨证的眼目，切不可忽视。

阳明中风，脉弦浮大而短气，腹都满，胁下及心痛，久按之气不通，鼻干不得汗，嗜卧，一身及面目悉黄，小便难，有潮热，时时哕，耳前后肿，刺之小差。外不解，病过十日，脉续浮者，与小柴胡汤。脉但浮，无余证者，与麻黄汤；若不尿，腹满加哕者，不治。（244）

【解析】本条论述阳明少阳同病，湿热发黄的证治。

“阳明中风”，即阳明经被风邪所伤。弦为少阳之脉，浮大为阳明之脉。“脉弦浮大”，提示少阳阳明两经受邪。“短气，腹都满”，是阳明腑热郁闭的表现；“腹都满”，是全腹都胀满。阳明经脉挟鼻而行，邪热闭郁阳明经脉，故鼻干不得汗。邪客阳明，阳气怫郁，因而发热一证自在言外。从上述脉证可知，本证为阳明经腑同时受邪。但从脉浮大而非沉迟、沉紧，证虽有潮热，然不见大便难、腹痛拒按，可知阳明经表之邪热并未尽归于腑而成阳明腑实证。少阳经脉布于人体两侧，少阳受邪，经气郁遏，疏泄不利，故胁下连及心痛，即使久按之，气也不通，胀痛不减。少阳三焦之气不利，水道不畅，故“小便难”。水道不畅，从而导致水湿内停，与热互结，湿热熏蒸，则一身及面目皆黄染，从而形成黄疸。湿性黏腻重浊，与热互结又可阻遏气机，故嗜卧而身重。少阳气郁，枢机不利，影响胃气上逆，故时时出现哕逆之证。足阳明胃经循行于耳前；足少阳胆经的分支从耳后分出，进入耳中，出于耳前，故两经受邪，邪热壅滞经脉，则“耳前后肿”。此证与“颐毒”相似，其治可用针刺之法，以疏通经脉。由于邪气盛，病情重，故针刺后也只是脉证少平而外邪仍不解，此即所谓“刺之小差，外不解”。针刺何穴，文中没有记载。根据前人治痄腮（发颐）的经验，可刺支沟、曲池等穴，以泻阳明少阳之邪热，可资参考。

“外不解”，既指“胁下及心痛”的少阳经证仍在，也言潮热、鼻干不得汗等阳明经表之证未解。若病过十日，脉续浮，即弦浮大脉象不变的，说明病程虽长，但脉证未变，邪仍在经表，未传于里，故其治还当与小柴胡汤和解。为什么阳明、少阳两经合邪治以和解而不用清下呢？原因有二：一是少阳有三禁，即禁汗、吐、下；二是本证以少阳脉证为主，故虽有阳明病，亦当用和解之法，而治从少阳。小柴胡汤可以和解半表半里，使其枢机通利，则表里之邪热皆除。况且方中柴胡、黄芩又有利胆退黄的作用，因此柴胡剂是治疗黄疸的常选方剂。《金匮要略·黄疸病脉证并治》记载："诸黄，腹痛而呕者，宜柴胡汤。"本条所述脉证为阳明少阳同病而又有湿热发黄，因此选用小柴胡汤以疏利肝胆，通畅三焦，清利湿热，也是非常适宜的。"与小柴胡汤"，有根据具体病情，灵活加减化裁之意，"与""主之"的提法有别。因本证有小便难，一身面目悉黄，胁下及心痛，久按气不通等湿热交阻，气郁不疏的见证，故应去大枣以防增湿助满。陈修园有歌诀云："胁下痞硬大枣除，牡蛎四两应生杵"，即指出不但要去大枣，还应加生牡蛎以软坚止痛。为了加强清利湿热以退黄的治疗效果，还可加茵陈及与五苓散等清利渗湿药物合方使用。治疗耳前后肿，也可适当加连翘、贝母等清热散结之药。总之，在辨证论治的原则指导下，可以灵活使用方药，即所谓"师其法而不泥其方"。

若"脉但浮，无余证"，即其脉只浮而不见弦大，又没有其他的里证，说明病在太阳之表，可与麻黄汤发汗以解表邪。

"若不尿，腹满加哕者，不治"，是言黄疸危重证及其预后。不尿，即小便闭。小便闭，则湿无出路，壅遏气机，故腹满益甚。胃气逆而不降，则哕逆不止。不尿，腹满谓之"关"，呃逆不止谓之"格"。关格之证出现，是阴阳之气不通，升降气机不利所致。既然一身气机升降功能已绝，其病必然难以治愈，故曰"不治"。此时若再试图以小柴胡汤使其达到"上焦得通，津液得下，胃气因和，身濈然汗出而病解"，则往往是不可能实现的。

阳明病，自汗出，若发汗，小便自利者，此为津液内竭，虽鞕不可攻之，当须自欲大便，宜蜜煎导而通之。若土瓜根及与大猪胆汁，皆可为导。（245）

蜜煎导方：

蜜七合一味，内铜器中微火煎之，稍凝似饴状，搅之勿令焦著，欲可丸，并手捻作挺，令头锐，大如指，长二寸许，当热时急作，冷则鞕。以内谷道中，以手急抱，欲大便时乃去之。

猪胆汁方：

大猪胆一枚，泻汁，和醋少许，以灌谷道中，如一食顷，当大便出。

【**解析**】本条论述阳明病的导下之法。

“自汗出”，本是阳明病外证。汗出津液已伤，如果再发其汗，则更伤津液。津液损伤，小便当不利，今小便自利者，则为津液偏渗不能还于胃肠，胃肠更燥，此即所谓“津液内竭”。胃肠津亏，大便必硬，但与阳明腑实证的大便硬有根本不同。阳明腑实的大便硬是内有邪热，因热伤津，津亏成燥，燥热成实而致，其临床表现有腹满痛，拒按，潮热，谵语等，而其人往往是没有便意的；本证之大便硬，乃因津液内竭所致，多无腹满痛、潮热、谵语等，此证的病位在直肠，虽时有便意，但大便却难以排出体外。由于二者病机不同，因此治法也异。阳明腑实治以承气汤类荡涤胃肠的燥热结实。而此证之大便硬，因其部位仅在直肠，所以“当须自欲大便”，即大便下近魄门不能出时可因势利导，用蜜煎导、猪胆汁或土瓜根纳入谷道，导之即下。

本论导便之法在医学史上可谓一个创举，它先于西方医学500余年。本条介绍三方虽皆可为导，但具体应用时又有所不同：因蜜有滑利润燥的作用，故蜜煎导宜于肠燥之便秘；猪胆汁不仅润燥且能清肠中之热，故宜于肠燥之有热的便秘；土瓜根则有宣气润燥之功，故宜于六腑之气不畅，气血不利之便秘。有的医家认为冬季导便用蜜煎导，夏季导便用猪胆汁，其说也可参考。

蜜煎导法是用蜂蜜放入铜器内，微火煎熬成饴糖状，待其凝缩可成丸时，做成二寸长的蜜挺，趁热纳入肛门内。本论土瓜根方已佚，据《肘后备急方》载：用土瓜根捣汁，灌入肛门，即可通便。猪胆汁灌肠法，是取大猪胆一枚，泻出胆汁，加入少许米醋用以灌肠，取其酸苦涌泄而不伤津液。

本条介绍的外导灌肠之法，适用于津亏便秘，此证虽属阳明病，但绝非燥热内结，燥屎不下的阳明腑实证，如误以承气攻下，必致津液下夺而更甚。这也提示人们，对于高年体弱、产妇婴幼及素体阴亏血虚而见大便秘结的患者，不可滥用苦寒攻下，而应酌用外导之法。

阳明病脉迟，汗出多，微恶寒者，表未解也，可发汗，宜桂枝汤。（246）

【解析】本条论述邪伤阳明经表治以桂枝汤的脉证。

“阳明病法多汗”，故“汗出多”，则为阳明病应有之证。然阳明病不应有恶寒，今“微恶寒”，又似邪在太阳之表，但又不见头项强痛等太阳经主证，故也非太阳的表证。今就汗出多，微恶寒，脉迟等证分析，可知此证为风寒之邪伤于阳明经表。三阳经脉皆外行体表，而内属六腑，故其为病也均有经、腑之分。因经证属表，腑证属里，故经证也可称表证。考太阳经表之证，病位较浅，故恶寒重而汗出少。阳明经表之证，病位略深，故恶寒轻而汗出多，此为邪在肌表将欲传里而表又未罢之象。因其脉迟而汗出多，仍属于表虚范围，故以桂枝汤解肌发汗，以散阳明经表之邪。

阳明病脉浮，无汗而喘者，发汗则愈，宜麻黄汤。（247）

【解析】本条论述邪伤阳明经表，治以麻黄汤的脉证。

上条论阳明病“微恶寒者”，为表未解。本条之“阳明病脉浮”，亦指出邪在阳明经表未解。阳明风寒外束，无汗而表实，表邪郁肺，气失宣降，故气逆而作喘，治用麻黄汤发汗。另外，阳明经脉行于面部，因而或可出现目痛、鼻干、额头作痛、缘缘面赤等证，治宜葛根汤发汗，则病可愈。

以上两条皆论阳明经表之证，一为汗出表虚，一为无汗表实，分别用桂枝汤与麻黄汤治疗。两条对比，则有辨证鉴别的意义在内。有的注家认为：这两条所论乃太阳与阳明表里同病，根据表里同病当先解表后攻其里的法则，故先以桂枝汤或麻黄汤以解太阳之表。此说可资参考。

阳明病，发热汗出，此为热越，不能发黄也。但头汗出，身无汗，剂颈而还，小便不利，渴引水浆者，此为瘀热在里，身必发黄，茵陈蒿汤主之。（248）

茵陈蒿汤方：

茵陈蒿六两　栀子十四枚，擘　大黄二两，去皮

上三味，以水一斗，先煮茵陈，减六升，内二味，煮取三升，去滓，分温三服，小便当利，尿如皂角汁状，色正赤，一宿腹减，黄从小便去也。

【解析】本条论述阳明病湿热发黄，热重于湿的证治。

阳明与太阴为表里，阳明主燥，太阴主湿。入里之热邪，可从阳明燥

化，亦可从太阴湿化。热从燥化，则大便干燥，小便数多，而发展为阳明腑实证；热从湿化，湿热相合，则小便少、头汗出，而发展为黄疸。无论燥热或湿热都与阳明之热有关，这就是将湿热发黄放在“阳明病篇”论述的理由根据。

“阳明病，发热汗出，此为热越，不能发黄也”，指出了阳明病热盛津伤而燥化的见证与病机，发热汗出，是阳明热盛迫津外泄。汗多必更伤津液，津伤化燥，则大便因硬，从而形成了阳明燥实证。若阳明病仅见头部汗出，剂颈而还，周身无汗，而小便不利，说明热不得越而湿亦不得泄。湿热相合，热欲外越却因湿邪羁縻而不得越，故但头汗出而周身无汗。湿欲下泄，却因热邪纠缠，而反小便不利。“热不得越，湿不得泄”，湿热郁阻于内，即所谓“瘀热在里”而熏蒸于外，则身必发黄。湿热交阻，气化不行，津液不布，故其人“渴引水浆”。在这里“头汗出，身无汗，剂颈而还，小便不利”，不仅是湿热郁阻之象，而且也是形成湿热病的重要原因，因此带有重要的辨证意义。湿热发黄，有以湿盛为主者，有以热盛为主者，也有湿热相当者。本证有发热、渴饮水浆等证，说明热重于湿，治用茵陈蒿汤清利湿热。

茵陈蒿汤由茵陈、栀子、大黄三药组成。茵陈清热利胆除黄，为治诸黄专药，无论阳黄、阴黄均可使用，对于阳黄亦可单用一味水煎频饮，其日用量可达 30 克以上。大黄的特点是善于破结行瘀，推陈致新，泄热导滞，故仲景对凝结的病证，如燥结、水结、血结等，每每用之，其破结之力自非一般药物所能及。本证湿热发黄，为湿热胶结并涉及血分，故谓“瘀热在里”，用大黄不仅能荡涤肠胃以泻热实，而且能行血导滞，以破湿热之蕴结。栀子苦寒而质轻，善清三焦，利小便，驱湿热下行，以导邪从小便而出。三药合用，主要使瘀热、湿浊从小便排出，故方后注云：“分温三服，小便当利，尿如皂角汁状，色正赤，一宿腹减，黄从小便去也。”这不仅说明本方的主要作用是导湿热而利小便，也补充说明了本方湿热发黄应有腹满一证。

由此观之，本方与承气汤的作用截然不同：承气汤专事攻下，使阳明燥热从大便而下；本方则以利尿为主，使阳明湿热从小便而去。

临床使用茵陈蒿汤治疗各种黄疸，已被大家所习用。特别是对治疗肝胆疾患所引起的黄疸，无论急性、慢性，多能取效。但要注意，由于湿为黏腻之邪，其病多缠绵难愈，故用此方治湿热黄疸应该有耐心，不可操之过急，且务必使湿热邪气尽去方能罢手，否则病情反复，将更难医治。

阳明证，其人喜忘者，必有畜血。所以然者，本有久瘀血，故令喜忘，屎虽鞕，大便反易，其色必黑，宜抵当汤下之。(249)

【**解析**】本条论述阳明蓄血证治。

因有大便硬，故称阳明病。“喜忘”，即善忘，言听视动，随过即忘，乃因“久有瘀血”所致。心主血脉，又主神志，若血液充盈、环流不息，则心能主神任物，聪慧敏锐，记忆力强；若久有瘀血，血脉不利，心失所养则记忆力亦必然减退。《内经》所谓：“血并于下，气并于上，乱而喜忘”。张景岳注释说：“血并于下则阴气不升，气并于上则阳气不降，阴阳离散，故神乱而喜忘。”阐明了瘀血导致善忘的病机。因“血主濡之”，瘀血在肠，与燥屎相混，故大便反易解下，即所谓“屎虽鞕，大便反易”。瘀血混于粪便之中，故大便之色必黑，甚至状若黏漆。以上是阳明蓄血区别于阳明腑实的主要特点，此证是久瘀血与阳明之邪热相合，故治宜抵当汤泄热逐瘀。

曾治一女姓患者，30 岁，河南人。1969 年患精神分裂症，住某医院治疗，尚未痊愈即出院。出院后患者总感头皮发紧，如勒铁箍，言听视动，随过即忘，记忆力严重减退。月经不畅，经来腹痛。察其神色，两目呆滞、神情淡漠。舌苔黄腻，脉沉滑。诊为瘀血内停，血脉不利，心神失养。治以活血化瘀之法：先投抵当汤加柴胡、半夏；中转桂枝茯苓丸合失笑散；最后以：大黄 6 克、桃仁 15 克、炙甘草 6 克、芒硝 6 克、丹皮 9 克、赤芍 9 克、郁金 9 克、菖蒲 9 克。

药后患者大便排出秽物甚多，继而头部渐渐清爽，记忆力明显增强，其他各种病痛也相继好转，患者乃携方归里。

古今用活血化瘀法治疗精神病而取得疗效者，屡见不鲜。因为活血化瘀可使瘀血去，血脉通，血奉于心，心得血养，则神志自明。然引起精神失常的原因很多，属瘀血者只是其中之一，只有辨证确属瘀血，用活血化瘀法才能取效。

阳明病，下之，心中懊侬而烦，胃中有燥屎者可攻。腹微满，初头鞕，后必溏，不可攻之。若有燥屎者，宜大承气汤。(250)

【解析】本条论述阳明病可下与不可下的辨证。

阳明病，若为腑实，当用下法，用之得当，则实热去而病愈，用之不当，亦有病不愈的，如第241条“阳明病下之，其外有热，手足温，不结胸，心中懊侬，饥不能食，但头汗出者，栀子豉汤主之”，即是下后余热不尽而扰于胸膈之证。因无实邪凝结，故属虚烦懊侬。本条阳明病下后，虽亦见心中懊侬而烦，但其原因却是下后燥热未尽，复结成实，肠中有燥屎，浊热上扰，故见心烦特甚，此即所谓“胃中有燥屎”，其烦当属实烦，所以治仍“可攻”，宜大承气汤。

阳明腑实已成，必见腹满疼痛拒按，大便干硬难下等大实大满之证。若仅见“腹微满”，其大便为“初头鞕，后必溏”，则腑实未成，或属脾虚不运，水谷不别之“固瘕”证，故“不可攻之”。

病人不大便五六日，绕脐痛，烦躁，发作有时者，此有燥屎，故使不大便也。（251）

【解析】本条论述阳明燥屎的可下证。

上条言“胃中有燥屎者，可攻”，何以知胃中有燥屎，本条作了回答：“病人不大便五六日，绕脐痛”，即围绕着脐周围的腹部作痛，正是肠中有燥屎内结，阻塞气机，腑气不通的反映。浊热扰心，故见“烦躁”。由于阳明旺于申、酉时，故当日晡阳明气旺之时，正邪斗争激烈，诸证发作加剧。燥屎内结是病机所在，或者说不大便，是绕脐痛、烦躁之由。故云：“此有燥屎，故使不大便也。”因上条已指明“若有燥屎者，宜大承气汤”，故本条不言治法，乃是省文。

从《伤寒论》大承气汤证的有关条文来看，“有燥屎”可以说是用大承气汤泻下的一个重要指征。所谓燥屎，系指积留于大肠所形成的异常干燥的粪块。它不同于一般的大便硬，其形状如球不等，但均有顽固难下的特点，有时还可通过腹诊触摸到屎块。本条所举之“绕脐痛”，又是辨燥屎的一个重要证候。只有在辨证准确的前提下使用大承气汤峻下，才能做到心中有数。

病人烦热，汗出则解，又如疟状，日晡所发热者，属阳明也。脉实者宜下之；脉浮虚者，宜发汗。下之与大承气汤，发汗宜桂枝汤。（252）

【解析】本条论述表里证的辨证与治疗。

第250条讲的是下后病不解，有可攻、不可攻之辨；本条论述汗后病不解，有可汗与可下之别，两条对参，充实了阳明病大承气汤的辨证内容。

“病人烦热”，说明热势较甚。若属太阳之表，则汗出表解而热除。今汗出后又出现了阵寒阵热、寒热如疟之证，为太阳表邪未尽，尚有小邪不解；“日晡所发热者”是里实热的反映，故曰“属阳明也”。此太阳、阳明证俱见，即表里同病，其治当根据病情的轻重缓急而有所区别。如见实脉，即三部有力的脉象，表明其证以胃家实为主，宜以下法泻其实，用大承气汤；若见脉浮而虚，即脉浮缓而弱，提示其证重在太阳，宜以汗法解其表，可用桂枝汤，而不能用大承气汤。

本条举一证一脉，即潮热、脉实作为辨阳明胃家实的客观指征，强调了脉证合参的辨证论治重要性，并进而补充了大承气汤的辨证要点。

大下后，六七日不大便，烦不解，腹满痛者，此有燥屎也。所以然者，本有宿食故也，宜大承气汤。（253）

【解析】本条论述大下后燥屎复结的证治。

“大下后”的提法，言外之意因有可下之证，才用过了大承气汤。经大下后，又“六七日不大便”，并出现“烦不解”且有腹部胀满疼痛之证，说明泻下未尽仍有燥屎。既已大下，为何又有燥屎？“所以然者，本有宿食故也”，作者对下之不尽作了注语，意思是在病阳明之前即素有食积内停，而后又与燥热相合，故而比较顽固难下。一次大下不能尽除，燥屎又再次复结；或因六七日不大便，纳食而不化，糟粕不能排出，与下后未尽之燥热相结形成燥屎。既有宿食不解，燥屎复结，则当再下，故用大承气汤。

太阳病有一汗表邪未尽而可再汗之法，阳明病亦有腑实一下不除而可再下之法。能否再汗与再下，均要从辨证以论治。本条所言“大下后，六七日不大便，烦不解，腹满痛者”，正是阳明腑实不解，内有燥屎的典型证候，故可再下方不失病机。

病人小便不利，大便乍难乍易，时有微热，喘冒不能卧者，有燥屎也，宜大承气汤。（254）

【解析】本条论述燥屎内结，而证见大便乍难乍易的辨识方法。

阳明病的腑实证，在一般情况下，多是大便燥结七八日、八九日，甚至十余日不下。而本证却是“大便乍难乍易”，即大便时通时不通。说明既有燥屎内结，又有热结旁流，结者难下，旁流者时下，故形成大便乍难乍易的特点。肠中有燥屎，燥热逼迫津液偏渗于膀胱，则小便当数多。但若燥热内盛，灼伤津液，津液内乏，则可见小便不利。燥屎内结，邪热深伏于里，故外见反微，即所谓“时有微热”。肺与大肠相表里，今燥屎内结，腑气不通，影响肺气不降，则作喘；燥热上攻，清阳不升，所以眩冒，“喘冒不能卧”，则言喘、冒之甚。

以上从第250条至254条，从各个不同角度阐述了阳明胃家实治以大承气汤的可下之证，其重点在于辨燥屎的已成。通过以上的烦躁、日晡潮热、腹满痛、绕脐痛、不大便、脉实等证，以及小便不利、大便乍难乍易、时而微热、喘冒不能卧等证，作者把燥屎已成的各种表现已囊括无遗。

食谷欲呕者，属阳明也，吴茱萸汤主之。得汤反剧者，属上焦也。（255）

吴茱萸汤方：

吴茱萸一升，洗　人参三两　生姜六两，切　大枣十二枚，擘

上四味，以水七升，煮取二升，去滓，温服七合，日三服。

【解析】本条论述胃气虚寒，食谷欲呕的证治，以及上焦有热的呕吐之辨。

呕为胃气上逆之象，故曰“食谷欲呕者，属阳明也”。阳明属胃，主受纳、腐熟水谷，其气以下降为顺。胃气虚寒，不能腐熟水谷而气上逆，故食谷则欲呕吐。且胃气虚寒，易生饮邪，故常伴脉弦、胸闷、呕吐涎沫等证。治当以吴茱萸汤温胃散寒，降逆止呕。只要辨证准确，服本方多能药到病除。但若辨证不准，用之亦有不效而呕吐反剧者。这可能因其证属胸膈有热而胃中有寒，误投吴茱萸汤则必助热而不受，致使其吐益甚，故曰“得汤反剧者，属上焦也”。

吴茱萸汤由吴茱萸、人参、生姜、大枣四味药组成。吴茱萸为方中主药，性味辛苦而热，善能暖肝胃而下气降浊；人参、大枣甘温以补益中气，崇土以制木；重用生姜，温胃散寒化饮，以降逆止呕。因此证夹水饮之邪，

所以不用甘草之缓恋。

通常所言阳明病，人们常想到白虎汤证和承气汤证，至于用吴茱萸汤治疗阳明病似乎难以理解，所以有人竟提出吴茱萸汤证不应放在“阳明病篇”。这反映出其对阳明病缺乏全面了解。纵观《伤寒论》“阳明病篇”，应该说“胃家实”确是阳明病辨证论治的主要方面，但并非阳明病的唯一证候。因为阳明病还包括了表、里、寒、热、虚、实诸种病证，其中的吴茱萸汤证就是一例。《伤寒论》的每经之为病，常从阴阳、表里、寒热、虚实等矛盾对立的两方面对临床病证进行论述、分析、比较，以扩大人们的辨证视野，提高人们的辨证能力，这也正是这部书最可宝贵的地方。

太阳病，寸缓、关浮、尺弱，其人发热汗出，复恶寒，不呕，但心下痞者，此以医下之也。如其不下者，病人不恶寒而渴者，此转属阳明也。小便数者，大便必鞕，不更衣十日，无所苦也。渴欲饮水，少少与之，但以法救之。渴者，宜五苓散。（256）

【**解析**】本条论述太阳病误下致变及转属阳明的辨证。

本条论述了太阳中风误下的心下痞证；不恶寒而渴的转属阳明证；小便数，大便必硬的脾约证；口渴而小便不利的膀胱蓄水证。

“太阳病，寸缓、关浮、尺弱”，即指太阳中风阳浮阴弱之脉而言；发热、汗出、恶寒（恶风之互词）为太阳中风表虚之证。邪在太阳，当以汗解，本不应攻下。若医者误下，则必先伤胃气，使表邪内陷，结于心下，气机痞塞，而形成心下痞，即所谓“但心下痞者，此以医下之也”。若未经误下而出现不恶寒，但口渴之证，是邪气传入于阳明，而成热盛津伤，故见此证。因其不见潮热、谵语、腹满痛等证，故虽是转属阳明，但未成腑实可下之证。若虽亦转属阳明，但见小便数，大便硬，不更衣，无所苦之证，则属胃强脾弱，脾不能为胃行其津液的脾约证。脾约证，是由于津液被伤，胃肠燥热，脾阴被胃阳所约束，不能行津液于胃中，而致大便硬，虽不更衣无所苦也。此与正阳阳明因热成燥，因燥成实，腑气不通，而致腹满疼痛拒按者不同。若口渴喜饮水，可先少少与饮之，以和胃气，待辨明口渴的原因，再以法治之。如见口渴，小便不利，是属膀胱气化不利而停水，宜用五苓散化气利水，使水邪去，则津液得以上承，口渴自止。

总的来看，这一条提出了太阳中风的几种转归：有经误下形成的心下痞证；有不经误下自然传变而转属阳明；阳明证既有口渴为主的热证，也有不更衣十日无所苦的脾约证。同时举出膀胱蓄水而见口渴的五苓散证，又含有与阳明热盛津伤的口渴作鉴别之意。

脉阳微而汗出少者，为自和也；汗出多者，为太过。（257）

【**解析**】本条以汗出多少辨太过与自和。

“脉阳微”，指脉浮而微，反映邪气微而表邪不甚。“汗出少”，指汗出适当，反映正胜而邪去，故谓“自和”。若汗出多则反伤正气，易使阴分不足，阳气有余，因而便为形成胃肠燥热创造了一个主要条件，阳热“为太过”。

阳脉实，因发其汗出多者，亦为太过。太过为阳绝于里，亡津液，大便因鞕也。（258）

【**解析**】本文承上条，进一步论述发汗“太过”形成阳绝于里的病机。

“阳脉实，因发其汗出多者，亦为太过”，应与上条“汗出多者，为太过”联系起来看。阳脉微而汗出少者，为自和，此阳脉实而因发汗过多的，也为“太过”。在正常情况下，人体阴阳应该在不停地运动中维持着协调平衡。若阴阳发生偏盛偏衰，不能相互协调平衡，就要发生疾病。此证因汗出过多，伤了胃中水谷津液，使胃之阳气独盛于里，阴液不能与阳气和合以发挥其滋润调节的作用，因而导致大便必硬。此即所谓“太过为阳绝于里，亡津液，大便因鞕也”，绝者，阻绝不通的意思。阳热盛极，胃肠津伤，以致大便硬，因而形成阳明燥实证。

陈修园在深入研究《伤寒论》的基础上，提出治病要严守“保胃气，存津液”这一法则，看来是很有道理的。以上两条，皆由于发汗太多，内伤津液而转属阳明，具体地证实了这一点。

脉浮而芤，浮为阳，芤为阴，浮芤相搏，胃气生热，其阳则绝。（259）

【**解析**】本条以脉论述阳气独盛于内，阴液不足，而致大便硬的病机。

脉浮为阳气盛，故曰“浮为阳”。芤为浮大中空，按如葱管，主阴血虚，故曰“芤为阴”。“脉浮而芤”，是阳热有余而阴液不足的脉象。阳热有余，独盛于内，则胃气生热；阳盛灼阴，阴液亏耗，不能和阳，则阳愈亢而阻绝于里。胃热阳绝，阴不济阳而化燥，势必导致大肠失润而大便硬结。

趺阳脉浮而涩，浮则胃气强，涩则小便数，浮涩相搏，大便则难，其脾为约，麻仁丸主之。（260）

麻仁丸方：

麻子仁二升　芍药半斤　枳实半斤，炙　大黄一斤，去皮　厚朴一斤，炙，去皮　杏仁一斤，去皮尖，熬，别作脂

上六味，为末，炼蜜为丸，桐子大，饮服十丸，日三服，渐加，以知为度。

【解析】本条论述脾约证的病机、脉证及治疗。

趺阳脉即足背动脉，属足阳明胃经，以候脾胃后天之气。“趺阳脉浮而涩”，浮主阳盛，涩主阴虚，见于趺阳部位，则浮为胃阳亢盛，涩主脾阴不足。脾胃相表里，胃为水谷之海，主受纳腐熟；脾主运化转输水谷精微，“脾与胃以膜相连耳，而能为之行其津液”（《素问·太阴阳明论》）。今胃强脾弱，强阳煎灼弱阴，使脾之功能受了约束，不能为胃行其津液，以致津液偏渗膀胱而“小便数”；不能还于胃中以滋润大肠，而“大便则难”，此即“浮涩相搏，其脾为约”。脾约本于胃燥，而小便愈多，津液愈伤，脾阴愈弱，则胃燥愈甚，如此形成恶性循环。脾约证以大便难为主要临床表现，这种大便难具有以下特点：经常性、习惯性大便秘结，其粪块异常干硬。虽数日不大便，但无所苦，即不见潮热、谵语、腹满痛等证。

综上所述，可知脾约有两个意思：一，约者，穷乏也。津液素亏，脾无津液输布而穷约。二，约者，约束也。脾之弱阴被胃之强阳所约束，津液不能还于胃中。脾约之证，治以麻仁丸润下通便。

麻仁丸即小承气汤加麻子仁、杏仁、芍药而成。方用小承气汤以泻胃气之强，加芍药以滋养脾阴，麻仁、杏仁为滑利滋润之品，可润肠以通便，杏仁又可利肺气，以助胃气的通导下降。以蜜为丸，取其缓缓润下之意。其服法采用渐加法，即初服梧桐子大者十丸，日三次，如不下，每次服用量可渐加至十一丸、十二丸、十三丸等，直至大便变软，易于排出即可。此即所谓“渐加，以知为度”。

麻仁丸治疗习惯性便秘效果很好，其人因便秘而伴有的烦躁、口臭、头晕、寐差等证，亦可随大便之润下而得到相应地缓解或治愈。

曾治一男性患者刘某，终年嘴唇干裂起皮，常以舌舔润而干裂愈甚，唇皮增厚如痂，痛苦异常，服多种泻火药无效。大便经常秘结难通，然却无所苦。遂断为脾约证。唇为脾之外候，唇干裂起皮，正是脾阴不足之象。遂治以麻仁丸，大便因而逐渐通利，而口唇干裂之证也渐愈。

从以上介绍的内容可以看出，阳明病不大便可有两种病变和两种证候反映：一是以燥热邪气致病为主，其表现既有“身热，汗自出，不恶寒，反恶热”等阳明外证，又有腹满痛或绕脐痛拒按等阳明里证。二是脾胃阴阳不能自和而致病，脾阴不足，不能为胃行其津液，但其既不见外证，亦不见腹满痛拒按、绕脐痛等里证。前者为胃家实，应以承气汤泻下；后者为脾约，当用麻仁丸润下。以上第257条至260条讲的即是脾约证。它们从胃强脾弱，阴液亏虚的角度，充实了阳明病的辨证内容，故有重要的鉴别意义和临床意义。

太阳病根据其不同的证候和病机特点，分别采用麻黄汤、桂枝汤、葛根汤、大青龙汤、小青龙汤、桂枝麻黄各半汤、桂枝二麻黄一汤、桂枝二越婢一汤等不同的汗法，以解决不同的表证。阳明病，也同样根据其不同的证候和病机特点，而施用不同的下法：如大承气汤之峻下、小承气汤之缓下、调胃承气汤之和下、麻仁丸之润下，以及猪胆汁、土瓜根、蜜煎导之导下，用以解决不同情况的大便不下。因此，学习“阳明病篇”，解决胃家实证应有全局观念，只有明确辨证与鉴别，才能恰如其分地使用不同的下法，以解决各种不同类型的阳明里实证。

太阳病三日，发汗不解，蒸蒸发热者，属胃也，调胃承气汤主之。（261）

【解析】本条论述太阳病汗后转属阳明的证治。

“太阳病三日”，言其病由太阳病发展而来。“发汗不解”，并非指表证未罢，而是指病邪未除而向里传变。“蒸蒸发热者，属胃也”，说明病已由太阳之表转属阳明胃腑之里。里热蒸腾，必致腠理开而汗出濈濈然。这里仅举蒸蒸发热作为阳明典型证候而代表其他诸证，并以此区别于太阳之发热恶寒和少阳之往来寒热。由于里热伤津，发汗又伤津，故本证以阳明燥实为主；加之病属燥热初结，尚未达到发潮热，腹满疼痛拒按的严重程度，故治以调胃承气汤软坚润燥，泄热和胃。

伤寒吐后，腹胀满者，与调胃承气汤。（262）

【**解析**】本条论述太阳病吐后转属阳明的证治。

伤寒，为太阳表证，不当吐而用了吐法。吐法本用以治疗上焦的痰食邪气，但由于呕吐可以使人身之气向上向外，因而它具有一定的发汗解表作用。伤寒吐后，表证虽解，但胃的气液受伤，邪气内陷而化热，津伤化燥而成实，燥实阻滞，阳明腑气不通，则大便秘结而腹胀满。此腹胀满，乃因燥实所致，故其治仍以调胃承气汤和胃润燥。燥实去则腑气通，腑气通则腹胀除。

以上两条，从蒸蒸发热和腹胀满的内外证候，反映并概括了调胃承气汤证的特点。由于此调胃承气汤证来自于太阳病汗吐后津伤化燥，初结阳明，病情还没有达到痞、满、燥、实、坚俱备的程度，故其治不用大承气汤，而用调胃承气汤，从这个意义上讲，调胃承气汤证又可以看做胃家实的一个轻证，而带有正气不足的一面。

太阳病，若吐、若下、若发汗，微烦，小便数，大便因鞕者，与小承气汤和之愈。（263）

【**解析**】本条论述太阳病误治而形成里热便硬的小承气汤证。

太阳表证，当发汗解表，妄用吐下，是为误治；先吐下而后再汗，是为治疗失序，其结果必致邪不解而内陷。若内陷胸膈，见烦热，心中懊憹，属栀子豉汤证，二便多无改变。今吐、下、发汗后，病人出现了微烦、小便数、大便硬等证，说明邪热内陷阳明，形成了阳明腑实证。误治津伤，表邪入里化热，其势尚轻浅，故见微烦；热迫津液偏渗于膀胱，不能还于胃中，所以小便频数而多，大便干结而硬。本证以气滞热结为主，尚未达到谵语、潮热、手足濈然汗出等燥屎结实的程度，且在汗、吐、下后正气受伤，故不宜大承气汤峻下，只可以小承气汤泄热通便，使胃肠气机得以调和通畅则病可愈。故曰："与小承气汤和之愈"。

得病二三日，脉弱，无太阳柴胡证，烦躁，心下鞕，至四五日，虽能食，以小承气汤少少与，微和之，令小安，至六日，与承气汤一升。若不大便六七日，小便少者，虽不能食，但初头鞕，后必溏，未定成鞕，攻之必溏，须小便利，屎定鞕，乃可攻之，宜大承气汤。（264）

【**解析**】本条再论大、小承气汤的使用方法及其辨证要点。

"得病二三日"，这里的"病"泛指疾病，确切地说指外感热病。"脉弱"，是对脉紧而言，紧变缓相对地叫"脉弱"。从太阳病上篇"脉微弱，此无阳也，不可发汗"之文可以看出，脉微弱是脉由紧而变弱，反映了寒邪化热而已入里。"无太阳柴胡证"，指既无太阳表证，也无小柴胡汤的半表半里证。"烦躁"，是里有热；"心下鞕"，是胃脘部硬满，乃阳明里实，胃气不和之证。"至四五日"，烦躁、心下硬满仍不缓解，言外之意，当有不大便一证，若反不能食，腹满疼痛拒按，脉沉紧，是燥屎已成，腑气不通；今能食，心下硬而脉弱，说明阳明病势轻浅，不耐峻下攻伐，只能"以小承气汤少少与"，以微和胃气。小承气汤的服法是煮取一升二合，分温二服。故"少少与"，则一次只服三五合，而不超过六合，以微和胃气，使烦躁小安。若服药后至六日仍不见大便，则需加大药量，当"与承气汤一升"（仍指小承气汤），则大便可下。

至于对不大便六七日，小便少者，虽不能食，亦不能即断为大承气汤的可下之证。因为小便少，说明津液尚能还入胃中，故知大便"未定成鞕"，或"但初头鞕，后必溏"。大便不硬，燥屎未成，则不可攻之。若误用攻下之法，必伤脾胃之气，以致运化失职，水谷不别而溏泄不止，故曰"攻之必溏"。"须小便利"，即待到小便数多而通利，方知津液偏渗而燥屎已经形成，此时才可予大承气汤攻下。

以上诸条文，启发医者临诊时既要胆大，又要心细，特别是使用下法，何时峻下，何时和下，更要细心观察鉴别，而一旦掌握了病情，就应不失时机地给予恰当治疗。下面将要介绍的三条阳明急下证，后世称"阳明三急下证"，就是在正确辨证的基础上，谨守病机，采取积极主动的治疗措施，用大承气汤泻下阳明燥热，以存阴液于未亡的方法。

伤寒六七日，目中不了了，睛不和，无表里证，大便难，身微热者，此为实也。急下之，宜大承气汤。（265）

【**解析**】本条论述阳明燥热下劫肝肾之阴的证候及急下存阴的意义。

“伤寒六七日”，言其发病过程已久。“目中不了了，睛不和”，是指肝肾之阴被燥热劫夺的证候。“了了”，分明之意，“目中不了了”，即视物不分明，此为病人自觉症状。“睛不和”，即两目呆滞，瞳子不能瞬动，乃为他觉症状。由于肝开窍于目，目得血而能视，肝阴被劫，不能上注于目，故视物不清。瞳子为肾所主，肾水不足，不能上注于睛，故致睛不调和。“目中不了了，睛不和”，本属肝肾真阴虚损之证。但其人“大便难”而不通，身又有微热，说明里热深伏而腑气不通，故曰“此为实也”。张仲景此处以“大便难”“身微热”，画龙点睛地指出：“目中不了了，睛不和”之证缘于阳明燥热之实。此时虽然只见大便难、身微热，而不见典型的阳明里证和外证，如潮热、谵语、腹满痛拒按、手足濈然汗出等，所以叫“无表里证”，但是“目中不了了，睛不和”的真阴欲竭之象已见。说明真阴危亡立待，症情危重，法当急下以存阴，而不能徘徊犹豫。

《伤寒论》总的治疗法则是“保胃气，存津液”。其中“存津液”有两方面含义：一是发汗、吐、下是祛邪外出的方法，但在使用过程中，一定要注意祛邪而不伤正。太阳病汗法，有“遍身漐漐，微似有汗者益佳，不可令如水流漓”的要求，就是为了保护阳气、阴液不受损伤。二即用大承气汤急下存阴，也是保存津液的一个方面。燥热太甚，必然下劫肝肾之阴，要想保阴，必须急下，把肠中燥热驱逐体外，才能保住下焦阴水不涸。可见存津液不仅是治疗方法问题，也是治疗的出发点和目的问题。因阳明燥热而致阴精枯竭，正气大伤，若能及时用大承气汤攻下燥屎，犹如釜底抽薪，既能祛除邪气，又保护了阴液，这就是急下存阴的方法及意义。

选《经方实验录》急下存阴医案一则：

“予尝诊江阴街肉庄吴姓妇人，病起已六七日，壮热，头汗出，脉大，便闭七日未行，身不发黄，胸不结，腹不胀满，惟满头剧痛，不言语，眼张，瞳神不能瞬，人过其前，亦不能辨，证颇危重。余曰：目中不了了，睛不和，燥热上冲，此阳明篇三急下证之第一证也。不速治，病不可为矣。于是遂书大承气汤方与之：

“大黄四钱，枳实三钱，川朴一钱，芒硝三钱。

“并嘱其家人速煎服之，竟一剂而愈。盖阳明燥气上冲巅顶，故头汗出，满头剧痛，神识不清，目不辨人，其势危在顷刻。今一剂而下，亦如釜底抽薪，泄去胃热，胃热一平，则上冲燥气因下无所继，随之俱下，故头目清明，病遂霍然。非若有宿食积滞，腹胀而痛，壮热谵语，必经数剂方能奏效，此缓急之所由分。是故无形之气与有形之积，宜加辨别，方不致临诊茫然也。”

一般注家认为，目中不了了，睛不和，是燥热灼伤肝肾之阴，阴精不能上注于目所致。但《经方实验录》作者曹家达却认为是阳明燥热之气上冲头目的结果，还指出头痛与头汗出，也与目中不了了、睛不和的病机一致，均是阳明燥热上攻的反映。曹氏以燥热上攻阐发了急下证的病机，并补充了急下证的脉证，对学习本条和指导临床很有参考价值。

阳明病，发热，汗多者，急下之，宜大承气汤。（266）

【**解析**】本条论述阳明燥热外逼，热汗不已，治当急下存阴。

阳明病，这里指胃家实证。发热汗出是阳明里证反映于外的证候，且实热不除，则发热汗出不止。泻下实热，当用大承气汤。对此证提出“急下”的关键在于“汗出多”。汗为人体五液之一，由津液所化生。汗出多，津液被耗而阴伤；阴伤则体内燥热愈盛；燥热愈盛，汗出亦愈多，从而形成发热汗出有不尽不已之势，不仅伤阳明胃液，而且又有内竭少阴真阴之虑。为此，张仲景提醒医者要“见微知著”，遇有热汗不已者，亦当用大承气汤釜底抽薪，急下以存阴。

程郊倩说：“发热而复汗多，阳气大蒸于外，虑阴液暴亡于中，虽无内实之兼证，宜急下之，以大承气汤矣。”尤在泾又指出：“然必有实满之证，而后可下，不然，则是阳明白虎汤证，宜清而不宜下矣。”程氏的“虽无内实之兼证”，言外之意：“汗出多”即是内实之证，尤氏则更明确指出“必有实满之证”。这就告诉我们，所以要用大承气汤急下，还必须见阳明腑实之证，这一点是十分重要的。

发汗不解，腹满痛者，急下之，宜大承气汤。（267）

【**解析**】本条论述发汗不解，化燥成实的急下存阴之法。

“发汗不解”，非指表不解，乃言其病未解。“腹满痛”，则是里实之证。里实当下，但为何要急下？原因是本证病情变化迅速，燥热邪气嚣张，如不以大承气汤急下，则不足以遏其势，而伤阴之弊在所难免。汗法本为太阳表证而设，若太阳病汗不得法，或阳明热证误用汗法，均可导致病不解。或为表邪迅速入里化热成燥，或为阳明里热不除，津伤化燥，从而形成阳明腑实证。本条“发汗不解”，迅即出现“腹满痛”，足见燥热盛实，传变迅速，故当急下以存阴。若当下不下，坐误时机，一旦循衣摸床、惕而不安、微喘直视等险证丛生，此时再行泻下之法，恐为时已晚。因此，提示医生要从疾病的发展趋势中看到其后果，并善于抓住时机，及时采取紧急措施，运用恰当的治疗方法，以达到祛邪扶正的目的。

以上三条从不同角度举例说明了急下救阴之法。孙思邈说：“胆欲大而心欲小，行欲方而智欲圆”，意思是说，医生治病不但要小心谨慎，而且要有胆有略。张仲景在这一方面给后人作出了很好的示范。论中第264条的先与小承气汤法，表现了他小心谨慎之至；而以上三条的急下存阴证治，又表现了他的胆量与魄力。只有将这种胆大与心小结合起来，才能做到既不保守而又不冒进。

腹满不减，减不足言，当下之，宜大承气汤。（268）

【解析】本条论述腹满不减当下的证治。

腹满一证，论其标属实，但究其本，则有虚实寒热之异。《金匮要略》有“病者腹满，按之不痛为虚，痛者为实”“腹满时减，复如故，此为寒”的记载，对腹满的寒热虚实作了很好的鉴别。腹部属太阴、阳明所主，腹部持续地胀满而不减轻，或即使减轻一些，也微不足道，则属阳明腑实而不是太阴脾虚。燥屎内结，腑气不通，必兼见大便不通，腹痛拒按等证，其治当用大承气汤攻下。若腹满时减，按之不痛，并见便溏泻利等证，则属太阴脾虚腹满，当治以温运之法。本条“腹满不减，减不足言”是为辨证眼目，但只凭此证还不能就用大承气汤。应与前面诸条参合，方能全面掌握大承气汤证的辨证要点。

阳明少阳合病，必下利，其脉不负者，顺也；负者，失也，互相克贼，名为负也。脉滑而数者，有宿食也，当下之，宜大承气汤。（269）

【解析】本条论述阳明少阳合病的证治。

凡合病，多为邪气较盛的问题。阳明主胃土，少阳为胆木。少阳与阳明、胆与胃，有木土相乘相克的关系。胃主受纳腐熟，胆主疏泄。胃肠的受纳消化功能，要借助胆的疏泄作用。今阳明少阳合病，邪热盛实，影响胃肠的消化不良，则见下利。阳明之脉本应见实大，少阳之脉本应见弦。若阳明少阳合病下利见阳明实大脉象，是胃气不衰，即为“不负”，其病易愈，故为“顺也”；若见少阳弦脉，是胃气衰，木来乘土，其病进而难愈，故“为负也”。“负者，失也”，言其正气不足，胃气衰败。土虚木乘，是为贼邪，故曰“互相克贼”也。以五行乘侮关系而论，凡属相克而致病者，均称为“贼”。脉滑而数，滑主食，数主热，为阳明有宿食的脉象。若脉不弦，说明木气不盛，土不衰，故为顺，其病易治，下之则愈，宜大承气汤。

《伤寒论》中关于二阳合病而见下利的有三条：即第 33 条太阳与阳明合病自下利，由于病邪偏重于太阳之表，故用葛根汤治疗；第 180 条太阳与少阳合病自下利，因病邪偏重于少阳半表半里，故治以黄芩汤；本条为阳明少阳合病见下利，是病邪偏重于阳明之里，所以治用大承气汤。前后三条分析比较，则层次分明。本条之阳明少阳合病，因属阳明有宿食内结，故其下利多属热结旁流，应伴有潮热，腹满疼痛，不欲食，恶闻食臭等证。

病人无表里证，发热七八日，虽脉浮数者，可下之。假令已下，脉数不解，合热则消谷善饥，至六七日，不大便者，有瘀血，宜抵当汤。（270）

【解析】本条论述阳明病的瘀血证治。

“病人无表里证”，是说既无头项强痛而恶寒的太阳表证，也没有谵语、腹满疼痛的阳明里证。而只是发热延续七八日不解，此时应当考虑邪热在里的问题，虽脉见浮数，但因无表证，故为阳脉阳证而主热，仍可用下法以泻其热。“假令已下”，脉浮已去而数脉不解，说明气分之热已除，而血分之热仍在。一般地说，邪热在于胃肠气分，若伤津化燥而成为阳明燥实之证，则其人当不能食，而今却消谷善饥，至六七日仍不大便，则更证明邪热不在阳明气分成为腑实，而是热在血分，与血相搏结，为瘀血之证。其治当用抵当汤泄热破瘀。

此之瘀血证，只概要提及发热、脉数、不大便等临床表现，而尚未能详细具体地阐述其特点，参照前述有关抵当汤证条文，可知瘀血证之屎虽硬，却大便反易，其色必黑。此类病证，用承气汤多不能治愈，有时大便虽下，热却不解，脉数亦不除，并可伴见发狂、喜忘、脉沉结等证，此与阳明腑实不大便的可下之证，显然有别。至于瘀血发热临床亦恒见之，故本文有其现实的意义。

若脉数不解，而下不止，必协热而便脓血也。（271）

【**解析**】本条承上文，论述下后的又一变证。

若下后脉数不解，浮脉已去，也说明热离气分而入于血分。邪热下迫，则下利不止；灼伤阴络，迫血下行，则大便脓血。

阳明病属于胃肠之病。阳明为多气多血之经，邪热伤于阳明，有在气分和伤及血分的不同，阳明燥热甚者，是为气分证，如白虎汤、承气汤证即是。伤及血分者，是血分证。又有瘀血与便脓血的不同，如上条和本条所述。

伤寒，发汗已，身目为黄，所以然者，以寒湿在里，不解故也。以为不可下也，于寒湿中求之。（272）

【**解析**】本条论述寒湿发黄证治。

本证见“身目为黄”，故属黄疸。黄疸有阳黄、阴黄之分。阳黄是湿热发黄，属实证；阴黄是寒湿发黄，多本虚而标实。湿热内蕴，热不得越，湿不得泄，则可发阳黄。若得汗出，则可使湿热泄越，而不能发黄。今“伤寒，发汗已，身目为黄”，说明其发黄的原因不在于湿热而在于寒湿。寒湿在里，脾阳必虚，发汗则阳随汗泄，使脾阳更虚。寒湿不运而内郁，影响肝胆疏泄不利，胆汁外溢，故发身黄。

阳黄与阴黄虽均为湿邪，但一为胃腑有热，湿与热合；一为脾脏有寒，湿与寒合，病机不同，治法迥异。阳黄即湿热发黄为阳明有热，其治可下；而阴黄即寒湿发黄为太阴脾寒，就不能用攻下之法，治当温中散寒除湿。即所谓“以为不可下也，于寒湿中求之”。论中未提及具体治法，可考虑选用茵陈五苓散，若阳虚较甚者，可选用理中汤加茵陈，甚至选用四逆汤加茵陈。

本条侧重于论述寒湿发黄的病因、病机，而其证候叙述不甚详尽。从其病机推断，并根据临床所见，寒湿发黄一般多伴有脾虚寒湿之证，如畏寒、肢冷、大便溏薄、脉沉迟无力、舌胖而淡嫩等，但其黄色晦暗不泽，则又与湿热发黄鲜明如橘子色明显不同。下文即介绍湿热发黄证治，可与本条对比鉴别。

伤寒七八日，身黄如橘子色，小便不利，腹微满者，茵陈蒿汤主之。（273）

【解析】本条论述湿热发黄，热结于里的证治。

本条应与第248条联系起来分析。第248条提到湿热发黄，常见头汗出，身无汗，小便不利，渴饮水浆等证，本条又在前证基础上，补充了湿热发黄的色泽及腹满见证。湿热发黄属阳黄，故黄色鲜明如“橘子色”，这也反映了热大于湿的特点。湿热郁结在里，肠胃之气壅滞不利，故腹微满，或可见大便秘结不爽等证。治以茵陈蒿汤苦寒通泄，清热利湿以退黄疸。

伤寒身黄发热者，栀子柏皮汤主之。（274）

栀子柏皮汤：

栀子一十五个　甘草一两　黄柏二两

上三味，以水四升，煮取一升半，去滓，分温再服。

【解析】本条论述湿热蕴郁三焦以致发黄的证治。

伤寒见身黄、发热，是属湿热熏蒸的阳黄。不见恶寒，知邪不在表；不见腹胀满，渴引水浆，知邪不在里。湿热蕴郁三焦而不能泄越，当见头汗出，身无汗，小便不利，心烦懊憹等证。治用栀子柏皮汤清利三焦湿热以退黄。

栀子柏皮汤用栀子清热利湿，栀子质轻，清利之中又有宣透作用，可通三焦、利小便，开湿热凝结，还可除烦热。黄柏苦寒，清热燥湿以坚阴。甘草炙用，和胃健脾，并制栀子、黄柏苦寒伤胃之弊。栀子偏于清上焦，泻心火；黄柏偏于清下焦，泻相火；甘草和中健脾益气而扶中。三药相伍，用于正气偏衰、阴中有伏热而黄疸日久不退的，效果很好。下面仅举一个病例，说明本方的临床应用。

患者为一个 10 岁男孩，患黄疸性肝炎，病已日久，黄疸指数一直很高。前医曾用过茵陈蒿汤多剂，住院期间也多次用过茵陈、大黄等注射液，效均不佳。症见身目黄染，心烦，便溏，两足发热，睡觉时常伸到被外，舌苔黄。遂投栀子柏皮汤治之，不数剂则黄退而诸证渐愈。

此案说明：凡湿热发黄用茵陈蒿汤后，黄仍不退，但正气业已渐耗，脾胃之气受损，阴分尚有伏热，如见手足心热、五心烦热等证，用本方治疗很是适宜。有的注家认为，本方不该用甘草而应当用茵陈。其实不然，应该说本方妙就妙在用甘草以扶正气的治法。

伤寒瘀热在里，身必发黄，麻黄连轺赤小豆汤主之。（275）

麻黄连轺赤小豆汤方：

麻黄二两，去节　赤小豆一升　连轺二两，连翘根也　杏仁四十个，去皮尖　大枣十二枚　生梓白皮一升　生姜二两，切　甘草二两，炙

已上八味，以潦水一斗，先煮麻黄再沸，去上沫，内诸药，煮取三升，分温三服，半日服尽。

【解析】本条论述湿热发黄而兼表证的治法。

本条叙述过简，当以方测证而补其缺。“伤寒瘀热在里”，言外有寒邪束表，内有湿热蕴郁的意思。表邪不解，使湿热之邪难以外越；湿热内蕴，又阻碍表邪之外解，从而形成了表闭而湿热蕴郁发黄的证候。“身必发黄”，即是指“瘀热在里”熏蒸于外的必然结果。表邪不解，应见发热、恶寒、无汗、头身疼痛、脉浮、身痒等证。湿热在里，心烦懊侬、小便不利等证也在所必见。本证当治以宣散表邪，清利湿热之法，用麻黄连轺赤小豆汤。

麻黄连轺赤小豆汤以麻黄、杏仁、生姜宣散表邪，以解阳郁之热，兼宣肺利水湿之气。赤小豆清热利湿，兼以活血，善治瘀热。生梓白皮苦寒，亦能清热利湿，若无此药，可用桑白皮或茵陈代。连轺即连翘根，亦可用连翘代，可清透邪热之结。甘草、大枣健脾和中，以顾后天之本。潦水即地上所积雨水，古人称“无根之水”，因其无根味薄，故不助湿气。

本方外能解表散热，内能清热利湿解毒，开鬼门，洁净腑兼而有之，因此用于治疗湿热郁结发黄而表邪不解者，效果甚好。现用于治疗急性黄疸初起，多能取效。同时还可治疗湿热蕴郁所致的其他疾患，如荨麻疹、

皮肤瘙痒症等。

以上介绍了阳明湿热发黄的三种证治，即湿热偏结于里，见内实腹满、不大便者，用茵陈蒿汤；偏结于表，兼见寒热、身疼等表证者，用麻黄连轺赤小豆汤；湿热郁阻三焦，不表不里，只见身黄发热者，用栀子柏皮汤。

【小结】

本篇原文共88条。前11条首先围绕“胃家实”提出了阳明病的病因、病机及主要脉证。随后便用对照比较的方法提出了：阳明胃阳不足的寒湿证；阳明之热与太阴之湿相合的湿热发黄证，以与阳明燥热实证互相鉴别。此后，又论及阳明可下与不可下的辨证和阳明病的预后问题。在辨证论治的诸条文中，又论述了风寒之邪伤阳明经表的桂枝汤、麻黄汤的可汗之证；经热作衄证；脘热作烦证；以及热在上焦的栀子豉汤证；热在中焦的白虎加人参汤证；热在下焦的猪苓汤证。在阳明病的可下诸证中，又依腑实的程度不同，分别论述了大承气汤证、小承气汤证、调胃承气汤证，以及脾约证、导下证等。其中还夹叙了阳明虚寒的吴茱萸汤证，和少阳三焦枢机不利、大便不下的小柴胡汤证，以增强辨证论治的效果。其后又论及湿热发黄证治及阳明蓄血的证治。全篇虽以论述阳明里实热的证治为主，但由表及里、由寒及热、由燥及湿、由实及虚、由气及血，充分体现了辨证论治的精神和辨证思想的运用。

辨少阳病脉证并治法

【概说】

少阳指足少阳胆及手少阳三焦而言。少阳为小阳，其抗邪能力远不如太阳与阳明有力。

从部位讲，太阳经走人身之背部，主表；阳明经走人身之胸腹部，主里；少阳经脉行于人身之两侧胁肋部，居于太阳、阳明之夹界，故主半表半里。由于少阳居太阳、阳明之中，外可从太阳之开，内可从阳明之阖，具有表里出入枢轴的作用，故有“少阳主枢”之说。

少阳与厥阴相表里，二者不仅在生理上相互联系，在发病时也常互相影响。少阳病不解，可内传于厥阴；而厥阴病当阳气来复时，邪气亦可外达少阳。

少阳发病，可有原发与续发两种情况：原发病是邪气直接侵犯少阳，论中所谓：“血弱气尽腠理开，邪气因入，与正气相搏，结于胁下”，讲的即是少阳原发病的病因病机。续发的少阳病是邪气由他经传变而来,如太阳传于少阳;阳明传于少阳;厥阴转出少阳等等。

少阳病证也可概括分为经证与腑证两类:如见耳聋、目赤、头角痛、胸胁苦满等证,则为经证;如见口苦、心烦、喜呕、往来寒热、不欲饮食等证,则属腑证。但少阳经证与腑证常常混在一起出现。在治疗上,也不同于太阳、阳明的经、腑为病分而治之,而是用小柴胡汤一方统治经腑之证为其特点。

由于少阳病邪在半表半里,故汗之不可,吐之不可,下之亦不可。因汗、吐、下之法既不能治少阳半表半里之邪,又不能疏利少阳经腑之气,反徒伤正气而易生变证,故少阳病乃有汗、吐、下"三禁"之说。

少阳病虽亦属三阳病之一,但本篇所列条文不多,这主要是由于少阳病的有关方证已在"太阳病篇"与"阳明病篇"作过介绍,故不赘述。因此学习本篇应与有关内容相互联系,方能对少阳病的辨证与治疗有一个全面的认识。

少阳之病,口苦、咽干、目眩也。(276)

【**解析**】本条论述少阳病的提纲证。

"口苦、咽干、目眩"三证,是少阳胆腑有热的表现。少阳之气主升发疏泄,其性喜条达而恶抑郁。邪犯少阳,升发疏泄的机能发生障碍,其气必郁。气郁则易化火,故出现少阳病的热证。少阳胆腑内藏精汁,其味最苦,今热气迫胆液上溢,必见口苦。凡见口苦,则多为肝胆火郁之证,确有其临床意义。若火热灼伤津液,则可见咽干;若少阳木火之气上扰,则可见头目眩晕。

口苦、咽干、目眩三证均为病人的自觉症状,它属于少阳腑证的范畴。但据临床所见,凡口苦、咽干、目眩之少阳证,往往还有胸胁苦满、往来寒热、心烦喜呕、默默不欲饮食等证。因此,这三证只能说是少阳病辨证的重点,至于少阳病经证的特点,还必须和"太阳病篇"的少阳病证结合起来体会,对辨证方为全面。

柯韵伯认为:"夫口咽目三者,脏腑精气之总窍,与天地之气相通者也,不可谓之表,又不可谓之里,是表之入里,里之出表处,正所谓半表半里也。三者能开能阖,开之可见,阖之不见,恰合为枢之象。"他从口、咽、目的部位及生理功能，论证了少阳主半表半里及主枢的特点，值得我们参考。

少阳中风，两耳无所闻，目赤，胸中满而烦者，不可吐下，吐下则悸而惊。（277）

【**解析**】本条论述少阳病经证的治疗禁忌及误治的变证。

“少阳中风”，即少阳经脉感受风邪。足少阳胆经起于目锐眦，上头角，下耳后，入耳中，下贯胸膈；手少阳三焦经，布膻中，散络心包，下膈。风为阳邪，其性上行，少阳主火，风火循经上扰清窍，故耳聋、目赤；邪阻经脉，经气不利，故“胸中满而烦”。少阳病位在半表半里，非上非下，又无痰、食等有形之实邪，故“不可吐下”。误用吐、下，不仅对少阳之邪起不到治疗作用，反而要伤人的正气。少阳为小阳，本已抗邪力弱，若正气再伤，胆气虚损，其人则心悸而惊。

以经络循行部位为根据而指导临床辨证治疗，是中医学论治的方法之一。后世有的医家用柴胡剂治疗偏头痛、三叉神经痛而取得疗效，其理论根据可能与本文有关。

伤寒，脉弦细，头痛，发热者，属少阳。少阳不可发汗，发汗则谵语。此属胃，胃和则愈，胃不和，则烦而悸。（278）

【**解析**】本条补述了少阳病脉证，并指出少阳病的治禁及误汗后的变证。

关于少阳病的脉象，“太阳病篇”与“阳明病篇”都曾有过论述。如“太阳病篇”第156条说：“脉细者，此为阳微结”，这里的阳微结，就是少阳病；第105条谓：“阳脉涩，阴脉弦，法当腹中急痛者，先与小建中汤；不差者，与小柴胡汤主之”，又提出了少阳病应见弦脉。本条可以说是综合了以上两条的精神，明确指出少阳病的弦细脉象。

伤寒、头痛、发热，本属太阳病证，如果脉浮，则属太阳病无疑。今见脉弦细而不浮，说明病不在太阳，而在少阳，故曰“属少阳”。属者，转属之意。因本为太阳伤寒，而后传入少阳，故不言少阳病，而言“属少阳”。病在表者当发汗，少阳为病邪在半表半里，故曰“不可发汗”。如果误发少阳之汗，必伤胃中津液而成燥；燥热上扰则见谵语，故曰“此属胃”。此证或津液能以自复，则胃燥得润；或少与调胃承气汤微和胃气，使“胃和则愈”。如果津液不能恢复，燥热不解，将进而耗伤阴血。阴血伤则心失所养，故见心烦、心悸之证。

以上两条都论述了少阳病的治疗禁忌，前条讲少阳病不可吐下，吐下则悸而惊；本条谓少阳病不可发汗，发汗则谵语，甚至发生烦悸之证。《医宗金鉴·伤寒心法要诀》对少阳治禁作了如下归纳：“少阳三禁要详明，汗谵吐下悸而惊，甚则吐下利不止，水浆不入命难生。”金元时期的李东垣又提出少阳病还应有利小便之禁，对少阳治禁又做了进一步的补充。少阳禁汗、吐、下、利小便，是言其常，而在小柴胡汤的和解基础上如兼用汗、下、利小便之法，则又是言其变。治疗少阳病证，如果能做到知常而达变，则就全面地掌握了治疗方法。

本太阳病不解，转入少阳者，胁下鞕满，干呕不能食，往来寒热，尚未吐下，脉沉紧者，与小柴胡汤。（279）

【**解析**】本条论述太阳病不解，邪传少阳的证治。

本为太阳病，由于治疗不及时或治疗不当，致使邪气转入少阳。“胁下鞕满”，是少阳经气不利的反映；“干呕不能食”，是少阳气郁而胃气不和；“往来寒热”，是正邪交争于半表半里，而互有进退。此时如果未经误治而脉见沉紧，沉则说明太阳表证已解；紧有弦之意，为少阳之脉，故知病邪已传少阳。因此以小柴胡汤和解少阳则愈。

若已吐、下、发汗、温针，谵语，柴胡汤证罢，此为坏病，知犯何逆，以法治之。（280）

【**解析**】本条承上文论述少阳误治变证及救治法则。

如果上述情况已经用过吐、下、发汗、温针等法，以致邪离少阳而使“柴胡汤证罢”，证见谵语，说明误治以后已变为坏病。至于具体治疗方法，则要观察其脉证的变化，而详究其根源，从而制定相应的治疗方法，此即所谓“知犯何逆，以法治之”之理。

以上两条说明了三个问题：①太阳病不解，可自然传变而转入少阳；

②误治变证不仅发生于太阳病，也可见于少阳病；③少阳病误治变证多端，很难以一种治法而概括全面，张仲景所谓“知犯何逆，以法治之”，是一个救治的原则。

以下从第 281 条至第 283 条主要说明少阳主枢的临床意义。少阳之气，外合太阳之表，内从阳明之里，其作用如同枢纽。少阳主枢，不但是表里之枢，而且也是阴阳之枢。因此无论是表里同病，或是邪气由阳入阴的过程，都与少阳的枢机作用有关。如何保持少阳枢机和利，使邪气不能由表及里、由阳转阴；以及在三阳合病之时治从少阳，以解合病复杂之邪，以下三条不仅提供了理论根据，而且也有着很重要的临床实践意义。

三阳合病，脉浮大，上关上，但欲眠睡，目合则汗。（281）

【**解析**】本条论述以少阳病证为主的三阳合病脉证。

凡言合病，皆指阳经合病，关于三阳合病，前已有论述，如第 232 条“三阳合病，腹满身重，难以转侧，口不仁而面垢，谵语遗尿……若自汗出者，白虎汤主之”的证治，因阳明的热证突出，故治疗专取阳明而用白虎汤。本条三阳合病，从其脉证辨别则是重点在少阳，故当治以和解之法，使枢机利、表里和，则三阳病解。“脉浮大”，浮为太阳之脉，大为阳明之脉；“上关上”，即浮大之脉在关上部位最明显。仲景脉法称寸脉为“寸口”，关脉为“关上”，尺脉为“尺中”。所谓“上关上”就是说浮大脉象在于关部之上，反映了阳热之邪壅盛为甚。亦有注家认为关脉以候胆，“脉浮大，上关上”，反映少阳经的邪热气盛，此说似亦可以。若邪热壅盛扰于神明，则昏昏而欲眠睡，此之“但欲眠睡”要和少阴病“但欲寐”相区别：三阳合病，但欲眠睡，脉见浮大，上关上，是一派阳热旺盛之象；少阴病，但欲寐，脉见微细，是一派阳衰阴盛之证。二者虽均有但欲眠睡，但寒热殊异，虚实迥别。“目合则汗”，即眼睛闭上就汗出，亦称为盗汗。少阳为半表半里而主枢，关系人体阴阳表里出入之机。目合则阳入于阴，少阳本主相火，阳热内迫，则里热更盛。阳加于阴谓之汗，里热盛而逼津外渗，所以目合则汗，这正是少阳经有邪热的反映。本条所述三阳合病，仍以少阳邪热为重，文中虽未提及治法，但根据病情分析当和解少阳之邪，则较为适宜。

曾治一 16 岁女孩，症见盗汗、口苦、大便干燥、心下懑满、烦躁、月经后期等，诊为肝胆气火交郁，经用大柴胡汤加丹皮治之而愈。

这说明凡有少阳火郁者，当首选疏肝理气，清透火郁之法，即所谓“火郁发之”之义。现常用柴胡清骨散、青蒿鳖甲汤治疗骨蒸劳热、盗汗等证，就说明了盗汗一证确有因少阳相火郁勃而致者，在治疗的时候，也只有配合清透少阳之品，如柴胡、青蒿等使相火外达，方能切中病情，提高疗效，达到治疗目的。

伤寒六七日，无大热，其人躁烦者，此为阳去入阴故也。（282）

【解析】本条论述病邪由表传里的见证。

伤寒至六七日，而身无大热，说明表邪已去。其人虽身无热但烦躁不安，又反映了“阳去入阴”。阳指表而阴指里，邪已入里，故见烦躁不安之证。然与少阳枢机不利，不能枢转表里之邪有关。同时，邪气由表入里，又常以少阳为通路，因少阳为表里之枢的缘故。由是可见，若少阳枢机通利，由阳入阴，由表入里的病变，则不得实现。

伤寒三日，三阳为尽，三阴当受邪。其人反能食而不呕，此为三阴不受邪也。（283）

【解析】本条论述三阴不受邪的见证，说明少阳为阴阳枢机之理。

“伤寒三日”，仅为举例而言，不必拘泥日数。伤寒病已三日，按一般规律，三阳经已传尽，三阴经当受邪。而三阴受邪，太阴则首当其冲，因为太阴为三阴之始。太阴病应见腹满而吐，食不下等证候。而今“其人反能食而不呕”，表明脾胃之气调和。太阴脾气健旺，则少阴、厥阴亦不会发病，故谓“三阴不受邪也”。

本条的意义在于使人懂得：治疗疾病时，必须注意少阳之气的盛衰。只要少阳之气不衰，即可杜绝邪气入里传入阴经，为此，治疗少阳病，不仅能和解表里，而且能和解阴阳。

伤寒三日，少阳脉小者，欲已也。（284）

【解析】本条论述少阳病欲愈的脉象。

“伤寒三日”，为假设之词，意指邪气已传少阳。少阳病，当见弦脉，反见脉小者，说明少阳胆热已衰。以脉断病，是小则病退之义。少阳是为小阳，脉当弦细，如脉见细小而不弦，反映了邪气衰退，正气恢复，是病向愈的征象。所以说："少阳脉小者，欲已也"。

少阳病，欲解时，从寅至辰上。（285）

【解析】本条论述少阳病欲解的时间。

少阳之气通于春，春建于寅，是阳气生发之始。而少阳得其时则旺，则抗邪有力，故以寅、卯、辰为欲解的时间。

【小结】

本篇共10条。因在"太阳病篇"与"阳明病篇"均已论及，所以本篇除补充了一些少阳经证与腑证外，还强调了少阳病在治疗上的禁忌等法，并举出了误治后的种种变证。最后论述了少阳作为表里之枢与阴阳之枢，在疾病传变与发展过程中的作用与地位，以及预防传变上的重要意义。

辨太阴病脉证并治法

【概说】

太阴病为三阴病的初始阶段，病由三阳转入太阴，标志着邪气由六腑向五脏发展。

太阴包括手太阴肺和足太阴脾。太阴病以足太阴脾病为主，乃脾家阳虚气弱，寒湿内盛的病证。因为脾阳有运化水谷精微，以营养脏腑器官与四肢百骸的作用，若脾阳虚衰，中阳不运，寒湿不化，即可形成太阴病。因此，脾阳虚而寒湿重便成为太阴病的两大特点。

太阴病的成因：有寒湿邪气直中太阴而发病的，亦有因传经或误治而形成的，如少阳之邪传入太阴或太阳误治伤害脾阳而转属太阴为病。

太阴病的临床表现以腹满时痛、食不下、呕吐、自利益甚等证为主。

太阴病分经证与脏证两类：经证以脉浮、四肢烦疼等证为主，治以桂枝汤解太阴经表之邪。脏证以腹满时痛、自利不渴等脾虚寒证为主，治以温法，可用理中汤、四逆汤等。

除了经证与脏证之外，还有一种脾脏本身的气血不和证，此证既不为寒，也不为热，而属脾家自身气血不和，阴阳失调的证候，其表现以腹满疼痛为主，治以桂枝加芍药汤和桂枝加大黄汤，以调和脾家阴阳气血。又，太阴湿邪内蕴常是导致发黄的一个重要因素，故太阴之湿若不能运化而与寒邪或热邪相合，则发为黄疸，这也是太阴病的主要病变之一。

太阴与阳明为表里，脾与胃以膜相连。脾胃升降相因，燥湿相济，以维持正常的生理功能。在发病时，脾胃病变亦常相互影响或互相转化。阳明病，胃病及脾，伤害脾阳，可转为太阴病；太阴病阳复太过，亦可转属阳明，此即"实则阳明，虚则太阴"之义。

太阴之为病，腹满而吐，食不下，自利益甚，时腹自痛。若下之，必胸下结硬。(286)

【**解析**】本条论述太阴病的提纲证。

太阴病为脾阳虚而有寒湿之邪。寒为阴邪，易伤阳气。脾阳被寒邪所伤，运化失职，寒湿不运，气机滞塞，则腹满时痛。因属虚寒性疼痛，故时痛时止，得温则减。脾胃虚寒，升降失常，胃气上逆则吐；脾虚气陷，寒湿下注则泻；中焦虚寒，胃不腐熟受纳，脾不健运，因而不能食。所谓"自利"，是指自发的下利，并非被动所成。"自利益甚"的意思，一则强调了在太阴证中下利之证愈来愈重，同时也指出，其他如腹满时痛、食不下诸证，也因自利不止而愈渐加重。这就便于和阳明腑实证的腹满疼痛相鉴别：实证腹满痛、大便燥结，其腹满痛常随大便通畅而减。太阴虚寒腹满痛并不随下利而减，反因下利愈伤脾阳，寒湿愈盛，气机愈加滞塞而腹满疼痛则愈重。

太阴病本属虚寒，当治以温化。若误以腹满时痛为实，用寒凉药物必更伤脾阳。阳虚不能制阴，阴寒上逆，则"胸下结硬"。胸下结硬比心下结硬位置为高，故病情较为严重。

本条论述了太阴病中焦虚寒之证，其主证是腹胀满，自利益甚，呕吐不能食，时腹自痛。

太阴中风，四肢烦疼，阳微阴涩而长者，为欲愈。(287)

【**解析**】本条论述太阴中风欲愈的脉证。

"太阴中风"，指脾虚之人感受风邪。因脾主四肢，"风淫末疾"，故见

“四肢烦疼”，烦疼即疼痛厉害的意思。脉见“阳微阴涩”，是阴证阴脉，若由阴转阳，即由微涩而变为脉长的，说明邪退正复，里气未损，此时虽有腹满而吐，食不下，自利益甚等证，也由于阴证见阳脉，而属欲愈之象。

太阴病欲解时，从亥至丑上。（288）

【解析】本条论述太阴病欲解的时间。

亥、子、丑三时，是阴极而阳生，故为阴阳消长之时。太阴病为阳虚中寒之证，当此之时，得阳气来复之助，故为其欲解最有利的时间和条件。

有的注家认为，脾为阴中之至阴，气旺于亥、子、丑三个时辰，故当此时则病易愈。

太阴病脉浮者，可发汗，宜桂枝汤。（289）

【解析】本条论述太阴病从外解的治法。

太阴本脉应见弱象，今脉不弱而浮，说明其病由阴转阳，邪气已外达于肌表。邪在表者，当用汗解，故曰“可发汗，宜桂枝汤”。

以上第287条与289条两条只做了一般的解释，若联系前后条文，结合临床实际来看，这两条在文字上作如下调整：“太阴中风，四肢烦疼，脉浮者，可发汗，宜桂枝汤”，“太阴病，脉阳微阴涩而长者，为欲愈”。如按以上修改则对于病情理解更为贴切。

前条讲的是太阴经证的脉证与治法。因风邪伤于太阴经表，故见脉浮、四肢烦疼。治以桂枝汤既能解肌发表，又能调和脾胃，且去邪而不伤正，又寓有建中之意，故用于太阴脾虚而患中风证者最为适宜。

后条则论太阴病欲愈之脉象，解见前。

自利不渴者，属太阴，以其脏有寒故也。当温之，宜服四逆辈。（290）

【解析】本条论述太阴虚寒下利的证治。

三阴病皆有下利一证，须分析病属何经下利。“自利不渴者，属太阴，以其脏有寒故也”，即指出了太阴虚寒下利的病机及辨证要点。太阴脾虚，寒湿不化，清气下陷，则自利为甚；寒湿盛于里，故口不渴。若少阴虚寒下利，由于肾阳虚衰，气化不利，津液不能蒸腾，故见自利而渴。可见渴与不渴对诊断少阴下利还是太阴下利，则有重要鉴别意义。

太阴下利既属脾脏虚寒，所以治疗当用温法，可服四逆汤一类的温热剂，即所谓“当温之，宜服四逆辈”。此处为何不提出具体方药，而用“四逆辈”来概括呢？这是因为中焦虚寒下利与下焦虚寒下利不是不可逾越的。中焦下利严重到一定程度，即由脾阳虚而发展到肾阳虚时，则会形成下焦下利。中焦虚寒下利，可服理中汤；若利久不愈，发展到下焦虚寒下利时，就必须用四逆汤来治疗。作者在此概括地指出“服四逆辈”，示人要根据病情的变化，选用温脾或脾肾双温的方药。后世医家制附子理中丸治疗脾肾阳虚的下利，就是据此理论而来。

若为中焦虚寒下利而选用理中汤时，可根据病情作如下化裁：如下利且伴吐甚者，为胃寒气逆，可加丁香、吴茱萸，为丁萸理中汤；如下利且伴腰痛、肢重者，为寒湿较盛，可加苍术、附子，为苍附理中汤；如下利且伴小便不利者，为湿邪蕴郁，可加茯苓、泽泻，为苓泻理中汤。临床灵活化裁，每可取效。理中汤方，见《辨霍乱病脉证并治法》篇。

伤寒脉浮而缓，手足自温者，系在太阴。太阴当发身黄；若小便自利者，不能发黄。至七八日，虽暴烦，下利日十余行，必自止，以脾家实，腐秽当去故也。(291)

【解析】本条论述太阴病的两种转归：一为湿郁发黄，二为脾阳来复，易邪却病去。

本条应和“太阳病篇”第199条联系对比分析。两条皆论太阴病发黄证，其不同点是：第199条是湿邪去，热从燥化而成阳明病；本条是脾阳来复，以致暴烦下利而作解。

伤寒脉紧而变缓，意味着寒邪化热。“手足自温”，即手脚发热，为太阴发热的特征。因脾主四肢，所以太阴发热只见于手足而与阳经发热遍及周身不同。太阴有热，或是热与湿合而发黄；或是病情自愈而作解。太阴脾虚，水湿内生，邪热入里与湿相合。若见无汗、小便不利者，则湿热不能泄越而“身当发黄”。如小便自利，表明湿有出路，故“不能发黄”。至七八日，若病人突然发烦，并下利日十余次而必能自止，这是脾阳恢复，祛邪外出，病证向愈的佳兆。脾气充实，腐秽之邪就不能留于肠中，所以才发生下利。正气恢复，能与邪相争则烦。暴烦，下利日十余行，表面看似属病情加重，但实质上是正气恢复、祛邪外出的一种形式，与三阳经病正胜邪却出现“战汗”作解的形式不同，而机理则是一致的。

太阴脾虚有寒的下利与正胜邪却的暴烦、下利，证虽有近似之处，但病机却迥然不同：太阴虚寒下利为脾虚气陷，运化无力，寒湿下注，表现为下利溏薄，自利益甚；太阴阳复下利则是正胜邪却，故其下利多腐秽之物，且下利多能自止，诸证也随之自愈。

本太阳病，医反下之，因而腹满时痛者，属太阴也，桂枝加芍药汤主之。(292)

桂枝加芍药汤方：

于桂枝汤方内，更加芍药三两，随前共六两，余依桂枝汤法。

【解析】本条论述太阴脾家气血阴阳不和的证治。

太阳病，不当下而下，故曰“反”。误下太阳，虚其里气，邪气因入而见腹满时痛，故曰“属太阴也”。若属太阴虚寒，寒湿内阻，升降失常的证候，则应见吐利。而今不见吐利，只见腹满时痛，说明非为阳虚寒湿之证，而是太阴脾脏气血阴阳不和，肝木乘土之证。脾不和而气壅滞则腹满，血不和而脉拘急则腹痛。且土虚木乘，疏泄不利，气机滞塞，也是形成腹满时痛的原因之一。治以桂枝加芍药汤，调和气血阴阳，缓急止痛为法。

桂枝加芍药汤即桂枝汤倍用芍药。对于本方的治疗作用，历代注家见解不一。有的认为：本方证仍是太阳病未解，又因误下邪陷而兼有太阴证，所以用桂枝汤以解外，加芍药和中缓急以治腹痛。然从本方药味配伍和病情变化看，此说难以成立。因为方中桂枝仅用三两，而芍药用了六两，芍药为血分药，其量倍于桂枝，必然制约桂枝的解表作用，可见本方并不为解表而设。本证的特点在于“腹满时痛”，此种“腹满时痛”既和阳明病的“腹满不减，减不足言”有别，又和脾寒的腹满、下利之太阴证也不同。它属于脾家气血阴阳不和之证。由此可见，脾本身气血不和所致之腹满时痛，非寒非热，故理中、四逆、承气等方均非所宜，应以调和气血阴阳的桂枝加芍药汤最为贴切。

本方以桂枝汤调脾脏气血阴阳，加芍药既能益脾阴、和脾血，又能于土中伐木，缓急以止痛。临床凡见腹满时痛，脉弦细，舌质偏红，苔薄白等证者，多属脾家气血阴阳不和，选用本方治疗每能取效。

本方较小建中汤少一味饴糖，其病机也较近似，只是本方证程度稍轻一些。如果病情进一步发展，脾气更虚，出现腹痛、心悸、面色苍白、脉来无力等证，就要选用小建中汤了。至于发汗后，腹胀满者，属于脾虚、湿阻、气滞，尚未及血分，应以厚朴生姜半夏甘草人参汤益脾除湿、化痰利气，临证时当注意上述诸方证的鉴别。

大实痛者，桂枝加大黄汤主之。（293）

桂枝加大黄汤方：

桂枝三两，去皮　大黄一两　芍药六两　生姜三两，切　甘草二两，炙　大枣十二枚，擘

上六味，以水七升，煮取三升，去滓，温服一升，日三服。

【**解析**】本条承上条，论述太阴之邪外薄阳明的证治。

“大实痛”，是针对上条“腹满时痛”而言，含有两个意思：一是“大”，形容势重，即腹满疼痛俱甚；二是“实”，指有实邪，不是单纯的气血不和，而兼有阳明之实，其证当见腹痛拒按，大便不通。阳明与太阴相表里，太阴脾脏受邪，邪气外薄阳明，使阳明腑气不利，所以腹部大实痛。治以桂枝加大黄汤调和太阴气血，兼泻阳明瘀滞。

桂枝加大黄汤即桂枝加芍药汤再加大黄，本方既可调脾脏气血，又可活瘀滞以泄胃家之实，用于太阴病腹痛，大便不利，较为适宜。

太阴为病脉弱，其人续自便利，设当行大黄芍药者，宜减之，以其人胃气弱，易动故也。（294）

【**解析**】本条承上条，论述脾胃气弱当慎用寒凉药物。

太阴病脉弱，是脾胃气虚之象，清阳不升而下陷，则“其人续自便利”，即初起虽未见便利，尔后亦必将泻利。此时假若见腹满时痛，甚或大实痛之证，而需用大黄、芍药者，则“宜减之”。“宜减之”，注家有两种解释：一是减少大黄、芍药的用量；二是减去此二药，也有人认为只去大黄。解释虽有不同，但有一个共同的原则与法度，即太阴病见弱脉为中阳不足

之证，大黄、芍药为寒凉药物，不当用而用，必更伤脾胃之阳，故应慎用或不用。“以其人胃气弱，易动故也”，是自注句，指出脾胃气弱，不耐寒凉攻伐而易于伤动，以致发生泄利不止的坏证。

【小结】

本篇仅有原文9条，较易理解。主要论述了太阴中阳不足，虚寒下利证；太阴经证；太阴湿热发黄证；太阴阳复邪却，暴烦下利自愈证。较难理解的是：太阴脾家本身气血不和的腹满时痛证和太阴气血不利外薄阳明的大实痛证。

太阴虚寒下利，治用理中、四逆辈，为太阴病正治之法。经证宜汗，治以桂枝汤。气血不和宜调和气血，治以桂枝加芍药汤。太阴外薄阳明，则宜以桂枝加大黄汤治之。

辨少阴病脉证并治法

【概说】

少阴包括手少阴心和足少阴肾，少阴病也就是心肾的疾患。

少阴司水火，为人体阴阳之根，先天真气之所系。心火居上，肾水在下，心肾借经脉之连属，使水火上下交通既济，以维持人体的阴阳平衡。病至少阴，则心肾机能受损，阴阳失去平衡。火衰者，表现为阳虚寒证；水亏者，表现为阴虚热证，若阴阳虚极而离决，则可出现精气竭绝的死证。

少阴病有原发与续发两类。原发少阴病，为寒邪直中少阴；续发少阴病为传经之邪或误治伤阴阳之气而成。原发的少阴病，多见于年高体弱或体阳素虚之人，由于抗邪无力，寒邪可不经太阳而直中少阴，证情险恶，故有“老怕伤寒”的警句。续发的少阴病，或因太阴虚寒下利，日久伤及肾阳而邪传少阴；或因太阳与少阴相表里，当少阴阳气不足，抗邪无力之时，则太阳之邪每易内犯少阴之本而形成少阴病。

少阴病，以脉微细，但欲寐为主要临床表现。其病变根据阴阳偏盛偏衰的不同而分为寒化证与热化证两大类。阳虚寒化证是少阴的本证，亦为少阴的主要病变。由于足少阴肾为水脏，少阴阳虚则不能气化津液，故少阴寒化证又常兼有水气泛滥的证候。至于少阴病的热化证，是因手少阴心为火脏，若少阴的阴水不足，心火无制，则可发生阳盛阴虚的各种热证。

少阴病治法，若属阳虚阴盛的寒化证，则应扶阳以抑阴，有水者，当兼以祛寒利水；若属阴虚阳亢的热化证，则治以育阴为主，有火者当兼以清火。由于少阴病以阳虚为主，且多有亡阳之变，所以在治疗时要积极主动，采取措施，以免贻误病情，造成严重后果。

少阴阳虚寒化证，以阳气存亡而判断预后与转归。若见恶寒，身蜷，手足厥冷不回者，则为病进；若更见下利不止，脉不至者，则属病危。若见手足温，欲去衣被等证，表示阳气来复，则是病情向愈的好现象。

少阴之为病，脉微细，但欲寐也。（295）

【解析】本条论述少阴病的提纲。

少阴病以“脉微细，但欲寐”，即一脉一证作为辨证要点，揭示了其阴阳俱虚而以阳虚为主的病理变化。脉微主阳虚，脉细主阴虚，脉微细则主少阴阴阳皆虚。然“微”在前而“细”在后，则含有以阳虚为主的含义。“但欲寐”一证，形容病人似睡非睡，精神萎靡不振的状态。在正常生理状态下，卫气行阳则寤，行阴则寐。昼夜之中，卫气行于阴、阳各二十五度，故健康人有寐有寤。神是人体生命活动的外在表现，“精”与“神”相互为用，精气则是神的物质基础。精气充实，则神自然充沛；精气不足，则神气萎靡而衰败。少阴为病，阴阳皆虚，精气不足，反为邪困，故其人精神不振，昼夜皆昏沉萎靡，欲睡而又不能成寐，即所谓“但欲寐”。少阴病脉证提纲，以“但欲寐”概括其他见证，突出了精神萎靡症状的重要性。并提示医者，临证时如见到病人出现整日昏沉萎靡，似睡非睡，呼之精神略振，须臾又合目思睡等一派阳气不足的证候，即应采取积极的治疗措施。

少阴病，欲吐不吐，心烦，但欲寐，五六日，自利而渴者，属少阴也，虚故引水自救。若小便色白者，少阴病形悉具。小便白者，以下焦虚有寒，不能制水，故令色白也。（296）

【解析】本条论述少阴病阳虚水火不济的证候。

少阴病，本为阳虚阴盛。今见“欲吐不吐，心烦”等证，似属有热，而审视其小便色白，故知当属少阴虚寒无疑。在此辨小便颜色却起到了辨证的关键作用。

少阴受邪之初，尚有一定抗邪能力，正邪相争而少阴气馁，欲受不甘，欲却而又不能，故见“欲吐不吐，心烦”等证。阳气虚又被寒邪所困，精气不足，阴气用事，所以其人“但欲寐”。此时少阴虚寒主证已见，当用急温之法，扶阳以消阴。但医者被“欲吐不吐，心烦”等证所惑，不明寒热真假而观望拖延，至五六日后，则阳气更虚，阴寒更盛，从而出现了“自利而渴”的证候。肾阳虚衰，不能温脾暖土，故自下利；不能蒸化津液以上承，故又口渴。由于“自利而渴”是下焦肾阳虚衰所致，故曰“属少阴也”。津不上承，口中津液匮乏，而欲引水自救，但必喜热饮，且饮量不多。

从以上欲吐不吐，心烦，但欲寐，自利而渴，欲引水自救等证，已确认病在少阴，似无可怀疑，但属寒属热，尚不能定论，此时张仲景又进一步提出了辨少阴病虚寒证的关键，即“若小便色白者，少阴病形悉具”。由于小便色白是肾阳虚不能温化水液的见证，即所谓“以下焦虚有寒，不能制水，故令色白也”，所以，小便色白不黄对确诊少阴阳虚寒化证有着重要的辨证意义。

病人脉阴阳俱紧，反汗出者，亡阳也，此属少阴，法当咽痛，而复吐利。（297）

【解析】本条论述寒盛亡阳的脉证。

“脉阴阳俱紧”，即尺、寸脉皆紧，为太阳伤寒脉象。紧脉主寒、主实，本应无汗，而反见汗出者，是寒盛伤阳，阳气外亡，不能固表的征象，故其病已不属太阳，而“属少阴”。太阳与少阴为表里，少阴阳气充实，则卫外有力，太阳表邪不能内传。若寒邪盛于表，而里阳不足，则太阳表寒可乘虚飞渡少阴。阴寒内盛，逼迫阳气外亡，则形成少阴寒盛的亡阳证。少阴寒盛亡阳，与少阴阳衰阴盛亡阳有所不同，前者寒盛，其脉多见紧；后者阳衰，其脉多见微。当然，阳虚必致阴盛，而寒盛伤阳又必致阳虚，二者互为因果，只是病变各有侧重而已。

少阴经脉循喉咙，少阴肾为胃之关，又主司二阴。故当少阴感寒，寒邪直入，经脏俱病，则“法当咽痛，而复吐利”。

少阴病，咳而下利谵语者，被火气劫故也，小便必难，以强责少阴汗也。（298）

【**解析**】本条论述火劫伤阴证，与上条寒盛亡阳相对应。

少阴病见咳而下利，本为阳虚寒盛之证，寒邪上逆于肺则作咳，下迫于肠则下利，治应以四逆汤之类温脏祛寒。若误以火劫发汗，则可发生谵语及小便难之坏证。火劫，是以火疗强迫发汗的方法，少阴病本阴阳俱虚，本无作汗的物质基础，如果再用火疗以劫汗，则必导致火热伤阴，而出现小便难；火邪内迫，胃燥津伤，则见谵语。由于诸变证的发生皆因少阴被火劫汗之过，故曰："以强责少阴汗也"。

少阴病，脉细沉数，病为在里，不可发汗。（299）

【**解析**】本条论述少阴病阴虚者不可发汗。

本条只举脉象，并未明言证候。但指出病为在里，联系细主阴虚，数为有热，当辨为少阴之脏阴虚有热。以脉测证，此证可由于阴虚于内不能制阳于外而见发热。其治当壮水之主以制阳光，不可误为表热而用发汗之法，误汗则津液更伤，阴愈虚而热愈炽。

少阴病，脉微，不可发汗，亡阳故也。阳已虚，尺脉弱涩者，复不可下之。（300）

【**解析**】本条论述少阴病阳虚者不可发汗，阴阳俱虚者又不可攻下。

微脉，是极细极弱，似有似无之脉，主阳气大虚。少阴病见脉微，说明心肾阳气虚衰。少阴真阳为一身阳气之根，误发少阴阳虚之汗，则有亡阳之变，故曰"少阴病，脉微，不可发汗，亡阳故也"。

尺脉候里，候肾。"尺脉弱涩"，即尺脉涩而无力。脉涩有力，多主邪阻血瘀；脉涩而无力，则为阴血亏虚，不能充盈脉道。"阳已虚，尺脉弱涩者"，是言其人不仅阳虚，而且阴也虚，故其治法不仅不能发汗，而且也不能因阴虚血少，大肠失润见不大便，而用攻下的方法治疗。因发汗则亡其阳，泻下则竭其阴，故汗、下均应禁忌。

以上两条揭示了少阴病的病变实质在于正气虚损。其脉细沉数，主阴虚，不可发汗；脉微主阳虚，亦不可发汗。因为汗是阳气蒸化津液而成，发虚人之汗，不仅伤阴而且伤阳。而少阴病属阴阳俱虚者，则不仅不能发汗，而且也不能泻下。

在此设少阴禁汗、禁下两条，则为后文太少两感之可汗，阳明燥热灼伤少阴阴液之可下，埋下了伏笔。

少阴病脉紧，至七八日，自下利，脉暴微，手足反温，脉紧反去者，为欲解也，虽烦下利，必自愈。（301）

【解析】本条论述少阴病寒去阳回自愈的脉证。

脉紧，本主寒。太阳病脉紧，是寒邪伤表，应见发热、恶寒、无汗等风寒表实证。“少阴病脉紧”，为寒邪中于里，当见无热恶寒，手足厥逆。“至七八日”，是正邪相持阶段，如发生“自下利”之证，就有正胜邪却或邪胜正负这两个方面的机转。此时如果出现“脉暴微，手足反温，脉紧反去”的情况，则是阳复寒退之象。“脉暴微”，是指脉突然不紧了。少阴病，本为手足厥冷，而今却见手足温，故称“反”。“脉紧反去”，表明邪气已退，正气已复，其病向愈，故“为欲解也”。此时虽见心烦、下利，亦必自愈。因为烦是阳气恢复，能与邪气斗争的表现；下利则是正胜驱邪外出的反映。这与第 291 条太阴病“虽暴烦，下利日十余行，必自止，以脾家实，腐秽当去故也”的意义相同。

少阴病，下利，若利自止，恶寒而蜷卧，手足温者，可治。（302）

【解析】本条论述少阴病阳气来复，手足变温的可治之证。

少阴病虚寒下利，多见恶寒而蜷卧，说明阳气极虚而阴寒极盛。此时下利若能自止，手足逐渐转温，则是阳气来复的佳兆。四肢为诸阳之本，最能反映阳气的盛衰。手足温，说明阳气已复，四末得温，而且阳气已能够战胜寒邪，故“利自止”。阴寒重证，阳复则生，故为可治，预后较好。虽为可治，但不等于不药而自愈，仍应据情选用四逆汤、白通汤等法救治。

少阴病，恶寒而蜷，时自烦，欲去衣被者可治。（303）

【解析】本条论述少阴病阳气来复，烦热欲去衣被的可治之证。

少阴病“恶寒而蜷”为阳衰阴盛之证。若其人渐见“时自烦”，即有烦热感而想去掉衣被的证候，亦说明是阳气恢复，能与邪争的佳兆，故谓“可治”。

少阴中风，脉阳微阴浮者，为欲愈。（304）

【解析】本条论述少阴病欲愈的脉象。

这里的“阳”与“阴”，指寸脉与尺脉而言。风为阳邪，少阴中风，寸脉应浮。今不见浮，反而见微，说明邪气不盛。少阴病主里虚，尺脉应沉。今不沉，反而见浮，是为阳气得复之象。脉阳微而阴浮，反映了正胜而邪衰，故“为欲愈”。

少阴病欲解时，从子至寅上。（305）

【解析】本条论述少阴病欲解的时机。

少阴病为阴盛阳衰之证，故当得阳助之时，便为欲解之机。子、丑、寅三个时辰，是一日之中阳气的始生之时，因此，少阴病在此时由于能得阳气相助，便是其病欲解的最有利的时机。

少阴病，吐利，手足不逆冷，反发热者，不死。脉不至者，灸少阴七壮。（306）

【解析】本条论述少阴病阳气来复之证及其预后。

少阴病阳虚阴盛，则必见吐利而澄澈清冷。阴寒内盛，阳虚不达四末，本当手足逆冷。今手足非但不逆冷，反而发热，则是阳气来复，阴寒退却的佳象，故为“不死”。

本条之“反发热”，亦可看做是身发热而不是手足发热。少阴病阳衰阴盛，本应恶寒身冷而蜷卧，若见发热者，则有两个可能：一为阴寒内盛，格阳于外的表现；一为阳气来复的征象。而鉴别的关键在于手足厥冷或是手足温。如果发热而手足厥冷不回，则属阴盛格阳，虚阳外越的危候；如果发热而手足温，则是阳气来复的好现象。今少阴病寒邪吐利，反见发热，而手足不逆冷，反映了阳气恢复、邪气退却，故曰“不死”。

脉搏是人体生命活动的一种反映，亦可反映病情的轻重浅深。少阴病，本为阳气不足，其脉应见微弱，今吐利后而脉不至，要安心定志作具体分析。如果此时出现肢厥、恶寒、身蜷等一派阴寒之证，则为元阳大虚、真气不续，阴阳之气将要离决的危候；若手足不逆冷，而反发热的，这种脉不至的原因，则属吐利后正气暴虚，脉搏一时不能接续所致。当急温其阳以复其脉，可先“灸少阴七壮”而急回其阳。虽未言具体穴位，但治疗原则与大法已经确定，有的注家认为，应取少阴经的太溪穴，可供参考。

少阴病属疾病发展的严重阶段，因此需要医者密切注视病情变化，及时采取积极的治疗措施，才能力挽垂死之生命，不能因一时脉不至而放弃治疗。张仲景提出“脉不至者，灸少阴七壮”，亦属急救法之一。若灸后经过24小时，脉渐复者，则可救；脉仍不至者，则为真气亡绝，预后险恶。

少阴病，八九日，一身手足尽热者，以热在膀胱，必便血也。（307）

【解析】本条论述少阴病由阴转阳移热于膀胱的证候。

少阴病持续八九日，病情可能发生变化。或变为阳愈衰而阴愈盛，以致发展为亡阳之危境；或变为阳气来复，阴寒渐退而趋愈；也有随着阳热之来复，病由阴而转阳、证由寒而转热的。如本条所述，少阴病持续八九日，而见“一身手足尽热”，则是少阴之邪转出太阳之证。太阳与少阴为表里，阳复邪退，其病可由阴出阳，由里达外，由少阴之脏转出太阳之腑，因为由阴转阳，所以“一身手足尽热”。若太阳之热不解，燔灼阴络，迫血妄行，还可发生便血之证。

张仲景在此提出“一身手足尽热”，是针对阴盛格阳的身热而言，具有辨证意义。少阴病阴盛格阳证也会见到身热，但其手足逆冷而不热。若为阳气来复，少阴转出太阳，则是“一身手足尽热”，两证截然不同，对比可以区分。

关于“便血”，张仲景并未明确指出由小便出还是由大便出，后世医家也众说纷纭。方有执、喻嘉言认为热在膀胱，当是小便尿血；也有人认为热可以在膀胱，但便血并不一定由小便出，因为太阳经包括足经膀胱与手经小肠，故上述两种意见均不为错。柯韵伯提出用猪苓汤治疗本证，亦可供我们参考。

以上两条均论少阴病由阴转阳而出现发热之证。一是“反发热者，不死”，而手足不厥冷；一是“一身手足尽热”，是移热于膀胱。虽病变形式不同，但均属阳热来复的好现象。

少阴病，但厥无汗，而强发之，必动其血，未知从何道出，或从口鼻，或从目出，是名下厥上竭，为难治。（308）

【解析】本条论述少阴病下厥上竭的难治之证。

少阴阳衰不能温煦四肢，则手足厥冷，然犹未至亡阳地步，故但见厥冷而无汗出。医不知无汗为阳虚而强发其人之汗，汗出则不但更伤其阳，又复内竭其阴。阳气大伤不能统摄阴血，阴血妄行而随虚阳上涌，或从口鼻、或从目出而成大衄，是为“上竭”；阳亡于下，则厥逆不回，气化已绝，则小便点滴皆无，是谓“下厥”。“下厥上竭”，即阴阳竭绝于上下而欲成离决之势，故“为难治”之证。

在临床上，“下厥上竭”证并非仅见于强发少阴之汗，而每见于内科杂病。曾在某院会诊一例尿毒症晚期患者，见无尿，且伴有鼻衄，四肢厥逆，以及周身浮肿等，脉沉而无力，舌胖苔白，据情断为“下厥上竭”之证，虽曾试图以真武汤加牛膝温阳利水，兼以引血下行之法治疗。但药后毫无效果，不数日而死亡。

以上两条虽都有出血，但病机不同，预后亦不同。第307条一身手足尽热而便血，是阴病转阳，阳热有余，迫血妄行，预后多良好；第308条见四肢厥逆而上窍出血，为下厥上竭，阳绝阴竭，预后极差，实属难治。

少阴病，恶寒身蜷而利，手足逆冷者，不治。（309）

【解析】本条论述少阴病纯阴无阳的危重证候。

本条与第302条都见恶寒身蜷而下利，属少阴虚寒重证。但一为可治，一为不治，辨证关键在于手足温与不温。手足温者可治，手足逆冷者不治。

“恶寒身蜷而利”为阳虚阴盛，若手足温者，说明阳气尚存而有来复之机，虽然下利，亦能自止，故为可治之证。今恶寒下利，而手足逆冷不回，表明阴寒独盛，阳气不能为继，乃有阴无阳的危候，故曰“不治”。这里的“不治”，只能反映其病情的危重，在一定的医疗技术条件下，还是可以救治的，故不能见死不救，使人坐以待毙。

少阴病，吐利，躁烦，四逆者死。（310）

【解析】本条论述少阴病阴盛阳绝的死证。

少阴病吐利，为阴寒内盛。“躁烦”与烦躁不同。烦躁是以烦为主，因烦而躁，表现为意识清醒状态下的精神不安，常见于热证，如白虎汤证、承气汤证都见有烦躁，是阳热有余的证象；躁烦是以躁为主，表现为无意识的肢体躁扰不宁，其证属阴，常见于阴盛阳气欲脱的危重证。

人体之阴与阳，既相互对立，又相互依存，任何一方都不能脱离另一方而单独存在。少阴病，阴寒盛极，阳不敌阴而欲亡脱，则其人躁扰不宁。阴寒盛极而阳气极虚，以致阴阳气不相顺接，则见“四逆”。四逆，指手冷过肘，足冷过膝，较一般的手足厥冷更为严重。少阴病吐利本为阴寒内盛，又见躁烦、四逆，反映阴盛于内，阳亡于外，阴阳已见离决之势，其病极为重笃，故曰“死”。

据临床所见，如病人先有手足厥冷，而后出现烦躁，反映阳气来复，能与阴寒相争，是向愈的好现象；如果病人先见躁烦，随之出现四逆，而且四肢逆冷愈来愈重，多为阳气亡绝之死证。总之，察病机，断预后，都要看阴阳的盛衰变化。对少阴病来讲，尤应注意阳气的存亡，有阳者生，亡阳者死，这是一条基本规律。

少阴病，下利止而头眩，时时自冒者死。（311）

【解析】本条论述少阴病阳气上脱，阴阳离决的死证。

少阴虚寒下利，若下利自止，当属于阳气恢复、寒邪退却、疾病向愈的好现象。而今下利虽止，但又出现“头眩，时时自冒”之证。“头眩”，即头目晕眩。“时时自冒”，冒当冒明讲，指昏厥失神的病证。此证见于利止之后，则多是阴液下竭，阳气上脱，阴阳离决的反映。所以说这种“下利止”，也就不是阳气恢复的佳兆，而是阴竭下断，无物可利的恶候，故虽利止亦不主生，而反为死证。

少阴病，四逆恶寒而身蜷，脉不至，不烦而躁者，死。（312）

【解析】本条论述少阴病阴盛于内，阳扰于外，阴阳离决的死证。

少阴病，见四肢厥逆，恶寒身蜷，是阴寒极盛，阳气极衰的恶候。“脉不至，不烦而躁”，一方面反映了阳气极虚，阴寒独盛，无力鼓动血脉，虚阳躁扰于外，同时也可见于阳损及阴，阴液涸竭，脉道不续，阴不敛阳以致阳气欲脱的病证。无论是阳虚至甚，或是阴阳俱虚竭，见脉不至、躁扰不宁，均为阳气欲脱、阴阳离决的险证，故亦主死。

本条的“脉不至”与第306条的“脉不至”全然不同。第306条虽亦见“脉不至”，但手足不逆冷，反发热；本条“脉不至”，则伴见四逆，恶寒身蜷，不烦而躁等证。一为有阳，一为无阳，所以预后有生死之别。

少阴病，六七日，息高者，死。（313）

【解析】本条论述少阴病元气离根的死证。

“息高”，是指呼吸浅表，气息浮游于上，不能纳气归根的证候。肺主呼气，为气之标；肾主纳气，为气之本。“呼出心与肺，吸入肝与肾”。呼吸浅表急促带喘是肾不纳气归根的表现。

先天之精藏于肾，肾为元气之根。少阴病已经六七日不愈，则元气大伤。气不归根而见“息高”，是气欲脱于上的危证，故主死。气不归根，为无根之气，故息高又称“游息”。程郊倩所谓：“游息仅呼于上而无所吸也”，即指息高而言。

少阴病，脉微细沉，但欲卧，汗出不烦，自欲吐，至五六日，自利，复烦躁，不得卧寐者，死。（314）

【解析】本条论述阴盛阳脱，正不胜邪的少阴死证。

“脉微细沉”是少阴病本脉，“但欲卧”是少阴病本证。汗出不烦，是阳气外亡的表现。因为在一般情况下，汗出多伴有烦，有烦即有热，有热则汗出。此之汗出却不烦，并在脉微细，但欲寐的脉证上出现，说明汗出并非因于阳热，而是阳气外亡的表现。阳虚阴盛，阴寒上逆，故“自欲吐”。阳虚的脉与证已见，本当急温少阴以扶阳消阴为务，但由于治不及时，拖至五六日之后，使阳气越来越虚，阴寒邪气越来越盛，以致出现了自利，烦躁，不得卧寐的证候，说明病情在逐渐恶化。阴盛而阳脱于下则利；阳极虚而不能入于阴，则见烦躁不得卧寐；阴盛阳脱，正不胜邪，阴阳离决，故主死。

以上从第295条至314条的内容可看做少阴病的总论部分，其内容包括少阴病的脉证、病机、治疗禁忌及预后转归等。第315条之后将介绍少阴病的各论，其中包括寒化证、热化证以及表里证治等等。

少阴病，始得之，反发热，脉沉者，麻黄附子细辛汤主之。（315）

麻黄附子细辛汤方：

麻黄二两，去节　细辛二两　附子一枚，炮，去皮，破八片

上三味，以水一斗，先煮麻黄，减二升，去上沫，内药，煮取三升，去滓，温服一升，日三服。

【解析】本条论述太阳少阴两感的麻黄附子细辛汤证。

少阴病，本为阳虚之证，应以无热恶寒为主。今反见发热，而脉反沉，则发热为太阳受邪，脉沉则为少阴阳虚，这种表里同病则叫做“两感”为病。治太阳应发汗，治少阴应温阳，所以后世称麻黄附子细辛汤为温经发汗之法。此条应和第96条对比，以见“两感”的提法有从太阳和从少阴的不同。

麻黄附子细辛汤由麻黄、附子、细辛三药组成，方用麻黄发汗以解太阳之表；附子扶阳以温少阴之里；细辛则既能解在表之寒，又能散少阴之邪，与麻黄、附子相伍，可兼有表里两治之功。三药合用，温少阴之经而发太阳之表，具有扶正祛邪、温阳解表的作用。但麻黄、细辛毕竟辛散有力，走而不守，易伤正气，故本方只适用于少阴始病之时，而以正虚不甚者为宜。

少阴病，得之二三日，麻黄附子甘草汤微发汗。以二三日无里证，故发微汗也。（316）

麻黄附子甘草汤方：

麻黄二两，去节　甘草二两，炙　附子一枚，炮，去皮

上三味，以水七升，先煮麻黄一两沸，去上沫，内诸药，煮取三升，去滓，温服一升，日三服。

【解析】本条承上条论述太阳、少阴两感的麻黄附子甘草汤证。

少阴病，即上述表里同病得之二三日，表证仍不解，但又未见厥逆、下利等里证。然病二三日，则与始得之的病情不同，此时正气较虚，故不能

再用重剂的麻黄附子细辛汤，而改用麻黄附子甘草汤，微发其汗则愈。“以二三日无里证”，是作者自注句，指出虽病有二三日，然无下利腹痛之里证，故仍可微发汗，意在言外，若有里证时，则此方便不能用矣。

麻黄附子甘草汤即麻黄附子细辛汤去细辛易甘草。因本证邪轻势缓，故去细辛以防辛散太过，加甘草可益气和中，保护正气。麻黄、附子、甘草三药配伍，既能发微汗，而又不伤少阴之正气。

总结太阳、少阴两感证治，可以看出其治疗亦有开手三法：风寒之邪初客少阴，脉沉，反发热，用麻黄附子细辛汤温经发汗，这是第一阶段；邪客少阴，病程稍长，正气较弱，但又未出现下利清谷、四肢逆冷之阴寒里证，则用麻黄附子甘草汤微发汗，此为第二阶段；如果服用麻黄附子细辛汤和麻黄附子甘草汤后，病不解，仍见周身疼痛，脉沉，甚或下利清谷、四肢厥冷等里虚寒重证，则属第三阶段，当用四逆汤以温阳祛寒，急救其里，不可再用麻黄之属攻表。

少阴病，得之二三日以上，心中烦，不得卧，黄连阿胶汤主之。（317）

黄连阿胶汤方：

黄连四两　黄芩一两　芍药二两　鸡子黄二枚　阿胶三两

上五味，以水五升，先煮三物，取二升，去滓，内胶烊尽，小冷，内鸡子黄，搅令相得，温服七合，日三服。

【**解析**】本条论述少阴阴虚火旺的证治。

手少阴心为火脏，足少阴肾为水脏。邪犯少阴而少阴为病，往往可因个体体质因素不同，而发生寒化与热化两种不同的证候。如素体阳虚阴盛，则外邪从阴化寒而形成少阴寒化证；如素体阴虚阳亢，则外邪从阳化热而形成少阴热化证。

正常生理情况下，心火下交于肾以温肾阳，而使肾水不寒；肾水上济于心以滋心阴，而使心阳不亢。心肾水火交通既济，则阴平阳秘，精神乃治。若素体阴虚阳盛，侵入少阴之邪又经过“二三日以上”，则可以从阳化热而出现少阴阴虚火旺之证。少阴阴虚，肾水不能上济于心，心火无水制而上亢，则见“心中烦，不得卧”，言烦之甚而不能安也。此证每晚当阳入于阴之时则烦甚而不能卧寐；反过来说，越是不能入寐则越心烦。此即阴虚火旺、心肾不交最典型的证候，治以黄连阿胶汤滋阴泻火，使心肾相交，水火既济则愈。

黄连阿胶汤用黄连、黄芩泻心火以除烦，用阿胶滋肾水，鸡子黄养心血以滋少阴之阴。芍药与芩、连相配，酸苦涌泄以泻火，与鸡子黄、阿胶相配，酸甘化液以滋阴，又能敛热安神以和阴阳。

本方的煎药方法有两点应注意：一是阿胶烊化于汤液中或烊化另兑；二是鸡子黄不可与药同煎，应在汤液煎好去滓后纳入，即如方后注所说："小冷，内鸡子黄，搅令相得"。

本方在临床用于阴虚火旺之心烦失眠疗效颇佳。曾治一中学教员患失眠证，每至夜晚则精神兴奋，容易激动，心烦不宁，难以入寐。舌红、苔薄黄，脉细数，一派阴亏火旺之证。遂用黄连阿胶汤原方，药后不久即入睡。

少阴病，得之一二日，口中和，其背恶寒者，当灸之，附子汤主之。（318）

附子汤方：

附子二枚，破八片，去皮　茯苓三两　人参二两　白术四两　芍药三两

上五味，以水八升，煮取三升，去滓，温服一升，日三服。

【**解析**】本条论述少阴寒化证的附子汤证。

"少阴病，得之一二日"，言其病程短。证见"口中和"，即口不干、不渴、不苦、不燥，说明里无热象；"背恶寒"，是少阴阳虚不护所致。督脉及太阳经多循行于背部，故背为阳之府，少阴阳虚，则以背恶寒为突出。证属阳虚而生外寒，治法须灸、药并用，即文中所谓"当灸之，附子汤主之"。

此为一证二方之法，对二法的具体运用有两种意见：一是灸药并用，不分先后，可以借灸法壮元阳、消阴寒，以加强药物温经散寒的作用；二是先灸后药，示人阳虚证救治宜急，先灸取其方便而易速取，以争取治疗时间，然后再服附子汤以持续发挥作用。至于灸何穴位，根据临床实践，以选用大椎、膈俞、关元等穴为好。

"背恶寒"，在第177条中的白虎加人参汤证中亦有此证，然其病机属阳明热盛，津气两伤，而伴有身热，大汗，口燥渴等证，且背恶寒的程度也较附子汤证为轻。本条所论为少阴阳虚之背恶寒，并无烦渴等热证，而

"口中和"之证即是有寒无热的辨证眼目，况且其恶寒的程度也较白虎加人参汤为重，二者寒热迥别，不难鉴别。

附子汤用附子温肾以扶真阳之本；用人参大补元气以补后天之虚。凡阳虚则阴必盛，阴盛则水湿凝滞而不化，故加茯苓、白术健脾利水化湿，且有利于阳气之宣通。然此四药多温燥，实有伤阴之虑，故用芍药以制术附之温燥而护阴，且配苓术又可助疏泄以利水，同时又有缓急止痛之功。本方以附子、人参为主药，故其主治在于补阳益气而固根本；附子用熟不用生，且剂量较大，说明重在扶阳而不在散寒；附子与苓术同用，不仅能扶阳，而且能行水祛湿以消阴，故对治疗阳虚寒湿凝滞的身痛、骨节疼痛有效，这在下一条将得到证明。

少阴病，身体痛，手足寒，骨节痛，脉沉者，附子汤主之。（319）

【**解析**】本条再论阳虚有寒的附子汤证。

"身体痛"，"骨节痛"，酷似太阳表实的麻黄汤证，但身不热而"手足寒"，脉不浮而见沉，说明阳虚而有寒，故属于少阴病的寒化证。少阴阳虚，不能温煦四末，故"手足寒"，即手足发凉；阳虚阴盛，鼓动无力，则脉沉；阳虚寒湿不化，流注关节，故身体痛，骨节痛，为寒主痛。

身痛一证，《伤寒论》有多处论及，如太阳病的麻黄汤证、桂枝汤证、新加汤证以及本篇的附子汤证。麻黄汤与桂枝汤证，为风寒之邪闭塞肌表，用麻、桂发汗解表后，身痛自除；新加汤证为汗后身疼，脉见沉迟，属气血营卫虚损，体表失养，故用新加汤补益气血、疏通营卫，则身痛可止；本证属阳虚有寒，寒湿凝滞，故用附子汤扶阳抑阴，温化寒湿，则身痛可痊。

以上两条皆论附子汤证，第318条以背恶寒为主证，是从阳气虚的角度提出的；第319条以身痛、骨节痛为主证，则是从阴寒盛的角度提出的。两条合参，方能全面掌握本方的临床运用。

少阴病，下利便脓血者，桃花汤主之。（320）

桃花汤方：

赤石脂一斤，一半全用，一半筛末　干姜一两　粳米一斤

上三味，以水七升，煮米令熟，去滓，温服七合，内赤石脂末，方寸匕，

日三服。若一服愈，余勿服。

【**解析**】本条论述下焦虚寒不约便脓血的证治。

少阴病，本为下焦虚寒之证。肾阳虚衰，火不暖土则下利。下利日久，肾气愈伤，关门不固，则滑脱不禁。虚寒久利，由阳及阴，气血不摄，而致下利脓血。治用桃花汤温阳散寒，涩肠固脱。

桃花汤由赤石脂、粳米、干姜三药组成。赤石脂性温而涩，入下焦血分，收涩固脱；干姜守而不走，温中焦气分而散寒；粳米益气调中，补久利之虚。赤石脂一半煎汤，一半用末冲服，取其收涩气血，固肠止利。临床对纯虚无邪，下利滑脱不禁之证常可取效。

少阴病，二三日至四五日，腹痛，小便不利，下利不止便脓血者，桃花汤主之。（321）

【**解析**】本条承上条，再论下焦虚寒便脓血证治。

少阴病二三日至四五日，则病程较长，虚寒更甚。阳虚阴盛，寒凝不解则腹痛；阳虚失于温化，则下利不止；利多伤液而小便不利；阳虚气陷，不能摄血，则大便脓血。仍治以桃花汤温阳散寒，涩肠固脱。

综合以上两条，可知桃花汤证当具有以下几个特点：一是下利不止，滑脱不禁，大便稀薄，脓血杂下，血色晦暗不泽，其气腥冷不臭，无里急后重和肛门灼热感；二是伴见腹痛，但喜温喜按；三是下利不止，必然伤津液，故小便少而不利。

少阴病，下痢便脓血者，可刺。（322）

【**解析**】本条论述少阴病阴虚有热便脓血的可刺之法。

古代针、灸之法，一般说来，刺法是泻其实热，灸法是祛其虚寒。今少阴病下利便脓血，治以刺法而不用灸法，则知其为热利而非寒利。少阴病阴虚阳亢，邪气从阳化热，热灼阴络而便脓血，其证当有里急后重，下利肛热，舌红少苔等阴虚有热之象，此时再用桃花汤温阳固脱，实非所宜，故用针刺之法，随其实而泄之。注家云可刺幽门、交信等穴，也有人主张用白头翁汤治疗，均可作为参考。

本条与上两条同为少阴下利，大便脓血之证。然病性一寒一热，治法一补一泻，两相对比，则辨证的意义自在其中。

少阴病，吐利，手足厥冷，烦躁欲死者，吴茱萸汤主之。（323）

【解析】本条论述少阴病，吐利烦躁的可治之证。

第310条“少阴病，吐利，躁烦，四逆者死”，看来与本条证候大致相似。但第310条被认为是死证，而本条却为可治，原因何在？

第310条言少阴病，吐利交作，以致阳气大衰，阴寒内盛。若再见躁烦、四逆，则为独阴无阳，残阳欲脱，其“躁烦”必是躁大于烦，以肢体的躁扰不宁为主；其“四逆”必是四肢厥逆不回。证情危笃，故为死证。本条论少阴阳虚寒盛，寒邪伤及脾胃，脾胃受伤，升降失职，则吐利并作。阳气被寒邪所郁遏，不能温养四末，故手足厥冷。此“手足厥冷”与前之“四逆”则有程度的不同。“四逆”为四肢厥逆，其厥冷上以过肘，下以过膝，比厥冷仅在手足者要严重得多。本条“烦躁欲死”是形容病人烦躁得很厉害，以致达到辗转反侧，痛苦不堪，不能耐受的程度。这说明人体的阳气虽被寒邪所抑，但尚能与阴邪抗争，阳与阴争，因而烦躁欲死。况且本证之烦躁又出现于手足厥冷之后，更说明阳气在身而有可治之机。故用温中散寒、降逆止呕的吴茱萸汤治疗，则其病可愈。

结合阳明病“食谷欲呕者，属阳明也，吴茱萸汤主之”及厥阴病“干呕，吐涎沫，头痛者，吴茱萸汤主之”的内容来看，本条虽是吐利交作，但应以呕吐为主，与太阴病的吐利交见而以下利为主之义相较，则各有侧重。

少阴病，下痢，咽痛，胸满心烦者，猪肤汤主之。（324）

猪肤汤方：

猪肤一斤

上一味，以水一斗，煮取五升，去滓，加白蜜一升，白粉五合，熬香，和相得，温分六服。

【解析】本条论述少阴阴虚咽痛证治。

手少阴经上挟咽，足少阴经循喉咙挟舌本。故少阴经脉受邪，或少阴脏病及经，均可见到咽喉部病变。

少阴病虚寒下利，虽然寒邪可以随利而减，但津液也必因利而被耗损。阴液损伤，导致虚火循经脉上熏于咽喉，故而咽痛。少阴之脉，其支者，从肺出络心，注胸中。故少阴虚火循经上扰，经气不利，还可出现胸满、心烦等证。本证乃属寒随利减，热随利生，少阴水火不济，虚火上炎之证，故用猪肤汤润肺肾、益肠胃而治虚热。

猪肤即猪皮，可滋肺肾，清少阴浮游之火，此物虽润，但无滑肠之弊。但在入药时一定要将猪皮上的肥肉刮净。白蜜甘寒生津润燥以除烦。白粉，即炒香之白米粉，能醒脾和胃，以补下利之虚。本方清热而不伤阴，润燥而不滞腻，治疗阴虚而热不甚，又兼下利脾虚的虚热咽喉疼痛，最为相宜。

曾治一女学生，22 岁。因唱歌而致咽喉疼痛，声音嘶哑。屡服麦冬、胖大海之类药物无效。适值即将演出之际，心情甚为焦虑。患者舌红少苔、脉细。遂断为肺肾阴虚，虚火上扰，“金破不鸣”之证。拟猪肤一味熬汤，调鸡子白，徐徐呷服，尽一剂则咽痛止而音哑除。

少阴病，二三日咽痛者，可与甘草汤；不差者，与桔梗汤。（325）

甘草汤方：

甘草二两

上一味，以水三升，煮取一升半，去滓，温服七合，日二服。

桔梗汤方：

桔梗一两　甘草二两

上二味，以水三升，煮取一升，去滓，分温再服。

【**解析**】本条论述少阴虚火上扰所致咽痛的治法。

少阴病二三日咽痛者，乃少阴阴火上扰，客于经脉所致，若咽部尚未溃破生疮者，则治以甘草汤。服甘草汤后，病仍不瘥，即咽喉疼痛不解者，与桔梗汤则愈。

据临床观察，凡少阴虚火上扰之咽痛，多为咽部充血不甚，并兼见舌红少苔、脉细数、小便黄赤而量少等阴虚有热的证候，与一般火热实证的咽喉疼痛迥然不同。

甘草汤只用生甘草一味。统观《伤寒论》用甘草处甚多，但生用者只此一处，其他均以炙甘草入药。生甘草味甘平，善治少阴阴中之伏火，并能清热解毒，缓急止痛。后世有医家用一味生甘草四两，浓煎内服，治疗会阴部脓肿（名“海底发”），即取其清解阴经毒热的功效。桔梗辛开苦泄，而有宣肺、开结、排脓、解毒的功效。

少阴病，咽中伤生疮，不能语言，声不出者，苦酒汤主之。（326）

苦酒汤方：

半夏洗，破，如枣核大十四枚　鸡子一枚，去黄，内上苦酒著鸡子壳中

上二味，内半夏，著苦酒中，以鸡子壳，置刀镮中，安火上，令三沸，去滓，少少含咽之。不差，更作三剂。

【解析】本条论述少阴病咽中伤生疮的治法。

邪热灼伤少阴之络，致使咽部溃烂而生疮疡；痰热浊邪包括脓性分泌物塞于咽喉，使声门不利，则“不能语言”，声音难出。治用苦酒汤，少少含咽，以涤痰消肿，敛疮止痛。

苦酒即米醋，味苦酸，能制火毒，消疮肿，敛疮面，又能活血行瘀止痛。鸡子白甘寒，利血脉，止疼痛，润咽喉以出声音。半夏涤痰散结，清洁疮面，以开喉痹。为使药效持续作用于咽喉，故应“少少含咽”。这种服法及剂型，实为今之口含剂的先河。

少阴病咽中痛，半夏散及汤主之。（327）

半夏散及汤方：

半夏洗　桂枝去皮　甘草炙。以上各等分

已上三味，各别捣筛已，合治之，白饮和，服方寸匕，日三服。若不能散服者，以水一升，煎七沸，内散两方寸匕，更煎三沸，下火令小冷，少少咽之。

【解析】本条论述寒客少阴咽痛的治法。

本条述证简单，只有“咽中痛”一证。以方测证，可知此“咽中痛”当属寒客痰阻，少阴经脉不利，其证属喉痹范畴。因是寒邪所伤，必以咽喉疼痛较甚，并兼见痰涎缠喉，咳吐不利等证。其治当以半夏散及汤方涤痰开痹，温经散寒以止痛。

《内经》云：“寒淫所胜，平以辛热，佐以甘苦”。半夏散及汤用半夏、

桂枝之辛，以散寒涤痰；甘草之甘以和中缓急止痛。白饮和服，取其保胃存津，以防半夏、桂枝辛燥劫阴。不能服散者，可作汤剂，故合称半夏散及汤。

以上从第324条至327条皆论少阴咽痛证治。由于少阴经脉挟咽喉或循喉咙，故多病有咽痛的特点，咽痛也可视为少阴病的经证。

少阴病，下利，白通汤主之。（328）

白通汤方：

葱白四茎　干姜一两　附子一枚，生用，去皮，破八片

上三味，以水三升，煮取一升，去滓，分温再服。

【**解析**】本条论述少阴寒证，阳虚且抑的证治。

少阴病虚寒性下利，当首选四逆汤温经回阳而止利。而本条少阴病下利为何先选用白通汤？可能有两方面的理由：其一，用过四逆汤而不效，为病重药轻，故改用白通汤治疗；其二，少阴虚寒性下利，阳气衰微，阴寒内盛，寒来困阳，致使阳气抑郁而不达。阳虚且抑之证，则非四逆汤所能奏效，故改用白通汤破阴以通阳。

白通汤即四逆汤去甘草之缓敛，加葱白之辛通，故能破阴寒之结，以舒展抑郁之阳气。

少阴病，下利脉微者，与白通汤；利不止，厥逆无脉，干呕烦者，白通加猪胆汁汤主之。服汤脉暴出者死，微续者生。（329）

白通加猪胆汁方：

葱白四茎　干姜一两　附子一枚，生，去皮，破八片　人尿五合　猪胆汁一合

已上三味，以水三升，煮取一升，去滓，内胆汁、人尿，和令相得，分温再服，若无胆亦可用。

【**解析**】本条承上条，再论少阴寒盛，阳虚且抑的证治及预后。

“少阴病，下利脉微者，与白通汤”，与上条意同。此言“脉微”，即突出了白通汤证阳虚寒盛，阳被阴抑的病机特点。与白通汤破阴通阳，阳气振奋，利当自止。若服白通汤，非但不效，反而病情更加严重，出现“利不止，厥逆无脉，干呕烦”等证，这是因为阴寒内盛则下利不止，阳气虚衰则

厥逆无脉。至于干呕心烦，则是阳气被阴寒之气所格拒而出现的虚阳上浮，“阴盛格阳”的假热之象。

王冰说：“凡大寒大热者，必与违其性者争雄，异其气者相格也。”因为阴寒太盛，往往对大热之药拒而不受，以致更加激发了寒邪的势力，因此服汤后证情反而加重。在治疗上，必依《素问·至真要大论》“逆而从之，从而逆之”“逆者正治，从者反治”的道理，而变正治为从治之法。在白通汤内加入猪胆汁之苦寒、人尿之咸寒，以苦咸寒之药性来顺从疾病的阴寒之性，从其性而治之，使其不相格拒。这是大多数注家依《内经》思想的传统解释方法，也是医疗实践中宝贵经验的总结。但是，从病情发展及处方用药看，上述的解释还不够全面。因为病至少阴不仅伤阳，同时“下利不止”也必然使阴液受到损伤，“无脉”即是阴分已虚的有力见证。故“利不止，厥逆无脉，干呕烦”乃属阴阳俱虚之证。如果单用白通汤治疗，则助阳有余，而益阴不足。阴阳互根，若无阴则阳无以存，机能的恢复就缺少了物质基础，况且姜附阳热之品会进一步伤阴。所以药后不但不效，反而会使证情加重，以致出现利不止、厥逆无脉、干呕烦等证候。人尿和猪胆汁均为所谓“血肉有情之品”，易被吸收而直接为人所用，是草木滋阴之品所不能比拟的。人尿（一般用童便）咸寒益阴，猪胆汁苦寒滋液兼清虚热，两药同用能续已竭之阴、滋将涸之液。所以，白通汤加人尿、猪胆汁，一方面是借其性寒反佐，引阳药直入阴分，使阴阳不发生格拒；更重要的是用其补津血，增体液，补充人体阴分的不足，以奠定阳气来复的物质基础，达到“阴平阳秘”“阴阳自和”的治疗目的。

由于病情已发展到阴液下脱而不继，虚阳上扰而被格拒的阶段，故服了白通加猪胆汁汤后，也不能说一定获愈，当结合脉证作进一步的观察。若服药后脉暴然而出见浮大者，则为元气欲脱而难以为继的危象，预后多属不良，故曰“服汤脉暴出者死”；若服药后，脉由沉伏不出徐徐而渐至，是寒邪渐退，真阳已回，正气逐渐恢复，疾病向愈的佳兆，此即所谓脉“微续者生”。

白通加猪胆汁汤的方药组成及配伍意义，上文已做了分析，不再赘述。下面仅就此方有争议的几个问题，谈几点意见：

第一，“白通汤”方名的由来及方药组成的问题。有人认为：“葱白”色白，善能通阳破阴，故名“白通”。也有人认为：白通乃指人尿，因为古时称大小便为“通”。白通汤中有人尿，故取名白通。持此意见者还指出，白通加猪胆汁汤只提加猪胆汁，言外之意即白通汤的组成中已有人尿的成分。这两种意见，似乎后者的观点更有道理。

第二，关于方中猪胆汁的取舍问题。张仲景说："无胆亦可用"，似乎胆汁为可用可不用的药物。据程老先生（注：指程门雪）的治疗经验证明，方中的猪胆汁绝非可有可无之事。程老曾用白通加猪胆汁汤救治两例因食"河蟹"中毒的患者，其一按方使用了猪胆汁，另一因未找到猪胆汁故而没用。治疗的结果是：加猪胆汁者获痊愈，而未用者竟抢救无效，此足以说明对于方中猪胆汁一药的治疗作用，是绝不可忽视的。

第三，关于加人尿、猪胆汁是否科学的问题。前面说过，人尿、猪胆汁乃生物体内的产物，容易吸收而直接为人所用，非草木之品所能比。且二药既不损阴，也不碍阳，实乃平和有效之药。现猪胆汁仍是一些药物的重要原料，而人尿，特别是童便，一直为历代医家所习用。《医宗金鉴》的"柴胡清骨饮"方中就有人尿和猪胆汁，此方对长期不愈的"低热"每能获得满意的疗效。另外，妇女产后或其他外伤所致的"失血性休克"，在输血条件不具备的情况下，急以人尿服之，即可收到某种抢救的效果。再如跌仆损伤后，由于体液的消耗，病人每感口渴，特别是在野外条件不备的情况下，切不可投以冷水，若以人尿代饮，则是有百利而无一害。对人尿治疗作用的研究，又开始引起医学家们的注意。我们应当用唯物主义的辩证观点加以对待，只有在实践中不断地检验，并运用科学方法进一步整理研究，才能确定它的实用价值和科学地位。

少阴病，二三日不已，至四五日，腹痛，小便不利，四肢沉重疼痛，自下利者，此为有水气，其人或咳，或小便利，或下利，或呕者，真武汤主之。（330）

真武汤方：

茯苓三两　芍药三两　生姜三两，切　白术二两　附子一枚，炮，去皮，破八片

上五味，以水八升，煮取三升，去滓，温服七合，日三服。

后加减法：

若咳者，加五味半升，细辛、干姜各一两。若小便利者，去茯苓。若下利者，去芍药，加干姜二两。若呕者，去附子，加生姜，足前成半斤。

【**解析**】本条论述少阴病阳虚水泛证治。

“太阳病篇”第86条所列的真武汤证，是太阳病过汗损伤少阴之阳而致水泛为患；本条则是论述少阴阳虚阴盛的水邪为患。两条互相参照、对比发挥，以见太阳与少阴一为水腑，一为水脏的表里关系，及其病理上的相互影响。

少阴病得之二三日不愈，至四五日邪气入里则见腹痛、下利、小便不利等证。这是因为少阴阳虚不能制水，以致水邪泛滥而为病。水寒在内，筋脉拘挛，则腹痛；水寒内蓄，阳虚不化，则小便不利；水寒外溢，阴凝重着，则四肢沉重疼痛；若水寒下渍于肠，则下利腹泻。

本证的“四肢沉重疼痛”与附子汤证的“手足寒，骨节痛”，在病机与证候表现上不尽相同：彼为少阴阳虚有寒，寒邪收引，营卫凝涩不通而出现的骨节疼痛；此为阳虚不能制水，水邪溢于四肢为患，故痛而且重，而肢重是主要的证候特点。

由于水邪变动不居，可随气机升降而到处为患，故其或然之证甚多：若水邪上凌心肺，可见心悸而咳；上逆于胃，则气逆而呕；泛于肌肤则肿；上蒙清窍，则头目眩晕；下迫大肠，则下利更甚。若阳虚肾关不固，不能制水，亦可见小便利。上述诸证，若究其病源，皆属肾阳虚不能制水，水邪泛滥为患。因水邪为致病的重点，故曰“此为有水气”。治以真武汤温阳祛寒，化气行水。

真武汤用附子之辛热，温经回阳以散寒水；辅以白术温运脾气，补土以制水；术、附合用，还可温煦经脉以除寒湿；茯苓淡渗，协白术以利水；生姜辛温，配附子扶阳消阴以散水邪；芍药活血脉、利小便，且能制约姜、附之辛燥，使之温经散寒而不伤阴。方中诸药相辅相成，相互为用，可谓有制之师。

本方与附子汤均为温阳之剂，方剂的组成也仅有一药之差，但两方的作用是不相同的。柯韵伯指出：“附子汤为大温大补之方，与真武汤似同而实异，倍术附去姜加参，是温补以壮元阳；真武汤还是温散而利肾水也。”基本道出了两方的不同之处。

少阴病，下利清谷，里寒外热，手足厥逆，脉微欲绝，身反不恶寒，其人面赤色，或腹痛，或干呕，或咽痛，或利止，脉不出者，通脉四逆汤主之。（331）

通脉四逆汤方：

甘草二两，炙　附子大者一枚，生用，去皮，破八片　干姜三两，强人可四两

上三味，以水三升，煮取一升二合，去滓，分温再服。其脉即出者愈。

面色赤者，加葱九茎。腹中痛者，去葱，加芍药二两。呕者，加生姜二两。咽痛者，去芍药，加桔梗一两。利止脉不出者，去桔梗，加人参二两。

【解析】本条论述少阴病里寒外热，阴盛格阳的证治。

少阴病下利，完谷不化，说明阳气极虚而阴寒极盛，肠胃机能极度衰弱，已丧失了腐熟水谷的能力。由于阴寒太盛，将弱阳格拒于外，因此出现“身反不恶寒，其人面赤色”等与疾病本质相违的格、戴证候。此证为“里寒外热”，指内有真寒，外有假热，是阴阳格拒的表现。阴盛格阳，阴阳气不相顺接，故手足厥逆；阳气虚甚，鼓动无力，则脉微而欲绝。

这种真寒假热的证候也可出现众多的兼见证：如寒凝气滞可见腹痛；阴寒气逆，胃失和降，可见干呕；少阴虚阳循经上浮，可见咽痛；阳衰阴竭，化源已绝，可见利止而脉不出。其证远较四逆汤证为重，若不及时救治，恐有大汗亡阳之变。治疗当以通脉四逆汤消阴潜阳，通脉救逆为法。

通脉四逆汤即四逆汤重用附子、倍用干姜，从而使其回阳抑阴之力更强。若在通脉四逆汤证的基础上更见面色赤的，是为阴盛于下、格阳于上的“戴阳”证，应于本方中加葱白，以破阴逐寒，招纳亡阳，使阳气得复而归于下焦；若因寒凝气滞，血脉不和而见腹中痛者，则减去辛滑走阳而不利于血的葱白，另加芍药以利血脉、缓急止痛；若胃气挟饮邪上逆而作呕者，则加生姜化饮止呕；若喉痹咽痛者，则去芍药之酸敛，加桔梗以开喉痹；若阴阳俱竭，气血大虚，利止脉不出者，则去桔梗以防耗气伤阴，加人参以益元气而复脉。

对于本方药物组成，注家们有不同意见：一种意见认为，本方应有葱白，因为有面赤色，不用葱白则不足以破阴通阳，招纳阳气；另一种意见认为，方中应有人参，因为人参有复脉的作用，无人参则方与证不能相应。以上意见均可参考。

少阴病，四逆，其人或咳，或悸，或小便不利，或腹中痛，或泄利下重者，四逆散主之。（332）

四逆散方：

甘草炙　枳实破，水渍炙干　柴胡　芍药

上四味，各十分，捣筛，白饮和，服方寸匕，日三服。

咳者，加五味子、干姜各五分，并主下痢。悸者，加桂枝五分。小便不利者，加茯苓五分。腹中痛者，加附子一枚，炮令坼。泄利下重者，先以水五升，煮薤白三升，煮取三升，去滓，以散三方寸匕，内汤中，煮取一升半，分温再服。

【**解析**】本条论述阳气郁遏致厥的证治。

少阴司水火，内寓真阴真阳。水火交通，阴阳既济，是人体正常生命活动的必要条件。要维持水火、阴阳的交通既济，有赖于少阴的枢机作用，也就是说，少阴不仅为“三阴之枢”，而且也是调节阴阳、水火平衡的重要枢纽。

少阴病见四肢厥逆，以阳虚阴盛者居多，但也有见于阳气郁遏而不达于四肢的。少阴阳衰阴盛之四肢厥逆，当见恶寒、身蜷、下利、脉微等一派全身虚寒的证候，应用四逆汤一类方剂回阳救逆。本条之四肢厥逆，并不见虚寒等证候。然其致厥之由，《内经》云：“四肢者，诸阳之本也”。若少阴之枢不利，阳气被郁，不能疏达于四末，则亦可形成四肢逆冷之证。其治法可用四逆散疏畅阳郁，条达气血，使阳气得以舒展而布达于四肢，则厥逆亦必迎刃而解。

四逆散，用柴胡、枳实解郁开结以疏达阳气，芍药配甘草和血以利阴，即“治其阳者，必调其阴，理其气者，必调其血”之义。若兼有肺寒气逆作咳者，可加干姜、五味子以散肺寒、敛肺气；兼心阳不振而作悸者，则加桂枝以温通心阳；水停于下而小便不利者，加茯苓淡渗以利水；寒凝于里而腹中作痛者，加附子温阳散寒以止痛；寒滞气阻而泄利下重者，加薤白以散寒通阳。

结合临床观察，四逆散证的原因不外两个方面：一是过服寒凉药物致使阳气冰伏，闭郁而不达于四肢。如外感热病过早或过量使用寒凉药后，出现手足厥逆即是。二是由于精神刺激，使肝气郁结不舒，少阴阳气被郁而不达于四末，以致出现四肢厥逆。凡此厥逆，使用四逆散条达气血、疏畅阳郁，则多能获得较好疗效。

曾治全某，男，32岁。患者手足汗出，厥冷而麻痛不堪。手足汗出随厥之深浅而有多少不同，厥深则汗出亦多，厥微则汗出亦少。曾服附子、干姜等回阳救逆之药无效。视其人身材高大,面颊丰腴,不像寒厥体征,然握其手却冷如冰铁。其脉弦而任按,舌红而苔白。此证既非阳虚之寒厥,又非阳盛之热厥,从其脉弦辨证,可知证属阳郁无疑。阳郁于里,不达四肢而为厥;郁阳迫阴外渗,则为汗出。阳郁愈甚,则手足厥冷愈深而手足汗出亦就愈多。反之,厥微者,则汗出亦少。

为疏四逆散原方,以观其效。

服药后,患者自觉有气往下行,至脐下,则微微跳动,周身顿觉轻爽,而手足转温,汗亦不出。患者甚喜,以为病将从此而愈。不料两剂服完,手足又厥,汗出依旧。二诊以上方加桂枝、牡蛎,意使桂枝配芍药以调和营卫,牡蛎伍芍药以敛汗固阴。服两剂,手足见温而汗出亦少,但续服则仍无效可言,病情反复无常,使人费解。重温王冰"益火之源以消阴翳,壮水之主以制阳光"的名句,受到启发而恍然有悟:此证每方皆效,但疗效不巩固,关键在于只知疏达阳郁,不知滋阴以敌阳也。阴不足,无以制阳,则反被阳逼而为汗,阳无偶则自郁而为厥。郁阳之气宜疏,而弱阴又岂可不救?于是本肝肾同治,理气与滋阴并行之法,为疏四逆散与六味地黄汤合方。

服六剂,厥回手温而汗亦止。后随访得知,其病终未复发。

少阴病,下利六七日,咳而呕渴,心烦,不得眠者,猪苓汤主之。(333)

【**解析**】本条论述少阴阴虚有热,水热互结的证治。

少阴主水,对水液代谢起着重要作用,然少阴的主水功能和肾阳及肾阴的平衡协调有关。若肾阳虚衰,不能制水,则可上泛而为患,治用真武汤扶阳祛寒以镇水。本条的水气泛溢则是因肾阴亏损,阴虚生热,热与水结,从而影响肾主水的功能,使水蓄不行而致病。

少阴阴虚水停,水热互结,应见小便不利;阴虚热扰,阳不入阴,故见心烦不得眠。水热互结,津液不能上承,故见口渴;阴虚水停,泛溢三焦,迫于肺则咳,逆于胃则呕,渗于大肠则下利。

本证与黄连阿胶汤证、栀子豉汤证虽然都有心烦不寐一证,但本证属少阴阴虚,水热互结证,故以咳而呕渴,小便不利,舌红苔水滑,脉细数而弦为辨;黄连阿胶汤属肾水不足不能上济于心,心火偏亢的阴虚火旺证,故以舌质红绛，苔净而光，口燥咽干，脉细数，小便色赤为辨；栀子豉汤证乃属郁热留扰胸膈，故以反复颠倒，心中懊憹，烦郁特甚而使人无可奈何作为辨证要点。

少阴病，得之二三日，口燥咽干者，急下之，宜大承气汤。（334）

【解析】本条论述少阴病急下证之一。

阳明病篇有三条急下证，而“少阴病篇”也有三条急下证，它们之间可以说是一个问题的两个方面，有着内在的联系。阳明三急下证，是讲阳明腑实证的病势急、发展快、有劫灼少阴真阴的征象时，即应用大承气汤急下以存阴，而所存之阴正是少阴之真阴。少阴三急下证，是讲少阴被燥热所灼，大有阴亡水竭之势，故欲存阴液，必须用釜底抽薪之法，以急下阳明燥热之邪。

本条言少阴病只二三日，便见口燥咽干等少阴阴液被劫的证候，说明阳明燥热内盛，病势危重，故当与大承气汤急下阳明之燥热，以保存少阴之阴液。否则若待土燥水竭，其后果将不堪设想。本证既言急下，必见可下之证，正如钱天来所说：“但口燥咽干，未必即是下证，亦必有胃实之证，实热之脉……方可急下而用大承气汤”。

少阴病，自利清水，色纯青，心下必痛，口干燥者，急下之，宜大承气汤。（335）

【解析】本条论述少阴急下证之二。

阳明病燥热伤津一般有三种形式：一是手足濈然汗出，或腋下出汗，或周身出汗，为“津液外渗”；二是小便频数，为“津液偏渗”；三是本条所说“自利清水，色纯青”，则为“津液下渗”。所伤之津，如卮之漏，势必及于少阴之阴，欲救少阴之阴，必须泻下胃肠燥结之实。本证“自利清水，色纯青”而不夹粪便，又称之为“热结旁流”。燥热结实，故“心下必痛”而拒按；少阴阴液耗伤，津液无以上承，故口舌干燥。燥结不去，则旁流不止，津液进一步涸竭，必有亡阴脱液之险，故用大承气汤急下以救阴。

少阴病，六七日，腹胀不大便者，急下之，宜大承气汤。（336）

【**解析**】本条论述少阴病急下证之三。

少阴病六七日不愈，邪气入深，见腹胀满不大便，属阳明腑实证。燥热腑实不解，必灼伤少阴之阴。但阴伤之见证，本条并未举出，据前两条所述，可知口燥咽干等证自不可少。正如汪苓友所说："此条病实承上二条口燥咽干之证而言，以故系之为少阴病，否则与阳明病实无以别矣"。

总而言之，既言少阴病，就必然以气血、阴阳不足为前提，张仲景在阳明、少阴两病分别设三个急下证，其用意至深。他示人在辨证论治的过程中，既要看到邪气，也要顾及正气，应做到祛邪而不伤正，扶正而不碍邪。三急下证，祛邪是手段，护正是目的。急下之所以可以存阴，全在于病为里实。若里无实热，则泻下之法不仅不能存阴，反而能伤阴。观急下诸条均言"宜"大承气汤，其中包含有斟酌、推敲之意，这也告诉人们要随时根据正气与真阴的情况而选用适当的攻下方药。例如后世的增液承气之法，有时则较单用大承气汤急下存阴更为稳妥。

少阴病，脉沉者，急温之，宜四逆汤。（337）

【**解析**】本条论述少阴病治应急温的原则。

肾为先天之本，总司一身之阳气，若少阴阳气一衰，则周身阳气也必随之而衰，从而就形成全身性的虚寒病证。少阴病寒化证，若见脉沉而不起，则阳衰的苗头已露，而恶寒、身蜷、四逆诸证将相继出现，已势在必然。此时少阴的寒证真象已大白，应当机立断，积极救治，速以四逆汤"急温之"。若观望等待，贻误病机，以致下利清谷，躁烦，脉不出，或阴盛格阳，里寒外热等险证出现，则往往给治疗带来严重的困难。张仲景的这种见微知著，治中有防，防患于未然的积极措施，体现了预防为主，即"治未病"的思想，很值得借鉴。

少阴病，饮食入口则吐，心中温温欲吐，复不能吐，始得之，手足寒，脉弦迟者，此胸中实，不可下也，当吐之。若膈上有寒饮，干呕者，不可吐也，急温之，宜四逆汤。（338）

【**解析**】本条论述阳郁痰实与阳虚寒饮的证治。

“饮食入口则吐，心中温温欲吐，复不能吐”，说明病在膈上。弦脉主饮，迟脉主寒，脉见弦迟有力，反映胸中有寒实之邪。胸中寒痰实邪郁遏胸中阳气，使阳气不达四末，故见“手足寒”。由于胸中寒痰留饮的阻格，所以饮食入口则吐，但又不能畅快地吐出。此外，寒痰实邪填塞胸中，每有上趋之机，故还可见到如第174条所述的“胸中痞鞕，气上冲咽喉不得息”等证。此属寒痰阻滞胸中的实证，“病在上者，因而越之”，故治以瓜蒂散涌吐在上之实邪。

若少阴阳虚，胸阳不振，则寒饮不化上停于胸膈，而见干呕欲吐之证，同时还可伴有四肢厥逆，下利清谷等证。寒饮之证，治应温化，故急用四逆汤温少阴之阳而化寒饮之邪。

本条二证虽皆与少阴阳衰有关，但一为寒痰实邪郁阻膈上，为有形之邪非攻不去，故用瓜蒂散吐之；一为阳虚失运，寒饮之气弥漫胸中，则非温而不化，故用四逆汤温阳化饮。

少阴病，下利，脉微涩，呕而汗出，必数更衣；反少者，当温其上灸之。（339）

【**解析**】本条论述少阴虚寒下利，阳虚气陷的证治。

少阴病虚寒下利，脉见微而涩，微为阳气虚，涩为津血少。阳虚而阴寒上逆，故呕；阳虚而卫外不固，故汗出；阳虚不摄而气陷，故大便频数，但由于津血虚少，化源不足，无物可下，所以大便次数虽多，但泻下之物却反甚少。本证由于少阴阳衰，以致虚寒下利日久，进而造成阳气下陷，阴液渐涸之重证，然考虑到津伤因于阳衰，有形之阴液不能速生，而无形之阳气则必所先固，故“当温其上灸之”，以温阳消阴，急救于顷刻，然后方容煎煮汤药以固阳摄阴。以灸何穴为宜？根据注家意见及临床经验，如百会、关元等穴均可选用。

【**小结**】

本篇原文共45条，前20条是少阴病的总论，论述了少阴病的脉证提纲、寒盛亡阳、火劫伤阴、治疗禁忌以及少阴病的生死预后问题。

后25条为少阴病的各论，其内容大致分为阳虚寒化证与阴虚热化证两类，重点在于论述阳虚寒化证，诸如对四逆汤证、通脉四逆汤证、白通汤证、白通加猪胆汁汤证、附子汤证、真武汤证等的辨证分析，皆很详尽，后世的补火派即是在此基础上发展起来的。少阴病的热化证，多是阴虚阳亢，水不敌火为患，如阴虚火旺的黄连阿胶汤证和阴虚有热，热与水结的猪苓汤证等，临床时应注意鉴别使用。

咽痛为少阴病的特有证候，亦可以看做是少阴经证的反映。少阴三急下证要和阳明三急下证结合起来研究，这样就可以明白仲景一从邪气立论，一从正气出发，而互文见义的用心。

少阴主心肾而司水火，心为一身之大主，肾为阴阳之根本。因此，少阴病常关系到生命的存亡，故临证不可等闲视之。尤其是在治疗阳衰寒化证时，更是宜急不宜缓，只要抓住疾病的苗头，就应积极采取有力措施予以急温。而急温之法，又以灸法最为方便且易求速效，故全篇以灸法收尾，则有其深刻的含义在内。

辨厥阴病脉证并治法

【概说】

厥阴病，是伤寒六经病证的最后阶段。“厥”有极的意思，如《素问·至真要大论》所说“厥阴何也？岐伯曰：两阴交尽也”，因此，病至厥阴，则阴寒盛极。但根据阴阳学说的观点，物极必反，物穷则变，也即《素问·阴阳应象大论》所谓“重阴必阳，重阳必阴”，“寒极生热，热极生寒”的道理。当阴阳对立的双方发展到“极”的阶段，往往可以向其相反的方面转化。阴寒盛极，则阴尽而阳生，其中每有阳气来复的机转，而厥阴则正具备了阳气来复的条件：其一，厥阴与少阳相表里，其中孕育着少阳生发的一阳之气；其二，厥阴本身体阴而用阳，藏阴贮血，而内寄相火。在厥阴病阴寒盛极的情况下，相火则处于既伤且抑的地位，一旦阴寒由盛极而转衰，相火由伤而转复，就会以不可阻挡的势力暴发出来，此即所谓“郁极乃发”，从而就使证情发生了根本的转折。正是由于这两个因素的存在，所以厥阴为病每有阳复的机转。

厥阴包括足厥阴肝和手厥阴心包，它们分别与足少阳胆和手少阳三焦为表里。肝藏血，主疏泄，性喜条达。心包为臣使之官，代心而行令。

厥阴病的成因：有自传经而来者，如三阳病失治或误治，或太阴、少阴病不愈，均有可能传至厥阴；也有外邪直中，而使本经自病者。根据临床观察，前一种情况似为多见。

由于厥阴病在阴寒盛极之时每有阳气来复之机，所以其病常常是阴中有阳，而仲景则以寒热错杂的证候来反映这一特点，例如论中把"消渴，气上撞心，心中疼热，饥而不欲食"等寒热错杂之证，作为厥阴病的代表证候，即是此意。厥阴病又有阴阳胜复的特点，论中则以手足厥冷与发热的日数多寡作为判断阴阳盛衰的依据。除上述寒热错杂、厥热胜复之证以外，厥阴病尚有阴寒过盛的寒证，它以手足厥冷和下利为主要见证；也有阴寒退却，而阳复太过的热证，它以口渴，下利后重，呕而发热为主要见证。此外，因厥阴肝脏主疏泄，所以厥阴为病也往往出现气郁之证。亦可因肝的疏泄不利，进而影响脾胃气机的升降失调，而见呕吐、哕、下利等证。

厥阴病的治疗，则应根据具体病情施以不同的治法。寒者宜温，热者宜清，而寒热错杂者，则当寒温并用，兼而治之。

厥阴之为病，消渴，气上撞心，心中疼热，饥而不欲食，食则吐蛔，下之利不止。（340）

【解析】本条论述厥阴病的提纲证。

厥阴之为病，如见上热下寒的寒热错杂证，乃是反映了厥阴阴尽而阳生，阴阳转化的病变特点。厥阴为风木之脏，内夹少阳相火，风火相扇，消灼津液，使脏燥无液而求救于水，故见消渴。这里的"消渴"，是指渴而能饮，饮而又渴的一种证候，并非多饮多尿的消渴病。厥阴肝木挟少阳相火之气上冲，故见"气上撞心，心中疼热"。热则消谷善饥，寒则运化不利而不能食，故"饥而不欲食"正是上热下寒，寒热错杂的表现。由于内夹虚寒，进食亦不能得到腐熟消化，反致胃气上逆而作呕吐；若其人内有蛔虫寄生，因蛔虫闻食臭而出，故可见到"食则吐蛔"的情况。既然病属寒热错杂，治疗当寒温并用。若医生只见其热而忽视其寒，误用苦寒清下之药，则必更伤脾胃，使下寒更甚，而见下利不止；当然，若只见其寒而忽视其热，误用辛热祛寒之剂，也会更助上热以灼津，从而使消渴为更甚。

对本条作为厥阴病的提纲证，注家是有争议的。大部分注家认为，本条上热下寒之证，能够反映厥阴病阴阳胜复、寒热错杂的特点，因此可以作为厥阴病的辨证纲领。如《医宗金鉴》就持这种意见，其认为："厥阴者，为阴尽阳生之脏，邪至其经，从阴化寒，从阳化热，故其为病，阴阳错杂，寒热混淆也”，故“此条总言厥阴为病之大纲也”。也有人认为：本条虽然列于篇首，但作为本篇的提纲证，亦仅是反映了上热下寒、寒热错杂的证候，而不能包括厥热胜复和寒厥热厥等厥阴病证，故作为全篇之辨证纲领是不太妥当的。这两种意见均可资参考。

厥阴中风，脉微浮，为欲愈；不浮，为未愈。（341）

【解析】本条以脉象辨厥阴病欲愈和未愈。

本论《辨脉法》说：“凡脉大、浮、数、动、滑，此名阳也；脉沉、涩、弱、弦、微，此名阴也。凡阴病见阳脉者生，阳病见阴脉者死”。今厥阴为风寒之邪所伤，则必发为阴寒之证，而脉当见沉微之象。如果沉微之脉逐渐浮起，而呈微浮之象，则标志着阴寒之邪逐渐衰退而阳气逐渐恢复，是阴转阳的好现象，故其病“为欲愈”。如果脉沉微而不浮起，则表明阴寒之邪未衰而阳气尚未恢复，故其病“为未愈”。

厥阴病，欲解时，从寅至卯上。（342）

【解析】本条论述厥阴病欲解的时间。

厥阴中见少阳而与少阳为表里，少阳为一阳之气，旺于寅卯辰三时。“从寅至卯上”正是少阳之气从生发到旺盛的时间，故此时厥阴得阳气之相助，而为其病欲解的最有利的时机。

厥阴病，渴欲饮水者，少少与之，愈。（343）

【解析】本条论述厥阴病阳气来复的口渴证治。

厥阴病出现口渴欲饮水者，不外三种情况：其一，厥阴病寒热错杂、上热下寒出现的“消渴”是渴欲饮水、饮而复渴，这种口渴的程度比较严重；其二是厥阴病阳复而太过，阳热亢盛，灼伤津液，而口渴引饮；其三是厥阴病邪退阳复的渴欲饮水，因阳气乍复，津液一时不及上承，因而口渴。此时的口渴绝非是“消渴”和“大烦渴不解”的一类，而仅仅是“渴欲饮水”罢了。故其治亦不需药物，只要少少与水饮之，以滋助其津液，使阴阳自和，其病自可痊愈。若饮水过多，恐阳气初复，不能化气行水，反而造成停饮之证，因此也不宜过多饮水。

诸四逆厥者，不可下之，虚家亦然。（344）

【解析】本条论述虚寒厥逆之证禁用攻下之法。

“诸”，在此处为发语词。“四逆”，即四肢逆冷，在此仅指手足厥冷而言。致厥的原因，虽寒热虚实皆有，但以阳虚阴盛之厥为多见，因阳气虚衰或元气衰微所致，属于虚寒之证，故不可用攻下之法。

本条不仅限定了“四逆厥”不可下的范围，即指的是阳虚寒厥，同时若引申其义，推而广之，“虚家”虽不见厥者亦不可下之。

伤寒先厥，后发热而利者，必自止。见厥复利。（345）

【解析】本条论述厥热与下利的关系。

厥阴病，以阴阳胜复、寒热错杂为其病变特点。阳气胜则发热；阴气胜则厥逆。而阴胜之厥逆又大多与下利伴见，厥回则利止，厥发则利作。“伤寒”，是说病从伤寒而来。寒邪盛而阳气微，阳为阴抑，不能充实于四肢，故四肢厥冷；阳气虚而不能腐熟运化水谷，所以常伴有下利。先是厥利并见，而后见发热，是阳气来复，阴寒消退的征兆，故预断其下利“必自止”。如果在利止之后，而又出现四肢厥冷的，这是阴霾四合、阴气又盛，必将再次出现下利，故曰“见厥复利”。这种厥与热，利与不利的反复发作情况，在临床上是比较罕见的，但以厥热与下利之间的内在联系及辩证关系，来说明寒热胜复、阴阳消长的病机变化，却是很有现实意义的。

伤寒始发热，六日，厥反九日而利。凡厥利者，当不能食，今反能食者，恐为除中，食以索饼，不发热者，知胃气尚在，必愈，恐暴热来出而复去也。后三日脉之，其热续在者，期之旦日夜半愈。所以然者，本发热六日，厥反九日，复发热三日，并前六日，亦为九日，与厥相应，故期之旦日夜半愈。后三日脉之而脉数，其热不罢者，此为热气有余，必发痈脓也。（346）

【解析】本条论述以厥热胜复判断疾病之进退的方法，以及除中的辨证。

病从伤寒而来，开始发热六日，随之手足厥冷并伴下利九日，这种先热后厥，厥多热少的现象，说明此厥属于阳气衰微，阴寒内盛。阳衰阴盛，气虚下陷，腐熟运化无权，故多伴有下利的证候，即所谓“厥反九日而利”。大凡手足厥冷而兼下利的阴寒之证，由于寒邪伤及脾胃，中焦受纳、运化失职，多见食欲减退之证，而今却能食，故用“反”字，这恐为胃气将绝的“除中”现象。是否属于“除中”？可令病人吃索饼（即面条一类的食物）以验之。若食后不发暴热而只见微热，则为胃气尚在，中气复苏，古人说：有胃气则生，乃是疾病转危为安的佳兆，故曰“必愈”。说明“今反能食者”并不是除中。所谓“除中”，是胃气败绝的一种证候。因胃热则能食消谷，胃寒则不能食。然而，当胃气败绝、虚阳欲脱之际，有时因残灯复明，病人竟可出现能食的反常现象，但进食之后，每多出现暴热，病人则往往随暴热之去而死亡，因为死于中气的消除，故名“除中”。也有食后无暴热而仅有微热者，如果微热能持续三日以上，则可预断三日期满的次日夜半病将获愈。因夜半少阳之气起，人得天阳相助，故有获愈之机。“所以然者，本发热六日，厥反九日，复发热三日，并前六日，亦为九日，与厥相应，故期之旦日夜半愈”，这是作者的自注句，借以说明厥热相等，阴阳均衡，故其病当愈。如果后三日切其脉数，观其证仍为热不止，则为阳复太过，即“热气有余”的表现。若阳热之邪腐灼阴血，则其后必发痈脓之变。

本条以厥热胜复反映正邪斗争、阳气盛衰的状况，并以此判断厥阴病的进退。但临床又当结合病人的其他临床表现，如能食与不能食，脉数与脉迟等等加以综合分析，才能得出疾病进退的正确诊断。

伤寒脉迟，六七日，而反与黄芩汤彻其热。脉迟为寒，今与黄芩汤，复除其热，腹中应冷，当不能食；今反能食，此名除中，必死。（347）

【解析】本条论述伤寒脉迟下利，禁用寒凉药物的原则，及对误服寒药变成“除中”的原因分析。

“伤寒脉迟”主太阴脾寒，必有下利，医不用理中之法，致使拖延至六七日之久，按传经的一般规律，当为厥阴受邪之际。厥阴虚寒之下利证而乍见阳复发热的现象，然下利未止为阴寒之邪未解。医者不察，反以苦寒之黄芩汤彻其热，以致更伤阳气，使阴寒益甚。中阳不足，故“腹中应冷”；脾胃腐熟运化机能失职，故“当不能食”。而今服黄芩汤后却出现了能食的反常现象，这种反常现象乃是胃气暴然而脱的前奏，是胃气将绝，借谷气自救而强食的一种反映，故属“除中”，而必死无疑。

本条给人以下两点启示：一是治疗三阴寒证，不但要密切注意先天肾阳的强弱，同时也要顾及后天脾胃阳气的盛衰。因为胃乃三阴之屏障，为水谷之海，气血化生之源，属后天之本。胃气之存亡，关系到人体生命之安危，即有胃气则生，无胃气则死。所以保胃气，特别是保护脾胃的阳气，亦为治疗虚寒证的根本原则之一。二是三阴虚寒性下利，即使有发热的现象，若不是阴寒内盛，迫阳外越的真寒假热证，便是阳气乍回的佳象，千万不要滥投寒凉之药，以致出现“除中”的死证。

伤寒先厥后发热，下利必自止，而反汗出，咽中痛者，其喉为痹。发热无汗而利必自止，若不止，必便脓血。便脓血者，其喉不痹。（348）

【**解析**】本条论述先厥后热，阳复太过的变证。

伤寒先出现手足厥逆而后出现发热的现象，是厥阴虚寒证而有阳气来复，故虽伴见下利，亦必能自止。如阳复阴消，厥回利止，阴阳平和，其病即可告愈。但若阳复太过，热气有余，则又可形成阳热变证，并随邪热侵犯的部位不同，而发生不同的病证。阳热之邪向上向外蒸迫津液外泄，则汗出；熏灼咽喉，使咽喉红肿疼痛，则可形成喉痹；阳热之邪向内向下，则发热而不汗出；寒利虽可自止，却可变为热利，邪热灼伤下焦阴络，则必大便脓血。因厥阴属肝，肝主藏血，故肝热伤阴又每有动血之患。阳热之邪下趋而不上扰，喉痹证则不会发生，故曰“便脓血者，其喉不痹”。

伤寒一二日，至四五日而厥者，必发热，前热者，后必厥，厥深者，热亦深，厥微者，热亦微，厥应下之，而反发汗者，必口伤烂赤。（349）

【**解析**】本条论述热厥的证治及病势轻重的推断与禁忌。

病由伤寒而来，起病一二日至四五日即见发热，手足厥冷。虽然文字叙述是热在前，厥在后，即“前热者，后必厥”，但实际上此证的特点是在周身高热的同时而见手足厥冷，故称为“热厥”。身热而手足厥冷的发病机理是阳热郁遏不能外达，阳盛于内、格阴于外，阴阳气不相顺接，故发为手足厥逆。厥的微甚与热的轻重有着相应的关系，即“厥深者，热亦深；厥微者，热亦微”。也就是说，从外见厥逆的深浅轻重，可推断内伏阳热的深浅轻重，如阳热郁伏的愈深重，则手足厥逆亦必然愈甚。

这种热厥证在临床上每多见于小儿，在外感高热的同时伴有手足厥冷，且热势的高低与厥冷的程度成正比。

由于热厥是邪热内闭，阳郁不伸，故当以泻下之法破阳行阴，使阳气得伸，阴阳之气得以平衡、协调、顺接，则厥热自解。所谓“厥应下之”，临床应灵活看待，“下之”也可看做是泛指寒凉药物破阳行阴之法的概括，它既包括通下之法，也包括苦寒清热之法。《内经》说：“酸苦涌泄为阴”，即指广义的下法而言，并非局限于“泻下”一法。

若医者误以为发热是表邪未解，而用麻黄、桂枝辛温发汗之法，非但解决不了阳热之郁，相反辛温之品会助长阳热之邪上攻，而致口伤烂赤。

纵观以上条文可以看出，形成厥逆的原因很多，其中也有阳热致厥的一面，因此，厥逆一证应分清其属寒或是属热。一般热厥的特点是先发热，后见厥，厥热并见，同时应伴有心烦、口渴、舌红、苔黄、便秘、尿黄赤、脉沉实或滑数等特点。而寒厥则多伴有下利清谷、恶寒身蜷、脉沉微、但欲寐、舌质淡等阴寒证象。辨证明确，立法用药才能中的。

伤寒病，厥五日，热亦五日；设六日当复厥，不厥者，自愈。厥终不过五日，以热五日，故知自愈。（350）

【**解析**】本条论述厥热相等其病自愈的道理。

伤寒病至厥阴，阴盛阳衰，阳虚不达四末，则必手足厥冷。如果厥五日，而后又发热五日，说明阴寒虽盛，而阳气犹存，阳气能与阴寒抗衡而不示弱。假使阴寒之邪胜于阳气，则应以第六日复厥为凭，但事实上厥并未出现，因此预示其病当愈。因为厥五日，热亦五日，厥不能超过热，乃是阴寒之邪衰退而阳气又能力争的反映，阳进而阴退，故知其病当自愈。

凡厥者，阴阳气不相顺接，便为厥。厥者，手足逆冷是也。（351）

【解析】本条总结厥的成因和其表现特点。

“厥”包括两类证候，或者说有两种含义：一是指猝然昏倒，不省人事的一类病证，如尸厥、煎厥、薄厥等；二即指本条所说的“手足逆冷是也”。然临床所见，有些病证则往往是昏厥与手足逆冷的证候同时并见。

手足逆冷之厥只是一个症状，引发的原因却有很多，如因于寒、因于热、因于气、因于痰水、因于蛔虫等等，但是无论什么厥，其致病的根本成因，不外阴阳二气的不相顺接。阳受气于四肢，四肢为诸阳之本。人的手指、足趾伸侧为阳经，屈侧为阴经，三阴三阳经脉皆在手足交接，而使“阴阳相贯，如环无端”，即阴阳气互相顺接，此为生理之常。若阳虚不达四末，则独阴而无阳，手足得不到阳气的温煦则发生厥冷，此为“阴厥”或叫“寒厥”。若阳热内盛，郁伏于里，而格阴于外，亦能造成阴阳气不相顺接，而发生手足逆冷，此为“阳厥”或叫“热厥”。若由于肝郁气滞，气机不利，阳气被阻遏不达四末而致手足逆冷者，则称为“气厥”，如此等等。总之，厥证虽多，但其病机则一，即均是“阴阳气不相顺接”所致。

伤寒，脉微而厥，至七八日，肤冷，其人躁，无暂安时者，此为脏厥，非为蛔厥也。蛔厥者，其人当吐蛔。令病者静，而复时烦，此为脏寒。蛔上入膈，故烦，须臾复止，得食而呕，又烦者，蛔闻食臭出，其人当自吐蛔。蛔厥者，乌梅丸主之。又主久利方。（352）

乌梅丸方：

乌梅三百个　细辛六两　干姜十两　黄连一斤　当归四两　附子六两，炮　蜀椒四两，去子　桂枝六两　人参六两　黄柏六两

上十味，异捣筛，合治之，以苦酒渍乌梅一宿，去核，蒸之五升米下，饭熟，捣成泥，和药令相得，内臼中，与蜜，杵二千下，丸如梧桐子大，先食饮，服十丸，日三服，稍加至二十丸。禁生冷、滑物、臭食等。

【解析】本条论述蛔厥病的证治。

在伤寒发病过程中，出现脉微而手足厥冷的证候，是阳虚阴盛的反映。至七八日寒邪愈甚则阳气益虚，致使其人不但手足厥冷不回，而且周身皮肤亦同时发凉并伴有肢体躁动不安乃至没有片刻的安稳之时。这是因为其人阴寒过盛、阳气虚极，既不能温煦肢体，也不能充养精神所致。此病叫作“脏厥”，乃是纯阴无阳的危候，而不是“蛔厥”，两者不能相混。

蛔厥与脏厥最大的不同之处是：“蛔厥”有呕吐蛔虫的特点，即“蛔厥者，其人当吐蛔”。“当”者，常也，言其人素常就有吐蛔虫的历史。再者，蛔厥之“厥”与脏厥之“厥”在表现上也有所不同，后者为手足持续厥冷，前者的手足厥冷往往不能持续，而是当蛔虫上扰，发生吐逆、心烦、疼痛之时，则出现厥逆。“令病者静”的“令”字乃是“今”字之误。蛔厥病人见烦而不躁，且只是在蛔动上扰时才烦，不上扰则安静，即时烦时止，此又与脏厥“其人躁，无暂安时者”截然不同。

蛔厥的病理变化是其人“藏寒”，即肠胃有寒。蛔虫有喜温畏寒的习性，为避寒就温而“上入膈”，所以其人发烦。若蛔不上扰，其烦即止，所以这种烦是短暂的，即所谓“须臾复止”。病人进食，蛔闻食味又会上窜，扰于膈上则复烦，影响胃气不和则呕吐，蛔虫亦可随之而吐出，故“其人当自吐蛔”，即常自吐蛔。

本证反映了厥阴病的基本病理变化，即由于厥阴疏泄不利，气机不调，以致寒热格拒上下，阴阳气不相顺接，并进而影响脾胃不和，升降失常。这种上热下寒，寒热错杂的蛔厥证，当治以寒温并用，和胃安蛔，滋肝敛阳的乌梅丸为主。乌梅是方中主药，用醋浸则更益其酸，味酸入肝，能生津液、益肝阴、止烦渴、涩肠止泻、安蛔；当归补血养肝，与乌梅相伍，可养肝阴，补肝体；附子、干姜、桂枝温经回阳以制其寒；辅以川椒、细辛，味辣性散，通阳破阴，制伏蛔虫；黄连、黄柏泄热于上，并驱蛔虫下行；人参益气健脾，培土以制肝木。用米饭、白蜜甘甜之品作丸，不仅养胃气，而且可作驱蛔之诱饵。全方寒温并用，攻补兼施，用其酸以退蛔，用其辛以伏蛔，用其苦以下蛔，从而达到驱蛔之目的。

本方用于治蛔厥（类似现代医学所谓胆道蛔虫症）有极好疗效。除此之外，还可用治“消渴，气上撞心，心中疼热，饥而不欲食”的厥阴寒热错杂证。由于本方寒热并行、补泻兼施，又有乌梅之酸敛固涩，再得米饭保胃气之助，故对寒热虚实夹杂的久利而滑脱不固之证，也有治疗作用。

此外，临床用本方治疗肝胃不和、肝脾不和的吐呕、下利等证，也有比较显著的疗效。

伤寒，热少厥微，指头寒，默默不欲食，烦躁数日，小便利，色白者，此热除也，欲得食，其病为愈；若厥而呕，胸胁烦满者，其后必便血。（353）

【**解析**】本条论述热厥轻证及厥热胜复的转归。

伤寒病至厥阴，见发热而厥，是属热厥。“热少厥微”，说明邪热势轻，为热厥轻证。由于阳热闭郁不甚，故厥微而不甚，仅表现为“指头寒”而已。因有郁热，故当见烦躁，小便短赤。厥阴肝郁影响胃气不和，故见“默默不欲食”。数日之后，若小便短赤而变为“小便利，色白”的，则是里热已除，津液得复的反映。郁热得除，气机通达，胃气和降，故从默默不欲食，一变而为欲得饮食，则其病为愈。如果数日后不见小便利，欲得饮食等现象，而见厥逆加重，并伴有呕吐、胸胁烦满等证，说明厥阴邪热未解，反而郁结较前更甚。邪热郁久不解，则必伤及阴络而动血，发生便血的变证。

病者手足厥冷，言我不结胸，小腹满，按之痛者，此冷结在膀胱关元也。（354）

【**解析**】本条论述厥阴经脏皆寒的证候。

病人手足厥冷，言“我不结胸”，是作者用以说明病不在上焦。又见小腹胀满，按之疼痛，则提示病在下焦，属阳虚寒凝所致。厥阴肝的经脉“过阴器，抵小腹”。今手足厥冷，小腹胀满，按之则痛，乃厥阴经、脏皆寒，阳气衰少，寒凝气滞，不能温运所致，故曰“此冷结在膀胱关元也”。关元穴在脐下3寸，膀胱亦在此处，故称“膀胱关元”是泛指小腹迤带而言。本条未出治法，据情当用当归四逆汤加吴茱萸、生姜以温经腑之寒。有的注家认为，本证为少阴虚寒，冷结膀胱，当治以四逆、白通之属，或用真武汤温阳利水以祛寒邪。如尤在泾就说：“手足厥冷……若不结胸，但少腹满，按之痛者，则是阴冷内结，元阳不振，病在膀胱关元之间，必以甘辛温药，如四逆白通之属，以救阳气而驱阴邪也。”此说可作参考。

伤寒发热四日，厥反三日，复热四日，厥少热多，其病当愈。四日至七日，热不除者，其后必便脓血。（355）

【解析】本条论述厥阴病阳复而病愈及阳复太过而不愈的变证。

文中所说厥、热的日数多少，主要用来对比说明阴阳消长、盛衰变化的问题。例如：伤寒发热四天，厥冷三天，又发热四天，显系热多于寒，即所谓“厥少热多”，反映了阳能胜阴的病机，故其病当愈。若发热从第四天乃至第七天仍不除的，则为阳复太过，亦并不为美。阳者，热也，因肝主藏血，故当阳热不除，热气有余之时，每多有热并于阴，灼伤阴络，而发生大便脓血的变证，这也是厥阴病的病变特点之一。

伤寒厥四日，热反三日，复厥五日，其病为进，寒多热少，阳气退，故为进也。（356）

【解析】本条与上条对比，论述厥阴病阴盛阳衰则为病进。

手足厥冷四天、发热三天，复又厥冷五天。从厥与热日数的对比来分析，显然是厥多而热少，表明疾病在继续发展，故谓“其病为进”。为什么厥多热少，其病为进呢？张仲景在文中作了说明，即“寒多热少，阳气退，故为进也”。这里的寒热代表疾病的性质，而前之厥热则代表疾病的证候。所谓“寒多热少”，是以病情变化推断出来的，先厥四日，复厥五日，合计为九日，而发热只有三日，对比之下，显然是寒多热少。热者阳也，寒者阴也。寒多热少，表明阴盛阳衰，即“阳气退”。伤寒以阳气为本，现阳气退，故其病为进。

伤寒六七日，脉微，手足厥冷，烦躁，灸厥阴，厥不还者，死。（357）

【解析】本条论述厥阴病阴盛阳亡的死证。

伤寒六七日不愈，病至厥阴，脉见微象，证见手足厥冷，乃为阴邪肆虐，阳气衰微的表现。阳虚阴盛，不相顺接，故“脉微”而“手足厥冷”。阳气衰微，阴寒过盛，阴来搏阳，弱阳与强阴相搏，所以又见“烦躁”。阴寒重证所出现的“烦躁”证，往往是亡阳的危候。值此危急关头，当立即采取急救措施，若以药扶阳抑阴，又恐为时过缓无济于病，故急灸厥阴，一般常选用太冲、大敦，并配合任脉的关元、气海等穴以回阳消阴为急务。若灸后阳气来复则手足转温，若灸后手足厥冷仍不还者，则为阳气已绝，难以救治，故曰“死”。

伤寒发热，下利，厥逆，躁不得卧者，死。（358）

【**解析**】本条论述厥阴病阴极阳亡的死证。

厥阴虚寒证见发热，若属阳气来复，当利止厥回，今虽见发热，但利仍不止，而厥不回，说明发热非为阳复，而是阴寒盛极，逼阳外越的格阳证候。阳气浮越不敛而有外亡之险，故其人躁扰不得卧寐，这是病情的一个方面。此外也可理解为虚寒下利日久，不但伤阳，也要耗阴，阴液涸竭，则阳气浮越不敛，亦同样会出现发热、躁不得卧等证。总之，凡在下利厥逆的同时，更见发热、躁不得卧者，均属阳气欲脱、阴阳离决的危证，故主“死”。

厥阴病发热，有阳复和阳亡两种不同病情，应注意加以辨别：若阳复之发热，其厥利必随之而自止，是邪退正复的好现象；若亡阳之发热，则其下利厥逆不止，这是里真寒而外假热、阴盛格阳的危象，此时若再出现躁不得卧，是阳气完全发露于外，而行将外脱的凶兆，预后多属不良。

伤寒发热，下利至甚，厥不止者，死。（359）

【**解析**】本条论述阴盛亡阳而下利至甚的死证。

厥阴病见发热，但下利却日趋严重，甚至发展到“下利至甚”的程度，而且四肢也厥逆不止。说明这种发热是阴盛格阳，残阳欲亡的危象，而绝非阳气来复之佳兆。“下利至甚”，则是阴寒至极，下元不固的反映。“厥不止”，也即四肢厥逆不还，则为阳气不续之所致。阴盛而阳亡，故属死证。

伤寒六七日，不利，便发热而利，其人汗出不止者，死。有阴无阳故也。（360）

【**解析**】本条论述阴盛亡阳，汗出不止的死证。

伤寒有六七日之久，原来不下利，其后又出现发热而下利，说明病情有变。那么如何判断病势的进退呢？一般说伤寒先有厥逆下利，后见发热而利自止的，则是阳气来复、寒邪消退的欲愈现象。现在发热与下利同时并见，可知"发热"非为阳气之来复，而是阴盛格阳、孤阳外越的假象。如果此时其人更见汗出不止，则是阳气外亡而不固，阴阳本是相互依存的，今阳气外亡，阴阳离决，终致"有阴无阳"，而多难救治，故主"死"证。"有阴无阳故也"，是作者对死因的自注。

伤寒五六日，不结胸，腹濡，脉虚，复厥者，不可下，此为亡血，下之死。(361)

【**解析**】本条论述厥阴病血虚致厥的脉证及治疗禁忌。

伤寒五六日，如果邪热传里，与痰水结于胸腹成为结胸病，其人必见脉沉紧、心下坚满疼痛等证；如果邪热内传阳明敛结成实，其人必见腹满疼痛拒按、不大便等证。然从"不结胸，腹濡，脉虚"则可知其证既非结胸，也非胃实。至于手足厥逆之证，乃是由于"亡血"之所致。所谓的"亡血"之证，据本论第401条所说："恶寒脉微，而复利，利止，亡血也"，可知其多指虚寒下利的阴液伤亡证而言。其证本为阳虚，四末失温，故见"厥逆"。又有津伤亡血，大肠失润，或见大便秘结。因亡血属虚证，故虽有大便秘结，亦不能使用下法，若误下，则为"虚其虚"，使气亏血竭，预后必然不良，故曰"下之死"。

发热而厥，七日，下利者，为难治。(362)

【**解析**】本条论述厥阴病厥热下利的难治之证。

厥阴病厥热往复，反映着正邪斗争，阴阳进退的力量对比。如果发热属阳气来复者，则厥利当止。今发热、厥逆至七日而更见下利，说明阴寒之邪过盛，而阳气不支，欲从外脱。乃阴进阳退，正不胜邪，故病为难治。

以上数条列举了诸多死证，而本条所述是为难治之证，其间有何联系，又有何不同？张隐庵对此作了阐发："此节乃通承上文死证之意，而言发热而厥至七日而犹然下利者，病虽未死，亦为难治。上文言死证之已见，此言未死之先机。”其说可资参考。

伤寒脉促，手足厥逆者，可灸之。（363）

【**解析**】本条论述阳虚脉促而厥逆的可灸之法。

这里的“脉促”，指脉来急促。伤寒见促脉，有虚实寒热之分：促而有力，为阳气盛，主热；促而无力，为阳气虚，主寒。本条脉促与阳虚不温四末之手足厥逆并见，则应是促而无力之脉，故主虚、主寒。阳虚阴盛，阴来搏阳，虚阳奋力与阴寒抗争，故脉急促而无力。脉来急促是假象，按之无力才是本质。其治可用灸法，酌选关元、气海等穴灸之，扶阳固本以祛阴寒。

有的注家认为，此之脉促，为数而中止之促脉。如尤在泾说：“脉阳盛则促，阴盛则结，手足厥逆而脉促者，非阳之虚，乃阳之郁而不通也，灸之所以引阳外出。”考虑厥阴肝主疏泄，若厥阴病疏泄不利，气机不畅，阳气闭郁不通，而见脉促、手足厥冷，看来也不是没有道理的。至于本文之脉促究属阳虚还是阳郁，临证时全面观察脉证，则不难作出判断。

伤寒脉滑而厥者，里有热也，白虎汤主之。（364）

【**解析**】本条论述热厥的脉证与治法。

滑脉主阳，多见于阳盛或邪实之证。伤寒手足厥逆而见滑脉，知非虚寒，而属里热阳郁。邪热深伏，阻遏阳气不达四肢，而使阴阳气不相顺接，故手足厥冷。此因里有热而致厥，是谓“热厥”，亦称“阳厥”。所谓“里有热”，即指热郁阳明。阳明既热，虽四肢厥冷，但胸腹灼热、烦渴饮冷、汗出等证，亦意在言外。本条只言脉象，并以脉断证，可知此之脉滑，实为热厥辨证之眼目。脉滑说明里有热，但并未敛结成实，故其治宜清不宜下。用白虎汤既可清解阳明郁热，又可生津养液，使里热清，阴阳和，则厥逆自解。

上条所言脉促而厥，是属阴寒盛，其治当灸；本条所论脉滑而厥，是属里热盛，其治当清。两条虽然都有脉数而手足厥冷的共同见证，但仔细推敲，疾病的性质却完全相反，治疗的方法也截然不同。两条并列论述，实有相互对比和鉴别的意义。

手足厥寒，脉细欲绝者，当归四逆汤主之。（365）

当归四逆汤方：

当归三两　桂枝三两　芍药三两　细辛三两　大枣二十五个　甘草二两，炙　通草二两

上七味，以水八升，煮取三升，去滓，温服一升，日三服。

【**解析**】本条论述血虚寒厥的脉证治法。

“手足厥寒”，即手足厥冷，若与脉微欲绝同见，则属阳衰阴盛之证，其治当用四逆汤回阳救逆；若与脉细欲绝同见，则细主血虚，故属血虚感寒，以致阴阳气不相顺接而成血虚寒厥，其治当用当归四逆汤养血通脉，温经散寒。

当归四逆汤用当归配芍药补肝养血以调荣；用桂枝、细辛通阳疏肝以散寒；桂枝配归、芍又可调和营卫气血；大枣、甘草补脾胃、生津液，兼制细辛之过散；而通草通利阴阳以利血脉。

少阴阳虚寒厥与厥阴血虚寒厥，同属里虚寒证。但由于病机不同，其治疗也不相同。少阴重在真阳，以阳虚为主，故治用四逆汤大辛大热之品，药少力专，回阳宜急；而厥阴主藏血，体阴用阳，故重在养血以滋肝，而忌辛燥之品以劫其阴，所以用当归四逆汤以归芍养血柔肝，并取其药多义广，善能温通血脉的作用。

经验证明，当归四逆汤可用于治疗多种疾病，如“雷诺综合征”见肢端麻木厥冷疼痛，其脉细者；亦治较严重的冻疮疼痛、疝气痛、妇女痛经、血栓闭塞性脉管炎、痹证关节痛及头目牵引作痛等等，凡属血虚有寒或厥或痛皆可选用，并每能获得满意疗效。

若其人内有久寒者，宜当归四逆加吴茱萸生姜汤主之。（366）

四（赵本四上有“当归”二字）**逆加吴茱萸生姜汤方：**

当归二两　芍药三两　甘草二两，炙　通草二两　桂枝三两，去皮　细辛三两　生姜半斤，切　大枣二十五枚，擘　吴茱萸二升

上九味，以水六升，清酒六升，和煮取五升，去滓，温分五服。一方水酒各四升。

【**解析**】本条承上条，论述血虚寒厥兼内有久寒的治法。

血虚寒厥治以当归四逆汤，已如上述。“若其人内有久寒者”，“内”指内脏而言，包括肝或肝胃等脏器；“久寒”，指沉寒痼疾，表现为下焦积冷，少腹冷痛，或中焦寒饮呕吐，脘腹疼痛等证，治宜当归四逆加吴茱萸生姜汤养血通脉而经脏两温。

本方方名“四逆加吴茱萸生姜汤方”前脱“当归”二字，应按赵本补正。当归四逆加吴茱萸生姜汤，即在当归四逆汤养血通脉、温经散寒的基础上，加吴茱萸、生姜暖肝散寒、温胃化饮，更用“清酒”煎药，以增强其温通散寒的效力，达成经脏两温之效。

大汗出，热不去，内拘急，四肢疼，又下利，厥逆而恶寒者，四逆汤主之。（367）

【**解析**】本条论述阳虚厥利，真寒假热的证治。

此证有大汗出，热不去，若是阳明里热外蒸，可见身热、汗出，热不为汗衰，但绝不见厥利恶寒等证。今大汗出，热不去，又见下利厥逆而恶寒等证，可知不是里热，乃属阴盛格阳，阳欲外亡的危候。阳虚阴盛至甚时，则阳被阴逼不能潜藏于里而亡失于外。虚阳外越，阳被阴格，故而“大汗出，热不去”。它既不同于阳明病的高热汗出、烦渴引饮，又有别于表证发汗的热随汗解。阳气虚则寒必盛，寒主收引，故腹内有拘急疼痛之感。四肢为诸阳之本，阳虚阴乘，寒滞筋脉，故见四肢疼痛。阳虚寒盛，温煦失职，所以又下利厥逆而恶寒。通观全文，本证当属阳虚寒盛，寒邪浸淫于内、虚阳浮越于外的危候，因此要急用四逆汤回阳救逆。

以上两条虽都有厥逆一证，但是当归四逆汤主治脉细、血虚有寒之厥，四逆汤主治下利、恶寒、阳虚阴盛之厥。一在养血，一在温阳，主治各有侧重，不可混用。

大汗，若大下利而厥冷者，四逆汤主之。（368）

【解析】本条论述阳虚阴盛而厥冷的证治。

大汗出或大下利，不仅伤阴，更可伤阳。今大汗、大下利之后出现厥冷，知为阳气大伤，阴寒内盛所致。此时虽无虚阳外越的发热证，亦当急以四逆汤回阳救逆。正如喻嘉言所说："此条较上条无外热相错，其为阴寒易明。然既云大汗大下利，则阴津亦亡。但此际不得不以救阳为急，俟阳回尚可徐救其阴。"因本证之津伤来自于阳虚，故可不必救阴，而以四逆汤温阳，阳气得复，则气化行、阴液自生。"大汗，大下利"在这里既可看做是导致伤阳的原因，又可理解为阳虚不能固摄的病变结果，实含有双重意义。

病人手足厥冷，脉乍紧者，邪结在胸中。心中满而烦，饥不能食者，病在胸中，当须吐之，宜瓜蒂散。（369）

【解析】本条论述胸中痰实致厥的证治。

"病人"泛指患病的人，包括了伤寒、杂病在内。病人在手足厥冷发作时，切其脉乍然而紧，究其原因，乃为痰食有形之邪凝结在胸中所致。脉紧主实，痰实有形之邪凝结于胸中，故其脉见乍紧。实邪阻遏胸阳，使阳气郁而不达四末，故手足厥冷。实邪郁遏，气机不畅，故见"心中满而烦"。既然"邪结在胸中"，为何又见"心中满"？其原因有二：一是因本证之邪实，原包括寒痰与宿食之类，故邪结的部位当包括心下与胃脘。二是即使邪结胸中，也必然影响中焦气机之升降，而见心下满闷不舒。胸中有实邪阻滞，故虽知饥但又不能食。因其病位高，本着"其高者，因而越之"的治疗原则，当用瓜蒂散涌吐在上之实邪。实邪得去，胸阳畅达，气机通利，则手足厥冷、心下满而烦诸证自解。

伤寒厥而心下悸者，宜先治水，当服茯苓甘草汤，却治其厥；不尔，水渍入胃，必作利也。（370）

【解析】本条论述水停心下而致厥的证治。

伤寒见厥，有因寒、因热、因痰实结于胸中等原因，但本条的手足厥冷同时伴有心下悸动，知其致厥的原因是水饮内停之故。因水停胃中，胃阳被水寒所抑，阴来搏阳，故心下悸动。阳气被水饮阻遏，不能通达于四肢，阴阳气不相顺接，因而手足厥逆。证属水停中焦，阳被阴抑，故其治当先用茯苓甘草汤以治其水。水饮去则胃阳布，悸动止而手足自温。若不先治其水，则水饮下渍胃肠，可导致下利的发生，即所谓“水渍入胃，必作利也”。由于下利则愈损其正气，正虚又将加重水寒之势而使病情恶化，故张仲景提出“宜先治水……却治其厥”的法则。从诸多水饮病来看，虽以阳虚为本，水饮为标，但当以水证为主时，为防再虚其阳而罹生他患，故亦当先治其标。经验证明，通过温阳化饮利水的治疗，使阳气得以振奋伸发，厥证每可得到改善或解除。从这个意义上说，温阳化水之法实寓有治本的积极作用在内。但也有注家认为：先治有形之水，后治无形之寒，其说亦可参考。上条论胸中痰实，阻遏胸阳，使阳气不能达于四末而致厥，当治以瓜蒂散吐之，实邪去，阳气达，厥逆随之而解；本条论胃中停水，阻遏中阳，使阳气不达于四末而致厥，当先治其水，后治其厥。临床当用茯苓甘草汤，俾水邪去，阳气通，其厥也每能获愈。

茯苓甘草汤的方义在“太阳病篇”第74条已述，此不赘述。

伤寒六七日，大下后，寸脉沉而迟，手足厥逆，下部脉不至，咽喉不利，唾脓血，泄利不止者，为难治。麻黄升麻汤主之。(371)

麻黄升麻汤方：

麻黄二两半，去节　升麻一两一分　当归一两一分　知母　黄芩　萎蕤各十八铢　石膏碎，绵裹　白术　干姜　芍药　天门冬去心　桂枝　茯苓　甘草炙，各六铢

上十四味，以水一斗，先煮麻黄一两沸，去上沫，内诸药，煮取三升，去滓，分温三服，相去如炊三斗米顷，令尽，汗出愈。

【**解析**】本条论述寒热错杂，唾脓血泄利的证治。

伤寒六七日，本为邪气内传之时，但若表不解，则仍当解表。即使邪气化热入里，若尚未构成阳明胃家实证，也不能误用攻下之法。今医者用大下之法，故实属误治。误下后，正气受伤，上焦阳热之邪内郁，因此寸脉沉而迟，尺部脉不起；阳虚气抑，不达四末，阴阳气不相顺接，因而手足厥逆。阳热郁于上，痹阻咽喉，灼伤络脉，所以咽喉不利而吐脓血；误下伤正，下焦有寒，因而泄利不止。此上热下寒，气阴两虚，寒热虚实杂糅之证。如治寒则遗热，治热则妨寒，治实则碍虚，补虚则助实，故

“为难治”。而麻黄升麻汤实可清上温下，发越阳郁，滋阴和阳，故用之最为适宜。

麻黄升麻汤用麻黄、升麻透发内陷的阳郁之邪，升麻兼以升举下陷之阳气；用黄芩、石膏、知母清肺胃在上之热；用桂枝、干姜以温中通阳；用当归、芍药以养血和阴；用天冬、萎蕤以养阴生津、滋补阴液不足；白术、茯苓、甘草健脾补中、交通上下之阴阳。本方宣发阳郁之邪，滋补脾胃之阴，温养下后阳气之虚。虽主治寒热错杂，但偏重于宣发升散，故以麻黄升麻为方名。

本方的用药特点是：药味多，以适应病情之复杂；剂量小，以利于阳郁之发散。在药味多，剂量轻的前提下，麻黄、升麻的剂量相对为大，从而突出了本方以宣发为主的治疗作用。通过药后的宣散汗出，不仅使内陷之邪得以外透，且使表里上下之阳气得以通达，阴阳水火能得以交通既济，则使其病得愈。方后注云“汗出愈”，可见其重点乃在于透邪外出。

对于本方，历代注家争议颇多，有人认为非仲景方，亦有人认为此方没有实用价值，当废弃不用。从理论与实践两方面去分析，上述看法皆有不全面之处。因为《伤寒论》是一部完整的、充满辩证思想的巨著，统观全书篇与篇、节与节、条文与条文之间，无不首尾相接，前后呼应，有机相联，尤其是它的辨证论治的思想体系更具系统性与完整性。书中所载112方也都是实践经验的结晶，具有很高的实用价值，绝非似是而非，有无两可之属。仅从其治疗寒热错杂证来说，全书总结出了几个大法：其中有乌梅丸的寒热并用，重点在于酸敛收纳之法；有黄连汤的寒热并用，重点在于和中之法；下文即将提到的干姜黄连黄芩人参汤的寒热并用，重点偏于苦降之法；也包括麻黄升麻汤的寒热并用，重点在于宣发之法。虽然各种方法如收、和、宣、降各有侧重，但它们都是有效地治疗寒热错杂证的一个重要的组成部分。如果将麻黄升麻汤废弃，则其治法将是有降而无升，有收而无宣，这就破坏了《伤寒论》辨证论治体系的完整性，这是其一。唐代医学大家孙思邈的《千金》萎蕤汤，从其方药组成和治疗作用看，与麻黄升麻汤有某些近似之处，或者说是从麻黄升麻汤发展演变而来，而《千金》萎蕤汤的治疗作用及临床疗效是被后世医学所肯定的，因此，麻黄升麻汤也并非没有价值，这是其二。第三，陈逊斋医案载：用本方治李梦如子喉病兼下利而获效。因此，无论在理论上还是在实践上，本方的作用和价值都是不容置疑的。当然,本方还有待于我们在今后的临床实践中进一步研究与探讨,使之得到更好的继承和发扬。

伤寒四五日,腹中痛,若转气下趣少腹者,此欲自利也。(372)

【解析】本条论述寒性下利的前驱证候。

伤寒四五日多为邪气传里之时,若脾阳受伤,升降失常,则易出现虚寒下利之证。但在下利欲作之先,患者自觉腹中有气从上而下抵至少腹,或闻漉漉有声,此即“转气下趣少腹”之候。每当腹中之气下行时,常常伴见腹中疼痛。阳明病的胃家实证,因肠中有燥屎,亦可见腹中痛、转失气之证,但失气虽下而燥屎却不下;脾虚寒证腹中痛,而见转气下趣少腹,则于转气之后,必随之而泻利发作。其证一实一虚,迥然不同。

伤寒本自寒下,医复吐下之,寒格,更逆吐下;若食入口即吐,干姜黄连黄芩人参汤主之。(373)

干姜黄连黄芩人参汤方:

干姜　黄连　黄芩　人参各三两

上四味,以水六升,煮取二升,去滓,分温再服。

【解析】本条论述“寒格”的证治。

伤寒本因寒邪而下利,医者误以为实热而用吐下的方法治疗,从而使里气更虚,气机不利,脾胃升降失常而致寒热格拒。胃阳被格而逆于上,则“食入口即吐”;脾阳被抑而清气不升,则下利更甚。因此病“本自寒下”,而又误治伤阳使寒者更寒,上热被下寒所格拒,而中焦不能斡旋交通,故称之为“寒格”。

呕吐有寒热之分,一般来说,因于寒者多表现为朝食暮吐、暮食朝吐,因于热者,则多是“食已即吐”。本证食入口即吐,当属热证。但由于这种热是来自于吐下后的寒格,因而热只表现在上,而在下者仍是寒。上热下寒,故吐利交作,治宜干姜黄连黄芩人参汤清上温下。

干姜黄连黄芩人参汤用黄连、黄芩苦寒以泄上热,干姜温脾以祛下寒,人参健脾补虚,以复中焦升降之能。本方寒热并用,苦降辛开,干姜又可从其上热，引导芩连入内，使之不发生格拒。所以，陈修园认为此方也治火邪上逆的呕吐，如把干姜改为生姜则更有疗效。

下利，有微热而渴，脉弱者，今自愈。（374）

【解析】本条辨厥阴虚寒下利而见阳气恢复向愈的脉证。

厥阴虚寒下利，若见恶寒蜷卧，脉阴阳俱紧者，是阴盛阳衰而为病进。今见“微热而渴”，说明阳气渐复，“脉弱”虽主正气不足，但也反映邪气转衰，阳复阴消，正复邪却，故其病可不治自愈。

下利，脉数，有微热汗出，今自愈；设复紧，为未解。（375）

【解析】本条承上条，再论厥阴虚寒下利有自愈与病未解的脉证。

脉数主阳、主热。厥阴虚寒下利，见脉数，是阴病见阳脉，表示阴邪退而阳热来复，同时“有微热汗出”，说明阳气通达，而又非阳热太过之证，故为疾病向愈的佳兆。“设复紧，为未解”，是说假设虚寒下利而又见紧脉，紧脉主寒为邪气盛，说明寒邪势盛而未衰，正气不能驱邪外出，此时虽有微热汗出等证，也多属寒盛阳亡之候，病亦不能自愈。

下利，手足厥冷无脉者，灸之不温，若脉不还，反微喘者，死。（376）

【解析】本条论述厥阴厥逆无脉的危证。

厥阴虚寒下利，阳气虚不足以温煦四末，故手足厥冷；血气不续，故而无脉。阴阳皆虚，病势险急，当采取急救措施，可灸气海、关元、大敦、太冲等穴位，以回阳为急务。如果灸后手足温而脉还的，说明阳气尚未至竭绝的程度，故生机尚在，还有救治的余地。若灸后手足不温，脉搏不至，说明心肾根本之阳虚极，此时若再见微喘，为肾阳不能纳气归根，故病属危殆，而预后不良。

少阴负趺阳者，为顺也。（377）

【解析】本条承上条，以少阴、趺阳脉之胜负而论证病之顺逆。

“少阴”与“趺阳”，在这里系指脉位而言。上条言“无脉”，是指上部寸口脉不至，而本条之少阴与趺阳脉则指在下之足部脉。少阴为肾脉，其部位在太溪穴；趺阳为胃脉，其部位在冲阳穴。少阴肾为先天之本，阳明胃为后天之本。若病重上部无脉，当诊察下部根脉。“少阴负趺阳”，即太溪脉小于趺阳脉。而趺阳脉盛，则胃气不衰，有胃气则生，其病虽重，仍可救治，预后较好，故“为顺也”。反之，若趺阳负于少阴，即趺阳脉小于少阴脉则表明胃气败绝，已无法救治，故属逆证，脉以胃气为本有其临床意义。

下利，寸脉反浮数，尺中自涩者，必清脓血。(378)

【解析】本条论述厥阴热利的脉证。

脉浮数为阳，虚寒下利，见浮数之脉，是阴证见阳脉，表示阳气来复，其病向愈。今下利，病在里，寸脉反见浮数，尺中见涩脉，是阳热有余，阴血反受热伤的征象。厥阴肝主藏血，热伤阴络，腐化为脓，所以“必清脓血”。

下利清谷，不可攻表，汗出，必胀满。(379)

【解析】本条论述阳虚里寒证，不可攻表发汗。

“下利清谷”，本为脾肾阳虚，不能腐熟水谷所致，当急以四逆汤温里回阳，即使兼有表证不解者，亦不可发汗以攻其表。因为汗乃阳气蒸化津液而成，发汗不仅伤津，而且也损阳气，阳气外泄，则在里之阳更虚。阳虚则寒凝气滞而发生胀满。

下利，脉沉弦者，下重也；脉大者，为未止；脉微弱数者，为欲自止，虽发热不死。(380)

【解析】本条论述厥阴病下利的几种不同脉证及预后。

厥阴下利有寒热之分，从证见“下重”来看，是指痢疾而言。厥阴为肝之病，肝主疏泄，喜条达。肝气郁结，则气郁化热；气机不畅，则湿邪内蕴。湿热交结，迫注大肠，热性急迫而湿性缓滞，加之肝失疏泄，因此大便下重难通，肛门有重滞之感。湿热互结于里，故脉沉，利属厥阴，故又脉弦。

《素问·脉要精微论》云："大则病进。"所以下利而"脉大者"，为邪气盛，病势在继续发展，故"为未止"。若下利脉微弱而数者，表明邪热已衰，主下利欲自止，此时若见发热，则是正气不衰之象，故"虽发热不死"。言外之意，当下利、脉大有力而又见发热不止者，则为邪热亢盛，病势继进，预后多不良。

下利，脉沉而迟，其人面少赤，身有微热，下利清谷者，必郁冒，汗出而解，病人必微厥。所以然者，其面戴阳，下虚故也。（381）

【解析】本条论述戴阳轻证有郁冒作解之机。

下利清谷，脉沉而迟，是为虚寒病证。阳虚阴盛，虚阳外越，可发生格阳、戴阳。"其人面少赤，身有微热"，说明阴寒势减，格阳不甚。阴寒之邪由盛变衰，因而其证也相应地必见微厥。既然真阳未尽浮露而外脱，尚能潜藏于里，阴寒邪势又由盛转衰，所以阳气尚有抗邪之机，阳气与阴寒抗争，则其人出现郁冒之证；阳气来复，通达内外，驱邪外出，其人则汗出而病解。"所以然者，其面戴阳，下虚故也"，这是自注句，说明面少赤，身有微热的戴阳证，是因于下虚而阳不潜敛；下利清谷，脉沉迟，手足厥逆，则是因于下焦阴寒之盛。下焦寒盛，格阳于上，则其面戴阳而发赤。

本条的"戴阳"仅是微热、面少赤，反映阳气虽虚，但未尽浮露，尚有奋起与阴邪相争的潜力，此与少阴病所论及的"少阴病，下利清谷，里寒外热，手足厥逆，脉微欲绝，身反不恶寒，其人面色赤"的阴寒极盛、阳虚至极而阴阳即将离决的危重病证，则有很大的不同。本证为戴阳轻证，故有郁冒汗出自解之机；前者则为戴阳的重证，如不借助药力，则绝无自解的可能。

下利，脉数而渴者，今自愈；设不差，必清脓血，以有热故也。（382）

【**解析**】本条论述厥阴寒利由于阳复太过，而转为热利便脓血之证。

寒性下利若见“脉数而渴”，是阴寒退却，阳气恢复，阴证转阳的好现象，故其病当自愈。假若阳复太过而化热，则邪热可灼伤阴络，而致大便脓血，其病则不能愈。

本条说明，厥阴寒利若见脉数而渴者，有两种不同转归：一为阳复寒却，疾病向愈；一为阳复太过，阳热有余而反有便脓血之患。

下利后脉绝，手足厥冷，晬时脉还，手足温者生，脉不还者死。（383）

【**解析**】本条论述下利脉绝的预后。

“脉绝”即脉来不继，断绝无脉之意。下利后见“脉绝，手足厥冷”，多是阴津阳气暴脱，以致脉搏不续、阴阳气不相顺接所致。阳气乍脱，若根本未败，仍存有来复的生机。若经过晬时，即24小时，脉搏逐渐还复，手足转温，说明阳气来复，故主生；若经过24小时脉仍不还，手足仍然厥而不温，说明阳气已败，已绝来复之机，故主死。

这里需要说明三个问题：一是脉为血之府，脉搏的形成，不仅需要血液的充盈，而且需要阳气的鼓动；下利不仅伤津，而且也损阳。故脉绝反映了阴阳气血俱不足，若与手足厥冷并见，则当以阳虚为主。二是本证阴阳气血俱虚，属新利之暴虚，故脉绝尚有复还之机；若久利不止以致阳气磨灭殆尽，则脉绝鲜有复还之机。三是察脉之还与不还，所以要按晬时计算，可能与人体机能恢复有一定的联系。陈修园指出：“生死之机，全凭于脉，而脉之根，又借于中土也。夫脉生于中焦，从中焦而注于手太阴，终于足厥阴，行阳二十五度，行阴二十五度，水下百刻一周，循环至五十度而复大会于手太阴，故脉还与不还，必视乎晬时也。”此说可供参考。

伤寒下利，日十余行，脉反实者死。（384）

【**解析**】本条论述虚证见实脉者死。

伤寒下利，一日十余次，致气血津液大伤，此属大虚之证，当见微细无力的脉象，方为脉证相应，病虽重亦可救治。今大虚之证，反见实而有力的脉象，脉证不符，故脉实言“反”，说明其人正气大虚，而邪气则反盛实。正虚邪实，难以救治，故为死证。

脉实还有脉失柔和的意思，即所谓真脏脉见。下利日十余行不止，正气本已虚甚，再见真脏脉，表明胃气败绝，故主死。

下利清谷，里寒外热，汗出而厥者，通脉四逆汤主之。（385）

【**解析**】本条论述阴盛格阳的证治。

“下利清谷”，是脾肾阳虚，阴寒内盛，腐化无权所致。阳虚不温四末，所以见厥。阳虚不固而欲从外脱，故见汗出。在此一派阴寒的证情下，若又见身热，则既非表热不解，亦非阳复之热，而是阴盛格阳、阳气欲亡的表现，故仲景揭示此证曰：“里寒外热”，也就是真寒假热。其治当急以通脉四逆汤回阳救逆，以挽回欲脱的阳气。

本方证在少阴病篇已作过介绍，学习本条时当与少阴病有关条文相互联系对照，则更有助于理解。

热利下重者，白头翁汤主之。（386）

白头翁汤方：

白头翁二两　黄柏　黄连　秦皮各三两

上四味，以水七升，煮取二升，去滓，温服一升；不愈，更服一升。

【**解析**】本条论述厥阴热利的证治。

厥阴下利有寒热之分，“热利下重”，指出热利每有下重的特点，所以它是热利的主证。厥阴热利，多为湿热内蕴，气机不畅，因而表现为里急后重，下重难通之象。“下重”既是湿热下利的一个重要特征，也是厥阴热利的辨证眼目。厥阴肝主藏血，热迫血分，灼伤阴络，腐化为脓，故便脓血是厥阴热利的另一个特征。从下重、便脓血两证来看，厥阴热利实际上包括了现代医学所说的痢疾病。治用白头翁汤清热燥湿，凉血止利则愈。

白头翁汤以白头翁为主要药物，白头翁苦寒，善清肠热、治毒痢，并能凉血舒肝，为治毒热赤痢的要药；黄连、黄柏寒以清热，苦以燥湿，最能厚肠止利；秦皮苦寒，能清肝胆及大肠湿热，并可凉血坚阴而止利。

本方不仅治菌痢，亦可治阿米巴痢疾。只要是属于肝经的湿热下利，见有里急后重，便脓血等证者，无论病程长短，一般来说都是有效的，但是对于温病伤阴的阴虚下利，见舌红无苔或舌中有裂者，则非本方所宜。

曾治一妇人，自诉下利，腹痛，脐腹部有冷气感。初辨为下焦有寒，气血不和，用桂枝加芍药汤治疗，不料服一剂竟腹痛加重，以致痛不可耐。详察其舌红苔腻、脉弦且数，下利尚有里急后重之感，小便短少黄赤，乃悟此证实为厥阴湿热下利。先令服六一散 10 克，再服白头翁汤，仅一剂而病愈。此案是比较典型的厥阴热利证，因有湿热内蕴，热为湿裹，气郁不伸，故脐腹部反有寒冷的感觉，临证勿被其惑。

下利，腹胀满，身体疼痛者，先温其里，乃攻其表。温里四逆汤；攻表桂枝汤。（387）

【解析】本条论述虚寒下利兼有表证的治疗法则。

腹胀满有因于实者，也有因于虚者。腹胀满，大便不通，多属实；腹胀满与下利并见则多属虚。《灵枢 · 经脉》云："胃中寒则胀满。"今下利，腹胀满，是因脾肾阳虚，温运失职，寒凝气滞所致。脾肾阳气虚衰，腐熟运化无力，其下利必为完谷不化。"身体疼痛"说明表证未解。里虚又兼表证，其治当"先温其里，乃攻其表"，即先用四逆汤温里扶阳，待里气恢复，清便自调，抗邪能力增强之后，再拟桂枝汤以攻表。这是治疗表里同病，而里气虚的一个法则。若不遵循这个法则，先行攻表，误发虚人之汗，则可造成亡阳虚脱的严重后果。张景岳对这一治疗法则作了很精辟的分析："此一条乃言表里俱病而下利者，虽有表证，所急在里，盖里有不实，则表邪愈陷，即欲表之，而中气无力亦不能散，故凡见下利中虚者，速当先温其里，里实气强则表邪自解，温中可以散寒，即此谓也。"

下利，欲饮水者，以有热故也，白头翁汤主之。（388）

【解析】本条继论厥阴热利的证治。

虚寒下利一般不渴，即或有渴，如少阴病自利而渴，亦多不欲饮水。

今“下利，欲饮水”，而口渴能饮，说明是热伤津液，故曰“以有热故也”。因热而下利则属热利，厥阴热利，必见里急后重，便脓血。其治仍应以白头翁汤清热燥湿，凉血止利。

本条提出的“下利，欲饮水”是对厥阴热利见证的又一补充。综合以上几条可知：辨厥阴热利当抓住三个主证，即下重，便脓血，口渴欲饮水，由此方知其证为热而非寒。

下利，谵语者，有燥屎也，宜小承气汤。（389）

【**解析**】本条论述燥实内阻，热结旁流的证治。

下利因有燥屎所致者，是属热结旁流，其所利下之物，多是“自利清水，色纯青”，或是大便黏液，滞下难通。由于本证的关键在于“有燥屎”，以致腑气不通，气滞不爽，故其证也多见腹满疼痛，口燥咽干等。热结阳明，浊热扰心，故而谵语。治当通因通用，以下其结，方用小承气汤。

曾治一患者下利黏秽，里急后重，脉沉滑，舌苔黄厚。初用白头翁汤治疗，证情似有好转，但未得愈，舌苔黄厚则有增无减。遂认为肠中尚有积滞未化而改用小承气汤泻下。药后黄苔去，下利止而病愈。

本条设此处，其意有三：一是承上条补充热利的另一治法；二是有与厥阴之热利鉴别比较的作用，厥阴热利以下重、便脓血为主，而本证当以腹痛拒按，谵语为主；三是本证虽是阳明有燥屎，但其病源又可因于厥阴病阳复太过，阳热伤津化燥，以致燥热成实。也就是说，本证的形成与厥阴病有着密切关系。

下利后更烦，按之心下濡者，为虚烦也，宜栀子豉汤。（390）

【**解析**】本条论述邪热蕴郁心胸的证治。

此之下利，本为热利，下利腐秽得去，邪从下泄，故按之心下濡。但利后余热不尽，蕴郁于心胸，故烦不减而更甚。因为这种引起心烦的郁热，只是无形的热邪，未与痰、水、食等有形之邪结聚，故称之为“虚烦”。治用栀子豉汤之清宣，以解胸膈间的郁热。

本条列于厥阴诸下利证之后，对利后余证的辨证论治有重要意义。

若本为热利而余热不尽，郁扰胸膈而致虚烦者，可治以栀子豉汤；若原为虚寒下利，由于阳复太过，虽下利止而又发生虚烦者，亦可酌用栀子豉汤治疗。

呕家有痈脓者，不可治，呕脓尽自愈。（391）

【**解析**】本条论述因内有痈脓而呕者，当治其内痈。

“呕家”，指素有呕吐的病人。致呕的原因很多，有因外感的，有因内伤的，有因寒的，有因热的，有因蓄水的，有因痰食涌逆的，亦有因内痈蓄脓的等等。其治当察其所属，究其所因，辨证以论治，不可见呕止呕。本条所述之呕家，乃是因内脏生痈脓而致呕吐。此为肺、胃热毒内蕴而生痈脓，痈脓既成，每多借呕吐以排出，因此呕吐又是排泄秽物、驱邪外出的一种正常反应，故凡痈脓已成需要排出而见呕吐者，绝不可止其呕，所谓“不可治”，即不可单纯止呕之意。“呕脓尽自愈”，是说将脓液排尽则呕自止，并非指病痊愈。若要从根本上治呕，则当从治痈脓入手，使内痈愈，而脓不生，则呕吐必不治而自止，这就是“治病必求其本”的意义。

呕而脉弱，小便复利，身有微热见厥者难治。四逆汤主之。（392）

【**解析**】本条论述呕而手足厥冷属阴盛格阳，故为难治。

“呕而脉弱”，为病在里。因“小便复利”，故可排除水饮为患。脉弱为正气不足，病在厥阴而见弱脉是阳气虚衰。见身有微热而手足温者，是阳气来复的佳兆。今身有微热而手足厥冷，说明非为阳复，而是阳不胜阴，阴寒之邪内盛而格阳于外的反映。其呕亦属阴盛阳衰，阴阳格拒，阴寒之气上逆的见证，故其病为难治。当急以四逆汤扶阳消阴，以观后效。

干呕，吐涎沫，头痛者，吴茱萸汤主之。（393）

【**解析**】本条论述肝寒犯胃的证治。

厥阴肝脉挟胃属肝，上贯膈，布胁肋，上入颃颡，连目系，上出与督脉会于巅顶。寒伤厥阴，下焦浊阴之气循经上犯于胃，致使胃寒气逆，水饮不化，而见“干呕，吐涎沫”，即口中频频地吐出清涎冷沫，或如蛋清，或如白沫，或如清水。厥阴肝寒循经上逆，故见头痛且以巅顶部为甚。其治当以吴茱萸汤暖肝温胃降浊以散水饮。

吴茱萸汤证在《伤寒论》中涉及阳明、少阴、厥阴三经的病变。从其方证分析，肝胃虚寒当为病变的根本。既是肝胃虚寒，为何又列入少阴病中？因为少阴肾阳为一身阳气之本，因元阳之气根于肾，必由肝胆而升，借三焦之通路以布于周身，温煦五脏六腑、四肢百骸。而胃为中土，乃是心肾水火上下相交的必由之路，故若肝胃虚寒，则必然影响少阴阳气的升腾与心肾阴阳的交通和水火的既济。前述少阴病烦躁欲死，即是中寒为病而影响心肾不交的见证，可见厥阴、阳明二经均与少阴有着密切的关系。

呕而发热者，小柴胡汤主之。（394）

【解析】本条论述厥阴病脏邪还腑，转出少阳的证治。

肝与胆相表里，少阳病进可转入厥阴，厥阴病衰也可转出少阳，故有实则少阳，虚则厥阴之说。本条所述厥阴病见喜呕而发热不退的少阳证候，是脏邪还腑、由阴变阳的好现象。临床上除见到呕而发热外，还可有口苦、心烦、脉弦等少阳病的其他见证。既然厥阴病已转出少阳，则当治以小柴胡汤和解之法。

伤寒大吐大下之，极虚，复极汗出者，以其人外气怫郁，复与之水，以发其汗，因得哕。所以然者，胃中寒冷故也。（395）

【解析】本条论述伤寒误用吐下使胃阳虚而致哕。

伤寒大吐大下而伤伐其正气，特别是脾胃之阳气，因而造成脾胃之气“极虚”，本不应再汗，而又“复极汗出”，以致其人外气怫郁于表，则身热不解。医者认为表不解，而用热饮的方法再度发汗。如此一误而使胃气虚冷，故发生哕，即呃忒之证。“所以然者，胃中寒冷故也”，是作者借以说明致哕的原因与机理。

伤寒，哕而腹满，视其前后，知何部不利，利之则愈。(396)

【解析】本条论述哕而腹满的辨证与治法。

哕，即哕逆，俗称呃逆。致哕因素虽多，但概括起来不外虚实两类，而其病机，总由气机不利，胃失和降所致。今哕与腹满并见，一般多属于实证，虚实虽明，但仍需要进一步探讨证候形成的具体原因，以便制订相应的治疗措施，所以要观察其大小便，即"视其前后"，若小便不利，则为蓄水；大便不利，则为腑实。蓄水宜通利小便，腑实宜通利大便。查明前后何部不利，施以相应治法，使二便通利，气机调畅，则哕逆、腹满亦必随之而愈。

【小结】

本篇原文共57条。因病至厥阴，阴寒极盛，阳复有机，即所谓寒极生热，阴极生阳，故厥阴病与少阴病截然不同，而以寒热错杂、厥热往复、或寒、或热等证为特点。

厥阴寒热错杂证，治当寒热杂治。其中有乌梅丸寒热杂治，重在酸收以伏蛔；干姜黄连黄芩人参汤寒热杂治，重在苦降以止呕；麻黄升麻汤寒热杂治，重在宣发以透内陷阳郁之邪。

厥阴阴阳消长之机，可通过厥、热胜复之证而知。故本篇列举数条厥热对比，孰多孰少之证，以予辨别阴阳消长、推测预后作示范。

本篇又将诸厥证作了归纳。厥者，手足逆冷是也，是言其证；凡厥者，阴阳气不相顺接，是言其病机。并论述了四逆辈的阳虚寒厥；当归四逆汤证的血虚寒厥；白虎汤证的热厥；可下证的里热实厥；乌梅丸证、麻黄升麻汤证的寒热错杂厥；瓜蒂散证的痰阻胸阳厥；茯苓甘草汤证的水遏胃阳致厥等。

厥阴主肝，肝气疏泄失调，可致六腑气机不利、升降失常而出现诸多呕、吐、哕、下利之证。就呕吐而言，有吴茱萸汤证的肝胃气寒、浊阴上逆之呕；有小柴胡汤证的脏邪还腑、阴病出阳之呕；也有乌梅丸、干姜黄连黄芩人参汤证的寒热错杂、上热下寒之呕。就下利而言，有四逆辈的寒利；白头翁汤证的热利；小承气汤证的内结旁流；以及乌梅丸、麻黄升麻汤证的寒热错杂之利等。

厥阴为病，阴盛则寒，阳复则热。寒极亡阳则死；阳复邪却则愈；若阳复太过则热，其热上攻可发喉痹，下迫可便脓血，外壅肌肤则发痈脓。

凡此种种的不同预后，本篇均已述及。

辨霍乱病脉证并治法

【概说】

霍乱是以呕吐、下利为主要临床表现的暴发性的胃肠疾患。后世医家又根据见证不同，分为湿霍乱与干霍乱两大类：即上吐下利，吐泻无度者为湿霍乱；欲吐不吐，欲泻不泻，但见烦闷不安，腹中绞痛，短气汗出者，为干霍乱。本篇所讲的霍乱，因以呕吐而利为主证，故当属湿霍乱。

霍乱病，多因饮食生冷不洁，或感受六淫之邪，而使表里之邪相并，寒热错杂，乱于肠胃，清浊相干，升降失常所致。仲景把霍乱病列于伤寒六经病证之后，是作为类证以与伤寒鉴别比较而设的。

问曰：病有霍乱者何？答曰：呕吐而利，名曰霍乱。（397）

【解析】本条论述霍乱病的主要证候。

本条以问答形式揭示了霍乱病的主证，并列于篇首，实有提纲挈领的作用。问：疾病中有称作霍乱的，其临床表现是什么？答：呕吐、下利且暴然而作者，即为霍乱。

霍，迅速、急骤之意；乱，即变乱之意。霍乱，即指暴然发作的疾患；霍乱以吐泻为主证，又含有挥霍撩乱的意思。因其发病急骤，吐泻交作，挥霍撩乱，故取名霍乱。此与现代医学所讲的由霍乱弧菌所引起的霍乱，概念不同，而其范围要广泛得多。早在《灵枢 · 五乱》中就有了霍乱的名称，如“清气在阴，浊气在阳……清浊相干……乱于肠胃，则为霍乱”，并已明确指出了霍乱的病因、病机和主证，这在世界医学史上也远远居于领先地位，是值得大书而特书的。

问曰：病发热，头痛，身疼，恶寒，吐利者，此属何病？答曰：此名霍乱。自吐下，又利止，复更发热也。（398）

【解析】本条补述霍乱见证，并指出与伤寒的不同之处。

由于霍乱也是感受外邪引起，故亦可兼见表证，发热恶寒同时并见，是病在表；邪客于表，经脉不利，故头身作痛。病在表，若属太阳伤寒，只有当邪气内传，影响里气不和，脾胃升降失常之时，才见呕吐下利。今初病即见吐利并与表证同见，故不属伤寒而属霍乱。霍乱虽是表里同病，但以吐利的里证为主。“自吐下”，即言病从内发，而不受表邪的影响。病从内而外，表里不和，则吐利、寒热并见；若下利止，但见发热，说明里气虽和，但表证未解。

伤寒，其脉微涩者，本是霍乱，今是伤寒，却四五日，至阴经上，转入阴必利，本呕下利者，不可治也。欲似大便而反失气，仍不利者，属阳明也，便必鞕，十三日愈，所以然者，经尽故也。（399）

【**解析**】本条论述伤寒与霍乱的脉证异同，并作了鉴别和比较。

伤寒表不解而又内传入阴经，则表里同病，亦可见身热、恶寒而吐利交作，证情类似霍乱。但若伤寒表不解，其脉必见浮紧。今初病即吐利，而脉反微涩，说明此证并非伤寒，乃“本是霍乱”为病。霍乱为病，“本呕下利”，发则吐利交作，速致津气大伤，故脉来微涩而无力。至于伤寒为病，则多是在四五日后邪传阴经之时，才见吐利。二者迥然有别，切不可将霍乱病误诊为伤寒而论治，此即所谓“不可治”之义。若霍乱吐利之后，其人欲似大便而不能，而仅见失气而已，此为吐下津伤化燥，胃肠失润所致，故曰“属阳明也”。因其并非传经之邪，故其病至十三日，当经气来复，津液得以恢复之时，则病可自愈。津伤转属阳明，虽大便必硬，但无其他腹满疼痛拒按、潮热、谵语等腑实燥热证候，故与阳明病的“胃家实”亦有所不同。

下利后，当便鞕，鞕则能食者愈；今反不能食，到后经中，颇能食，复过一经能食，过之一日，当愈。不愈者，不属阳明也。（400）

【**解析**】本条承上条，论述下利后的各种证候变化。

下利后，津伤失润，大便当硬。因不属阳明胃家实证，虽大便硬，但腑气尚通，胃气尚和，故能食而有自愈的机转。今初病即“不能食”，但“到后经中”，即过七日以后而“颇能食”的，反映胃气已逐渐恢复，如复过一经而继续能食，则过一日其病当愈，此与上条所述十三日病当愈之义相同。若到后经中不愈者，则不属津伤便硬之阳明，而应当考虑是其他的病证。

以上三条可以说是本篇的总论。全面地论述了霍乱病的脉证特点和预后转归，并与伤寒病进行了鉴别比较，也对霍乱病的辨证论治提供了可靠的依据。从以上三条内容分析，可以看出霍乱和伤寒有以下几点不同：

1. 病因　霍乱多是六淫与饮食杂糅之邪干于胃肠；伤寒则是邪客于表，由皮毛而入，逐渐传里。

2. 病机　霍乱是脾胃升降失常，清浊相干，胃肠机能紊乱，其病由内而外；伤寒则是皮毛受邪，营卫失和，其病从外而内。

3. 脉证　霍乱初起即见吐利交作，脉来微涩；伤寒则是时过几日，邪转入阴，方见吐利。病初起，邪在表，脉来浮紧。

恶寒脉微，而复利，利止，亡血也，四逆加人参汤主之。（401）

四逆加人参汤方：

于四逆汤方内，加人参一两，余依四逆汤法服。

【解析】本条论述霍乱吐利致阳虚液竭的证治。

"恶寒脉微"，本为阳虚，"复利"是阳虚阴盛，必见下利清谷。若利止而见烦、热、手足温、脉数者，是为阳复向愈之证；今利止而不见阳复脉证，可知并非阳复阴退，而是津液随下利而竭，已无物可下，此即所谓"利止，亡血也"，治以四逆加人参汤回阳兼救阴。

四逆加人参汤即四逆汤加人参。用四逆汤以回阳，人参既可益气固脱，又可生津滋阴。故本方用于亡阳虚脱而脉不起，以及阳损及阴、阴阳两伤者，最为妥当。如凡四逆而表现为大汗不止，吐利无度而致阴液消耗者，均可施用。《伤寒论》中，白虎汤证见大烦渴不止要加人参；通脉四逆汤证见脉微欲绝，利止脉不出者也要加人参；本条的利止亡血亦加人参，联系起来可见人参不仅益气，而且确有生津补液的作用。

霍乱，头痛，发热，身疼痛，热多欲饮水者，五苓散主之；寒多不用水者，理中丸主之。（402）

理中丸方：

人参　甘草炙　白术　干姜已上各三两

上四味，捣筛为末，蜜和丸，如鸡黄大，以沸汤数合，和一丸，研碎，温服之。日三四，夜二服，腹中未热，益至三四丸，然不及汤。汤法，以四物依两数切，用水八升，煮取三升，去滓，温服一升，日三服。

加减法：

若脐上筑者，肾气动也，去术加桂四两。吐多者，去术，加生姜三两。下多者，还用术。悸者，加茯苓二两。渴欲得水者，加术，足前成四两半。腹中痛者，加人参，足前成四两半。寒者，加干姜，足前成四两半。腹满者，去术，加附子一枚。服汤后，如食顷，饮热粥一升许，微自温，勿发揭衣被。

【**解析**】本条论述霍乱兼有表证的治法。

既言霍乱，必暴然而作吐利，同时伴有头痛、发热、身疼痛等表证，则属表里同病，其治当根据表里寒热的不同病情而施以不同的治法。若以表证、阳证为主，即“热多”，见口渴欲饮水而小便不利者，则治以五苓散，表里两解，通阳化气，利小便而实大便，且五苓散又有行制节之令的作用，能升清降浊而调脾胃。若“寒多”的，即以寒湿之邪为主，见口不渴。“不用水”者，即“自利不渴，属太阴也”的互义。则治以理中丸，温化中焦寒湿。

理中丸用人参、甘草健脾益气；干姜温中散寒；白术健脾燥湿。脾阳得复，寒湿得去，则升降调和而吐利自止。本方为治太阴虚寒证的主方，因其作用在于温运中阳，调理中焦，故取名“理中汤”。本方又名人参汤，亦治虚寒性的胸痹证。本方煎服法有几点需加以说明：

1. 原为丸剂，亦可作汤服，为一方二法。病缓需久服者，可用丸；病急或服丸效差者，应用汤剂。

2. 服药后腹中转热，是见效的反映，“腹中未热”不效，可加量；仍不效，更见腹冷痛、畏寒、手足冷、下利清谷者，可加附子以脾肾兼治。

3. 为增强药效，温养中气，服药后可喝热粥，并温覆以取暖。

4. 若是中焦虚寒下利，又夹热见大便黏液不爽者，可加黄连，为连理汤；兼胃寒吐逆不止，可加丁香、吴茱萸，为丁萸理中汤；兼吐蛔者，可加乌梅、川椒，为椒梅理中汤。随证加减，临床均有较好疗效。

吐利止而身痛不休者，当消息和解其外，宜桂枝汤小和之。（403）

【**解析**】本条论述霍乱里和表不解的证治。

霍乱可表现为表里同病。今“吐利止”，说明里气和，而“身痛不休”，说明表证不解。治“当消息和解其外，宜桂枝汤小和之”。“消息”，有斟酌之意，寓有灵活变通，随证选药的意思。为何用桂枝汤小和之？这是因为吐利之后，正气受伤，虽有表邪亦不可用麻黄汤类峻汗；再者，吐利之后，邪气已衰，也不需峻汗。此处用桂枝汤也不必啜粥及温覆取汗，可见所谓“小和”，尚有不令发汗之意。

吐利汗出，发热恶寒，四肢拘急，手足厥冷者，四逆汤主之。（404）

【**解析**】本条论述霍乱吐利以致亡阳脱液的证治。

吐利交作，更见汗出，说明真阳大伤，阳虚不固而外亡。阳虚不温四末，则手足厥冷。津液随吐利而外泄，则其病必由阳而损及阴。阴阳两虚不温、不柔，则筋脉失养，故“四肢拘急”。阳气大虚，弱阳被盛阴格拒而外浮，所以在畏寒的同时又见身热。本证虽为亡阳脱液之证，但因其液脱源于亡阳，故当先固散亡的阳气，治以四逆汤，亦阳气固，则阴液敛；阳气复，则阴液生之义。

既吐且利，小便复利而大汗出，下利清谷，内寒外热，脉微欲绝者，四逆汤主之。（405）

【**解析**】本条论述霍乱吐利后致里寒外热的证治。

“既吐且利”，即吐利交作，病当属霍乱。吐利津伤，小便当少而不利；今见“小便复利而大汗出，下利清谷”，说明吐利伤及下焦肾阳，阳虚不能固摄津液，以致津液下走外泄；不能温暖脾土，以致下利完谷不化而澄澈清冷。虚阳被盛阴格拒而外浮，从而形成“内寒外热”的真寒假热证。阳虚液少，不能充盈血脉，故见“脉微欲绝”而似有似无。此为阳虚阴盛之重证，可先用四逆汤回阳救逆以摄阴，如不效，再投通脉四逆汤亦意在言外。

吐已下断，汗出而厥，四肢拘急不解，脉微欲绝者，通脉四逆加猪胆汁汤主之。（406）

四逆加猪胆汁汤方：

于四逆汤方内，加入猪胆汁半合，余依前法服；如无猪胆，以羊胆代之。

【解析】本条论述霍乱吐利致阳亡阴竭的证治。

“吐已下断”，指不再吐利，即吐利停止。若吐利止而手足转温，则是阳复欲愈的佳兆。今吐利虽止，更见“汗出而厥，四肢拘急不解，脉微欲绝”等证，说明此“吐已下断”并非阳复，而是吐利太甚，以致水谷津液涸竭，无物可吐而自止，无物可下而自断。阳气外亡，所以汗出而厥。阴阳俱虚竭，筋脉失养，血脉不滋，故见四肢拘急不解，脉微欲绝。治以通脉四逆加猪胆汁汤，在回阳救逆之中，兼以益阴和阳。

原书卷十为“四逆加猪胆汁汤”，赵本为“通脉四逆加猪胆汤”，应据赵本在“四逆”之前加“通脉”二字。通脉四逆汤可回阳散寒，通脉救逆。加猪胆汁有两个作用：一可益阴滋液，既可补益吐下之液竭，又可制姜附燥热劫阴之弊，此即所谓“益阴和阳”；二可借其性寒，以引热药入阴，可减少或制约阴寒太盛对辛热药物的格拒不受，此为反佐之法。

吐利发汗，脉平，小烦者，以新虚不胜谷气故也。（407）

【解析】本条论述霍乱病后胃虚，应注意饮食调养。

霍乱吐利发汗之后，胃气必伤。见“脉平”，即脉搏平和、正常，说明大邪已去，阴阳和合，病已向愈。仍有“小烦”，即微烦，是病后脾胃虚弱，未能节制饮食，进食多而不能消化，即所谓“新虚不胜谷气故也”。“新虚”，指大病初愈，胃气尚弱；“不胜谷气”指胃气弱而不能消谷。此不需用药，只要能节制饮食，注意饮食调养即可。

本条列于霍乱篇末，重申“保胃气，存津液”的防治法则，很有指导意义。

【小结】

本篇共11条，前3条论述了霍乱病的脉证特点，预后转归，以及与伤寒的主要鉴别点；后8条主要论述霍乱病的辨证论治。霍乱吐利轻证兼表且有水结者，可用五苓散；偏中焦虚寒，寒湿内盛者，可用理中汤。霍乱吐利，伤阳脱液，直至阳亡液竭，阴盛格阳者，可据情酌用四逆汤、通脉四逆汤、四逆加人参汤、通脉四逆加猪胆汁汤等。霍乱吐利止而里已和，尚有表邪不解者，可用桂枝汤小和其外。霍乱初愈，正气未复，节饮食，慎起居等调养之法甚为重要，不可不知。

从全篇来看，本论所述之霍乱，多属后世所称之湿霍乱，而且以证偏寒湿者居多。

辨阴阳易差后劳复病脉证并治法

【概说】

伤寒热病，基本近愈，但气血阴阳未平，经腑余热未了，此时若行房事，男病则易于女，名叫阳易；女病则易于男，名曰阴易。男女之病，交相传易，故名阴阳易。易，即交易、变易之意。

伤寒新愈，正气未复，起居作劳，因而复病，谓之劳复。也有强饮暴食，因而复病者，则谓之食复。

本篇在六经病脉证治之后，论述阴阳易、差后劳复，以及大病差后余热、遗寒、正虚诸般证治，示人应对病后调理予以足够重视，方能巩固疗效，以收全功。可谓寓意深刻，而匠心独具。

伤寒，阴阳易之为病，其人身体重，少气，少腹里急，或引阴中拘挛，热上冲胸，头重不欲举，眼中生花，膝胫拘急者，烧裈散主之。（408）

烧裈散方：

上取妇人中裈近隐处，剪烧灰，以水和服方寸匕，日三服。小便即利，阴头微肿，则愈。妇人病，取男子裈当烧灰。

【解析】本条论述阴阳易证治。

阴阳易，是与大病新差，余邪未尽之人性交，染易邪毒而致的一种病。因房事最易伤人精气，故发病即见“身体重，少气”等精气不足之证。阴分被伤，筋脉失养，则见“少腹里急，或引阴中拘挛”及“膝胫拘急”等证。伤寒余热之邪由阴传入，毒热由下向上攻冲，则见“热上冲胸，头重不欲举，眼中生花”等证。其治则以烧裈散导热下行，使邪毒从阴而出。

裈即裤裆。烧裈散方取内裤近隐处（即裤裆处）的那一部分，烧作灰用。从“取妇人中裈近隐处”一句体会，可见男子患此病者为多，而妇人病则取男子裈裆烧灰。此物本草书未载，据古人介绍男女裈裆，浊败之物也。烧灰用者，取其洁净而又有同气相求、导邪外出之义。服后或汗出，或小便利则愈。阴头微肿者，是所易之毒从阴窍而出，故肿也。其说可供参考。

阴阳易在临床上是否可以见到，用烧裈散有无疗效，余曾为此请教过一些名老中医，山西省中医研究所已故名医李翰卿先生作了肯定的答复。他说：从后汉至今，尽管历代医家对此证此方都有所争议，但均没有全盘否定，而是一直在研究探讨。根据自己有限的临床所见，确有其病，用烧裈散也确有疗效。李老先生以六七个典型病例说明阴阳易为病，临床表现有三个特点：一是头抬不起来，即“头重不欲举”，这是很突出的一个表现；二是“少腹拘急”，抽搐且牵引阴中拘挛；三是全身乏力，倦怠少气。治用烧裈散而每每取效。李老的经验之谈，很值得重视。

后世有人把阴阳易分为寒热两类。有上述证候者为热型，用竹茹、天花粉、白薇送服烧裈散；有阳衰、肢凉、精神不振者为寒型，用四逆汤等送服烧裈散。这些具体用法，亦资临床参考。

本条一是告诉人们，伤寒大病差后，正气未复，邪气未尽，应忌房事，否则就有可能发生阴阳易。二是论述阴阳易的证治。其中包含了防患于未然，有以预防为主的精神。无论伤寒、杂病，凡人病初愈，都应忌房事，若犯此忌，有的虽非阴阳易而属房劳复，即因房事而使旧病复发，也常有不良后果。病后慎养之法，不可等闲视之。医者也一定要叮咛病人谨慎调养。

大病差后，劳复者，枳实栀子豉汤主之。若有宿食者，加大黄如博棋子大五六枚。（409）

枳实栀子豉汤方：

枳实三枚，炙　栀子十四枚，擘　豉一升，绵裹上三味，以清浆水七升，空煮取四升，内枳实、栀子，煮取二升，下豉，更煮五六沸，去滓，温分再服，复令微似汗。

【**解析**】本条为劳复证治举例。

大病初愈，正气未复，若劳作过多则生阳热，使在经未了之热得以复燃，疾病复发，症见发热、心烦等，即所谓“劳复”。从临床所见，劳复并非全因于劳动过力，就是一般的活动，诸如坐立较久，言谈过多等，都可导致劳复。治以枳实栀子豉汤利气清热除烦。若兼有宿食者，则加大黄泻下食积。

枳实栀子豉汤，即栀子豉汤加枳实。用枳实宽中行气，栀子清热除烦，香豉透邪散热。清浆水又名酸浆水，即米饭用清水浸泡七日以上，待味变酸，水面起白花即成。用清浆水煎药，有清热、除烦、理气、宽中、助消化的作用。若有宿食者，加大黄如围棋子大者五六枚，以荡涤肠胃，导滞下积。因而本方亦可用于病后食复之证。

临床所见，大病差后，因劳作不慎而病劳复；因饮食不节而病食复，均不少见。其他如结核病、肝硬化腹水等病，经治疗得以缓解，却因不忌房事而使病情复发致死，也曾有所见。因此，病后慎养，以防房、劳复和食复，是医嘱中特别重要之事。

伤寒差已后，更发热者，小柴胡汤主之。脉浮者，以汗解之；脉沉实者，以下解之。（410）

【**解析**】本条为伤寒差后复发热的辨证论治举例。

伤寒初愈，或因劳复，或因食复，或因新感，而又出现发热，其治疗仍要平脉辨证，具体分析，不能一概而论。若脉见浮者，为邪在表，可用汗法；若脉见沉实者，为邪结于里，可用下法；若非表非里，而属少阳枢机不利者，可用小柴胡汤和解之法。

上条所述的病后劳复枳实栀子豉汤证，与本条所论病后复发热，可据情酌用汗、下、和等法，都是针对病后发热而言的。以下两条将介绍病后之寒证。寒热证治对比分析，更突出了辨证论治的精神。

大病差后，从腰已下有水气者，牡蛎泽泻散主之。（411）

牡蛎泽泻散方：

牡蛎熬　泽泻　栝蒌根　蜀漆洗，去脚（赵本作“腥”）　葶苈熬　商陆根熬　海藻洗去咸，已上各等分

上七味，异捣下筛为散，更入臼中治之，白饮和，服方寸匕。小便利，止后服，日三服。

【**解析**】本条论述大病差后，水邪凝聚腰下的证治。

伤寒或杂病，凡大病差后见腰以下肿者，为水湿之邪凝聚于下所致，其小便必然不利。因患水邪结聚，故其脉多见沉而有力。治当利小便、逐水邪，方用牡蛎泽泻散。

牡蛎泽泻散用海藻、牡蛎入肝软坚去水；葶苈子泻肺以利水；商陆根逐水之结，与葶苈子相配，则使上中下三焦之水荡然无遗。蜀漆一药，有劫痰破结之效，可开痰水之凝结。本方消痞、软坚、破结、泄水，力量较大，故加天花粉生津保阴，同时天花粉也有活血脉、清伏热之效。临床用本方治疗肝硬化腹水有效，但其利水退肿的作用较十枣汤为弱。十枣汤泻下逐水，二便俱出；本方泻下作用则为缓。尽管如此，对脾肾气虚，气不化水而水湿内留者，仍应慎用。

大病差后，喜唾，久不了了者，胃上有寒，当以丸药温之，宜理中丸。（412）

【**解析**】本条论述大病差后，肺脾虚寒，津液不化的证治。

大病差后，中焦虚寒，脾失健运，津液不布，上焦虚寒，肺失宣降，津液凝聚。手足两太阴俱虚，津液不化，聚而为饮，故证见多唾，且长久不愈，即所谓“久不了了”。其治法“当以丸药温之”，用理中丸温中益气为宜。庶脾肺得温，阳气健运，津液得以布化，则喜唾可愈。

《金匮要略·肺痿肺痈咳嗽上气病脉证治》中云：“肺中冷，必眩，多涎唾，甘草干姜汤以温之”，其证治与本条有相似之处，可互相参考补充。

伤寒解后，虚羸少气，气逆欲吐者，竹叶石膏汤主之。（413）

竹叶石膏汤方：

竹叶二把　石膏一斤　半夏半升，洗　人参三两　甘草二两，炙　粳米半

升　麦门冬一升，去心

上七味，以水一斗，煮取六升，去滓，内粳米，煮米熟，汤成，去米，温服一升，日三服。

【**解析**】本条论述病后虚热欲吐的证治。

“伤寒解后”，指大病已解，大邪已去。见“虚羸”，即虚弱消瘦，为精血津液不足之象，是言其形体伤；更见“少气”，即呼吸短不足以息，是言其气已伤。今形气两伤，气阴不足，虚热上逆，致胃失和降，故又见“气逆欲吐”。因虚热内扰，或余热未尽，所以还常见到低热、心烦、舌红苔少、脉细数等证，治用竹叶石膏汤清热、养阴、益气、和胃。

竹叶石膏汤用石膏清肺胃气分之热；竹叶隆冬不凋，禀阴气最盛，善清虚热、治心烦、止呕吐；麦冬补阴气、滋胃阴、养津液、续血脉，使中焦阴液上通于心，心胃阴血津液互相滋助；人参、甘草益气生津；粳米益胃气，养胃阴；妙在用半夏一味辛药，活泼中气，和胃降逆。本方现代临床多用于治疗温热病后期，因气阴两伤，虚热内扰，肺胃气逆而致咳逆、欲呕等证者。其他内外科疾病，只要符合上述病机而见有以上证候者，用之也每获良效。

竹叶石膏汤实为白虎加人参汤加减化裁而成，但竹叶石膏汤用麦冬而不用知母，白虎加人参汤用知母而不用麦冬。因白虎加人参汤证乃阳明气分大热，虽有气阴两伤，但仍以热盛为主，故在治法上以祛邪为要。知母与麦冬虽均为生津养液之品，但知母清热之力胜于麦冬，故当用知母而不用麦冬。竹叶石膏汤证，乃大病之后，虚羸少气而余热未尽，在治法上以扶正为要。麦冬补液有余而清热不足，故用麦冬而不用知母，以免更伤正气而使病难愈。

病人脉已解，而日暮微烦，以病新差，人强与谷，脾胃气尚弱，不能消谷，故令微烦，损谷则愈。（414）

【**解析**】本条论述大病新差，不可多进饮食的道理。

“病人脉已解”，指病脉已解而转见正常脉象，但在傍晚前后，即日暮时刻微觉烦躁。此乃因大病新差，脾胃之气尚弱，强食多饮，必不能消化。饮食不消，羁縻中焦，故令人发烦。因为这种微烦，产生于人强与谷而不能消，非为食滞，故无须用药治疗，只要减少饮食即可，即所谓“损谷则愈”。

【小结】

《伤寒论》在六经病证之后列出本篇，对病后慎养，防止复发，巩固疗效有着重要临床意义。对大病差后所遗留和发生的寒热虚实种种病证，也作出了辨证论治的示范。

枳实栀子豉汤、理中丸、竹叶石膏汤等都为临床常用之方，应熟练掌握以广其治。

附:《伤寒论》原文校勘

【伤寒论原文校勘说明】

本校勘以《注解伤寒论》为蓝本,以《脉经》、《千金翼方》(简称《千金翼》)、《金匮玉函经》(简称《玉函》)、《伤寒论》(赵开美的复刻本,简称赵本)、《医统正脉》(简称《医统》)、《伤寒论集成》(简称《集成》)诸书为对校版本,按《注解伤寒论》条文顺序,逐字逐句进行校阅。又《备急千金要方》(简称《千金》)、《外台秘要》(简称《外台》)、《古本康平伤寒论》(简称《康平》)作为本次校勘参考对校版。本校勘错简、遗漏之处,恐为难免,敬请读者多加指正。

【蓝本及对校书目版本、出版年代】

(1)《注解伤寒论》,人民卫生出版社,1978年6月第一版第五次印刷。

(2)《脉经》,商务印书馆,1959年6月上海第七次印刷。

(3)《千金翼方》,人民卫生出版社,1982年1月第一版第五次印刷。

(4)《金匮玉函经》,人民卫生出版社,1956年1月第一版第三次印刷。

(5)《伤寒论》(张仲景原著,重庆市中医学会编注),重庆人民出版社,1962年1月第二版第十六次印刷。

(6)《医统正脉》(《注解伤寒论》),江阴朱文震校刊本。

(7)《伤寒论集成》(日·山田正珍),人民卫生出版社,1957年6月第一版第一次印刷。

(8)《古本康平伤寒论》(日·大塚敬节校正),千顷堂书局,1955年5月第一版第四次印刷。

1.《千金翼》《玉函》无“脉浮”两字，而另有一条为“太阳病，其脉浮”。

2.《千金翼》《玉函》“汗出”下有“而”字，“脉缓者”句作“其脉缓”，“为中风”句上无“名”字，又另有一条为“太阳中风，发热而恶寒”。

3.《玉函》“脉”字上有“其”字，“俱紧”下无“者”字，“曰伤寒”上无“名”字。《千金翼》无“者”字。《千金翼》《玉函》《集成》“名曰”作“名为”。

4.《千金翼》《玉函》《集成》“燥”作“躁”。《玉函》“躁烦”上无“若”字，“为传也”作“乃为传”。《千金翼》亦作“乃为传”，“欲吐”作“欲呕”。

5.《千金》《玉函》本条作“伤寒其二阳证不见，此为不传”。

6.《玉函》“恶寒”下无“者”字。《玉函》、赵本、《集成》等，“太阳病……再逆促命期”为一条。

7.《玉函》“身灼热”作“身体灼热”。“名曰风温”句，《玉函》作“为风温”，《千金翼》《集成》作“名风温”。《玉函》“为病”上有“之”字。“自汗出、身重、多眠睡”作“汗出、体重、多眠”。《医统》“身重”作“身肿”。《玉函》“语言”作“语声”，“若被下者”作“若下之”，“若被火”下无“者”字，“发黄”下无“色”字，“时瘈疭”作“时掣纵发作”，“若火熏之”作“复以火熏之”。赵本“瘈疭”作“瘛疭”。

8.《千金翼》《玉函》“病”字上有“夫”字，两个“恶寒”上均有“而”字，“无热”均作“不热”。赵本、《集成》在“六日”“七日”之上均无“者”字。

本条《玉函》列为“太阳篇”第1条。

9.《千金翼》、赵本、《集成》“已”作“以”。“以上自愈者”句，《玉函》作“有当愈者”。“以行其经尽故也”句，《千金翼》《玉函》均作“其经竟故也”。《玉函》“针”上有“当”字。

10.《千金》《玉函》“至未上”作“尽未”二字。

11. 以上诸本皆同。

12.《玉函》本条作“夫病身大热，反欲得衣者，寒在骨髓，热在皮肤；身大寒，反不欲近衣者，热在骨髓，寒在皮肤也”。赵本在“得”字下无

“近”字。

13.《脉经》《千金翼》《玉函》“而阴弱”均作“而阴濡弱”。《脉经》《千金翼》无“阳浮者”之“阳”字。《脉经》《千金翼》《玉函》“阴弱者”皆作“濡弱者”。《康平》“阳浮者，热自发，阴弱者，汗自出。”十二字作旁注。《千金翼》“啬啬”作“涩涩”。《脉经》《玉函》“干呕”下均无“者”字。

桂枝汤方：

《千金翼》、赵本、《集成》均无药性。《千金翼》桂枝、芍药、生姜三药皆作“二两”。《千金翼》《玉函》无“去皮”二字。《玉函》“擘”作“劈”。《脉经》《千金翼》、赵本、《集成》“㕮咀”后有“三味”二字。《玉函》“㕮咀”后有“三物”二字，“水七升”上无“以”字。《千金翼》《玉函》“去滓”下无“适寒”二字，“须臾”上无“服已”二字，“歠”均作“饮”，“粥”字上无“稀”字。赵本“漓”作“离”，“小促”下无“役”字，“若汗不出”下无“者”字。《玉函》自“温覆”以下作“温覆令汗出，一时许益佳，若不汗，再服如前；又不汗，后服当小促其间，令半日许，三服尽。病重者，一日一夜服，晬时观之，服一剂尽，病证犹在，当复作服。若汗不出者，服之二三剂，乃解”。而无“禁生冷”以下十五字。《千金翼》亦同，唯有“若汗不出者，乃服至二三剂”句作“至有不汗出，当服三剂乃解”，“一日一夜服”作“一日一夜乃差”，“晬”字上有“当”字，“服一剂尽”作“服一剂汤”，“当复作服”下有“之”字。赵本、《集成》“汗不出”下无“者”字。

14.《脉经》《千金翼》《玉函》、赵本，“恶风”下均无“者”字。《脉经》下更有“若恶寒”三字，且“桂枝汤主之”作“属桂枝汤证”。

15.《千金翼》《玉函》“反汗出恶风”句上有“而”字，下无“者”字，“桂枝加葛根汤主之”句作“桂枝汤主之，论云桂枝加葛根汤主之”。《千金翼》“论云”作“本论云，桂枝加葛根汤”。

桂枝加葛根汤方：

《玉函》《医统》本方中均无“麻黄”。《医统》“右七”作“右六”。《玉函》水“一斗”作“九升”。《医统》“先煮麻黄葛根”句作“先煮桂枝葛根”。余如桂枝下有“汤”字。赵本、《集成》余如桂枝法后有“将息及禁忌”五字。赵本本条末有林校云：“臣亿等谨按仲景本论，太阳中风自汗用桂枝，伤寒无汗用麻黄，今证云汗出恶风，而方中有麻黄，恐非本意也。第三卷有葛根汤证云，无汗恶风，正与此方同，是合用麻黄也。此云桂枝加葛根汤，恐是桂枝中但加葛根耳”。

16.《脉经》《千金翼》《玉函》“下之”下无“后”字。“气上冲”上《脉经》无“其”字。《脉经》《千金翼》“气上冲”下均无“者”字。《脉经》《千金翼》《玉函》中均无“方用前法”四字。“若不上冲者”句《脉经》《千金翼》均作“不冲”二字；《玉函》作“不冲者”。“不可与之”句赵本、《集成》作“不得与之”。《康平》“方用前法”句及“若不上冲者，不可与之”句皆作旁注，不列正文。

17.《脉经》“已发汗”作“已发其汗”。《脉经》《千金翼》无三个“若”字。“仍不解者”句《脉经》《千金翼》《玉函》均作“而不解”。“桂枝不中与也”句，《玉函》作“桂枝不复中与也”；《脉经》作“桂枝复不中与也”；《千金翼》作“桂枝汤复不中与也”；《医统》作“桂枝不可与也”；赵本、《集成》作“桂枝不中与之也”。《脉经》《千金翼》《玉函》“随证”下均有“而”字。《康平》自“桂枝不中与也”以下十九字作旁注。赵本此条与下条18条并为一条。

18.《千金翼》《玉函》“桂枝”作“桂枝汤”，“其人”上无“若”字，“汗不出者”作“无汗”。赵本、《集成》“不可与也”作“不可与之也”。《千金翼》“常须识此”作“常识此”。

19.《千金翼》没有“若”字。《玉函》首无“若”字，“酒客”下无“病”字，“得汤”作“得之”，“酒”上无“以”字。“得汤”赵本、《集成》作“得之”。

20.《千金翼》《玉函》“杏子”作“杏仁”。《医统》“杏子佳”作“杏子仁”。《康平》本条与下条并为一条。

21.《千金翼》《玉函》没有“凡”字和“也”字。《康平》“凡”作“又”。

22.《脉经》《千金翼》《玉函》“汗”字上有“其”字，“漏”字下有“而”字，“屈伸”下无“者”字。“桂枝加附子汤主之”，《脉经》作“属桂枝加附子汤”。

桂枝加附子汤方：

赵本、《集成》有本方。药物、剂量、煎服法均有详细记载。《千金翼》中亦无本方，而但云“桂枝中加附子一枚，炮，即是”。《康平》有“本云桂枝汤，今加附子”九小字为注。

23.《脉经》《千金翼》《玉函》“后”均作“其”。《玉函》“下之”下无“后”字,“脉促”上无“其”字,“胸满”下无“者”字,“去芍药”上有“桂枝”二字,下无“方中”二字。《脉经》《千金翼》、赵本“微恶寒”作“微寒”。《脉经》“桂枝去芍药汤主之”作“属桂枝去芍药汤”。赵本、《集成》“去芍药方中加附子汤主之”作“桂枝去芍药加附子汤主之”。《脉经》作“属桂枝去芍药加附子汤”。赵本本条自“若”字以下,析为另条。

桂枝去芍药汤方:

赵本、《集成》有桂枝去芍药汤方,药物、剂量、煎服法均详于本书。《康平》“本云桂枝汤,今去芍药”九字作注。

桂枝去芍药加附子汤方:

赵本、《集成》有本方,药物、剂量、煎服法均详于本书。《康平》“本云桂枝汤,今去芍药加附子”十二字作小注。

24.《千金翼》“如疟”下无“状”字。《脉经》《千金翼》《玉函》“发热”下有“而”字。《千金翼》《玉函》“热多”下亦有“而”字。“欲自可”《玉函》作“自调”,《脉经》作“续自可”。“一日二三度发”,《玉函》作“日二三发”;《脉经》《千金翼》作“一日再三发”。《脉经》不可发汗篇无“脉微缓者为欲愈也”句。《千金翼》“脉微缓者”上有“其”字。《千金翼》《玉函》“为欲愈也”均无“也”字。《玉函》“脉微而恶寒”下无“者”字;《脉经》亦同,并其上有“其”字。《脉经》《千金翼》“阴阳俱虚”上均有“为”字。“不可更发汗、更下、更吐也”句,《千金翼》《玉函》皆作“不可复吐下发汗也”。《脉经》作“不可复发汗也”。“反有热”上《玉函》“面”下无“色”字,其下《千金翼》无“色”字。《千金翼》《玉函》“未欲解也”均作“为未欲解”。《千金翼》“汗出”上无“小”字。《康平》“小汗”作“少汗”。《千金翼》《玉函》“汗”上无“小”字,“身必”下均有“当”字。“桂枝麻黄各半汤”上均无“宜”字,而下有“主之”二字。《康平》自“脉微缓者”起至“未欲解也”为四十小字。

桂枝麻黄各半汤方:

《玉函》无“去皮”“切”“去节”“擘”及“汤浸去皮尖及两仁者”等字,《千金翼》亦无“汤浸”二字。《玉函》“右七味”下有“㕮咀”二字。赵本、《集成》“六合”后有“本云、桂枝汤三合,麻黄汤三合,并为六合,顿服将息如上法”。《玉函》“温服六合”下有“本方二汤各三合，并为六合，顿服，今裁为一方”。《千金翼》无“将息如上法”五字。《康平》“本云”至“顿服”十八字作小注。赵本在“将息如上法”后有林校小字作“臣亿等谨按桂枝汤方，桂枝、芍药、生姜各三两，甘草二两，大枣十二枚。麻黄汤方，麻黄三两，桂枝二两，甘草一两，杏仁七十个，今以算法约之，二汤各取三分之一，即得桂枝一两十六铢，芍药、生姜、甘草各一两，大枣四枚，杏仁二十三个零三分枚之一，收之得二十四个，合方，详此方，乃三分之一，非各半也，宜云合半汤”。

25.《脉经》《千金翼》“反烦”上有“而”字。《千金翼》《玉函》“先刺”上有“当”字。《脉经》有“法当”二字。《康平》本“风池”“风府”，四字作旁注。《玉函》“则愈”作“即愈”。

26.“脉洪大者”《脉经》《玉函》皆作“若脉但洪大”；《千金翼》作“若脉洪大”。《脉经》《千金翼》《玉函》均无“如前法”三字，并于“形如疟”上均有“其”字，唯《千金翼》更无“若”字。赵本“如疟”作“似疟”。《玉函》、赵本、《集成》“日再发”上有“一”字。《脉经》“再发者”作“再三发”。《千金翼》《玉函》“再发”下无“者”字。《脉经》《千金翼》《玉函》“必解”均作“便解”。《脉经》“宜桂枝二麻黄一汤”作“属桂枝二麻黄一汤”。

桂枝二麻黄一汤方：

《千金翼》《玉函》“桂枝”下无“去皮”，“麻黄”下无“去节”。《玉函》“生姜”下无“切”，“大枣”下无“擘”，“甘草”下无“炙”，“杏仁”无“去皮尖”。《千金翼》“杏仁”“去皮尖”下有“两仁者”三字。“水五升”作“水七升”，并“升”字下无“先”字。赵本、《集成》“日再”下有“服”字。“本云”以下有“桂枝汤二分，麻黄汤一分，合为二升，分再服，今合为一方，将息如前法”。《玉函》“本云”作“本方”。《千金翼》“分再服”作“分二服”。《千金翼》《玉函》均无“将息如前法”五字。《康平》“桂枝”作“一两十六铢”，“生姜”亦作“一两十六铢”，“杏仁十六个”作“十六铢”。自“本云”以下至“今合为方”作小注。并“合为一方”作“合为方”。“将息如前法”作“将息为上法”。赵本在“将息如前法”后有林校小字，作“臣亿等谨按桂枝汤方，桂枝、芍药、生姜各三两，甘草二两，大枣十二枚。麻黄汤方，麻黄三两，桂枝二两，甘草一两，杏仁七十个，今以算法约之，桂枝汤取十二分之五，即得桂枝、芍药、生姜各一两六铢，甘草二十铢,大枣五枚。麻黄汤取九分之二,即得麻黄十六铢,桂枝十铢三分铢之二,收之得十一铢,甘草五铢三分铢之一,收之得六铢,杏仁十五个九分枚之四,收之得十六个。二汤所取相合,即共得桂枝一两十七铢,麻黄十六铢,生姜、芍药各一两六铢,甘草一两二铢,大枣五枚,杏仁十六个,合方”。

27.《脉经》“大汗出”下无“后”字。《脉经》《玉函》“脉洪大”上均有“若”字。《脉经》“洪大”下无“者”字,并“白虎加人参汤主之”作“属白虎汤”。

白虎加人参汤方,《康平》不载此方。

28.《玉函》“发热”下有“而”字。《脉经》《千金翼》“脉微弱”下无“者”字,“此无阳也”作“则无阳也”。《脉经》《玉函》“不可更汗”作“不可复发其汗”。《千金翼》、赵本、《医统》《集成》“不可更汗”作“不可发汗”;《脉经》“不可复发其汗”下无“桂枝二越婢一汤”句,而接以“咽干燥者,不可发汗”句。《千金翼》“桂枝”上无“宜”字。《康平》“此无阳也”句作“脉微弱者”句之旁注。“不可发汗”作“不可大发汗”。并本条与下条为一条。《玉函》尾无“方”字。

桂枝二越婢一汤方:

《千金翼》《玉函》“生姜一两三钱切”皆作“生姜一两三铢切”。《玉函》“桂枝”下无“去皮”,“大枣”无“擘”,“生姜”无“切”,“石膏”无“碎绵裹”等字。《千金翼》“桂枝”下亦无“去皮”。赵本“麻黄”下无“去节”,“甘草”下有“炙”。赵本、《集成》“右七味”下无“㕮咀”二字。《千金翼》“煮麻黄”上有“先”字。《玉函》“五升水”作“水五升”,“去滓”作“去渣”。赵本、《集成》“本方”作“本云”。《千金翼》“越婢汤,桂枝”下无“汤”字。《玉函》、赵本、《集成》“合”字下有“之”字,又“桂枝二越婢一”作“桂枝汤二分,越婢汤一分”。《玉函》煎服法中“婢”皆作“脾”。《千金翼》无最后一句“越婢一”。赵本在“越婢汤一分”后有“臣亿等谨按桂枝汤方:桂枝、芍药、生姜各三两,甘草二两,大枣十二枚。越婢汤方,麻黄二两,生姜三两,甘草二两,石膏半斤,大枣十五枚。今以算法约之,桂枝汤取四分之一,即得桂枝、芍药、生姜各十八铢,甘草十二铢,大枣三枚。越婢汤取八分之一,即得麻黄十八铢,生姜九铢,甘草六铢,石膏二十四铢,大枣一枚八分之七,弃之,二汤所取相合,即共得桂枝、芍药、甘草、麻黄各十八铢,生姜一两三铢，石膏二十四铢，大枣四枚，合方。旧云，桂枝三，今取四分之一，即当云桂枝二也。越婢汤方，见仲景杂方中。《外台秘要》：一云起脾汤。”

29.《脉经》《千金翼》无“或”字、“仍”字。《千金翼》“头项”作“颈项”。《玉函》“心下满”下有“而”字。《脉经》《千金翼》“小便不利”下无“者”字。《玉函》、赵本、《医统》“桂枝”下无“汤”字。《脉经》“桂枝去桂加茯苓白术汤主之”作“属桂枝去桂加茯苓白术汤”。

桂枝去桂加茯苓白术汤方：

赵本、《集成》有本方，药物、剂量、煎服法均有详载。《康平》“本云桂枝汤，今去桂枝加茯苓白术”作小字注。

30.《玉函》“自汗”下无“出”字，“小便数”与“心烦”之间有“颇微恶寒，论曰”六字。《脉经》“心烦”作“颇复”并下有小注云“仲景颇复字作心烦”八字。《千金翼》亦同，只少小注。《玉函》“脚挛急”上有“两”字。《脉经》《千金翼》共有“而”字。赵本、《集成》“反与桂枝”下皆无“汤”字。《脉经》《千金翼》《玉函》均无“此误也”三字。《康平》“欲攻其表，此误也”七字作小注。《脉经》《千金翼》《玉函》“咽”下皆无“中”字。《康平》“燥”上无“烦”字。《玉函》、赵本、《集成》“燥”作“躁”。《脉经》《千金翼》《玉函》“呕逆”下皆无“者”字，又“作甘草干姜汤”上皆有“当”字，并下无“与之”二字，又“厥愈足温”上皆无“若”字，并下无“者”字。《康平》“以复其阳”四字作旁注。《脉经》《医统》“伸”作“仲”。《康平》无“其脚即伸”四字。《脉经》《千金翼》“胃气不和”上之“若”作“而”。《千金翼》无“谵语者”三字。《脉经》《玉函》“谵语”下无“者”字。《脉经》《千金翼》“少与”作“可与”，“调胃承气汤”无“调胃”二字。《脉经》“若重发汗”作“重发其汗”。《千金翼》“重发汗”上无“若”字。《康平》“少与”作“小与”，“复加烧针”下无“者”字，而有“得之者”一句，“四逆汤”作“回逆汤”。《脉经》作“属四逆汤”。

甘草干姜汤方：

《玉函》甘草作“二两”，“右”下有“二味”二字。赵本、《集成》干姜下无“炮”字，“右㕮咀”下无“㕮咀”二字、有“二味”。“煮取一升五合”，《千金翼》作“煮取一升”；《集成》作“煮取二升五合”。

芍药甘草汤方:

《千金翼》《玉函》"芍药"上无"白"字。《玉函》"一升半"作"一升五合","再服"下无"之"字。《集成》"甘草"下无"炙"字。赵本、《集成》"右二味"下无"㕮咀"二字,"一升半"均作"一升五合","再服"下皆无"之"字。《康平》不载此方。

调胃承气汤方:

《玉函》"大黄"下无"去皮"二字。赵本、《集成》"酒浸"作"酒洗"。《外台》"甘草"作"三两"。"芒硝半斤",《千金翼》"芒硝"作"半两";《玉函》、赵本、《医统》《集成》"芒硝"作"半升"。赵本、《集成》"右"下无"㕮咀"二字。赵本、《医统》《集成》"温服"下有"之"字。《康平》此处不载此方,《千金翼》亦同。

四逆汤方:

《玉函》"附子"下作"一枚生去皮破","三味"下无"㕮咀"二字。《千金翼》"生"字下无"用"字。赵本、《集成》"右三味"下也均无"㕮咀"二字。《康平》此处不载本方。

31.《玉函》"师"字下无"曰"字,"知此"作"知之",两"为"字上的"则"均作"即"字。赵本、《集成》两"为"字上均无"则"字。《玉函》"病证"作"其形"。赵本、《集成》"病证"作"病形"。《玉函》"参"作"於"。《玉函》、赵本、《集成》"燥"作"躁"。《玉函》无"重与"之"重"字,"以承气汤"作"与承气汤","止其"上无"则"字,"病可愈"上有"其"字。《康平》第一个"咽中干"下有"燥"字。

32.《玉函》《集成》"恶风"下有"者"字。《脉经》"葛根汤主之"作"属葛根汤"。

葛根汤方:

《玉函》"麻黄"下无"三两"二字,"生姜"下有"各"字,"桂枝"下无"二两、去皮"四字,"芍药"下无"二两、切"三字,"甘草"下有"各"字,"大枣"下无"擘"字。赵本"桂"下有"枝"字。《集成》"桂枝"作"三两"。赵本、《集成》"芍药"下无"切"字,"右七味"下无"㕮咀"二字。《千金翼》"煮"字上无"先"字。赵本、《集成》"去沫"作"去白沫"。《玉函》"去"下有"上"字;"煮取三升"作"煮取一升"。《千金翼》自"温服一升"以降廿四字,作"分温三服,不须与粥,取微汗"。《玉函》自"覆取微似汗"作"取汗",无"余如桂枝法将息及禁忌"十字。《康平》

"似汗"上无"微"字。赵本、《集成》在"覆取微似汗"下无"不须啜粥"四字,而最后有"诸汤皆倣此"五字。《康平》有"诸汤药皆倣之"六字作小注。

33.《千金翼》《玉函》"合病"下无"者"字。《千金翼》"必自下利"作"而自利"。《玉函》"必自"下无"下"字。《千金翼》最后有"一云用后葛根黄芩黄连汤"。《脉经》"合病"下亦无"者"字,"必自下利"句作"而自利不呕者","葛根汤主之"作"属葛根汤证"。《玉函》本条与下条并为一条。

34.《千金翼》《玉函》均无第一句。《脉经》《千金翼》"但呕"下无"者"字。《脉经》"葛根加半夏汤主之"作"属葛根加半夏汤"。

葛根加半夏汤方:

《玉函》"麻黄"下无"三两,去节,汤泡去黄汁焙干秤"十二字,"生姜"下无"三两切"三字,"桂枝"下无"二两去皮","芍药"下无"二两","甘草"下有"各"字、无"炙"字,"半夏半斤"作"半夏半升","大枣"下无"擘"字。赵本、《集成》"生姜"作"二两"。《玉函》"白沫"作"上沫","覆取微似汗"作"取汗"二字。《千金翼》不载本方,但云"葛根汤中加半夏半升洗即是"。

35.《脉经》《千金翼》《玉函》"遂"字在"利"字上,"脉"字上有"其"字。《千金翼》《玉函》"促"字下无"者"字。《脉经》《千金翼》《玉函》"解"字下均无"也"字,"汗出"下亦均无"者"字。《千金翼》"葛根黄芩黄连汤主之"句作"宜葛根黄芩黄连汤方"。《脉经》作"属葛根黄芩黄连汤"。赵本最后有"促一作纵"四字小注。《康平》"脉促者,表不解也"七字作旁注。

葛根黄芩黄连汤方:

赵本、《集成》"黄芩"作"三两"。《玉函》"黄芩"下无"二两","黄连"下有"各"字,"右四味"下有"㕮咀"二字,"分温再服"作"温分服"。

36.《脉经》《千金翼》《玉函》"身疼"皆作"身体疼"。《千金翼》"骨节疼"下无"痛"字。《脉经》《千金翼》《玉函》"而喘"下均无"者"字。《脉经》"麻黄汤主之"作"属麻黄汤证"。

麻黄汤方:

《玉函》"麻黄"下无"去节"二字。《医统》"桂枝"作"三两"。《千金翼》《玉函》“桂枝”下无“去皮”。《玉函》“杏仁”作“七十枚”,无“汤去皮尖”四字;《千金翼》亦作“七十枚”,“去皮尖”下有“两仁者”三字;赵本、《集成》“杏仁,汤去皮尖”上无“汤”字。《玉函》“右四味”下有“㕮咀”二字。《集成》“以水九升”作“以水五升”。《千金翼》“煮”字上无“先”字。《玉函》“覆取微似汗”作“温覆出汗”。《千金翼》《玉函》“全如桂枝法”下无“将息”二字。

37.《脉经》《千金翼》“胸满”下无“者”字,“不可下”下有“也”字。赵本、《集成》“宜麻黄汤”下无“主之”二字。《脉经》作“属麻黄汤证”。

38.《千金翼》《玉函》“病”字上无“太阳”二字,“脉浮细”上有“其”字。《脉经》《千金翼》《玉函》“嗜卧”上均无“而”字,其下均无“者”字,“外已解也”句均作“此为外解”,“胸满胁痛”下均无“者”字。《脉经》《玉函》“脉但浮”句无“但”字。《千金翼》“脉但”二字皆无,“与麻黄汤”句作“麻黄汤主之”,《脉经》作“属麻黄汤证”。赵本本条下首见小柴胡汤方。

39.《脉经》《千金翼》《玉函》“身疼痛”皆作“身体疼痛”。《脉经》《玉函》“烦躁”下无“者”字,而多“头痛”二字。《千金翼》“而烦”下无“躁者”二字。《脉经》“大青龙汤主之”作“属大青龙汤”,“脉微弱”上无“若”字。《脉经》《玉函》“恶风”下无“者”字。《玉函》“服”字下无“之”字。赵本、《集成》“不可服”下有“之”字。《脉经》《千金翼》《玉函》“厥”字下皆无“逆”字。《医统》“此为逆也”下有“大青龙汤主之”六字。《康平》“此为逆也”四字作旁注。

大青龙汤方:

《玉函》“麻黄”下无“去节”二字。《千金翼》《玉函》“桂枝”下无“去皮”二字。《玉函》、赵本、《集成》“杏仁四十个”作“四十枚”。《千金翼》“去皮尖”下有“两仁者”三字。《玉函》“杏人”作“杏仁”,下无“去皮尖”三字,“生姜”下无“切”字。赵本、《集成》“大枣”作“十枚”。《玉函》“大枣”下无“擘”字。《玉函》《康平》“石膏”下“鸡子”上无“如”字。《千金翼》《玉函》“碎”字下均有“绵裹”二字。《玉函》“取微似汗”作“覆令汗出”,“汗出多者”作“多者”,无“汗出”二字。《千金翼》、赵本、《医统》“扑之”均作“粉之”。《康平》“汗出多者,温粉扑之”八字作小注。《千金翼》“停后服”作“勿再服”。《玉函》、赵本、《集成》有“若复服”三字。《千金翼》“汗多”作“汗出多”。赵本“遂”字下有“一作逆”三字小注。《千金翼》“躁”上无“烦”字。《千金翼》《玉函》“不得眠”下无“也”字。《康平》自“若复服”以下十七字作小注。

40.《脉经》《千金翼》《玉函》“身不疼”上均有“其”字。《千金翼》《玉函》“大青龙汤发之”下皆有“可与”二字。《康平》“发之”作“主之”，“无少阴证者”五字作旁注。

41.《千金翼》《玉函》“干呕发热而咳”句皆作“咳而发热”。《康平》“小便不利”上无“或”字。《脉经》《玉函》《康平》“少腹满”皆作“小腹满”。《脉经》《玉函》“或喘者”作“或微喘”。《脉经》“小青龙汤主之”作“属小青龙汤”。

小青龙汤方：

《玉函》“麻黄”下无“去节”二字，“桂枝”下无“去皮”二字，“甘草”下无“炙”字，“五味子”下有“碎”字，“半夏”下无“汤洗”二字，八味药均为“半升”。《千金翼》“桂枝”下亦无“去皮”二字。赵本、《集成》“半夏”下之“汤洗”作“洗”。赵本、《集成》“若渴者”作“渴者”；《千金翼》作“渴则”；赵本、《集成》“渴”字下无“者”字。《千金翼》《玉函》“微利”上无“若”字。《玉函》、赵本、《集成》“微利”下无“者”字。《千金翼》“荛花”下无“如”字，“鸡子”上有“一”字。《千金翼》“鸡子”下有“大”字；赵本、《医统》“鸡子”下无“大”字。《千金翼》《玉函》“噎者”上无“若”字，“小便不利”上亦无“若”字。《玉函》、赵本、《集成》“少腹满”下有“者”字。《千金翼》《玉函》“喘”上无“若”字。赵本、《集成》“若喘”下无“者”字。《玉函》“杏人”作“杏仁”，其下无“去皮尖”三字。《千金翼》“杏仁半升去皮”无“尖”字。《玉函》最后有“荛花不治利，麻黄定喘，今反之者，疑非仲景意”十八字。赵本、《集成》“且荛花不治利”以下有“麻黄主喘。今此语反之，疑非仲景意”。赵本林校“臣亿等谨按：小青龙汤，大要治水。又按《本草》，荛花下十二水，若水去，利则止也。又按《千金》，形肿者，应内麻黄，乃内杏仁者，以麻黄发其阳故也。以此证之，岂非仲景意也。”

42.《脉经》《千金翼》《玉函》“已”字下有“而”字。《脉经》“解”字上有“为”字，下无“也”字。《千金翼》《玉函》“欲解”上有“为”字，下无“也”字。《康平》自“服汤已渴者”以下十一字作旁注。《脉经》“小青龙汤主之”作“属小青龙汤”。

43.《脉经》《千金翼》《玉函》“脉浮弱”上均有“其”字,下均无“者”字。《玉函》“汤”下有“主之”二字。

44.《千金翼》在《太阳病用麻黄汤法第二》中复有本条曰:“太阳病,下之微喘者,外未解故也,宜麻黄汤。一云桂枝汤”。《脉经》“桂枝加厚朴杏仁汤主之”作“属桂枝加厚朴杏子汤证”。《玉函》“杏人”作“杏仁”。

桂枝加厚朴杏子汤方:

《集成》厚朴“二两”作“三两”。

45.《脉经》《千金翼》“外证”上有“有”字。《脉经》《千金翼》、赵本、《康平》“未解”下均无“者”字。《脉经》《玉函》《康平》“不可下”下均无“也”字。《千金翼》“不可下也”作“不可下之”。《脉经》无“欲解外者宜桂枝汤”八字。《千金翼》“解外”二字上无“欲”字,下无“者”字;《玉函》亦无“欲”字。赵本、《集成》“桂枝汤”下无“主之”二字,而作“宜桂枝汤”。《康平》“下之为逆”四字作旁注。

46.《脉经》“先发”下有“其”字。《脉经》《千金翼》《玉函》“而复下之”作“而下之”,“脉浮”上共有“其”字。《千金翼》《玉函》“脉浮”下无“者”字。《脉经》、赵本、《集成》“故知在外”作“故在外”。《脉经》《千金翼》《玉函》“当须解外”均作“当解其外”。赵本、《集成》“桂枝汤”下无“主之”二字,作“宜桂枝汤”。《脉经》“宜桂枝汤主之”作“属桂枝汤”。

47.《脉经》《千金翼》《玉函》“发热”上均有“而”字,“身疼痛”上均有“其”字,“表证”又均作“表候”。《千金翼》《玉函》“表”字上有“其”字。《脉经》“仍在”作“续在”,“服药已微除”作“服汤微除”。《千金翼》“服药”下无“已”字。《康平》“此当发其汗”以下十字作小注,并“除”下有“也”字。《脉经》“发烦”上无“其人”二字。《千金翼》“剧者”上有“增”字。《康平》“衄乃解”作“衄乃愈”,并此三字作为“所以然者”句之旁注。《千金翼》“麻黄汤主之”句作“宜麻黄汤”。《脉经》作“属麻黄汤证”。

48.《玉函》“身无汗”上有“其”字。

49.《脉经》“汗先出”下有“复”字,“若太阳”下无“病”字,“不罢”下无“者”字。《玉函》“不罢”下无“者”字。《康平》无“若”字，并自“太阳病证不罢者”以下至“为逆”为小注，又“之为逆”上无“下”字。《脉经》《玉函》“如此”下皆有“者”字，“小发”下皆有“其”字。《康平》“小发汗”上有“以”字。《玉函》“佛郁在表”作“佛郁不得越”，并无“若发汗不彻，不足言，阳气怫郁不得越”等十五字。《脉经》“不彻”作“不大彻”。《康平》“在表当解之，薰之”，七字作旁注，又自“若发汗不彻”至“阳气怫郁”共十一字作小注，其中在“不足”下无“言”字。《脉经》《玉函》“当汗”下有“而”字。《康平》自“当汗不汗”至“按之不可得”二十四字作小注，其中“不知痛处”上有〇印，“四肢”上无“在”字，而亦有〇印。《脉经》“以汗出不彻故也”作“汗出而不彻故也”。《康平》此句“以汗出不彻故也”作旁注。《脉经》《玉函》“更发汗则愈”皆作“更发其汗即愈”。《脉经》“何以知汗出不彻”作“何以知其汗不彻”。“以脉涩故知也”句《玉函》作“以脉涩故知之”；《脉经》作“脉涩故以知也”。《康平》“何以知汗出不彻，以脉涩故知也”十三字作小注，并其下有“若阙文”三字。

50.《脉经》《千金翼》《玉函》“脉浮数”下皆无“者”字。《康平》“汗出而愈”作“汗出而解”。《脉经》《千金翼》“若下之”作“而下之”。《脉经》《千金翼》《玉函》“身重”统作“身体重”，并《脉经》《千金翼》“身”字上复共有“则”字。《脉经》“心悸”下无“者”字。《脉经》《千金翼》“不可发汗”作“不可发其汗”。《脉经》《千金翼》《玉函》“乃解”皆作“而解”。《脉经》“尺中脉微”作“尺中脉浮”，“津液”下无“自”字。《脉经》《玉函》“便自汗出愈”作“即自汗出愈”。《千金翼》无“便”字。

51.《脉经》《千金翼》《玉函》“脉浮紧者”，皆作“脉浮而紧”。“身疼痛”，《玉函》作“身疼头痛”；《脉经》《千金翼》作“身体疼痛”。《脉经》《千金翼》“宜”作“当”，“汗解”下同无“之”字。《脉经》《千金翼》《玉函》“尺中迟”皆作“尺中脉迟”。“不可发汗”句，《脉经》《玉函》作“不可发其汗”；《千金翼》作“忌发其汗”。“何以知之然”句《玉函》作“何以故”；赵本、《集成》作“何以知然”。《脉经》《玉函》“以荣气不足”皆作“此为营气不足”。“血少故也”句，《千金翼》《玉函》作“血气微少故也”；《脉经》作“血微少故也”。

52.《脉经》“可发汗”作“可发其汗”，“麻黄汤”作“桂枝汤”。《玉函》“麻黄汤”下有“一云桂枝汤”五字。赵本最末有“法用桂枝汤”五字。《康平》本条与下条合为一条。

53.《千金翼》“可发汗”作“可发其汗”。

54. 赵本、《集成》“和谐”作“谐和”。《玉函》本条作“病常自汗出者,此为营气和,卫气不和故也,营行脉中,为阴主内,卫行脉外,为阳主外,复发其汗,卫和则愈,宜桂枝汤”。《脉经》同,但“自汗出”下无“者”字,“卫气不和故也”句作“荣气和而外不解,此卫不和也”,“营”作“荣”。《千金翼》亦同,只“自汗出”下亦无“者”字,又无“为阴主内”“为阳主外”二句,“营”亦作“荣”。《脉经》“宜桂枝汤”作“属桂枝汤证”。

55.《脉经》《千金翼》《玉函》“不愈”下皆无“者”字。《玉函》“则愈”作“即愈”。《千金翼》无“则”字。《玉函》、赵本、《集成》“桂枝汤”下无“主之”二字,作“宜桂枝汤”。《脉经》“宜桂枝汤主之”作“属桂枝汤证”。

56.《脉经》“伤寒”下有“病”字。《脉经》《千金翼》“汗”字上有“其”字。《脉经》“因致衄者”句作“因衄”二字。《康平》“致衄”作“到衄”。《千金翼》“衄”字下无“者”字。《千金翼》《玉函》“麻黄汤主之”作“宜麻黄汤”。《脉经》作“属麻黄汤证”。

57.《康平》“有热”作“在热”。《脉经》《千金翼》《玉函》“有热”下皆无“者”字。《玉函》“与承气汤”作“未可与承气汤”,“小便清者”,作“小便反清”。《脉经》《千金翼》“小便清者”,同作“大便反青”。《脉经》于此处有“一作小便清”五字小注,赵本此处有“一云大便清”五小字。《脉经》《千金翼》《玉函》“知”皆作“此为”。《玉函》“仍”作“而”。《脉经》《千金翼》“仍”作“故”。《千金翼》《玉函》“当须发汗”作“当发其汗”,“头痛”上复皆无“若”字。《脉经》“宜桂枝汤”作“属桂枝汤证”。

58.《玉函》、赵本、《集成》“解”字上有“已”字。《脉经》《千金翼》《玉函》“脉浮数”上同有“其”字,下无“者”字。“可更发汗”句《玉函》作“可与复发汗”;《脉经》《千金翼》作“可复发其汗”。《千金翼》“宜”下有“服”字。《玉函》、赵本、《集成》“汤”下无“主之”二字。《脉经》“宜桂枝汤主之”作“属桂枝汤”。

59.《玉函》“津液”上有“血无”二字。赵本、《集成》“亡津液”上有“若亡血”三字。《脉经》《千金翼》“亡津液”作“无津液”。《康平》

“亡津液”下有“如此者”三字。《脉经》《千金翼》“阴阳”上共有“而”字。《康平》“者”作“则”。

60.《脉经》《千金翼》《玉函》“复”上无“之”字,“发汗”上无“复”字,“小便不利”上有“其人”二字,下无“者”字,“亡津液”上有“此”字,下无“故也”二字。《脉经》《千金翼》“治”下无“之”字。《脉经》《千金翼》《玉函》“得”作“其”。《康平》“亡津”下无“液故也”三字,并“亡津”二字为“复发汗”之旁注。

61.《脉经》《千金翼》“下之后”作“下以后”。“复发汗”句《千金翼》《玉函》作“发其汗”,《脉经》作“复发其汗”。《脉经》《千金翼》“脉微细”上有“又其”二字。《脉经》《千金翼》《玉函》“内外”上无“以”字。

62.《脉经》《千金翼》“下之后”作“下以后”。“复发汗”句《玉函》作“复发其汗”,《脉经》《千金翼》作“复发其汗者”。《康平》无“复”字。《脉经》《千金翼》“昼”字上有“则”字。《康平》“躁”作“燥”。《脉经》《千金翼》“眠”上无“得”字。《脉经》《千金翼》《玉函》“无表证”上同有“而”字。《脉经》《千金翼》“脉”字上有“其”字,“大热”下无“者”字。《千金翼》“干姜附子汤主之”作“属附子干姜汤”。《脉经》作“属干姜附子汤”。

干姜附子汤方:

《玉函》“附子一枚”下无“生用去皮破八片”七字。《千金翼》无“用”字。赵本、《集成》“破”作“切”。《玉函》“煮”下无“取”字,又无“去滓”二字,“顿服”下有“之”字,《千金翼》“顿服”下有“即安”二字。《康平》“生”下亦无“用”字。

63.《脉经》《千金翼》《玉函》“身”下均有“体”字,“脉”上均有“其”字,“迟”下均无“者”字,“桂枝加芍药生姜各一两人参三两新加汤”均作“桂枝加芍药生姜人参汤”,《脉经》作“属桂枝加芍药生姜人参汤”。

桂枝加芍药生姜各一两人参三两新加汤方:

《玉函》方名作“桂枝加芍药生姜人参汤方”,并有细载。赵本、《集成》有“桂枝加芍药生姜各一两人参三两新加汤方”,药物、剂量、煎服法均有详细记载。

64.《千金翼》“发汗”下有“以”字。《康平》“不可”上有“喘家”

二字。《千金翼》“不可”下无“更”字。《脉经》《千金翼》“与”字上无“可”字。《脉经》“可与”作“可以”。《脉经》《玉函》“杏仁”作“杏子”。《千金翼》“甘草石膏”作“石膏甘草”。赵本、《集成》“汤”下无“主之”二字。

麻黄杏仁甘草石膏汤方:

《玉函》“麻黄”下无“去节”二字,“杏仁”作“杏子”,“个”作“枚”,无“去皮尖”三字,甘草“二两”作“一两”。《千金翼》“个”亦作“枚”,“石膏”下无“绵裹”二字。《康平》“杏仁去皮”下无“尖”字。赵本、《康平》“煮麻黄”上无“先”字。《千金翼》“减二升”作“一二沸”,“煮取二升”作“煮取三升”。《玉函》《医统》《康平》无“本云黄耳杯”五字。《千金翼》“柸”作“杯”。

汪琥云:“黄耳柸”想系置水器也。

65.《脉经》“发汗过多”下有“以后”二字,《千金翼》亦有“以后”二字。《脉经》《千金翼》“欲得按”上同有“而”字,其下“者”字同作“之”字。《脉经》“桂枝甘草汤主之”作“属桂枝甘草汤”。

桂枝甘草汤方:

《千金翼》《玉函》“桂枝”下同无“去皮”二字。《千金翼》“顿服”下有“即愈”二字。

66.《千金翼》“脐”作“齐”。《脉经》《千金翼》“悸”下同无“者”字。《脉经》《玉函》“奔”作“贲”。《脉经》“茯苓桂枝甘草大枣汤主之”作“属茯苓桂枝甘草大枣汤”。

茯苓桂枝甘草大枣汤方:

《千金翼》《玉函》“桂枝”下无“去皮”二字。《玉函》“大枣”下无“擘”字。《千金翼》“水”字上无“甘烂”二字。《玉函》《医统》“烂”作“澜”。《玉函》“日三”下无“服”字。《千金翼》《玉函》无“作甘烂水法”以下三十一字。《康平》“珠子”上无“有”字。

67.《脉经》《玉函》《千金翼》“腹胀满”下均无“者”字。《千金翼》、赵本、《康平》“厚朴生姜甘草半夏人参汤”作“厚朴生姜半夏甘草人参汤”。

厚朴生姜甘草半夏人参汤方:

《玉函》“厚朴”下无“半斤炙去皮”五字。《康平》“厚朴”下无“炙”字。《千金翼》“厚朴”下无“去皮”二字。《玉函》“生姜”下无“半斤切”三字。赵本、《医统》《集成》半夏“半斤”作“半升”。《玉函》、赵本、《康平》“甘草”下无“炙”字。《玉函》“右五味”下有“㕮咀”二字。

68.《玉函》“若吐、若下后”句作“若吐若下若发汗后”；《脉经》作“吐下发汗后”。《脉经》《千金翼》《玉函》两个“则”字均作“即”字，“脉”字上均有“其”字。《脉经》《千金翼》“振振摇”作“振摇”，《脉经》《玉函》《千金翼》“摇”字下均无“者”字。《脉经》“茯苓桂枝白术甘草汤主之”作“属茯苓桂枝术甘草汤”。《康平》本条与下69、70、71（赵本为68、69、70）三条，合为一条。

茯苓桂枝白术甘草汤方：

《玉函》“桂枝”下无“三两去皮”四字，“白术”下有“各”字，并作“三两”，“甘草”下无“炙”字。《千金翼》“桂枝”下无“去皮”二字。《玉函》无“去滓”二字，“分温三服”下有“小便即利”四字。《康平》“茯苓桂枝白术甘草汤”作“茯苓桂枝甘草汤”。

69.《脉经》《千金翼》《玉函》“发汗，病不解”作“发其汗不解”，“反”字上有“而”字。《脉经》“芍药甘草附子汤主之”作“属芍药甘草附子汤”。《脉经》《玉函》本条与第71条并为一条。《康平》“虚故也”三字作旁注。

芍药甘草附子汤方：

《玉函》“芍药”“甘草”作“各一两”，“甘草”下无“炙”字，“附子”下无“去皮破八片”五字，“以上三味”作“右三味”，下有“㕮咀”二字。赵本、《集成》“以上”作“右”。《千金翼》《玉函》“以水五升”作“以水三升”。“一升五合”《玉函》作“一升三合”，《千金翼》作“一升二合”。《玉函》、赵本、《集成》有“三服”之“三”字。《千金翼》《玉函》《康平》皆无“疑非仲景意”五字。赵本“意”作“方”。

70.《玉函》“下”下无“之”字，“躁”下无“者”字。《脉经》《千金翼》“若下之病仍不解烦躁者”句作“吐下以后不解烦躁”。《脉经》“茯苓四逆主之”作“属茯苓四逆汤”。《康平》“躁”作“燥”，“茯苓四逆汤”作“茯苓回逆汤”。

茯苓四逆汤方：

《玉函》、赵本、《集成》茯苓“六两”作“四两”。《玉函》“附子”下无“用去皮破八片”六字。《千金翼》“去皮”上无“用”字。《康平》干姜

"一两半"作"一两"。《玉函》"右五味"下有"㕮咀"二字,"煮取三升"作"煮取一升二合"。《千金翼》作"煮取二升"。《玉函》"温服七合,日三服"作"分温再服"。赵本、《集成》"日三服"作"日二服"。《康平》"茯苓四逆"作"茯苓回逆"。

71.《脉经》《玉函》本条与69条合为一条。《千金翼》虽另析一条,但承69条而言,故三书均无"发汗后,恶寒者,虚故也"句。《脉经》《千金翼》"胃气"上有"其"字。《脉经》《千金翼》《玉函》"与调胃承气汤"均作"宜小承气汤"。《千金翼》最后有小注云:"一云调胃承气汤"。赵本最后亦有"《玉函》云与小承气汤"八小字。《康平》于本条后附有调胃承气汤方。

72.《脉经》"发汗"下无"后"字。《脉经》《千金翼》"大汗出"上均有"若"字。《脉经》"胃中干"作"胃中燥"。《千金翼》《康平》"烦躁"均作"燥烦"。《脉经》"不得眠"上无"躁"字。"欲得饮水者"句,《脉经》《千金翼》《玉函》作"其人欲饮水"。《脉经》《千金翼》《玉函》三书"少少与饮之"皆作"当稍饮之"。《脉经》《玉函》"胃气"作"胃中"。赵本、《集成》"五苓散主之"上均无"与"字。《脉经》《千金翼》无"若脉浮"以下十七字。赵本于本条末有"即猪苓散是"五小字。

五苓散方:

《玉函》"猪苓""桂枝"下皆无"去皮"二字,"泽泻"作"一两六铢"而无"半"字,"桂"字下有"枝"字,"右五味"下"为末"二字作"捣为散";《千金翼》作"各为散,更于臼中治之"。赵本、《集成》"暖水"作"煖水","汗出愈"后有"如法将息"四字。《康平》本方在73条后。

73.《千金翼》"发汗"下无"已"字。《玉函》"发汗已"作"发汗后"。《脉经》《千金翼》《玉函》"数"字上均有"而"字。"烦渴者"句《脉经》作"复烦渴者",《千金翼》作"复烦者"。《脉经》"五苓散主之"作"属五苓散"。

74.《脉经》两"渴"字下均无"者"字,"五苓散主之"句作"属五苓散证","茯苓甘草汤主之"作"属茯苓甘草汤"。《康平》"不渴者"作"小渴者"。

茯苓甘草汤方:

《玉函》茯苓作“三两”。《集成》甘草作“一两”。《千金翼》《玉函》“桂枝”下无“去皮”二字，“生姜”下无“切”字。

75.“则吐”《玉函》作“即吐”；《千金翼》作“而”；《康平》作“口”。《千金翼》《玉函》“名曰”作“此为”，“吐”字下均无“者”字。《康平》“有表里证”句与“名曰水逆”句均作旁注。

76.《脉经》《玉函》《康平》“手叉”皆作“叉手”。《脉经》《千金翼》《玉函》“而不咳”作“而不即咳者”。《康平》无“耳”字，只印有□印。《脉经》《千金翼》“两耳聋无闻”作“两耳无所闻也”。《康平》“以重”作“重以”。《脉经》《千金翼》“重发”上均无“以”字。《脉经》《千金翼》《玉函》“汗”字上均有“其”字。《脉经》《千金翼》《玉函》《康平》“虚故如此”均作“虚故也”。赵本本条与77条（赵本为75条）合为一条。

77.《脉经》《千金翼》《玉函》“多”字下均有“者”字。赵本本条与上条合为一条。

78.《千金翼》《玉函》无“若更……”以下九字。《脉经》“若更发汗”作“若更发其汗”。赵本本条与79条合为一条（赵本为76条）。《康平》“为逆”二字作旁注。

79.《脉经》“发汗”上有“伤寒”二字。《脉经》《千金翼》《玉函》“剧”者上无“若”字，“反复”上无“必”字。《脉经》“栀子豉汤主之”作“属栀子汤”。

栀子豉汤方：

《千金翼》“栀子豉汤”作“栀子汤”。赵本、《集成》栀子下“枚”作“箇”。《千金翼》“得”作“取”，“分为二服”作“分再服”。《玉函》“分”下无“为”字。《千金翼》《玉函》“得吐者”作“得快吐”。

80.《脉经》《千金翼》《玉函》“少气”下均无“者”字。《脉经》《玉函》“呕”字下亦无“者”字。《脉经》“栀子甘草豉汤主之”作“栀子甘草汤”，“栀子生姜豉汤主之”作“栀子生姜汤”，并于条后有“若腹满，栀子厚朴汤”八字。赵本本条与上78、79条（赵本为76条）合为一条。

栀子甘草豉汤方：

《玉函》、赵本、《集成》药物、剂量、煎服法，均有详细记载。

81.《脉经》《千金翼》《玉函》皆无“而”字。《脉经》“窒”作“塞”。

《脉经》《千金翼》“栀子豉汤主之”作“属栀子汤证”。

82.《玉函》“结痛”下无“者”字，“未欲解也”句作“此为未解”。《脉经》“大下之后”无“后”字，“栀子豉汤主之”作“属栀子汤证”。

83.《脉经》《千金翼》《玉函》“心烦”皆作“烦而”，“不安”下皆无“者”字。《脉经》“栀子厚朴汤主之”作“属栀子厚朴汤”。

栀子厚朴汤方：

赵本、《集成》栀子“十四枚”均作“十四个”。“厚朴”下《玉函》《康平》无“姜炙”二字；赵本、《集成》作“炙，去皮”。“枳实”下《玉函》无“水浸”二字，赵本、《集成》“去穰，炒”作“炙令黄”。“已上三味”《玉函》作“右三味”，“水三升半”作“水三升”，无“半”字，“分二服”作“分为二服”，“得吐”下无“者”字。《千金翼》“得吐者”三字，作“快吐”二字。

84.《玉函》《医统》“丸”作“圆”，《千金翼》“大下之”作“大下后”。《脉经》《千金翼》《玉函》“微烦”下皆无“者”字。《康平》60、61条均列于本条下，与本条合作一条。《脉经》“栀子干姜汤主之”作“属栀子干姜汤”。

栀子干姜汤方：

赵本、《集成》栀子“十四枚”作“十四个”。《康平》干姜作“一两”。《玉函》“三升”及“一升”下均无“半”字，“分二服”作“分为二服”。《千金翼》《玉函》“得吐者”作“得快吐”。

85.《玉函》“汤”字下有“证”字，“病”字作“其”字，“人”下无“旧”字。

86.《千金翼》《玉函》“发汗、汗出不解”句作“发其汗而不解”。《脉经》“发汗”作“发其汗”。《脉经》《千金翼》“发热”上无“仍”字。《脉经》《千金翼》《玉函》“身瞤”下有“而”字。赵本“擗”字下有“一作僻”三小字。《脉经》“擗地”下无“者”字。《千金翼》《康平》“真武汤”作“玄武汤”。《脉经》“真武汤主之”作“属元武汤”。

87.《玉函》“汗”字上有“其”字。《脉经》无“喉”字。《千金翼》“不可发汗”句作“忌发其汗”。

88.《千金翼》“不可发汗”作“忌发其汗”。《脉经》《千金翼》《玉函》第二个“发”字下皆有“其”字。

89.“不可发汗”句,《脉经》《玉函》作“不可攻其表”;《千金翼》作“忌攻其表”。赵本、《集成》“发汗”作“汗出”。《玉函》“痓”作“痉”。《脉经》条后有小注云“一作痉下同”。

90.《脉经》《玉函》“不可发汗”作“不可攻其表”,《千金翼》作“忌攻其表”。《玉函》“汗出必额上陷,脉急紧”作“汗出必额上促急而紧”;《脉经》作“汗出必额陷,脉上促急而紧”;《千金翼》作“汗出必额上促急”,并无“直视”以下八字。《脉经》“视”字下有“而”字。《康平》“汗出”下有“则”字,“眴”上有“目”字。

91.“不可发汗”《脉经》《玉函》皆作“不可攻其表”;《千金翼》作“忌攻其表”;第二句“发汗”三书皆作“汗出”。《康平》本条与90条合为一条。《脉经》“汗出”下为“而”字。

92.《脉经》《千金翼》《玉函》“重发”下有“其”字。《玉函》“丸”作“圆”。《千金翼》无“与禹余粮丸”五字。《脉经》“与”字上有“可”字。赵本、《集成》“丸”下无“阙”字,有小注云“方本阙”三字。

93.《千金翼》“病人”作“病者”。《脉经》《千金翼》《玉函》“复发”下均有“其”字。《康平》“吐蛔”上无“必”字。“必吐蛔”下《千金翼》有“一云吐逆”;赵本有“一作逆”三小字。

94.《玉函》“此为逆也”句作“为逆”二字,“若先发汗”句作“先发汗者”。《康平》第二个“为逆”作“此为逆”。《玉函》“若先下之”句作“先下之者”。

95.“身疼痛者”《脉经》《玉函》皆作“身体疼痛”。《脉经》“后身疼痛”亦作“身体疼痛”。《玉函》“自调”下无“者”字。

96.《玉函》“身体疼痛”作“身体更疼痛”。赵本“宜四逆汤”作“四逆汤方”四字。《脉经》《千金翼》“病”字上有“师曰”二字,“体”字下有“更”字,“宜”字下有“温药”二字。

97.赵本、《集成》“先下”下无“之”字。《脉经》《千金翼》《玉函》“发”字下有“其”字,皆无“以此”二字。《脉经》《千金翼》无“致”字,《脉经》《千金翼》《玉函》“冒”字下有“当”字。“得里未和”《玉函》无“得”字,《脉经》《千金翼》作“表和”,赵本、《集成》作“里未和”。《脉经》“然后”下无“复”字,《千金翼》“然后复下之”句作

“故下之”。

98. 赵本在“必先振栗,汗出而解”句上有“一作微”三小字,《玉函》无“栗”字与“出”字,《脉经》无“栗”字与“而”字,《千金翼》无“栗”字;“微”字上三书皆无“脉”字;“先汗出”三书皆作“先汗之”。《千金翼》“先汗之而解”下有“宜桂枝汤”四字,无“但阴”以下十九字。《脉经》《玉函》“下之而解”句上有“先”字。“下之而解”下《脉经》作“属大柴胡汤证,注:阴微一作尺实”。赵本、《集成》“阴脉微”下有“一作尺脉实”五小字。《玉函》作“汗之宜桂枝汤,下之宜承气汤”。《脉经》《千金翼》“脉阴阳俱停”上有“其”字。赵本、《集成》“调胃承气汤”下无“主之”。赵本本条后有“一云用大柴胡汤”七小字。

99.《玉函》《集成》“荣”作“营”。《脉经》《千金翼》《玉函》此条皆列在太阳上篇。《千金翼》“欲”作“以”。《玉函》“救”作“解”。《脉经》《千金翼》《玉函》“邪风”下皆无“者”字。“宜桂枝汤”句,《千金翼》《玉函》皆作“桂枝汤主之”;《脉经》作“属桂枝汤证”。

100.“伤寒五六日,中风,往来寒热”,《脉经》作“中风往来寒热,伤寒五六日以后”;《玉函》作“中风五六日,伤寒往来寒热”。《脉经》“心烦”作“烦心”。《脉经》《千金翼》《玉函》“鞕”作“坚”。《脉经》《玉函》“心下悸”作“心中悸”。《脉经》《玉函》《千金翼》“身”作“外”。《千金翼》《玉函》“咳”下无“者”字。《外台》“心下悸”作“心下卒悸”。《脉经》《玉函》、赵本、《集成》“默默”作“嘿嘿”。“与小柴胡汤主之”,赵本、《集成》无“与”字;《脉经》作“属小柴胡汤证”。

小柴胡汤方:

《玉函》、赵本“黄芩”“人参”“甘草”下均无“三两”二字,但“生姜”在“半夏”之上,其下有“各”字,无“切”字。赵本、《集成》“甘草”下有“炙”字。赵本、《集成》《医统》大枣皆作“十二枚”。《玉函》“味”下有“㕮咀”二字,“再煎”作“再煮”。《千金翼》无“取三升”。《千金翼》《玉函》“日三”下无“服”字。《玉函》“不呕”上无“而”字,下有“者”字。赵本、《集成》无“后加减法”四字,“呕”下有“者”字,“若渴者”作“若渴”。《千金翼》作“渴者”,且无“栝蒌根四两”五字,“腹中”“胁下”之上均无“若”字。《玉函》“鞕”作“坚者”,《千金翼》亦同。《千金翼》"牡蛎"作"六两","心下"与"不渴"之上均无"若"字。赵本、《集成》"桂"下有"枝"字。《千金翼》《玉函》"取微汗愈"作"微发其汗"。赵本、《集成》"覆"下无"取"字。《千金翼》"咳者"上无"若"字,"柴胡"作"八两"。

101.《千金翼》"结"作"在"。《玉函》、赵本、《集成》"默"作"嘿"。《千金翼》《玉函》"饮食"作"食饮"。《千金翼》"呕也"作"其呕"。《千金翼》、赵本将本条与下条并作一条。赵本"故使呕也"下有"一云藏腑相连,其病必下,胁膈中痛"十四小字。

102.《千金翼》作"服柴胡而渴者,此为属阳明,以法治之"。《玉函》"渴者"下有"此为"二字。《玉函》、赵本"属阳明"下无"也"字。

103.《千金翼》"二三"作"再三"。《千金翼》《玉函》"而胁下"作"其人胁下"。"本渴而饮水呕者",《千金翼》《玉函》无"者"字;赵本、《集成》作"本渴饮水而呕者"。"柴胡汤不中与也",《千金翼》作"柴胡复不中与也";《玉函》作"柴胡汤不复中与也"。"小便难"《康平》作"小便黄"。

104.《脉经》《千金翼》"身热"作"身体热"。《脉经》《千金翼》《玉函》"渴"下无"者"字。《脉经》"小柴胡汤主之"作"属小柴胡汤证"。

105.《玉函》《千金翼》、赵本"急痛"下无"者"字。《千金翼》《玉函》"不差"下也无"者"字。"小柴胡"上《玉函》有"即与"二字;赵本、《集成》无"与"字。《千金翼》无"主之"二字。

小建中汤方:

赵本、《集成》甘草作"二两","内胶饴"作"内饴"。《外台》作"先煮五味,取三升,去滓,内饴,更上火微煮,令消解"。《玉函》无"微"字,亦无"日三服"三字。《集成》把"呕家不可用建中汤,以甜故也"另析为一条。《千金翼》《玉函》"不可用"下无"建中汤"三字,"用"作"服","甜"作"甘"。

106.《玉函》"有柴胡证"作"有小柴胡证"。《千金翼》"悉具"下有"也"字。赵本将本条与下条(107条)并为一条。

107.《千金翼》《玉函》"证"上无"病"字,"下之"后无"若"字。赵本、《集成》"却"下有"复"字。《千金翼》"不罢"下无"者"字,"复与柴胡汤"下有"解者"二字。

108.《玉函》“烦”下无“者”字。《外台》“二三日”作“一二日”。

109.《玉函》“反”作“及”。《脉经》《千金翼》“二三”作“再三”,“仍在”作“续在”,其下无“者”字,《玉函》也无“者”字。“呕不止,心下急,郁郁微烦者,为未解也”句,《脉经》《千金翼》《玉函》皆作“呕止小安,一云呕不止心下急”。“下之则愈”《玉函》无“之”字。赵本“小柴胡”下无“汤”字,“心下急”下有“一云呕止小安”六字小注。

大柴胡汤方:

《千金翼》“柴胡”作“八两”。《玉函》生姜作“三两”。赵本、《集成》无大黄,“右八味”作“右七味”。《玉函》“再煎”下有“取三升”无“日三服”。“一方用大黄二两,若不加大黄,恐不为大柴胡汤也”句,《玉函》作“一方无大黄,然不加不得名大柴胡汤也”;赵本、《集成》作“一方加大黄二两,若不加,恐不为大柴胡汤”。

110.《玉函》“日晡”下无“所”字。《脉经》《千金翼》《玉函》“潮热”后无“已”字。“此本柴胡证”,《脉经》作“此本当柴胡汤”;《千金翼》作“此本当柴胡”。《脉经》《千金翼》《玉函》“下之”后无“而”字,赵本“而”作“以”。《脉经》《千金翼》“知医以”上有“故”字。赵本、《集成》“非”上有“此”字。《脉经》《千金翼》《玉函》“先宜”作“先再服”。《脉经》《千金翼》“以解外”作“以解其外”;《玉函》无“以”字。赵本、《集成》“先宜”下有“服”字。

柴胡加芒硝汤方:

赵本、《集成》药物、剂量、煎服法均有详细记载。赵本林校尚有65字。

111.《脉经》《千金翼》《玉函》、赵本在“十三日”后皆无“不解”二字。《脉经》《千金翼》《玉函》“谵”字上有“而”字,“谵”字下无“者”字,“以有热也”作“内有热也”,无两个“若”字,“鞕”作“坚”。《脉经》《千金翼》“而反下利”无“下”字,“脉调和”上有“其”字;《玉函》亦有“其”字。《玉函》“丸”作“圆”。《脉经》《千金翼》《玉函》“自下利者”无“下”字,“脉当”上有“其”字。《脉经》《千金翼》“内实”下无“也”字。《脉经》“调胃承气汤主之”作“属承气汤证”。《千金翼》“承气汤”上无“调胃”,下无“主之”。

112.“下者愈”《脉经》作“下之即愈”;《千金翼》《玉函》作“下

者即愈”。“其外不解者”《脉经》“不”作“未”,无“者”字;《千金翼》《玉函》亦无“者”字。《脉经》《千金翼》、赵本、《集成》“当先解”下有“其”字。《脉经》《千金》《玉函》“外解”下无“已”字,“少腹”上无“但”字。《脉经》《玉函》“少腹”作“小腹”。《脉经》“宜桃核承气汤方”作“属桃人承气汤”。赵本注有“后云:解外宜桂枝汤”八字。

桃核承气汤方:

《玉函》作“桃仁承气汤”。“桃人五十个”赵本作“桃仁五十个”,《千金翼》《玉函》“个”作“枚”。《千金翼》“芒硝”作“一两”。《玉函》“煮取二升半”作“先煮四味,取二升半”,“去滓”以下作“内硝更煮微沸,温服五合,日三服,微利”,《千金翼》“内芒硝”下作“更煎一沸分温三服”。

113.《外台》“下之”下有“后”字。《脉经》《千金翼》“一身”下无“尽重”二字。《脉经》《千金翼》《玉函》“转侧”下无“者”字。《脉经》“柴胡加龙骨牡蛎汤主之”作“属柴胡加龙骨牡蛎汤”。

柴胡加龙骨牡蛎汤方:

《玉函》“铅丹”作“黄丹”,赵本作“铅丹”。半夏《千金翼》作“一合半”;赵本、《集成》作“二合半”,方内有“黄芩”,“生姜”下有“切”字,“牡蛎”下“煅”作“熬”,“大枣”下有“擘”字,“右十一味”作“右十二味”,“温服一升”后还有“本云柴胡汤,今加龙骨等”十字。《医统》“煅”亦作“熬”。《玉函》“切如棋子更煮一二沸”作“更煮取二升”,“本云”作“本方”,“今加龙骨等”作“内加龙骨、牡蛎、黄丹、桂、茯苓、大黄也,今分作半剂”。

114.《脉经》《千金翼》《玉函》“满”字下有“而”字,“紧”字下有“者”字,“肝”上有“为”字,“脾”下无“也”字。《脉经》无“曰”字。《脉经》《玉函》“刺”上有“当”字;《千金翼》“刺”上有“宜”字。

115.《脉经》《千金翼》《玉函》“大渴欲饮水”句均作“其人大渴欲饮酢浆者”(《千金翼》“酢”作“截”),“满”下有“而”字,“此肝乘肺也”作“此为肝乘肺”。《脉经》《玉函》“刺期门”上有“当”字;《千金翼》有“宜”字。

116.“反熨其背”赵本、《集成》“反”作“凡”。“反躁,反熨其背而大汗出,大热入胃”句,《脉经》作“而烧瓦熨其背,大汗出,火气入胃”;《玉函》作“而反烧瓦熨其背,而大汗出,火热入胃”。“胃中水竭,躁烦”,《脉经》作“胃中竭燥”。“必发谵语”,《玉函》作“必当谵语”。“振栗、自下利者”《脉经》《玉函》作“振而反汗出者”。《脉经》“欲解”下无“也”字。《脉经》《玉函》“其汗”上无“故”字。《脉经》“欲小便不得”作“其人欲小便反不得”;“呕”上无“反”字。《脉经》《玉函》“大便鞕”作“大便坚者”。《脉经》“及不多,大便已”作“及多便已”,“头”上有“其”字。赵本、《集成》“从腰已下”之“已”作“以”。赵本在“大热入胃”句下有“一作二日内烧瓦熨背大汗出,火气入胃”十六小字。

117.《脉经》《玉函》“太阳”下无“病”字,“发汗”作“发其汗”。《脉经》“流溢”作“流泆”。《脉经》《集成》“阴虚”下无“则”字。《脉经》“颈项”作“齐颈”,“腹满”下有“而”字。“捻衣摸床”之“捻”字,《脉经》作“循”;《玉函》作“寻”。

118.《脉经》《千金翼》“医”上有“而”字。《脉经》《玉函》“惊狂”上无“必”字。《脉经》《千金翼》《玉函》“起卧不安”下无“者”字。《千金翼》《玉函》、赵本、《集成》“起卧”作“卧起”。《脉经》“桂枝去芍药加蜀漆牡蛎龙骨救逆汤主之”作“属桂枝去芍药加蜀漆牡蛎龙骨救逆汤”。

桂枝去芍药加蜀漆龙骨牡蛎救逆汤方:

《医统》“桂枝”下有“汤”字。赵本、《集成》“龙骨牡蛎”作“牡蛎龙骨”。赵本、《医统》《集成》“蜀漆”下“洗去脚”作“洗去腥”。“右为末”赵本、《集成》作“右七味”。《玉函》“味”字下有“㕮咀”二字。《玉函》《千金翼》“一斗二升”作“八升”,《玉函》无“煮取三升”之“煮”字。《千金翼》《玉函》皆注有“一法以水一斗二升,煮取五升”。《玉函》“滓”作“渣”。赵本、《集成》“温服一升”后有“本云桂枝汤,今去芍药,加蜀漆牡蛎龙骨”十六字。《玉函》“温服一升”后有“本方桂枝汤,今去芍药,加蜀漆龙骨牡蛎。一法以水一斗二升,煮取五升”二十八字。

119.《脉经》《千金翼》《玉函》皆无“形作”二字。《脉经》《玉函》“者必渴”上无“弱”字。《脉经》《千金翼》、赵本、《集成》“被火”下无“者”字。《脉经》“谵语”作“谵言”。《千金翼》“讝语”下无“弱者发热”以下十二字。

120.《玉函》“不得汗”下有“者”字。《脉经》“必清血”作“必有清血”。《玉函》“火邪”上无“为”字。《脉经》《千金翼》无“名为火邪”四字。

121.《玉函》“热甚”作“热盛”，无“反”字；《脉经》亦无“反”字，“灸”上有“而”字；《千金翼》、赵本、《集成》“反”上有“而”字。《脉经》《千金翼》《玉函》“必”字皆在“咽燥”下。《脉经》《玉函》、赵本、《集成》“唾血”皆作“吐血”。

122.《千金翼》“烦逆”下无“追虚逐实……”等二十四字。赵本将本条与下两条并作一条。

123.《脉经》《千金翼》《玉函》“宜”皆作“当”，“用火灸之”作“而反灸之”。《脉经》《千金翼》“邪无从出”作“邪无从去”。《脉经》“必”下有“当”字。“名火逆也”，《玉函》《脉经》《千金翼》均作“此为火逆”。

124.《脉经》“欲”上有“若”字，“解”下无“者”字，“当”上无“必”字。《脉经》、赵本、《集成》“乃”上有“烦”字。《脉经》《玉函》“有汗”下有“随汗”二字。“故知汗出解”《脉经》作“故知汗出当解”；《玉函》作“故知汗出而解”。《玉函》、赵本、《集成》“解”下无“也”字。

125.《脉经》《玉函》“奔豚”作“贲豚”。“上冲心者”，《脉经》作“上撞者”；《千金翼》“冲”下无“心”字。《脉经》《千金翼》“一壮”上无“各”字。《脉经》《千金翼》《玉函》皆无“更加桂二两”五字。赵本、《集成》“二两”下无“也”字。

桂枝加桂汤方：

赵本、《集成》有药物、剂量、煎服法等详细记载。

126.《脉经》“烦躁”下无“者”字，“桂枝甘草龙骨牡蛎汤主之”作“属桂枝甘草龙骨牡蛎汤”。

桂枝甘草龙骨牡蛎汤：

赵本、《集成》“桂枝”下有“去皮”二字，“甘草”下有“炙”字，“右为末”作“右四味”。《玉函》“甘草”“牡蛎”“龙骨”下皆无“二两”二字，但“牡蛎”下有“各三两”三字。《千金翼》《玉函》“二升”下无“半”字。

127.《脉经》《千金翼》“伤寒”上无“太阳”二字。《脉经》《千金翼》《玉函》“伤寒”下无“者”字,“惊”下无“也”字。《千金翼》“温针”作“火针”。

128.《千金翼》《玉函》两个“恶寒”下,《脉经》第一个“恶寒”下均有“而”字。《脉经》“太阳病”下无“当”字。《玉函》、赵本、《集成》“不恶寒”上有“反”字。《脉经》《千金翼》《玉函》“细数者”作“细而数”。“以医吐之过也”,《千金翼》作“此吐之过也”;《玉函》作“此医吐之故也”。《千金翼》“一二日吐之者”以下四十二字无。《脉经》“一二日”上有“若得病”三字。《脉经》《玉函》“一”“三”下皆有“日”字。《脉经》两个“吐之”下均无“者”字。《玉函》“暮吐”作“夕吐”。《脉经》“以”作“此”。

129.《脉经》“太阳病吐之”下有“者”字。

130.《千金翼》《玉函》“此以发汗,令阳气微,膈气虚,脉乃数也”句作“以医发其汗,阳气微,膈气虚,脉则为数”,“胃中虚冷”上无“以”字。

131.《玉函》“温温”作“嗢嗢”,“胸”上有“又”字。《脉经》《千金翼》《玉函》“腹”上有“其”字,“先”下无“此”字。《千金翼》“宜调胃”作“宜”。《脉经》“承气汤”上无“调胃”二字,“不尔”上无“若”字,“欲呕”上无“但”字。《玉函》“但”作“反”字。《脉经》《玉函》“微溏”下无“者”字。《玉函》“此非”下无“柴胡”二字,但有一“汤”字。《脉经》、赵本、《集成》“柴胡”下有“汤”字。《千金翼》无“若不尔”以下三十字。

132.《玉函》“六七日”作“七八日”。《千金翼》“日”下有“出”字。《脉经》《千金翼》“仍”作“续”。《脉经》《玉函》“脉微而沉”作“其脉微沉”,“狂”下无“者”字,“以热”作“此热”,“硬”作“坚而满”。《千金翼》“当硬”作“坚”。《玉函》“太阳”上无“以”字,并无“抵当汤主之”五字。“抵当汤主之”,《千金翼》作“宜下之以抵当汤”;《脉经》作“属抵当汤”。

抵当汤方:

《千金翼》“大黄”作“二两破六片”,“桃仁”“水蛭”“虻虫”下之“个”作“枚”。赵本、《集成》“大黄”下之“酒浸”作“洗”,“右四味”下无“为末”二字,“再服”作“更服”。

133.《脉经》《玉函》"脉"上有"其"字。《脉经》《千金翼》《玉函》"少腹硬"作"少腹坚"。《脉经》《玉函》"不利"下无"者"字。《脉经》《千金翼》"血"下无"也"字。《脉经》"谛"下无"也"字。"抵当汤主之",《脉经》作"属抵当汤证";《玉函》无此五字。

134.《脉经》《玉函》"少腹满"上有"而"字。《脉经》"今反利者,为有血也"作"而反利者,此为血"。"下之"上《千金翼》有"须"字。《脉经》无"不可余药"四字,"宜抵当丸"作"属抵当丸证"。《玉函》"丸"作"圆"。

抵当丸方:

《玉函》、赵本、《集成》"水蛭"下有"熬"字。赵本、《集成》"虻虫"作"二十个,去足翅,熬","桃仁"作"二十五个"。《玉函》"桃人"作"桃仁",并作"三十个"。《千金翼》"桃仁"下有"熬"字。赵本、《集成》"杵"作"捣","分"下无"为"字。《玉函》"若不下"下无"者"字。《千金翼》"取七合服"下无"之"字,"当下"下无"血"字,"不下"上无"若"字,下无"者"字。《玉函》"丸"皆作"圆"。

135.《玉函》"以饮水多"作"为多饮水","必心下悸"作"心下必悸"。

136.《千金翼》《玉函》"寸脉浮,关脉沉,名曰结胸也"句作"其脉寸口浮、关上自沉,为结胸"。《玉函》"何谓"上有"问曰"二字。《千金翼》"脏结"下有"答"字。"时时下利",《千金翼》作"时下利",《玉函》作"时小便不利"。《千金翼》《玉函》"寸脉"作"阳脉","关脉小细沉紧"作"关上细沉而紧"。《玉函》"名曰"作"为"。《千金翼》"曰"作"为"。《千金翼》《玉函》"难治"上有"为"字。赵本、《集成》从"何谓脏结"另析为一条。

137.《千金翼》《玉函》"结"下有"者"字。《脉经》"证"作"症"。"不往来寒热"句,《脉经》作"寒而不热",《玉函》、赵本句下有"一云寒而不热"六字。

138.《千金翼》《玉函》"病发"上有"夫"字,"发于阴"上无"病"字。《千金翼》第二个"下之"作"汗之"。《千金翼》《玉函》无"所以成"三字,"以下之太早故也"作"下之早,故令结胸"。赵本将本条与下条合为一条,第二个"而反下之"下有"一作汗出"四字。

139.《千金翼》《玉函》"项"上有"其"字。《玉函》"痓"作"痉"。

《脉经》《千金翼》《玉函》“则和”作“即和”。《玉函》“丸”作“圆”,并无“方”字。《脉经》无“宜大陷胸丸方”六字。

大陷胸丸方:

《玉函》“丸”作“圆”,“葶苈”下无“半升熬”三字,“芒硝”下无“半升”二字,“杏人”作“杏仁”,并有“各”字,而无“去皮尖熬黑”五字。《千金翼》“大黄”下“半升”作“八两”。赵本、《集成》“葶苈”下有“子”字,“杏人”作“杏仁”。《千金翼》《玉函》“捣”下无“筛二味,内杏人、芒硝,合研如脂,和散”十四字。《千金翼》“捣”上有“和”字。《玉函》“捣”下有“和”字,“弹丸”作“弹圆”。“甘遂”上《千金翼》《玉函》无“别捣”二字,“白蜜”下“二合”作“一两”,“顿服”上无“温”字,下无“之”字,“一宿乃下”无“如不下更服,取下为效,禁如药法”十三字。

140.《脉经》《千金翼》《玉函》“浮大”下无“者”字。《千金翼》“不可下”下有“之”字。《脉经》《千金翼》《玉函》“则死”作“即死”。

141.《脉经》《玉函》“烦躁”作“而躁”。《脉经》《千金翼》《玉函》“死”上无“亦”字。

142.《脉经》《千金翼》“而反恶寒”下无“者”字。《脉经》《千金翼》《玉函》“表未解”上有“其”字。《脉经》《千金翼》“表未解”下无“也”字,“变迟”作“则迟”。“膈内拒痛”句,《脉经》《千金翼》作“头痛即眩”;《玉函》作“头痛则眩”;《脉经》有“一云膈内拒痛”六小字。《集成》“躁烦”作“烦躁”。《脉经》《千金翼》《玉函》“鞕”作“坚”。《脉经》“大陷胸汤主之”作“属大陷胸汤”。《脉经》《千金翼》《玉函》“余处”作“其余”。《脉经》“无汗”作“无有”。《脉经》《千金翼》“剂”作“齐”。《脉经》《千金翼》《玉函》、赵本“发黄”下均无“也”字。《脉经》“发黄”下有“属柴胡栀子汤”六字。

大陷胸汤方:

《千金》《千金翼》《外台》“甘遂”下有“末”字。《千金》《千金翼》“大黄”下无“去皮”二字。赵本、《医统》《集成》“一钱”下有“匕”字。《千金翼》“煮一两沸”作“一二沸”,“温服一升”作“分再服”,“得快利”上有“一服”二字。《玉函》本方作“桂枝四两、甘遂四两、大枣十二枚、瓜蒌实一枚去皮、人参四两。右为味,以水七升,煮取三升,去滓,温服一升,胸中无坚，勿服之”。

143. “脉沉而紧”，《脉经》作“其脉沉紧”；《玉函》作“其脉浮紧”。《千金翼》“沉”下无“而”字。《脉经》《千金翼》《玉函》“按之石硬者”作“按之如石坚”。《脉经》“大陷胸汤主之”作“与大陷胸汤”。

144. 《千金翼》“热结在里”作“邪气结在里”，“复”字上有“欲”字。《脉经》《千金翼》《玉函》“热”下无“者”字。《千金翼》《玉函》“与”上有“当”字。《脉经》“与大柴胡汤”作“属大柴胡汤证”。《脉经》《千金翼》《玉函》“无大热”下无“者”字，“胸胁”下无“也”字，“头微汗”上无“但”字，“汗出”下无“者”字。《脉经》“大陷胸汤主之”作“与大陷胸汤”。

145. 《脉经》《玉函》“汗”上有“其”字。《玉函》“日晡”下无“所”字。《千金翼》“所”作“如”字。《脉经》《千金翼》《玉函》“硬”作“坚”，“近”下无“者”字。《脉经》“大陷胸汤主之”作“属大陷胸汤”。赵本“潮热”下有“一云日晡所发心胸大烦”十字。《千金翼》本条下有“若心下满而坚痛者，此为结胸，大陷胸汤主之”十八字。

146. 《千金翼》《玉函》“病”作“者”字，“则”作“即”字，“脉”上有“其”字，“滑”下无“者”字。

小陷胸汤方：

《玉函》“黄连”下“一两”作“二两”，“半夏”下无“洗”字，“栝蒌实”下无“大者”二字，“一个”作“一枚”，赵本、《集成》“个”亦作“枚”。《玉函》“去滓”作“去渣”。

147. 《脉经》“不能卧”上有“终”字。《脉经》《千金翼》《玉函》“起”下有“者”字，“脉”上有“其”字，“此本有寒分也”作“此本寒也”，“反”上有“而”字，“若利止”作“利止者”，“必”下无“作”字，“四日”作“四五日”，“复”下皆有“重”字。“此作协热利也”，《脉经》《玉函》作“此挟热利也”；《千金翼》作“此为挟热利”。

148. 《脉经》《玉函》“欲解”下无“也”字，诸“脉”之上皆有“其”字，“结胸”下无“也”字，“脉细数”作“其脉细而数”，“沉紧”作“沉而紧”，“沉滑”作“沉而滑”，“协热”作“挟热”，“浮滑”作“浮而滑”。

149.《脉经》《千金翼》《玉函》“应以”作“当以”,“汗解”下无“之”字,“反”上有“而”字,无“冷”字。《玉函》、赵本、《医统》《集成》“被却”作“劫”;《脉经》《千金翼》“却”上无“被”字。《脉经》《千金翼》《玉函》“益烦”上无“弥更”二字,“肉上”作“皮”,“反不渴”下无“者”字,“不差”下无“者”字。《千金翼》“服”上有“宜”字;《脉经》“服”作“宜”。《千金翼》“若不差与五苓散”七字列于方后。《集成》从“寒实结胸”另析一条。《脉经》《玉函》“寒”上有“若”字。《千金翼》《玉函》“与三物小陷胸汤、白散亦可服”作“与三物小白散”。《脉经》“白散亦可”下无“服”字。赵本“亦可服”下有“一云与三物小白散”八字。

文蛤散方:

《玉函》“为散”以下作“沸汤和服,一方寸匕”。赵本、《集成》“一钱”作“方寸”。《千金翼》“为散”上有“捣”字,以下作“以沸汤五合,和服一方寸匕,若不差,与五苓散。”

白散方:

《千金翼》《玉函》“桔梗”“贝母”皆作“十八铢”,“巴豆”作“六铢”。《玉函》“巴豆”下无“研如脂”三字。《千金翼》“为末”上有“捣”字,“杵之”作“治之”,“白饮”上无“以”字。赵本、《集成》“右”下无“件”字。赵本、《医统》《集成》“为末”作“为散”,“半钱”下有“匕”字。《玉函》无“内巴豆,更于臼中杵之,以”十字。《千金翼》“进冷粥一杯”下有“一云冷水一杯”六字。《脉经》、赵本、《集成》“自覆”下无“者”字,“若水以”作“若以水”。赵本、《集成》“却”作“劫”。《脉经》《千金翼》“则烦”作“即烦”。《玉函》无“身热”以下四十九字,《脉经》为四十八字,接载在经文下。

150.“头项强痛,或眩冒”句,《玉函》无“冒”字;《脉经》作“头痛,颈项强而眩”;《千金翼》作“头痛或眩冒”,“如结胸”上无“时”字。“痞鞕者”《千金翼》《玉函》作“痞而坚”;《脉经》作“痞坚”。《脉经》“大椎”作“大杼”;《千金翼》“大椎第一间”在“肺俞、肝俞”之下。“发汗则讝语脉弦”句,《脉经》《千金翼》《玉函》作“发汗即谵语,谵语则脉弦”。《脉经》“即”仍作“则”。“五六日”《脉经》《千金翼》、赵本皆作“五日”;《脉经》“五日”在“讝语”之下;《玉函》“五六日”亦在“讝语”之下。

151.“得之”《千金翼》无“之”字。《脉经》“脉迟”上无“而”字。《脉经》《玉函》“谵语”上有“其人”二字，下无“者”字；《千金翼》亦无“者”字。“血室也”，《脉经》《千金翼》《玉函》均作“血室”，无“也”字，“随其实”皆作“随其虚实”。《脉经》《玉函》“泻之”作“取之”。《脉经》在“取之”下有“平病云，热入血室，无犯胃气及上二焦，与此相反，岂谓药不谓针耶”廿六字；“泻之”赵本、《集成》作“取之”。

152. 以上诸本皆同。

153.《千金翼》“明了”作“了了”，“状”字下无“者”字。“必”字下《千金翼》《玉函》均有“当”字。

154.《玉函》“支节”作“肢节”，“柴胡加桂枝汤主之”下无“加”字。《千金翼》作“宜柴胡桂枝汤”；《脉经》作“属柴胡桂枝汤”；赵本、《集成》作“柴胡桂枝汤”。

柴胡桂枝汤方：

《玉函》“桂枝”下无“去皮”二字，“芍药”下无“一两半”三字，“生姜”下有“各”字，无“切”字，“大枣”下无“擘”字。《千金翼》“以水七升，煮取三升”作“以水六升，煮取二升”，“加”字下无“半夏”。《玉函》“温服”下有“一升”二字。赵本、《集成》有“本云”以下廿七字。

155.《脉经》《千金翼》“已发汗”上有“其人”二字。“心烦”《脉经》《玉函》下无“者”字；《千金翼》亦无“者”字，作“而烦”。《脉经》《千金翼》“未解”下均无“也”字。《脉经》“柴胡桂枝干姜汤主之”作“属柴胡桂枝干姜汤”。

柴胡桂枝干姜汤方：

《外台》名“小柴胡汤”。《玉函》“桂枝”下无“去皮”二字。干姜、牡蛎，《玉函》、赵本、《医统》均作“二两”。《千金翼》“再煎”作“更煎”无“取三升”三字。《玉函》无“日三服”三字。《千金翼》作“日二服”。“复服汗出便愈”句《玉函》无“便”字；《千金翼》作“汗出愈”，无“复服”“便”字。

156.《千金翼》《玉函》“鞕”皆作“坚”，“脉细者”皆作“其脉细”，“复有里也”皆无“也”字。“脉沉亦在里也”句《玉函》作“沉亦为病在里”；《千金翼》亦同，但“亦”字作“则”字；《集成》“在”字作“有”字。

《千金翼》"汗出"下有"亦"字。《千金翼》《玉函》"不得"下无"复"字,"悉入在"下有"于"字,"半在里半在外也"作"半在外,半在里"、无"也"字。《玉函》"少阴"下无"病"字。《千金翼》"今头汗出"作"今头大汗出","柴胡汤"上无"小"字,作"可与柴胡汤"。

157.《玉函》"发热"下无"者"字,"已下之"作"以下之","鞕"作"坚","结胸"下无"也"字,"但满"上有"若"字,"不中"作"不复中","与之"作"与也","半夏"上无"宜"字,"汤"字下有"主之"二字。

半夏泻心汤方:

《玉函》"半夏"下无"洗"字,"人参"下无"已上"二字,"大枣"作"十六枚"而无"擘"字,"甘草"无"三两"二字。赵本、《集成》"再煮"作"再煎","日三服"下有"须大陷胸汤者,方用前第二法"十二字,"第二法"下有"一方用半夏一升"七字。《外台》"半夏"下注有"一方五两"四字。

158.《玉函》"结胸"上无"成"字。"鞕"《脉经》《玉函》皆作"坚"。"下利不止"句《玉函》作"利复不止";《脉经》作"下利不复止"。《脉经》《玉函》"水浆不下"皆有"肯"字,"其人心烦"句皆作"其人必心烦"。《千金翼》亦无"成"字,"鞕"亦作"坚","止"字上亦有"复"字,"不下"之间亦有"肯"字,"心烦"上亦有"必"字。

159.《脉经》"浮"字下无"而"字,"而"字下无"复"字。《玉函》"复"字作"反"字。

160."下利,呕逆"《千金翼》作"吐下呕逆"。《脉经》《千金翼》《玉函》"表解"下均无"者"字,"鞕"皆作"坚"。"引胁下痛"句《千金翼》无"痛"字。"干呕"《千金翼》《玉函》作"呕即";《脉经》作"呕则"。《千金翼》《玉函》均无"汗出不恶寒者"六字;《脉经》"寒"字下无"者"字。《脉经》《千金翼》《玉函》"此"字下皆有"为"字,"和"字下皆无"也"字。《脉经》"十枣汤主之"作"属十枣汤证"。

十枣汤方:

《玉函》、赵本、《集成》无"大枣"一药,"右"字下无"上"字。《玉函》无"各别捣"三字。《千金翼》无"等分,各别"四字,"一升半"作"一升五合"。《玉函》"枣"字上无"大"字,无"肥者"二字。《千金翼》

亦无"肥者"二字。"内药末,强人服一钱匕",《千金翼》作"强人内药末,一钱匕"。《玉函》无两"服"字和"匕"字。"羸人服半钱"《千金翼》作"羸人半钱匕"。《玉函》无"温服之平旦服"六字,"不除"下无"者"字,"明日"下无"更服"二字,无"得快"以下九字。《千金翼》"温服"下无"之"字,"病不除者"作"不利者","明日"作"明旦","得快下"下无"利后"二字。

161.“医发汗”句《千金翼》无“医”字。《脉经》《千金翼》《玉函》“汗”字上均有“其”字。《脉经》“恶寒”上有“而”字。《脉经》《千金翼》《玉函》“复”字上皆无“因”字,“心下痞”上皆有“则”字。《脉经》《千金翼》“表”字上有“此”字。《脉经》“烧针”作“火针”。《集成》“胸烦”上无“因”字,《脉经》作“因而烦”。“肤瞤者,难治”句《脉经》《玉函》作“肤瞤,如此者为难治”;《千金翼》作“肤瞤,此为难治”。《脉经》《千金翼》“愈”字上无“易”字。

162.《千金翼》“濡”字上有“自”字。“其脉关上浮者”句《千金翼》作“关上脉浮者”;《玉函》“浮”字上有“自”字,“浮”字下无“者”字。

大黄黄连泻心汤方:

《玉函》方名作“大黄泻心汤方”,“味”字下有“㕮咀”二字。《千金翼》“再服”下有“此方必有黄芩”六字,赵本林校“再服”下有“臣亿等看详大黄黄连泻心汤,诸本皆二味,又后附子泻心汤,用大黄黄连黄芩附子,恐是前方中亦有黄芩,后但加附子也,故后云,附子泻心汤,本云加附子也。”

163.《玉函》“心下痞”上有“若”字。

附子泻心汤方:

《集成》“附子”作“二枚”;《千金翼》无“去皮破”三字。《玉函》“味”字下有“㕮咀”二字,“三味”上无“切”字。《千金翼》无“切三味”三字。

164.《脉经》《千金翼》“与泻心汤”句作“与之泻心”,“痞不解”上均有“其”字。《脉经》“燥”字下无“烦”字。“五苓散主之”《脉经》为“属五苓散”;《千金翼》《玉函》、赵本“主之”之下,《脉经》“五苓散”下皆有“一方云,忍之一日乃愈”,但《脉经》《千金翼》“云”作“言”,《千金翼》“乃愈”下有“用上方”三字;赵本有“用前第七证方”六字。

165.《脉经》《千金翼》《玉函》“鞕”皆作“坚”,“下利”作“而利”,全无“者”字。《脉经》“生姜泻心汤主之”作“属生姜泻心汤”。

生姜泻心汤方:

《玉函》“生姜”下无“切”字,“甘草”下无“三两”“炙”字,“人参”下无“三两”二字,“干姜”下无“一两”,“黄芩”下有“各”字,但在“甘草”之下,“半夏”下无“洗”字,“黄连”下有“各”字,但在“干姜”之下。赵本、《集成》有“附子泻心汤”“本云”以下四十三字,《千金翼》无“再煎取三升”五字。

166.《外台》“谷”字上有“水”字。《脉经》《千金翼》《玉函》“痞鞕”作“痞坚”,“心烦”作“而烦”。《脉经》《千金翼》《外台》“不得安”作“不能得安”。《脉经》《千金翼》“谓”作“为”,“复”字下有“重”字。《玉函》《脉经》《千金翼》“但”字下无“以”字,“使鞕也”皆作“使之坚”。《外台》亦同《脉经》“甘草泻心汤主之”作“属甘草泻心汤”。

甘草泻心汤方:

《玉函》“半夏”下无“洗”字,“大枣”下无“擘”字。《外台》“干姜”作“二两”,“半夏”“洗”字下有“去滑”二字。《千金翼》《外台》方下有“一方有人参三两”七字。“日三服”下赵本林校有“臣亿等谨按上生姜泻心汤法,本云,理中人参黄芩汤,今详泻心以疗痞,痞气因发阴而生,是半夏生姜甘草泻心三方,皆本于理中也,其方必各有人参,今甘草泻心汤中无者,脱落之也,又按《千金》并《外台》治伤寒䘌食,用此方皆有人参,知脱落无疑”。

167.《脉经》“下利”上有“而”字。《脉经》《千金翼》《玉函》“鞕”皆作“坚”。《千金翼》“泻心汤”下无“已”字。《脉经》“复”作“后”。《脉经》《千金翼》“理中”下无“者”字。《千金翼》“理中焦”作“治中焦”;《脉经》“焦”作“膲”,“赤石脂”上有“属”字,“汤”下无“主之”二字。“复利不止者”《脉经》《玉函》作“若不止者”。赵本、《集成》“复”下无“利”字;《千金翼》无“复不止者”以下九字,但于方后有“若不止,当利小便”七字。

赤石脂禹余粮汤方:

《集成》禹余粮上有“太乙”二字;《千金翼》、赵本“太乙”作“太一”。“已上二味”《玉函》、赵本、《集成》作“右二味”。“二升”上《玉函》无“取”字。《玉函》、赵本、《集成》有“分温”二字,《千金翼》“三服”下有“若不止当利小便”七字。

168.《脉经》《千金方》“吐下”下无“后”字,“鞕”作“坚”。《玉函》“鞕”亦作“坚”。

169.《脉经》《玉函》“发汗”皆作“汗出”。《千金翼》无两“若”字。《脉经》“下”字上无“若”字。《脉经》《千金翼》《玉函》“鞕”皆作“坚”。赵本“赭”下无“石”字。《玉函》“复”作“覆”。《脉经》“旋覆代赭石汤主之”作“属旋覆代赭汤”。

旋覆代赭石汤方:

赵本、《集成》“赭”字下无“石”字,“生姜”下无“切”字。《玉函》“生姜”下无“切”字,“半夏”下无“洗”字,“大枣”下无“擘”字,“甘草”作“二两”并无“炙”字。《玉函》、赵本、《集成》“七味”上无“件”字。《千金翼》无“再煎取三升”五字。

170.“下后”《玉函》作“大下之后”;《脉经》作“大下已后”。《脉经》无“若”字与“者”字。《脉经》《玉函》“可与”作“可以”,“杏子”作“杏仁”。

171.《脉经》《千金翼》《玉函》“协”作“挟”,“不止”上无“利下”二字,“鞕”皆作“坚”。《脉经》《千金翼》“不解”下无“者”字。《脉经》“桂枝人参汤主之”作“属桂枝人参汤”。

桂枝人参汤方:

赵本、《集成》桂枝下“去皮”作“别切”。《玉函》“桂枝”下无“四两去皮”四字,“甘草炙”下有“各”字,“白术”下无“三两”二字,“人参”下无“三两”二字,“干姜”下有“各”字。《千金翼》“白术、人参、干姜”各作“二两”。《玉函》“九升”下无“先”字,“内桂”上有“去滓”二字。《千金翼》亦有此“去滓”二字。《玉函》、赵本、《集成》“温服”上有“去滓”二字。

172.《脉经》《千金翼》《玉函》“汗”字上有“其”字。《脉经》《千金翼》“不可攻”下亦有“其”字。《玉函》“解”上无“表”字,“乃可攻”下有“其”字。《脉经》《千金翼》“乃”字下无“可”字,“攻”字下亦有“其”字。《脉经》两“宜”字俱作“属”字。《千金翼》无“解表宜桂枝汤,攻痞”八字。

173.《千金翼》《玉函》"鞕"作"坚","呕吐"下皆无"而"字。《千金翼》"心下"作"心中"。《脉经》"不解"下有"后"字,"鞕"亦作"坚","呕"下无"吐"字,"利"下无"者"字,并无"主之"二字。

174.《脉经》"头"字上有"其"字。《千金翼》"头不痛,项不强"句作"头项不强痛","脉"字上无"寸"字。《脉经》"寸"字下有"口"字。《脉经》《千金翼》《玉函》"鞕"字皆作"坚"字。《脉经》"冲"作"撞"。《千金翼》、赵本"咽喉"作"喉咽"。"息"字下《脉经》《千金翼》皆无"者"字,"寒"字下同无"也"字。《脉经》无"宜瓜蒂散"四字。

瓜蒂散方:

《玉函》"瓜蒂,赤小豆"各作"六铢","散"字下无"已"字。《千金翼》作"右二味,捣为散,取半钱匕,豉一合汤七合渍之,须臾去滓,内散汤中,和顿服之,若不吐,稍加之,得快吐,止,诸亡血虚象,不可与瓜蒂散"并"瓜蒂熬"字下无"黄"字。

175."病"字下《玉函》有"者若"二字;《脉经》有"者"字。"连在脐旁"《脉经》作"而下在脐傍"。"入阴筋者"句《脉经》《玉函》俱作"入阴侠阴筋者",但《脉经》无"者"字。《脉经》《玉函》"此名"作"此为"。

176.《脉经》《玉函》、赵本、《集成》"伤寒"下无"病"字。《脉经》《千金翼》"吐"字、"下"字上均无"若"字,"数升"下亦无"者"字,"白虎加人参汤"作"白虎汤",《脉经》作"属白虎汤"。

177.《千金翼》《玉函》"心烦"作"而烦","背"字上均有"其"字。《千金翼》"白虎加人参汤"作"白虎汤","恶寒"下无"者"字。《千金方》《外台》"白虎加人参汤"亦皆作"白虎汤"。

178.《千金翼》、赵本"不解"下无"者"字。《千金翼》"无表证"下亦无"者"字。《千金翼》《玉函》《千金方》《外台》"白虎加人参汤"俱作"白虎汤"。

179.《千金翼》《玉函》"太阳"下有"与"字,"硬"作"痞坚"二字。《玉函》"颈"作"头"。"眩"字下《千金翼》《玉函》皆无"者"字。《千金翼》"当刺"作"宜刺"。《玉函》"大椎"下有"第一间"三字。《千金翼》无"慎"字。

180.《千金翼》“黄芩加半夏”上有“与”字，“汤”字下无“主之”二字。

黄芩汤方：

《玉函》“黄芩”下无“三两”二字，“大枣”下无“擘”字，“夜”字上有“服”字。赵本、《集成》“一服”下无“若呕者，加半夏半升，生姜三两”十二字。

黄芩加半夏生姜汤方：

《玉函》、赵本、《集成》有黄芩加半夏生姜汤方，药物、剂量、煎服法均有详细记载。

181.《千金翼》《玉函》“吐”字下无“者”字。

黄连汤方：

《玉函》“黄连、桂枝”皆作“二两”，“甘草、干姜”皆作“一两”，“半夏”作“五合”，并下无“洗”字，“大枣”下无“擘”字，“温服一升”作“分五服”，《千金翼》作“温分五服”。赵本、《集成》“温服”下有“昼三夜二，疑非仲景方”九大字。

182.《脉经》“疼烦”作“疼痛”。“脉浮虚而涩者”句《千金翼》作“下已，脉浮而紧”。《脉经》《玉函》将本条与下条并为一条。

183.《千金翼》《玉函》“鞕”作“坚”，“小便自利”下无“者”字。赵本、《集成》“桂”字下无“枝”字。《脉经》《千金翼》《玉函》皆作“术附子汤”。赵本“大便鞕”下有“一云脐下心下鞕”七小字。

桂枝附子汤方：

赵本、《集成》“附子”“破”下无“八片”二字。《玉函》“桂枝”下无“去皮”二字，“附子”下无“去皮破八片”五字，“生姜”下无“切”字，“大枣”作“十五枚”，下无“擘”字。

去桂加白术汤方：

《玉函》名“术附汤方”并有详细记载。

赵本、《集成》有去桂加白术汤方，药物、剂量、煎服法均有详细记载。

184.《脉经》《玉函》、赵本、《集成》“烦疼”作“疼烦”。《千金翼》《玉函》“微肿”下无“者”字。

甘草附子汤方：

《玉函》“甘草白术”皆作“三两”，“附子”下无“去皮破”三字，“桂枝”下无“去皮”二字。《外台》“甘草”亦作“三两”。《千金翼》“白术”作“三两”。“初服得微汗则解”句《玉函》作“汗出即解”。《千金翼》“则解”作“即止”。《玉函》、赵本、《集成》“能食汗出”作“能食汗止”,“服”上无“将”字。《玉函》“妙”作“始”。《千金翼》、赵本、《集成》“为妙”二字作“愈”字。

185. 赵本、《集成》“此”字下有“以”字。本节《玉函》作“伤寒脉浮滑,而表热里寒者,白通汤主之,旧云白通汤,一云白虎者恐非”,“恐非”下并有“旧云以下出叔和”七字小注。

白虎汤方:

赵本、《集成》“甘草二两”下有“炙”字。《外台》“甘草”作“三两炙”,“四味”下有“切”字,以下作“以水一斗二升煮取米熟,去米内药,煮取六升,去滓,分六服、日三服,忌海藻菘菜”。赵本林校“臣亿等谨按,前篇云:热结在里,表里俱热者,白虎汤主之。又云:其表不解,不可与白虎汤。此云脉浮滑,表有热,里有寒者,必表里字差矣。又阳明一证云:脉浮迟,表热里寒,四逆汤主之。又少阴一证云:里寒外热,通脉四逆汤主之。以此表里自差明矣。《千金翼》云:白通汤非也。”

186. “心动悸”句《玉函》作“心中惊悸”。

炙甘草汤方:

《玉函》“生姜”下无“切”字,“麻子人”作“麻子仁”,“大枣”作“三十枚”,“大枣”下无“擘”字。赵本、《集成》《医统》“大枣”作“三十枚”,“麦冬”作“半升”。《千金翼》“生地黄一斤”下有“切”字。《玉函》“酒”字上无“以清”二字。《玉函》皆无“先煮八味”四字。《玉函》无“消”字。《千金翼》“烊消”作“消烊”。《千金翼》《玉函》均无“一名复脉汤”五字。

187.《玉函》中无此节经文。赵本“时一止”上无“而”字,“复动”下有“者”字。

188.《玉函》“少阳阳明”作“微阳阳明”,“脾约”下有“一作脾结”四字。赵本“脾约”下有“一云络”三字。

189. 赵本“胃家实”下有“一作寒”三字。

190.《千金翼》《玉函》之“少阳”皆作“微阳”,“发汗利小便已”句皆作“发其汗,若利其小便”而无“已”字,“胃中燥”下皆无“烦实”二字。《千金翼》“便难”上无“大”字。以上 188、189、190 三条,赵本、《集成》皆合为一条。

191. 赵本“胃家实”下有“一作寒”三字。《玉函》、赵本、《集成》“胃家实”下有“是”字。《玉函》本条列在阳明篇第一条。《千金翼》“胃家实”作“胃中寒”,亦列为第一条。

192. “若发汗、若下、若利小便,此亡津液”句,《千金翼》《玉函》作“发其汗,若下之,亡其津液”,无“利小便”字样。《千金翼》“转属”作“为”字,“内实大便难者”句,作“而便难复”四字。“此名阳明也”句,《千金翼》《玉函》皆作“为阳明病也”。

193.《千金翼》《玉函》“汗”字下无“自”字,“不”字上有“而”字,“反”字上有“但”字。《千金翼》结句无“也”字。

194.《千金翼》“发热”上无“不”字。《玉函》“发热”作“恶热”。《千金翼》“恶寒”上无“而”字,“何”字下无“也”字。《玉函》“何也”作“云何”。《千金翼》《玉函》“虽”字上皆有“然”字,“虽”字下而无“得之”二字。《千金翼》第二个“一日”作“二日”。《千金翼》《玉函》“恶寒”下无“将”字,“即”字下无“自”字,“汗出”下无“而”字。

195.《千金翼》无“问”字,“居”作“处”,“土”字上有“主”字,下无“也”字。赵本、《集成》“土”字上有“主”字。《千金翼》“病”字下无“也”字。

196.《千金翼》无“本”字,“不彻”上有“复”字,“阳明”下无“也”字。赵本本条与下条合为一条。

197.《千金翼》《玉函》“伤寒”作“病”字,“濈濈然”下无“者”字,“是”字下皆有“为”字。《千金翼》“属”字作“在”字。“阳明”下《千金翼》《玉函》皆无“也”字。

198.《玉函》中此条在“辨太阳病形证治第三”中,而不在阳明篇。“脉大”下有“者”字,其下复有“为欲传”三字。

199.《千金翼》“伤寒”作“病”字,“手足”下无“自”字。《千金翼》《玉函》“温”字下无“者”字,“太阴”下无“者”字。《千金翼》“当发黄”上无“身”字,“小便”上无“若”字。“大便鞕者,为阳明病也”句,《千金翼》作“而坚为属阳明”;《玉函》作“便坚,为属阳明”。

200.《千金翼》“转”作“传”。《玉函》“濈然”作“濈濈然”。《千金翼》“微汗”作“后汗”，“出”字下无“也”字。

201.《千金翼》“而紧”作“若紧”。《玉函》无“而”字。《千金翼》“下之”上无“若”字。

202.《千金翼》《玉函》“能食”上皆无“若”字，两“名”字皆作“为”字。

203.《千金翼》《玉函》“中寒”上皆无“若”字。赵本、《集成》“中寒”下有“者”字。《千金翼》《玉函》“小便不利”上皆有“而”字，“固瘕”皆作“坚瘕”。《千金翼》“瘕”字下有“也”字，“必”字下无“大便”二字，“初”作“头”，“鞕”作“坚”。《玉函》“鞕”亦作“坚”。《千金翼》《玉函》“胃中冷”上皆无“以”字。

204.《玉函》、赵本、《集成》“欲食”上有“初”字。《千金翼》“欲食”上有“为”字，下有“之”字。《玉函》“小便”上复有“食之”二字。《千金翼》《玉函》“不利”皆作“不数”，“而解”下同无“者”字，“此”字下同有“为”字。“脉紧则欲”句，《千金翼》作“坚者即愈”。《玉函》“则”作“即”。

205.“从申至戌上”句，《千金翼》《玉函》同作“从申尽戌”，无“上”字。

206.《千金翼》“不能食”下有“下之不解，其人不能食”九字。“其人本虚”上，《千金翼》《玉函》皆无“以”字。第二个“攻其热必哕”上，赵本、《集成》皆无“故”字。

207.“饱则微烦”《千金翼》“则”作“即”，“头眩”下有“者”字；《玉函》作“饱即发烦”。赵本、《集成》“疸”字皆作“瘅”。“腹满如故”句《千金翼》作“其腹必满如故耳”。

208.《千金翼》《玉函》“阳明病”下有“久久而坚者”五字。“法多汗”句，《玉函》作“阳明当多汗”；《千金翼》作“阳明病当多汗”。“反无汗”上《千金翼》《玉函》皆有“而”字。“皮中状者”，《千金翼》《玉函》皆作“皮中之状”。《千金翼》“此以”作“此为”。《医统》“此以”作“以此”。

209.“阳明病”上《玉函》有“各”字；《千金翼》有“冬”字。“而小便不利”《千金翼》作“但小便不利”；《玉函》作“而但小便”。《千金翼》《玉函》“手足厥者”句皆作“手足若厥者”，“必苦头痛”皆作“其人头必痛”,“不咳不呕”二书皆作“不呕不咳”。《玉函》“头不痛”上有“其”字。赵本“头不痛”下有“一云:冬阳明”五字。

210.“阳明病”上《千金翼》有“冬”字;《玉函》有“各”字。《千金翼》“能食而咳”下有“者”字。《千金翼》《玉函》、赵本、《集成》“必咽痛”句作“咽必痛”。《玉函》“咽不痛”上有“其”字。赵本“咽不痛”下有“一云冬阳明”五字。

211.《千金翼》“懊侬”下无“者”字,“必发黄”上无“身”字。《玉函》“必发黄”上亦无“身”字。

212. 赵本、《集成》“小便不利”之上有“而”字。《千金翼》“而小便不利”下无“者”字。

213.《千金翼》《玉函》“脉浮而紧”下皆无“者”字,“必潮热”句皆作“其热必潮”。

214.《千金翼》“嗽”作“咽”。《千金翼》《玉函》“必衄”上皆无“此”字。

215.《千金翼》《玉函》“医更”作“医复”。《千金翼》“汗”字上有“其”字。《玉函》“差”作“瘥”。《千金翼》《玉函》“尚”作“其人”。《千金翼》“了了”下无“者”字。“此大便必鞕故也”句,《千金翼》《玉函》作“此大便坚也”,赵本、《集成》作“此大便鞕故也”。“以亡”《千金翼》作“必亡”。“津液”《玉函》作“精液”。《千金翼》《玉函》“燥”字上皆无“干”字。“故令大便鞕”《千金翼》《玉函》作“故令其坚”。《千金翼》“当问”下无“其”字。“若本”下《千金翼》《玉函》无“小便”二字;“今日再行”下同有“者”字。“故知”《玉函》作“知必”;《千金翼》无“故”字。“津液”上《千金翼》《玉函》同无“以”字。“故知不久必大便也”句《千金翼》《玉函》作“故知必当大便也”。

216.《千金翼》“攻之”作“攻也”。《脉经》“证”作“症”。

217.《脉经》《千金翼》“心下”上有“当”字。“鞕满者”《脉经》《千金翼》《玉函》作“坚满”,而无“者”字,“利遂”三书皆作“遂利”。“不止者”下《千金翼》无“死”字。“止者愈”上《脉经》《玉函》无“利”字。

218.《千金翼》“合赤色”上无“面”字。赵本、《集成》“面合赤色”作“色赤”。《脉经》作“身合色赤者”。《玉函》《医统》“必发热”上复有

“攻之”二字。“色黄”下《脉经》《千金翼》、赵本、《集成》皆有“者”字。

219.《千金翼》《玉函》“不吐不下”作“不吐下”,“心烦”作“而烦”。《千金翼》无“调胃”二字,但曰“可与承气汤”。《脉经》亦作“不吐下而心烦者,可与承气汤”。

220.《脉经》《千金翼》《玉函》“脉迟”上有“其”字。《脉经》“虽汗出”下有“而”字。《脉经》《千金翼》“不恶寒”下皆无“者”字,“其身”作“其体”。《脉经》“其体”下有“一本作人”四字。《脉经》《千金翼》《玉函》“潮热”下均无“者”字。“此外欲解,可攻里也”句,《脉经》《千金翼》作“如此者,其外为解,可攻其里”;《玉函》作“如此者,其外为欲解,可攻其里也”。《脉经》“手足”上有“若”字。《脉经》《千金翼》《玉函》、赵本“濈然”下全无“而”字。《千金翼》《玉函》“汗出”下无“者”字。“此大便已鞕也”《千金翼》《玉函》作“此为已坚”;《脉经》作“此大便已坚”。“大承气汤主之”一句,《千金翼》作“承气汤主之”;《脉经》作“属承气汤”,并无“若汗多微发热恶寒者,外未解也”十三字。《千金翼》《玉函》“若汗”下有“出”字。《千金翼》“微”字上有“而”字,“微”字下无“发热”二字,“恶寒”下无“者”字。“外未解也”《千金翼》《玉函》作“外为未解”。赵本“外未解也”下有“一法与桂枝汤”六字。《千金翼》“未可”作“勿”。《脉经》“大满”作“满大”。“不通者”《脉经》《千金翼》作“而不大便者”。“可与”《脉经》作“属”字。“微和”下《千金翼》《玉函》有“其”字。《脉经》《千金翼》《玉函》、赵本、《集成》“勿令”下皆有“至”字。《脉经》《千金翼》《玉函》“下”字上皆无“泄”字。

大承气汤方:

《千金翼》《外台》“大黄”下无“酒洗”二字。《千金翼》“厚朴”作“八两”,无“去皮”二字。《千金翼》《玉函》“先煮二物”作“先煮二味”。《千金翼》“内大黄”上无“去滓”二字。赵本、《集成》“煮取二升”上有“更”字。“更上微火一两沸”《千金翼》作“更煎一沸”。“微火”《医统》作“火微”。《千金翼》“再服”上无“温”字,“得下,馀勿服”作“得下者止”。

小承气汤方:

《玉函》、赵本、《集成》“已上”作“右”字。赵本“大黄四两”下有“酒洗”二字。“分温二服”《玉函》作“分温三服”;《千金翼》作“分温再服”。“初服”下《玉函》无“汤”字;《千金翼》有“谵语即止服”五字。“不尔”下《千金翼》《玉函》均无“者”字。“尽饮之”《千金翼》作“尽服之”。“若更衣”下《玉函》无“者”字,“勿服之”作“勿复服”。《千金翼》无“若更衣者,勿服之”七字。《外台》“分温二服”下作“若一服得利,谵语止,勿服之”。

221.“鞕”《脉经》《千金翼》《玉函》皆作“坚”。“大便微鞕者”句《脉经》《千金翼》俱作“微坚”二字,而无“大便”“者”三字,“可与”下二书皆无“大”字,“不鞕”作“不坚”,其下亦皆无“者”字。“不与之”《脉经》作“不可与”;《千金翼》《玉函》皆作“勿与之”;赵本、《集成》作“可与之”。《千金翼》“六七日”作“六十日”。《脉经》“少与”,上有“可”字。《千金翼》《玉函》“少”皆作“可”。“汤入腹中”句《脉经》无“汤入”二字;《千金翼》作“若腹中”。《玉函》“失气”皆作“矢气”。“此有燥屎”句《玉函》作“为有燥屎”;《脉经》《千金翼》作“此为有燥屎”;赵本、《集成》“燥屎”下有“也”字。“此但初头鞕,后必溏”句《脉经》《千金翼》《玉函》皆作“此但头坚后溏”。《千金翼》“胀满”上有“腹”字。《脉经》“胀”作“腹”。“不能食”下《脉经》《千金翼》皆无“也”字,“与水则哕”句二书皆无“与水”二字,“则”作“即”;《玉函》亦将“则”作“即”。“发热者”《玉函》作“发潮热”,“热”字后无“者”字。“必大便复鞕而少也”句《玉函》作“必复坚而少也”;《脉经》《千金翼》作“必复坚”,无“而少也”三字。“不转失气”上《脉经》《千金翼》《玉函》皆无“若”字。“慎不可攻也”《脉经》《千金翼》皆作“慎不可攻之”。

222.《脉经》《玉函》、赵本、《集成》“郑声”下皆有“者”字。《脉经》《千金翼》《玉函》“重语”下皆有“是”字。

223.《脉经》《玉函》“下利”上有“若”字。赵本、《集成》将222、223两条合为一条。《外台》“郑声者,重语也”六字为小注。

224.《玉函》“若重发汗者”句作“重发其汗”,“亡其阳”上有“若已下,复发其汗”七字。《脉经》“谵语脉短”上为“发汗多,又复发其汗,此为亡阳,若”十三字。

225.《脉经》《千金翼》《玉函》“吐”“下”上均无“若”字。“不解”《脉经》《千金翼》作“未解”,“至”字上二书皆无“上”字,“日晡”上二书均有“其人”二字。《玉函》“所”作“时”。《千金翼》“独语”但作一“犹”字。“鬼”字下《脉经》《千金翼》皆有“神之”二字。《千金翼》“剧者”上无“若”字。“摸床”《脉经》作“妄撮”;《千金翼》作“妄掇”;《玉函》做“撮空”。“惕而”《脉经》《千金翼》《玉函》皆作“怵惕”。“讝语”下《脉经》《千金翼》全无“者”字。“大承气汤主之”《脉经》作“属承气汤”;《千金翼》作“与承气汤”。“若一服利,止后服”句赵本、《集成》作“则止后服”。《脉经》《千金翼》作“若下者,勿复服”。赵本“惕而不安”下有“一云顺衣妄撮、怵惕不安”十字。

226.《脉经》“多汗”作“汗多”。《脉经》《千金翼》“津液”上无“以”字。《脉经》《千金翼》《玉函》“鞕”皆作“坚”。《脉经》“鞕则谵语”作“坚者必谵语”。《千金翼》但作“承气汤”而无“小”字;《脉经》“属承气汤证”。《千金翼》“则谵语”上有“者”字,无“若一服”以下十字。《脉经》也无此十字。《玉函》“一服”上无“若”字。赵本、《集成》“谵语止”下有“者”字。《玉函》“莫复服”上无“更”字。

227.《千金翼》“讝语”下有“妄言”二字。“脉滑”上《玉函》有“其”字。《脉经》《千金翼》“脉滑而疾者”“小承气汤主之”二句,作“其脉滑疾,如此者属承气汤”;《千金翼》作“如此者承气汤主之”。《玉函》“失气”作“矢气”。《千金翼》、赵本第一个“转”字下皆无“失”字。“更服”《脉经》《千金翼》《玉函》皆作“复与”。“若不转”《脉经》《千金翼》作“如不转”;赵本作“若不转气者”。《脉经》《集成》第二个“失气”下有“者”字。《千金翼》“勿”字下无“更”字。《脉经》《千金翼》、赵本、《集成》“不大便”上有“又”字。《千金翼》“微涩”下无“者”字。“里虚也”《脉经》《千金翼》作“此为里虚”。“不可更与”《千金翼》作“不得复与”。《脉经》《千金翼》“汤”字下皆无“也”字。

228.《玉函》“反不能”上有“而”字;《脉经》亦同。《脉经》《千金翼》《玉函》皆无“胃中”二字。“五六枚”下《脉经》《千金翼》皆无“也”字。“但鞕耳”《脉经》《千金翼》《玉函》皆作“但坚耳”。“宜大承气汤下之”句《脉经》作“属承气汤证”;《千金翼》作“承气汤主之”;《玉函》作“大承气汤主之”。

229.《脉经》《千金翼》“下血”下有“而”字。《脉经》“讝语”

下无“者”字。“刺期门”上《脉经》《玉函》皆有“当”字。《千金翼》、赵本、《集成》“泻”作“写”字。“濈然”《集成》作“濈濈然”。《脉经》“则愈”上皆有“者”字。《千金翼》“泻之”下无“濈然汗出则愈”。

230.“汗”下赵本有“一作卧”三字。《脉经》《千金翼》“汗出”下有“而”字,“有燥屎”上无“以”字,“风”上无“为”字,“风也”下无“须下之”三字。赵本“须下之”作“须下者”。《脉经》“语言”下无“必”字。《玉函》“里实”作“里热”。《千金翼》“里实”下无“故也”二字。赵本无“下之则愈”之“则”字。“宜大承气汤”句《脉经》“属大柴胡汤承气汤证”;《千金翼》作“宜承气汤”而无“大”字;赵本“汤”字下有“一云大柴胡汤”六字。

231.《脉经》“脉沉”上有“其”字,下有“烦”,“沉为在里”句作“脉沉者,病为在里”,“反发其汗”上无“而”字。

232.《脉经》、赵本“口不仁”下无“而”字。《千金翼》“而面垢”作“言语向经”四字。赵本“面垢”下有“又作枯一云向经”七字。“尿”《脉经》《玉函》作“溺”。《玉函》“发汗则谵语”下有“甚”字。“逆冷”《脉经》《千金翼》《玉函》皆作“厥冷”。《千金翼》无“若自汗出者”五字。《脉经》“若自汗出者,白虎汤主之”作“自汗,属白虎汤证”。《千金翼》“主之”下有“按诸本皆云向经不敢刊改”十一字。

233.“下之则愈”《玉函》“则”作“即”,《脉经》无“则”字;“宜大承气汤”作“属承气汤证”。

234.“脉浮而紧”《脉经》《玉函》作“其脉浮紧”;《千金翼》作“脉浮紧”。“咽燥”以上三书皆作“咽乾”。《脉经》“不恶寒”上有“而”字。“反恶热”《脉经》《千金翼》同作“反偏恶热”,“身重”二书同作“其身体重”。“若发汗则躁”句《脉经》《玉函》同作“发其汗即躁”;《千金翼》作“发汗即躁”。《千金翼》“愦愦”上有“中”字,下有“而”字。《脉经》亦有“而”字。《脉经》《千金翼》《玉函》“加烧针”上无“若”字。赵本、《集成》“烧针”作“温针”。《脉经》《千金翼》“烦躁”上有“又”字。《脉经》《千金翼》《玉函》“下之”上亦无“若”字。《千金翼》“胃中”上无“则”字;《脉经》《玉函》“则”作“即”。《千金翼》“栀子豉汤主之”作“栀子汤”而无“豉”字。《脉经》作

"属栀子汤证"。

235.《千金翼》《玉函》"白虎"下无"加人参"三字,但作"白虎汤主之"。

236.《千金翼》"小便不利"下无"者"字。《玉函》《集成》将234、235、236三条合为一条。

猪苓汤方:

《千金翼》"猪苓"下"去皮"作"去黑皮"。《玉函》"猪苓"下无"去皮"二字,"滑石"下有"各一两"三字,而"泽泻"下无"各一两"三字。"内下阿胶"《千金翼》《玉函》作"内胶",赵本、《集成》作"内阿胶"。《玉函》"烊消"作"消尽"。《外台》"阿胶"下有"炙"字,"滑石"下有"绵裹"二字。

237. 以上所校各书,原文皆同。

238. "脉浮而迟"《千金翼》作"若脉浮迟","清谷"下无"者"字。

239. "若胃中虚冷"上《脉经》有"阳明病"三字;《千金翼》无"若"字。《脉经》《千金翼》《玉函》"不能食"上皆有"其人"二字。《脉经》《玉函》"不能食"下均无"者"字。《脉经》《千金翼》《玉函》"则"皆作"即"。

240.《千金翼》《玉函》"能食者则衄"作"能食者即衄"。

241.《千金翼》"饥"字上有"若"字。《脉经》有"苦"字。《脉经》《千金翼》《玉函》"汗出"下均无"者"字。"栀子豉汤主之",《脉经》作"属栀子汤证";《千金翼》无"豉"字,作"栀子汤主之"。

242.《千金翼》《玉函》"胸胁"上有"而"字。《千金翼》"不去"下无"者"字。"小柴胡汤主之"赵本、《集成》作"与小柴胡汤"。

243.《千金翼》《玉函》"鞕"作"坚"。《千金翼》"胎"字上无"白"字,"可与"作"可以"。"而汗出解也"《玉函》"而"在"汗出"之下,并无"也"字;《集成》作"汗出而解也";《千金翼》、赵本"而解"下皆无"也"字。

244.《脉经》"气不通"下有"一作按之不痛"六字。"嗜卧"上《千金翼》《玉函》有"其人"二字。"一身及面目悉黄"《脉经》《千金翼》、赵本、《集成》皆无"面"字。《玉函》"外不解"上有"其"字。《脉经》《千金翼》"脉续浮者"句无"者"字,"但浮"上皆无"脉"字。《玉函》亦无此"脉"字。"无余证"下《脉经》《千金翼》亦无

"者"字。"若不尿"句，《脉经》《千金翼》《玉函》皆无"若"字，"尿"作"溺"。《玉函》"加哕"作"加喘"。《脉经》《千金翼》"加哕"下无"者"字。

本条经文赵本作为二条，"阳明中风……与小柴胡汤"为一条，"脉但浮……不治"为另一条。

245.《千金翼》"汗出"上无"自"字。《脉经》《千金翼》《玉函》"若发"下皆有"其"字，"小便自利"下皆无"者"字。《脉经》《千金翼》无"津液"二字。《脉经》《千金翼》《玉函》"鞕"皆作"坚"。《千金翼》"不可攻"下无"之"字。《玉函》"蜜"作"密"。《千金翼》《玉函》"猪胆汁"上无"及与大"三字；《脉经》无"与大"二字；赵本、《集成》"及"字下无"与"字。《脉经》《千金翼》"为导"作"以导"。

蜜煎导方：

赵本、《集成》作"蜜煎方"而无"导"字，"蜜"作"食蜜"。"七合"赵本作小字。《玉函》、赵本、《集成》皆有"右"字。"内铜器中"赵本、《集成》作"于铜器内"。《玉函》、赵本"火煎"下无"之"字。"稍凝似饴状"《玉函》但作"如饴"；赵本作"当须凝如饴状"；《集成》作"稍凝如饴状"。《玉函》"勿令焦"上无"搅之"二字，下无"著"字，"欲可丸"作"俟可丸"。"并手捻作挺，令头锐，大如指，长二寸许，当热时急作，冷则鞕"句《玉函》作"捻作挺，如指许，长二寸，当热作，令头锐"；《千金翼》作"捻如指许，长二寸，当热时急作，令头锐"。《玉函》"内穀道中"上无"以"字。赵本有"疑非仲景意、已试甚良"九字。

猪胆汁方：

《玉函》无此方名，"大猪胆"上无"大"字。赵本无"猪胆汁方"四字，"大猪胆"上有"又"字。"和醋少许"句《集成》作"和少许法醋"；《千金翼》无"许"字。"穀道中"赵本、《集成》作"穀道内"。赵本、《集成》有"宿食恶物，甚效"六字；《玉函》下有"宿食恶物"四字；《千金翼》无"甚効"二字，而多"已试甚良"四字。

土瓜根方《集成》有此四字，但方阙。

246.《千金翼》《玉函》"脉迟"上有"其"字，"微恶寒"上有"而"字。"表未解也"，《脉经》《千金翼》《玉函》同作"表为未解"。"微恶寒"下《脉经》《千金翼》皆无"者"字。"可发汗"《脉经》《玉函》皆作

“可发其汗”。“宜桂枝汤”《脉经》作“属桂枝汤证”。

247.“无汗而喘者”《脉经》《千金翼》《玉函》同作“无汗其人必喘”。《脉经》《玉函》“则”作“即”。“宜麻黄汤”,《脉经》作“属麻黄汤证”,《玉函》“汤”下有“主之”二字。

248.《脉经》《千金翼》《玉函》“发热”下均有“而”字。《脉经》、赵本“汗出”下有“者”字。《脉经》“不能发黄”下无“也”字。《脉经》《千金翼》“身无汗”作“其身无有”,“剂”作“齐”;《玉函》亦作“齐”。“水浆”下《脉经》《千金翼》《玉函》均无“者”字。赵本、《医统》《集成》“茵陈”下皆有“蒿”字。《脉经》作“属茵陈蒿汤”,无“主之”二字。

茵陈蒿汤方:

《玉函》无“方”字。《千金翼》“大黄二两”下无“去皮”二字。《千金翼》、赵本、《医统》《集成》“以水一斗”下有“二升”二字。“减六升”下《集成》有“去滓”二字。赵本“分温三服”作“分三服”,无“温”字。“皂角”赵本、《集成》作“皂荚”。《千金翼》“尿”作“溺”,“汁”作“沫”,“一宿”下无“腹减”二字,“小便去”下无“也”字。

249.《脉经》《千金翼》“其人喜忘”下无“者”字。《外台》“喜忘”作“善忘”。《脉经》《千金翼》无“屎”字,“鞕”作“坚”;《玉函》亦作“坚”。赵本、《集成》“其色必黑”下有“者”字。《脉经》《千金翼》“大便反易,其色必黑,宜抵当汤下之”作“大便必黑,抵当汤主之”。《脉经》“抵当汤”上有“属”,下无“主之”。《玉函》“抵当汤”上无“宜”字,“下之”作“主之”。

250.《脉经》《千金翼》《玉函》“腹微满”上有“其人”二字,“初头鞕,后必溏”作“头坚后溏者”。《脉经》《千金翼》“不可攻之”作“不可下之”,并皆无“若”字。“宜大承气汤”《脉经》作“属承气汤证”。《千金翼》“承气”上无“大”字。

251.《玉函》“不大便”在“五六日”之下。《千金翼》《玉函》“病人”作“病者”,“烦躁”作“躁烦”,“发作有时”下无“者”字,“此”字下有“为”字。

252.《脉经》《千金翼》“病人”作“病者”。《脉经》《千金翼》《玉函》“则解”作“即解”,“又如”作“复如”。《脉经》《千金翼》“发热者”

作“发者”,“属阳明”下同无“也”字。《脉经》“脉实者”以下作“当下之,属大柴胡汤承气汤证”,另一条作“脉浮虚者,当发其汗,属桂枝汤证”。《千金翼》《玉函》“宜下之”作“当下之”。“宜发汗”《玉函》作“当发汗”;《千金翼》作“当发其汗”。“下之与大承气汤”《千金翼》《玉函》作“下之宜承气汤”,“汤”下无“宜桂枝汤”。

253.《千金翼》《玉函》“此有燥屎”下同无“也”字。“宜大承气汤”《玉函》作“大承气汤主之”;《千金翼》作“宜承气汤”而无“大”字。

254.《千金翼》“病人”作“病者”,“喘冒不能卧者”作“怫郁不能卧”。《千金翼》《玉函》“有燥屎也”作“有燥屎故也”。“宜大承气汤”句《脉经》作“属大承气汤证”;《千金翼》作“宜承气汤”;《玉函》作“大承气汤主之”。赵本“喘冒”下有“一作息”三字。

255.《千金翼》“欲呕”作“而呕”。赵本“欲呕”下无“者”字。《千金翼》《玉函》“阳明”下皆无“也”字。《千金翼》“吴茱萸汤”作“茱萸汤”,无“吴”字。“得汤反剧者,属上焦也”句不在条内而书于服法下。《玉函》“上焦”下无“也”字。

吴茱萸汤方:

《千金翼》“吴茱萸一升”下无“洗”字。《玉函》“生姜”下无“切”字,“大枣”下无“擘”字。《外台》“洗”作“炒”,“水七升”作“水五升”。

256.“太阳病”《千金翼》作“阳明病”。《脉经》《千金翼》“寸缓”作“寸口缓”,“关浮”作“关上小浮”,“尺弱”作“尺中弱”。《玉函》“关浮”作“关小浮”。《脉经》《千金翼》“汗出”上有“而”字。《千金翼》“心下痞”下无“者”字。《脉经》《千金翼》“此以”作“此为”,“如其不下者,病人……”作“若不下,其人复……”,此句《玉函》亦同。《脉经》《千金翼》《玉函》“此转属阳明也”句同作“为转属阳明”,“大便必鞕”同作“大便即坚”,“饮水”下同有“者”字。《脉经》“欲饮水”上无“渴”字。《脉经》《千金翼》“少少与之”作“但与之”,“但以法救之,渴者……”作“当以法救渴……”

257.《千金翼》“为自和也”作“为自如”,无“也”字;《玉函》亦无“也”字。赵本“自和”下有“一作如”三字。《千金翼》、赵本本条与下条并为一条。

258.《千金翼》无“阳脉实,因发其汗,出多者,亦为太过”十四字。《玉函》、赵本、《集成》“太过”下有“者”字。《千金翼》《玉函》“为阳绝于里”句同无“为”字,“里”作“内”,“大便因鞕也”句同作“大便因坚”,而无“也”字。

259.《玉函》“浮为阳,芤为阴”作“浮则为阳,芤则为阴”。《千金翼》“胃气生热”作“胃气则生热”。

260.《千金翼》“则难”作“即坚”;《玉函》“难”作“坚”;赵本、《集成》“难”作“鞕”。“麻仁丸”,《玉函》作“麻子仁圆”,《千金翼》、赵本、《集成》作“麻子仁丸”。

麻仁丸方:

《玉函》作“麻子仁圆方”。赵本作“麻子仁丸”。《集成》“麻子仁二升”作“麻仁二升”。《千金翼》“芍药、枳实”作“八两”。“大黄一斤去皮”《集成》作“大黄一升去皮”;《千金翼》《玉函》只作“大黄一升”无“去皮”二字。“厚朴一斤炙去皮”《千金翼》《玉函》皆无“去皮”二字;赵本、《医统》《集成》“一斤”皆作“一尺”。《玉函》“杏仁”下无“去皮尖熬别作脂”七字。《千金翼》作“去皮尖两人者,熬别作脂”。赵本、《集成》“杏仁”作“一升”。赵本、《集成》“右六味”以下作“蜜和丸,如梧桐子大”。《千金翼》《玉函》“丸”作“圆”。《玉函》“以知为度”作“以和为度”。

261.《脉经》《千金翼》《玉函》《外台》“发汗”均作“发其汗”。《玉函》“蒸蒸”下有“然”字。《千金翼》无“属胃也”。《脉经》“胃”字上有“于”字,“调胃承气汤主之”作“属承气汤”。

262.《脉经》《千金翼》“腹胀满者”作“腹满者”。“与调胃承气汤”句《脉经》作“与承气汤”;《千金翼》作“承气汤主之”。

263.《脉经》《千金翼》《玉函》无三个“若”字。《脉经》《玉函》、赵本、《集成》“发汗”下有“后”字。“大便因鞕者”句《玉函》作“大便坚”;《脉经》《千金翼》作“大便因坚”。“与”字上《脉经》《千金翼》《玉函》皆有“可”字。“愈”字上《脉经》《千金翼》皆有“则”字。

264.《脉经》“证”作“症”,“烦躁”上有“而”字。《千金翼》“烦躁”作“而烦”。“鞕”字《脉经》《千金翼》《玉函》皆作“坚”字。《脉经》《千金翼》“四五日”作“四日”。《脉经》“以小承气汤”作“以承气汤”。《脉经》《千金翼》“少少与”作“少与”，“不大便六七日”上同无“若”字，“虽不能食”同作“虽不大便”。赵本“能食”作“受食”，并下有“一云不大便”五字。“但初头鞕，后必溏”句《脉经》《千金翼》《玉函》皆作“但头坚后溏”。“成鞕”《玉函》作“成坚”，《脉经》《千金翼》作“成其坚”。“须小便利”上《脉经》《千金翼》同有“当”字，“屎定鞕”同作“定坚”二字；《玉函》作“屎定坚”。《脉经》无“宜大承气汤”五字；《千金翼》作“宜承气汤”无“大”字。

265.《千金翼》“六七日”作“七八日”。《脉经》《千金翼》“微热”上无“身”字，“实”字下无“也”字。《玉函》亦无“也”字。“宜大承气汤”句《脉经》作“属大柴胡汤，承气汤证”。《千金翼》作“宜承气汤”而无“大”字。

266.《脉经》《千金翼》《玉函》、赵本、《医统》《集成》“阳明”下皆有“病”字。《千金翼》“宜大承气汤”作“宜承气汤”；《脉经》作“属大柴胡汤”。赵本“大承气汤”下有“一云大柴胡汤”六字。

267.《千金翼》“宜大承气汤”作“宜承气汤”而无“大”字。

268.《千金翼》“宜大承气汤”作“宜承气汤”。

269.《脉经》《千金翼》《玉函》“少阳”上皆有“与”字。《脉经》《千金翼》“必下利”作“而利”，“脉不负”上无“其”字。《脉经》《千金翼》《玉函》、赵本、《集成》“顺”字上有“为”字。“顺”字下，《脉经》《千金翼》《玉函》皆无“也”字。《千金翼》无“负者，失也”四字及“互相克贼，名为负也”八字。《玉函》“失也”作“为失”。《脉经》“克贼”为“刻贼”。“名为负也”句，《玉函》无“也”字，《脉经》作“为负”。“脉滑而数者”句，《玉函》“脉”作“若”，《脉经》无“脉”字，《千金翼》亦无“脉”字。《脉经》《千金翼》“宿食”下同无“也”字。《千金翼》无“当下之”三字。“宜大承气汤”句，《脉经》作“属大柴胡承气汤证”；《千金翼》作“宜承气汤”。

270.《脉经》《千金翼》“病人”作“病者”。《脉经》《玉函》“虽脉”作“脉虽”。《千金翼》“浮数”下无“者”字。《脉经》《千金翼》《玉函》“已下”作“下已”。《脉经》“合”作“今”。《千金翼》“合热”上有“而”字，下无“则”字。赵本、《集成》“善饥”作“喜饥”。“宜抵当汤”句《脉经》作“属抵当汤”；《千金翼》“抵当汤主之”。《脉经》《千金翼》《玉函》本条与下条合为一条。

271.《千金翼》"若"字下无"脉"字。《集成》"脉"字下无"数"字。《脉经》"不止"上无"下"字。《玉函》"协"作"挟",《千金翼》亦作"挟"。《脉经》"协热而"作"失血"。《玉函》、赵本、《集成》"便"字上无"而"字。《脉经》《千金翼》《玉函》"血"字下均无"也"字。

272.《脉经》《千金翼》《玉函》"发"字下均有"其"字。《脉经》《千金翼》"汗"字下无"已"字。《千金翼》"身目"上有"则"字。"以寒湿在里不解故也"句《脉经》《千金翼》《玉函》同作"寒湿相搏,在里不解故也",但《玉函》"寒湿"上仍有"以"字。赵本"寒湿"下有"一作温"三字。《脉经》《千金翼》无"以为"以下十二字。《玉函》"以为不可下也"句作"以为非瘀热而不可下","瘀"字上有"当"字。《千金翼》本条与再条(274)合为一条。

273.《脉经》《千金翼》"橘"字下无"子色"二字。《脉经》《玉函》"腹"作"少腹",《千金翼》"腹"字上有"其"字。"满"字下《脉经》《千金翼》《玉函》均无"者"字。《千金翼》"茵陈"下无"蒿"字。《脉经》作"属茵陈蒿汤证"。

274."伤寒身黄发热者"句《千金翼》作"伤寒其人发黄"。《玉函》、赵本同无"者"字。

栀子柏皮汤:

《玉函》作"栀子黄柏汤","栀子十五个"作"十四枚"。赵本、《集成》"栀子"上有"肥"字。《千金翼》"个"作"枚"。《医统》"十五个"作"二十五个"。《玉函》、赵本、《医统》"栀子"下皆有"擘"字。《千金翼》"甘草"下无分量,"黄柏"作"十五分"。《玉函》"甘草"下有"炙"字,"黄柏"作"二两十六铢","味"字下有"㕮咀"二字。《千金翼》"煮取一升半"作"煮取二升"。

275. 赵本"黄"字上无"发"字。《千金翼》"身必发黄"作"身体必黄"。《玉函》"麻黄"上有"宜"字。

麻黄连轺赤小豆汤方:

《千金翼》"麻黄"作"一两";《玉函》无"去节"二字。《千金翼》"连轺"作"连翘"亦作"一两"无"连翘根也"四字;《玉函》亦无此"四字";赵本、《集成》作"连翘根是"。《千金翼》《玉函》"杏仁"作"三十枚"。《千金翼》"生梓白皮"作"一斤","生姜"上有"一方"二字。赵本、《集成》“梓白皮”作“切一升”。《玉函》“甘草”作“一两”。赵本、《医统》《集成》“大枣”有“擘”字，“已上八味”作“右八味”。《玉函》也作“右八味”。《千金翼》“八味”作“七味”，无“潦”字，“再沸”作“一二沸”。《玉函》亦作“一二沸”。赵本、《集成》有“去滓”二字。《玉函》“滓”作“渣”。《千金翼》《玉函》“分温三服”作“温服一升”，无“半日服尽”。《千金方》“轺”亦作“翘”，“潦”作“劳”。

276.《千金翼》《玉函》、赵本、《医统》《集成》“之”的下皆有“为”字。

277.《玉函》“闻”字上无“所”字。《千金翼》《玉函》“烦”字下同无“者”字。《玉函》“则”作“即”。

278.《千金翼》“伤寒”下有“病”字，“头痛”下有“而”字，“发热”下无“者”字，“属”字上有“此为”二字，“此属胃”作“为属胃”，“则愈”作“即愈”。《玉函》亦作“即愈”。《千金翼》“不和”上无“胃”字，下无“则”字。赵本“烦”字上无“则”字，“悸”字下有“一云躁”三字。

279.《千金翼》《玉函》“太阳”上无“本”字。《千金翼》“少阳”下无“者”字。“鞭”字《千金翼》《玉函》同作“坚”，“不能食”下皆有“饮”字。《千金翼》“尚未”作“而未”。“脉”字上《千金翼》《玉函》同有“其”字，“紧”字下同无“者”字。《千金翼》“与”字上有“可”字。《千金翼》《玉函》本条与下条(280)合为一条。

280.《集成》“柴胡”下有“汤”字。

281.《千金翼》无“合病”二字。“但欲眠睡”句《千金翼》《玉函》作“但欲寐”。

282.《千金翼》《玉函》“躁烦”下同无“者”字。《玉函》“入阴”下无“故”字。

283.《千金翼》两“邪”字上均有“其”字。

284.《玉函》此条文，在“辨太阳病形证治第三”之中，“欲已也”句作“为欲已”。《千金翼》“脉小”下无“者”字，“欲已”下无“也”字。

285.《千金翼》《玉函》“至辰上”作“尽辰”。

286.《千金翼》“吐”上无“而”字。《脉经》《千金翼》“自利益甚”

作“下之益甚”,无“若下之”三字,“胸上”无“必”字。《脉经》“时腹”作“腹时”。“结鞕”,《玉函》作“痞坚”;《脉经》作“结坚”;《千金翼》作“坚结”。

287.《千金翼》“长”下无“者”字。

288.《千金翼》《玉函》“至丑上”作“尽丑”。

289.《千金翼》“浮”下无“者”字。“可发”下,《脉经》《千金翼》《玉函》皆有“其”字。《脉经》“宜”作“属”,“汤”下有“证”字。《千金翼》无“宜桂枝汤”四字。《玉函》将此条列在287条之前。

290.《脉经》《千金翼》“其藏”上同无“以”字。《脉经》《千金翼》《玉函》“四逆辈”上皆无“服”字。

291.《千金翼》“温”上无“自”字,“系”上有“是为”二字,“当发”下无“身”字,“若小便自利者”作“小便自利者”,“虽暴烦,下利日十余行”作“虽烦,暴利十余行”。“以脾家实”上《千金翼》有“所以自止者”五字;《玉函》有“所以然者”四字。《千金翼》“脾家实”上无“以”字;《玉函》“以”作“此”。

292.《脉经》《玉函》首无“本”字。《脉经》《千金翼》“因”下无“而”字,“时痛”下无“者”字,“属太阴”上有“为”字,下无“也”字。《玉函》、赵本、《集成》“而”作“尔”。《脉经》“桂枝加芍药汤主之”作“属桂枝加芍药汤”。

293.“大实痛者”《千金翼》作“其实痛”,而无“者”字;《脉经》亦无此“者”字。《脉经》“桂枝加大黄汤主之”作“属桂枝加大黄汤”。《千金翼》“加大黄”上无“桂枝”二字。《脉经》《千金翼》、赵本、《集成》皆将293与292条合为一条。

桂枝加芍药汤方:

《玉函》方名作“桂枝倍加芍药汤方”。《玉函》、赵本、《集成》方下均有药味、剂量、煎服法等详细记载。

桂枝加大黄汤方:

《玉函》“桂枝”下无“去皮”二字,“生姜”下无“切”字,“大枣”下无“擘”字,“大黄”作“三两”。赵本、《集成》“大黄一两”作“大黄二两”。《千金翼》只载“加大黄汤”作“大黄二两”,“右于前方中加此大黄二两即是”。《玉函》“味”下有“㕮咀”二字,无“日三服”三字。

294.《千金翼》“太阴为病”作“人无阳证”，“减之”上无“宜”字，“其人”上无“以”字。《玉函》“其人”上无“以”字，“故也”下有“下利，先煎芍药三沸”八字。赵本亦有“下利者，先煎芍药三沸”九小字。

295.《千金翼》《玉函》“欲寐”下无“也”字。《医统》“寐”作“寝”。

296.《千金翼》“欲吐不吐，心烦”句，作“欲吐而不烦”，“属少阴”下无“也”字，“小便”上无“若”字，下无“色”字。《玉函》“若”下有“其人”二字，“少阴病形”上有“为”字，“小便白者”作“所以然者”。《千金翼》“小便白者”上有“其人”二字，“下焦”上无“以”字，“虚”下无“有”字，“制水”作“制溲”，《玉函》亦作“制溲”。《千金翼》《玉函》“白也”下无“令色”二字。《千金翼》将本条与下条合为一条。

297.《千金翼》“病人”作“夫病其”。《千金翼》《玉函》“反汗出”上有“而”字，下无“者”字。《玉函》“亡阳”上有“为”字，下无“也”字。《千金翼》“亡阳也”作“为阳”，“属少阴”上无“此”字。

298.《脉经》《千金翼》“讝语”下无“者”字，“被火”上有“是为”二字。《脉经》《千金翼》《玉函》“以”作“为”。

299.《千金翼》“病”下无“为”字。《脉经》《千金翼》《玉函》“汗”上有“其”字。

300.《脉经》“脉微”下有“一作濡而微弱”六小字，“汗”上有“其”字，《千金翼》亦有此“其”字。《脉经》“亡阳”作“无阳”。《脉经》《千金翼》《玉函》“尺脉”皆作“尺中”。

301.《千金翼》“紧”下有“者”字，“下利”上无“自”字，“脉暴微”上有“其”字，《玉函》亦有此“其”字。《千金翼》“脉紧反去”上有“其”字，下无“者”字。《玉函》“去”上无“反”字，下无“者”字。《千金翼》《玉函》“为欲解”上无“此”字，下无“也”字。

302.《脉经》《千金翼》“若利”下无“自”字。《脉经》《千金翼》《玉函》“蜷”下皆无“卧”字。

303.《千金翼》“衣被”下无“者”字，“可治”上有“不”字。《脉经》“时”作“时时”。

304.《千金翼》“脉”上有“其”字。《千金翼》《玉函》“阴浮”下无

"者"字。

305.《千金翼》《玉函》"至寅上"作"尽寅"。

306.《脉经》《千金翼》"吐利"上有"其人"二字,"逆"下无"冷"字,"发热"下无"者"字。《千金翼》"脉不至"作"脉不足"。赵本"脉不至者"下有"至一作足"四小字。《脉经》"灸"下有"其"字。《玉函》将此条列于下条之后。

307.《千金翼》"一身"上有"而"字,"尽热"下无"者"字,"热在"上无"以"字,"血"下无"也"字。

308.《千金翼》"强"上无"而"字,"血"上无"其"字,"日出"上无"或从"二字。《脉经》、赵本、《集成》"目出"下有"者"字。《脉经》《千金翼》"名"作"为"。

309.《脉经》《千金翼》"蜷"上无"身"字,"逆"下无"冷"字。

310.《脉经》《千金翼》"吐利"上有"其人"二字。《玉函》作"躁烦"为"烦躁"。《脉经》《千金翼》"躁烦四逆"作"躁逆"。《脉经》《千金翼》《玉函》将此条列于下条之后。

311.《脉经》《千金翼》"眩"上无"头"字。

312.《脉经》《千金翼》"蜷"上无"身"字,"脉"上有"其"字,"不烦"上有"其人"二字。赵本"死"下有"一作吐利而烦躁者死"九小字。

313."息高者"上,《脉经》有"其人"二字;《千金翼》有"其"字。

314.《脉经》《玉函》"五六日"上无"至"字。

315.《千金翼》"脉"下有"反"字。《千金翼》、赵本"麻黄附子细辛汤"作"麻黄细辛附子汤"。

麻黄附子细辛汤方:

《玉函》"麻黄"下无"去节"二字,"附子破"下有"作"字。《千金翼》"水一斗"作"水二斗","减二升"作"减一升"。《玉函》、赵本、《医统》《集成》"内"下有"诸"字。《千金翼》《玉函》无"日三服"三字。

316.《脉经》《千金翼》、赵本、《医统》"无里证"皆作"无证"。"故发微汗也",《脉经》作"故微发汗也";《千金翼》《玉函》作"故微发汗"。

麻黄附子甘草汤方:

《玉函》"麻黄"下无"去节"二字，"附子炮"作"附子泡"，并有"破八片"三字。《千金翼》《玉函》"一两沸"作"一二沸"，"煮取三升"作"煮取二升半"，"温服一升"作"温服八合"，无"日三服"三字。《千金翼》"炮"作"泡"。赵本、《集成》"去皮"下有"破八片"三字。

317.《玉函》"以上"作"已上"。《千金翼》《外台》"卧"下有"者"字。

黄连阿胶汤方：

赵本、《集成》"黄芩一两"作"黄芩二两"。阿胶，《千金翼》作"三挺"，《外台》作"三片"；赵本、《集成》下有"一云三挺"四小字。赵本、《集成》"水五升"作"水六升"。《千金翼》"三物"作"三味"，"烊尽"下无"小冷"二字。

318.《脉经》无"附子汤主之"五字。

附子汤方：

赵本、《集成》"附子二枚破八片去皮"作"附子二枚炮去皮破八片"。《玉函》"附子"下有"炮"字，无"破八片去皮"五字，"味"下有"㕮咀"二字。《千金翼》"温服一升，日三服"作"分温三服"。

319.《玉函》"脉沉"下有"一作微"三字。

320.《千金翼》《玉函》"脓血"下无"者"字。

桃花汤方：

《千金翼》"赤石脂一斤"下作"一半完，一半末"，"煮米令熟"作"煮米熟汤成"，"温服"作"温取"，"方寸匕"上有"一"字，"一服愈"作"一服止"。赵本、《医统》《集成》"粳米一斤"作"粳米一升"。

321.《千金翼》"小便"下无"不利"二字，"便脓血"上有"而"字。《玉函》"便脓血"上有"而"字，下无"者"字。《千金翼》"桃花汤"上有"以"字。

322.《玉函》、赵本、《医统》《集成》"下痢"作"下利"。

323.《玉函》"手足"上有"而"字。《玉函》、赵本、《集成》"厥冷"作"逆冷"。《千金翼》"厥"下无"冷"字。

324.《玉函》、赵本、《医统》《集成》"痢"作"利"。《千金翼》《玉函》、赵本"心烦"下无"者"字。

猪肤汤方：

《玉函》“右”下无“一味”二字。赵本、《医统》《集成》“相得”上有“令”字。

325.《千金翼》、赵本“不差”下无“者”字。

甘草汤方:

《千金翼》“甘草”下无“二两”二字,“日二服”作“日再服”。《外台》“日二服”作“日三服”。

桔梗汤方:

《千金翼》“桔梗”下“一两”作“一大枚”。《外台》“甘草二两”作“甘草三两”。赵本、《集成》“分温”作“温分”。

326.《千金翼》“不出”下无“者”字。

苦酒汤方:

赵本、《集成》“枣核”下无“大”字。《玉函》“十四枚”下有“内苦酒中”四字,“鸡子一枚去黄”,下“内上苦酒著鸡子壳中”作“内苦酒于壳中”,《千金翼》作“内好上苦酒于壳中”。《玉函》“右”下无“二味,内半夏,著苦酒中”九字,“三沸”上无“令”字,“少少”作“细”,“更作”下无“三剂”二字。《千金翼》“三剂”下有“愈”字。

327.《外台》“咽中”作“咽喉”。《千金翼》无“主之”二字。

半夏散及汤方:

《玉函》“半夏”下无“洗”字,“桂枝”下无“去皮”二字,“甘草”下无“以上”二字。赵本、《集成》“甘草”下无“以上各等分”五字。《玉函》、赵本、《集成》“已上”作“右”字。赵本、《集成》“三味”下有“等分”二字。《玉函》“捣筛”下无“已”字,“散服”下无“者”字。《千金翼》“各别捣筛已”作“各异捣”。《玉函》“两方寸匕”作“一二方寸匕”。赵本、《集成》“少少咽之”下有“半夏有毒,不当散服”八字。

328. 经文部分以上诸本皆同。

白通汤方:

赵本、《集成》“附子一枚生”下无“用”字。《玉函》“破”下无“八片”二字。

329.《千金翼》《玉函》“脉微”下皆无“者”字,“与”作“服”。《千金翼》“干”下无“呕”字,“服汤”以下十一字列在方后。《脉经》本条作“少阴病下利不止,厥逆无脉、干呕烦,服汤药,其脉暴出者死,微细者生”。

白通加猪胆汁方：

赵本“胆”下无“汁”字，而有“汤”字。《玉函》《医统》《集成》“汁”下均有“汤”字。《玉函》“附子”下无“去皮破八片”五字。《玉函》、赵本、《集成》“已上三味”作“右三味”。《玉函》“煮”下无“取”字，“胆汁人尿”作“人尿胆汁”，“和”下无“令”字，“无胆”上无“若”字，“亦可”下无“用”字。《千金翼》作“右二味，内前汤中，和令相得，温分再服。若无胆，亦可用。服汤，脉暴出者死，微续者生”。

330.《千金翼》《玉函》“自下利者”作“而利”。“或小便利”，《玉函》作“或小便自利”；《千金翼》作“或小便不利”。《千金翼》“或呕”下无“者”字。《千金》《千金翼》“真武汤”作“玄武汤”。

真武汤方：

《千金》《千金翼》均作“玄武汤”。《玉函》“茯苓、芍药”下皆无“三两”二字，“生姜”下无“切”字，有“各”字，“附子”下无“去皮破八片”五字。《外台》“白术二两”作“白术三两”，“右五味”下有“切”字。《千金翼》无“日三服”三字。《玉函》、赵本、《集成》“三服”下无“后加减法”四字，“五味”下有“子”字。赵本、《集成》“细辛”下有“一两”二字，“干姜”下无“各”字，“生姜足前”下“成半斤”作“为半斤”。《千金翼》“半斤”下有“利不止，便脓血者，宜桃花汤”十一字。《医统》“五味”下亦有“子”字。

331.《千金翼》“恶寒”上无“不”字，“面赤”下无“色”字。赵本、《集成》“面赤色”作“面色赤”。《玉函》《千金翼》“脉不出”上有“而”字，下无“者”字。

通脉四逆汤方：

《玉函》“附子”下无“八片”二字，“强人”下无“可”字。《千金翼》“面”下无“色”字，“葱”下有“白”字，“乃”下有“加减”二字。《玉函》无“去葱”“去芍药”“去桔梗”等字，“桔梗”下“一两”作“二两”。赵本、《集成》“人参二两”下有“病皆与方相应者，乃服之”十字。

332.《千金翼》“下重”下无“者”字。

四逆散方：

《玉函》“枳实”下无“破、水渍炙干”五字,而有“炙各十分”四字。《千金翼》“各十分”三字载于药下。《玉函》“四味”下无“各十分”三字,“白饮”下无“和”字。“捣筛”,《千金翼》作“捣为散”;《玉函》作“为散”。“并主下痢”《千金翼》作“兼主利”;《玉函》作“并主久痢”;赵本、《医统》《集成》“痢”作“利”。《千金翼》“加桂”下无“枝”字。《玉函》“腹”下无“中”字。《千金翼》《玉函》“炮”下无“令坼”二字,“取三升”上无“煮”字。

333.《千金翼》“下利”作“不利”,“眠”下无“者”字。赵本有“猪苓汤方”。

334.《千金翼》“咽干”下无“者”字,“承气汤”上无“大”字。《脉经》“宜大承气汤”作“属承气汤”。

335.《脉经》《玉函》“自利”作“下利”。《千金翼》“利”上无“自”字。《脉经》《千金翼》“色纯青”作“色青者”,“急下”作“可下”,赵本亦作“可下”。“宜大承气汤”,《脉经》作“属大柴胡汤承气汤证”;《千金翼》作“宜承气汤”。赵本“汤”下有“一法用大柴胡汤”七字。

336.《脉经》《千金》《千金翼》“腹胀”作“腹满”。“宜大承气汤”,《脉经》作“属承气汤证”;《千金翼》作“宜承气汤”。

337.《千金翼》“脉”上有“其”字,“急”作“当”。《脉经》“急”下有“当”字。

338.《脉经》《千金翼》“饮食”上有“其人”二字,“入”下无“口”字。《玉函》“则吐”作“即吐”,“心中温温”作“心下嗢嗢”。《脉经》《千金翼》“弦迟”下无“者”字,“当吐之”作“当遂吐之”。《千金翼》《玉函》“不可吐”下无“也”字。赵本、《集成》“急温之”作“当温之”。

339.《脉经》《千金翼》“涩”下有“者”字。“呕而汗出”,《脉经》作“即呕汗出”;《千金翼》作“即呕汗者”。《脉经》《千金翼》“反少”下无“者”字。“灸之”下,《脉经》有“一云灸厥阴可五七壮”九字;《千金翼》有“一云灸厥阴五十壮”八字;《玉函》有“《脉经》云灸厥阴五十壮”九字;赵本有“《脉经》云灸厥阴可五十壮”十字。

340.《脉经》《千金翼》“气上撞”下无“心”字。《玉函》“饥”下无“而”字。《脉经》《千金翼》《玉函》“食则”上有“甚者”二字。《脉经》

《千金翼》无“食”字。《脉经》“吐蛔”作“欲吐”。《脉经》《千金翼》《玉函》“利不止”作“不肯止”。

341.《千金翼》《玉函》“脉”上有“其”字。

342.“从寅至卯上”,《千金翼》《玉函》作“从丑尽卯”;赵本、《医统》《集成》作“从丑至卯上”。

343.《玉函》“愈”上有“即”字。《脉经》《千金翼》“少少与之愈”作“与水饮之即愈”。

344. 以上诸本皆同。

345.《千金翼》“必”下无“自”字。

346.《千金翼》“而”下有“下”字,“厥利”上无“凡”字,下无“者”字。《千金翼》《玉函》“能食”下无“者”字。赵本“除中”下有“一云消中”四字。《千金翼》“食以索饼”作“食之黍饼”。《千金翼》、赵本、《集成》第一个“后三日脉之”中无“三”字。《千金翼》《玉函》“续在”下无“者”字。《玉函》无“所以然者……夜半愈”三十八字。“而脉数”,《千金翼》作“数”;《玉函》作“而数”。《千金翼》《玉函》“不罢”下无“者”字,“痈脓”下无“也”字。

347.“今与”,《千金翼》作“与”,而无“今”字;《玉函》作“而与”。《千金翼》“腹中”下无“应”字。《千金翼》《玉函》“此名”作“此为”。

348.《千金翼》“先厥”下无“后”字,“咽中痛者”作“咽中强痛”,“必便脓血”上无“若不止”三字。《玉函》“若不止”作“不止者”。《千金翼》“便”上无“必”字。《集成》“必便脓血”下无“便脓血”三字。

349.《脉经》《千金翼》、赵本、《集成》“四五日”下无“而”字。《脉经》《千金翼》“前热者后必厥”作“前厥者后必热”。《千金翼》“厥深”“厥微”下皆无“者”字。“而反发汗者”句,《脉经》《玉函》作“而反发其汗”;《千金翼》作“而发其汗者”。《千金翼》“口伤”上无“必”字。

350.《千金翼》“不过”上无“终”字。《千金翼》《玉函》将本条列于下条之后。

351.《千金翼》“逆”下无“冷”字,“是”下无“也”字。赵本、《集成》“逆冷”下有“者”字。

352.《千金翼》“此为脏厥，非为蛔厥也”作“此为藏寒，蛔上入其膈”，“安”上无“暂”字。《玉函》、赵本“非”下无“为”字。《玉函》“令”作“今”。赵本、《集成》“时烦”下有“者”字，“膈”上有“其”字。《千金翼》“膈”上亦有“其”字，“蛔闻食臭”下有“必”字。《千金翼》、赵本“当”作“常”。《玉函》《医统》“丸”作“圆”。《玉函》无“又主久利方”五字。《千金翼》“利”下无“方”字。

乌梅丸方：

《玉函》“丸”作“圆”。赵本、《集成》“乌梅”下“三百个”作“三百枚”，“黄连”下“一斤”作“十六两”，“附子”下有“去皮”二字，“蜀椒”下“去子”作“出汗”，“桂枝”下有“去皮”二字。《千金翼》“十味”上有“一”字，“异捣”下无“筛”字。《千金翼》、赵本、《集成》“五升”作“五斗”。《千金翼》无“饭熟”二字。《玉函》“饭熟”下有“取”字。《千金翼》“和”下有“诸”字，“臼中”上无“内”字，“杵”下无“二”字。《玉函》“千”下无“下”字。《千金翼》“稍”作“少少”。《玉函》《医统》“丸”作“圆”。《玉函》“臭食”作“食臭”。《千金翼》黄连作“十六两”。（“黄柏”下有“一方用麦柏”五小字，“和药”作“盘中搅”。）

353.《千金翼》、赵本、《集成》“厥微”作“微厥”，“默默”作“嘿嘿”；《玉函》亦作“嘿嘿”。《千金翼》“指头”作“稍头”。赵本“指”下有“一作稍”三小字。《千金翼》“热除”上无“此”字，“得食”上无“欲”字，“烦满”下无“者”字，“便血”下有“稍头，一作指头”六小字。

354.《千金翼》“小腹”作“少腹”，“痛”下无“者”字。

355.《千金翼》“复”下有“发”字。赵本、《集成》“热多”下有“者”字。《千金翼》“七日”上有“六”字，“不除”上无“热”字，下无“者”字；《玉函》亦无此“者”字。《玉函》、赵本、《集成》“必便”上无“其后”二字。《玉函》“必便”作“必清”。

356.《千金翼》《玉函》“进”下无“也”字。

357.《脉经》《玉函》“脉微”上有“其”字。《千金翼》“脉微”作“其脉数”。《脉经》《千金翼》“厥”下无“冷”字。《脉经》“灸”下有“其”字。《千金翼》“阴”上无“灸厥”二字。

358.《脉经》《千金翼》“伤寒”下无“发热”二字。《脉经》“不得卧”作“不能卧”。

359.《脉经》《千金翼》“至”下无“甚”字。《玉函》无此条文。

360.《玉函》“不利”作“不便利”，“便发热”作“忽发热”。《脉经》“伤寒”下有“厥逆”二字，“其人”上有“生”字，“汗出”下有“利”字，“有阴无阳”上有“但”字。

361.《千金翼》“不可下”下有“之”字。“此为亡血，下之死”句，《脉经》《千金翼》作“下之亡血死”。赵本“亡血”上无“为”字。

362.《脉经》《千金翼》《玉函》“发热”上有“伤寒”二字。

363.《脉经》、赵本“逆”下无“者”字。《脉经》“可灸之”下有“为可灸少阴厥阴主四逆”十字。

364.《千金翼》“里有热也”作“其表有热”。赵本“热”下无“也”字。

365.《千金翼》《玉函》“脉细欲绝者”作“脉为之细绝”。《玉函》将本条与下条合为一条。

当归四逆汤方：

《千金翼》“桂枝”作“桂心”。赵本、《集成》“桂枝”下有“去皮”二字。《玉函》“当归、桂枝”下均无“三两”二字，“芍药”下有“各”字，并皆作“二两”，“细辛”下“三两”作“一两”，“大枣”下“二十个”作“二十五枚”，“甘草”下无“二两”二字，“通草”下有“各”字。赵本、《集成》“大枣”下“二十五个”作“二十五枚”，并下有“一法十二枚”五小字。《玉函》“味”下有“吹咀”二字。

366.《千金翼》“有”上无“内”字，下无“久”字。《千金翼》《玉函》“寒”下无“者”字，“当归”上无“宜”字。赵本、《集成》“汤”下无“主之”二字。

四逆加吴茱萸生姜汤方：

《玉函》、赵本、《集成》方名首有“当归”二字。《医统》“当归”下“三两”作“二两”。《玉函》“甘草、通草”皆作“三两”。《集成》“茱萸”上无“吴”字。《千金翼》《玉函》“吴茱萸”下“二升”作“二两”。《千金翼》“生姜”下“半斤”作“八两”。《玉函》“大枣”下无“擘”字，“生姜”下无“切”字，“味”下有“吹咀”二字，“水”与“酒”皆作“四升”，“煮”上无“和”字，“取五升”作“取三升”，“温分五服”作“温服一升、日三”，无“一方水酒各四升”七字。《千金翼》作“右前方中加此二味，以水四升、清酒四升和,煮取三升,去滓,分温四服”。

367.《千金翼》“拘急”上无“内”字,“又”作“若”;《脉经》无“又”字。《千金翼》“厥”下无“逆”字。《脉经》《千金翼》“恶寒”下无“者”字。《脉经》“四逆汤主之”作“属四逆汤”。

368.《千金翼》《玉函》“大汗”下有“出”字。《千金翼》“若大”作“若火”。《脉经》“大下”下无“利”字。《千金翼》“厥”下无“冷”字。《脉经》“四逆汤主之”作“属四逆汤证”。

369.《脉经》《千金翼》《玉函》“病人”作“病者”。《脉经》“紧”下无“者”字。《脉经》《千金翼》、赵本、《医统》《集成》“心中”作“心下”。《脉经》《千金翼》“能食”下无“者”字。《脉经》《千金翼》《玉函》“吐之”上无“须”字。《脉经》无“宜瓜蒂散”四字。《医统》“当须”作“尚须”。

370.《千金翼》、赵本“悸”下无“者”字。《千金翼》“宜先治水”作“先治其水”。《千金翼》《玉函》“当服”作“当与”。《千金翼》“水渍入胃”作“其水入胃”,“必作利也”作“必利”。

371.《千金翼》“大下”上有“其人”二字,“脉沉”上无“寸”字。《千金翼》《玉函》“沉”下无“而”字。赵本、《集成》“咽喉”作“喉咽”。《千金翼》“不止”下无“者”字。《脉经》“大下”上有“其人”二字,“脉”上无“寸”字,“迟”上无“而”字,“不止”下无“者”字,“麻黄”上有“属”字,“汤”下无“主之”二字。

麻黄升麻汤方:

《千金翼》《玉函》“升麻、当归”同作“一两六铢”,“天门冬”同作“麦门冬”。赵本、《集成》“知母”下有“十八铢”,“黄芩”下有“十八铢”三字,“萎蕤”下无“各”字,并有“一作菖蒲”四字,“芍药”“石膏”“白术”“干姜”“天门冬”“茯苓”下均有“六铢”二字,“桂枝”下有“六铢、去皮”四字,“甘草”下无“各”字。《千金翼》“右”下有“一”字。《玉函》“味”下有“㕮咀”二字,“一两沸”作“一二沸”。《千金翼》“两沸”上无“一”字。“相去如炊三斗米顷,令尽”句,《千金翼》作“一炊间、当”四字;《玉函》作“一饭间,当”四字。

372.《医统》“趣”作“趋”。《千金翼》《玉函》“此”作“为”。《千金翼》“少腹”下无“者”字,“自利”下无“也”字。

373.《千金翼》《玉函》“吐”下无“下”字。《千金翼》“寒格”上有

“而”字。《脉经》“逆吐下”作“遂吐”，并有“一本作更逆吐下”七小字。《千金翼》“逆吐”下无“下”字。“若食入口即吐”句，《脉经》《千金翼》作“食入即出”；《玉函》作“食入即出者”。《脉经》“干姜”上有“属”字，“汤”下无“主之”二字。《玉函》、赵本、《集成》“黄连黄芩”作“黄芩黄连”。《玉函》“汤”上无“人参”二字。

干姜黄连黄芩人参汤方：

《玉函》、赵本、《集成》作“干姜黄芩黄连人参汤方”。

374.《千金翼》“而渴”作“其人渴”。《千金翼》《玉函》“自愈”上无“今”字。

375.《千金翼》“有微热”作“若发微热”。《千金翼》《玉函》“汗出”下有“者”字，“自愈”上无“今”字。《千金翼》“复紧”上有“脉”字。赵本“解”下有“一云设脉浮复紧”七小字。

376.《脉经》《千金翼》“厥”下无“冷”字，“无脉”下无“者”字，“不温”下无“若脉不还”四字。《玉函》“若”作“而”字。《脉经》《千金翼》、赵本均将本条与下条合为一条。

377.《千金翼》“为顺”下无“也”字。

378.《千金翼》“脉”上无“寸”字，“自涩”下无“者”字，“必清”上有“其人”二字。

379.《脉经》《千金翼》《玉函》“不可攻”下皆有“其”字。

380.《千金翼》《玉函》“下重”下无“也”字。《千金翼》“脉大”上有“其”字。《医统》“发热”作“发汗”。

381.《千金翼》《玉函》“清谷”下无“者”字。《千金翼》“病人”作“其人”，“微厥”上无“必”字。

382.《千金翼》《玉函》“脉”下有“反”字。《千金翼》“有热”上无“以”字。

383.《玉函》“脉绝”上有“其”字。《千金翼》《玉函》“厥”下无“冷”字。《千金翼》“不还”上无“脉”字。《玉函》“脉不还者死”作“不还不温者死”。

384.《脉经》《千金翼》“脉”上有“其人”二字。

386.《千金翼》《玉函》“下重”下无“者”字。

白头翁汤方：

《玉函》“白头翁”下无“二两”字。赵本、《集成》“黄柏”“黄连”下均有“三两”二字,“秦皮”下无“各”字。《千金翼》“不愈,更服一升”作“不差,更服”。

387.《脉经》《千金翼》“腹”下无“胀”字。《脉经》《千金翼》《玉函》“疼痛”下无“者”字。《玉函》、赵本、《医统》《集成》“温里”与“攻表”下皆有“宜”字。《脉经》无“乃攻其表,温里”“攻表桂枝汤”十一字,“四逆汤”上有“宜”字。《千金翼》将本条载于下条之后。

388.《玉函》“饮水”下无“者”字。《千金翼》《玉函》“以有热”作“为有热”。“有热”下,《玉函》无“故”字。《千金翼》无“故也”二字。

389.《千金翼》“下利”下有“而”字,“讝语”下无“者”字;“有燥屎”上有“为”字,下无“也”字;“小承气汤”上无“宜”字,下有“主之”二字。

390.《千金翼》“按之”作“按其”。《千金翼》《玉函》“栀子”上无“宜”字,“汤”下有“主之”二字。

391.《千金翼》《玉函》“痈脓”下无“者”字。

392.《千金翼》“厥”下无“者”字。

393.《千金翼》《玉函》“头痛”上有“而复”二字,下无“者”字。

394.《千金翼》“发热”下无“者”字。《千金翼》《玉函》将本条列于392条之前。

395.《千金翼》“大吐”下无“大”字。《脉经》《千金翼》、赵本“汗”下无“出”字,“其人”上无“以”字。《千金翼》“与之水”作“与其水”。《医统》“因得哕”作“固得哕”。

396.《千金翼》“满”上无“腹”字,下有“者”字。《玉函》“视”作“问”。《玉函》、赵本、《集成》“则愈”作“即愈”。

397.《千金翼》“何”下有“也”字,“名曰”作“此为”。赵本、《集成》“名曰”作“此名”。

398.《千金翼》“病”下有“者”字,“身”下有“体”字,“疼”下有“痛”字。“吐利”上《玉函》有“不复”二字;《千金翼》有“而复”二字。“吐利”下《玉函》《千金翼》同无“者”字,“此属”同作“当属”,

“此名”同作“当为”。赵本、《集成》“自吐下”上有“霍乱”二字。《千金翼》《玉函》“吐下”上无“自”字。《千金翼》《玉函》“利止”上同无“又”字。

399.《千金翼》《玉函》“涩”下同无“者”字,“必利”同作“当利”,“呕”上同有“素”字,“治”上同无“可”字,下同无“也”字。“欲似大便”句,《玉函》作“若其人似欲大便”;《千金翼》作“若其人,即欲大便”。《千金翼》《玉函》“而反”作“但反”。《玉函》“仍不利”上有“而”字,下无“者”字。《千金翼》“仍”作“而”。赵本属上有“此”字。“此属阳明也”句《千金翼》《玉函》同作“是为属阳明”。“便必鞕”句,《玉函》作“便必坚”;《千金翼》作“必坚”二字;“十三日”作“十二日”,“尽”字作“竟”。本节赵本与下条(400)合为一条。

400.“当便鞕”句,《玉函》作“便当坚”;《千金翼》作“当坚”二字。“鞕则”《玉函》作“坚则”;《千金翼》作一“坚”字,而无“则”字。“一经”上《千金翼》无“过”字。“不愈者”句,《千金翼》《玉函》同作“若不愈”。《千金翼》本节与下条(401条)合为一条。

401.“亡血也”句,《千金翼》作“必亡血”。赵本“脉微”下有“一作”。《玉函》方名作“人参四逆汤方”。

人参四逆汤方:

赵本药物、剂量、煎服法均有详细记载。

402.《千金翼》“头痛”上有“而”字,“身”下有“体”字。《千金翼》《玉函》“饮水”下无“者”字,“理中丸”作“理中汤”。《医统》“丸”作“圆”。

理中丸方:

赵本、《集成》所列方中,药物皆无性味,且干姜列甘草之前。《玉函》作“理中圆及汤方”,“干姜”下无“已上”二字。《医统》作“理中圆方”。《千金翼》先列汤后列丸,“右四味”下作“以水八升……勿发揭衣被,一方蜜和丸”。“蜜和丸”句,《玉函》作“为末蜜和圆”。赵本、《集成》“丸”字上有“为”字,“如鸡黄大”句作“如鸡子黄许大”。《玉函》“一丸”作“一圆”。“日三四,夜二服”句,《玉函》作“日三服,夜二服”,《千金翼》作“日三夜二”。《玉函》“三四丸”作“三四圆”。《千金翼》无“汤法”二字。赵本、《集成》“日三服”下无“加减法”三字。《千金翼》

"脐"作"齐",三个"足前成四两半"皆作"至四两半","服汤后"作"服药后","如食顷"作"如食须","一升"下无"许"字,"微自温"有"暖"字。赵本方名下有"下有作汤加减法"小七字。

403.《千金翼》"痛不休"上有"体"字,下无"者"字。

404.《千金翼》"手足厥"下无"冷者"二字。本书此条与下条(405)合为一条。

405.《千金翼》《玉函》"内寒"同作"里寒"。《千金翼》"欲绝"下无"者"字。

406.《千金翼》无"拘急"二字,"欲绝"下无"者"字。《千金翼》"猪胆"下无"汁"字。《千金方》《外台》作"吐下已断",并用"通脉四逆汤"而不加"猪胆汁"。

通脉四逆加猪胆汁汤方:

《玉函》、赵本、《集成》药物、剂量、煎服法均有详细记载。

407.《玉函》本条列在414条之后。《玉函》"吐利"作"吐下"。《集成》"发汗"下有"后"字。《千金翼》《玉函》"脉平"上同有"其人"二字,"小烦"上同有"而字"。《千金翼》"小烦"下无"者"字。《千金翼》《玉函》"以"同作"此"。

408.《千金翼》"阴阳易"作"阴易"而无"阳"字,无"其人"二字。赵本"眼中生花"下有"花一作眵"四小字;《玉函》"生花"下有"眼胞赤"三字,"拘急"下无"者"字。《千金翼》有"痂胞赤"三字。

烧裈散方:

《千金翼》"中裈"作"里裈","烧"字上无"剪"字。赵本、《集成》"以水和服"上有"右一味"三字,"以水和服"作"水服","剪烧灰"作"取烧作灰"。《千金翼》"日三"下无"服"字,无"妇人病"以下九字。赵本、《集成》"妇人"上无"右取"二字,"则愈"作"此为愈矣","男子裈当烧灰"作"男子裈烧服"。

409. 赵本、《集成》"主之"后无"若有宿食者,加大黄如博棋子大五六枚"十六字。

枳实栀子豉汤方:

《集成》作"枳实栀子汤方"无"豉"字。《集成》、赵本"十四枚"作"十四个"。《玉函》"右"下无"三味"二字。《千金翼》"清浆水"

作“酢浆”,“空煮”作“先煎”。《玉函》“空煮取四升”作“空煎减三升”。《千金翼》“内枳实栀子”作“次内二味”。《千金翼》《玉函》“下豉”同作“内豉”。《千金翼》“煮”上无“更”字。《千金翼》《玉函》“温分”作“分温”。《千金翼》无“复令微似汗”五字,有“若有宿食”以下十八字;《玉函》此五字作“取汗出”三字。《玉函》方后注下有“若有宿食,加大黄如博棋子大五六枚”十四字。《千金翼》亦同。《玉函》“内大黄”作“加大黄”,无“服之愈”三字。赵本、《集成》方后注有“若有宿食者”以下十九字,但于经文下无“若有宿食者……五六枚”十六字。

410. 赵本、《集成》“已后”作“以后”。《千金翼》、赵本“发热”下无“者”字,“脉沉实”下同有“一作紧”小三字。

411.《千金翼》“差后”作“已后”,无“已”字。《玉函》、赵本、《集成》“已下”作“以下”。《玉函》《千金翼》“水气”下无“者”字。

牡蛎泽泻散方:

《玉函》“海藻”下无“已上”二字。《玉函》、赵本、《医统》“蜀漆”下“洗去脚”作“洗去腥”。赵本“蜀漆”下有“煖水”二字。《千金翼》蜀漆下只一“洗”字,“海藻”下亦只一“洗”字。赵本、《集成》“更入臼中”作“更于臼中”。“日三”下《医统》无“服”字。赵本、《集成》“日三服”在“小便利”之前,“葶苈”下有“子”字,“海藻”下无“已上各等分”五字及“咸寒”二字。《玉函》作“右七味为散,白饮和服方寸匕,小便利即止”;《千金翼》作“右七味,捣为散,饮服方寸匕,日三服,小便即利”。

412.《千金翼》“差后”作“已后”。《玉函》《千金翼》“喜唾”上有“其人”二字。《千金翼》“久不了了”作“久久不了”,无“者”字。《千金翼》、赵本“胃上”作“胸上”。《千金翼》《玉函》“温之”上无“以丸药”三字。《玉函》《医统》“丸”皆作“圆”。《千金翼》本条列于下条(413)之后。

413.《千金翼》本条列在上条(412)之前。《千金翼》《玉函》、赵本“气逆欲吐”下皆无“者”字。

竹叶石膏汤方:

《千金翼》石膏一斤下有“碎”字。《玉函》“半夏”下无“洗”字。

《集成》、赵本“人参”皆作二两。《集成》“甘草”作“一两”。《千金翼》“熟汤成”上无“煮米”二字,下无“去米”二字。赵本、《集成》药名后皆无性味,“麦门冬”列在“半夏”之后。

414.《玉函》“病人”作“伤寒”,“微烦”下有“者”字,“则愈”作“即愈”。

方剂索引